全科医生
诊疗手册

第四版

王涤非　刘新民　主编

U0231520

全国百佳图书出版单位

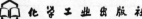

化学工业出版社

·北京·

图书在版编目（CIP）数据

全科医生诊疗手册 / 王涤非，刘新民主编 . — 4 版
. — 北京：化学工业出版社，2023. 2（2025.3重印）
ISBN 978-7-122-42489-1

Ⅰ . ①全… Ⅱ . ①王… ②刘… Ⅲ . ①临床医学-手
册 Ⅳ . ①R4-62

中国国家版本馆 CIP 数据核字（2023）第 001618 号

责任编辑：赵玉欣　王新辉
责任校对：赵懿桐
装帧设计：关　飞

出版发行：化学工业出版社
　　　　　（北京市东城区青年湖南街 13 号　邮政编码 100011）
印　　装：北京云浩印刷有限责任公司
850mm×1168mm　1/32　印张 23¾　字数 759 千字
2025 年 3 月北京第 4 版第 3 次印刷

购书咨询：010-64518888　　售后服务：010-64518899
网　　址：http://www.cip.com.cn
凡购买本书，如有缺损质量问题，本社销售中心负责调换。

定　价：68.00 元

编写人员名单

主　　编　王涤非　刘新民

副 主 编　申明惠　张　毅　阚　亮　王艳秋　张方圆
　　　　　　王祖禄　黄带发　刘艳霞

其他编者（排名不分先后）

田　力	王　超	韩璐璐	吴宝刚	李乃静
李　卉	李　丽	杜美琳	付文轶	姜洪芳
张国君	张　月	于　婉	瞿永贞	刘　洋
孟相真	张旖骁	苏雪松	李经纬	李　雪
范玉颖	张　悦	梁媛媛	李　锡	房　旭
阮　姗	边志刚	柴广睿	胡海地	王聿杰
陈轶楠	于海晴	李　艺	王　毅	张　闯
邹效松	赵欢欢	谭　笑	何　陆	王　欣
邵晓东	陈　雪	刘奕男	林建华	丁明英
凌　敏	李　萍	李晓秋	谢　华	张亚卓
宋丽新	何绍贵	张宜秋		

发展基层医疗、推助分级诊疗，是提升居民医疗保障、缓解医疗资源供需矛盾的一项重要举措。基层医疗服务的提升不仅需要政策的有序实施和市场的助推，更需要大量训练有素的全科医生来实现。随着现代科学技术的高速发展，越来越多的诊断和治疗技术得以不断更新和应用，对于各病种的诊疗指南也有相应更新，这些变化也要求临床医生不断学习，与时俱进。基于全科医生对临床医学知识更新的需求，我们对《全科医生诊疗手册》进行了全面升级再版。

此次参与编写的各位编者来自中国医科大学附属盛京医院、中国人民解放军北部战区总医院，均是长期工作在医疗一线的专家、教授及高年资主治医师。他们不仅具有丰富的临床经验，更是在长期的临床医疗、教学工作中形成了一套精炼、实用的诊疗思维模式。我们在编写本书过程中，不仅引用及借鉴了大量国内外最新的诊疗指南及专家共识，同时也融入了我们自己的临床经验及体会，希望为读者提供更多、更高效的帮助。

《全科医生诊疗手册》（第4版）在第3版的基础上，根据我国目前基层医院疾病谱的改变，对病种进行了重新梳理，新增常见普外科疾病19种、泌尿系统疾病10种、肿瘤性疾病5种（其中4种普外科肿瘤、1种神经系统肿瘤）；对于基层不常见的传染性疾病、皮肤科疾病进行了大幅度瘦身，删除基层不常见的传染性疾病22种、皮肤性病30种，同时增加了新型冠状病毒感染这一新发传染病；其他各系统疾病也有小幅度的增删调整。此外，我们根据最新指南对诊断标准、治疗方案和说明进行了全面更新和调整。

本书内容及形式延续了第 3 版的风格，以各系统的多发病、常见病为主，突出诊断要点，治疗方案仍以预案的形式呈现，辅以说明，方便读者更快捷地选择合理处方；对于疾病诊疗过程中应警惕和注意的要点，我们也给予了详细的说明；此外，本手册中所涉及的药品我们也尽量选用国家医保药品目录内的品种，中药尽量选用具有循证医学证据的中成药及验方。

再版后的《全科医生诊疗手册》可作为基层医院全科医师的常备用书，对临床实习医师、住院医师及主治医师处理常见病、多发病也有指导意义。

本书由各相关专科医师编写，参编者较多，虽竭尽所能，但限于编者水平，书中难免存在疏漏及不妥之处，敬请广大读者批评指正。

主编

2022 年 10 月

目录

第一章　神经系统疾病/1

第二章　循环系统疾病 / 46

第三章　呼吸系统疾病/94

第四章　消化系统疾病/161

第五章　风湿免疫系统疾病/199

第六章　血液系统疾病/224

第七章　内分泌及代谢性疾病/245

第八章　传染性疾病/306

第九章　肿瘤性疾病 / 363

第十章　泌尿系统疾病 / 396

第十一章　妇科疾病/432

第十二章　产科疾病/455

第十三章　儿科疾病/505

第十四章 皮肤疾病/540

第十五章　中毒性疾病/584

第十六章　骨科疾病/609

第十七章　口腔科疾病/645

第十八章　耳鼻喉科疾病/656

第十九章　眼科疾病/684

第二十章　普外科疾病/705

第一章
神经系统疾病

第一节 周围神经疾病

一、三叉神经痛

三叉神经痛是一种原因未明的三叉神经分布区内短暂而反复发作的剧痛，又称原发性三叉神经痛。病因尚不清楚。

诊断要点

① 疼痛部位：在三叉神经分布区内，常从单侧第二支、第三支分布区起病，以眼神经发病者较少见，可以只影响一支，亦可几支同时受累。

② 疼痛特点：短暂发作性剧痛，呈刀割样、触电样或撕裂样，每次历时数秒钟或 $1\sim2min$。

③ 触发点：患者面部某个区域可能特别敏感，易触发疼痛，如上下唇、鼻翼外侧、舌侧缘等，这些区域称为触发点。进食、讲话、洗脸、刷牙等激发面部触发点时可引起疼痛。

④ 原发性三叉神经痛无神经系统阳性体征。

⑤行电生理学检查有助于诊断，通过电刺激三叉神经分支并观察轮匝肌及咀嚼肌的表面电活动可以排除继发性三叉神经痛。

⑥ 对于有神经系统体征者可以针对病因考虑做颅底或内听道 X 线摄片、鼻咽部检查、听力和前庭功能检查，必要时做脑脊液检查、脑血

管造影、计算机断层扫描（CT）或磁共振成像（MRI）。

治疗方案

预案 1：

卡马西平起始 100mg，每日 2 次，口服；或

苯妥英钠 100mg，每日 3 次，口服，如无效可加至不超过 400mg/d；或

加巴喷丁：第一天 0.3g，一次口服，此后根据临床疗效酌情逐渐加量，一般最大剂量为 1.8g/d；或

普瑞巴林：起始剂量每次 75mg，每日 2 次，口服，在 1 周内根据疗效和耐受情况增加至每次 150mg，每日 2 次。

预案 2：封闭治疗　疼痛严重而服药无效或有不良反应时可选用。

预案 3：三叉神经半月节射频热凝治疗。

预案 4：手术治疗　三叉神经感觉根部分切断术、三叉神经脊束切断术、三叉神经显微血管减压术。

预案 5：继发性三叉神经痛应针对病因治疗。

说明

① 卡马西平为首选药物，应从小剂量开始，每日增加 100mg 至疼痛控制，最大剂量不超过 1000mg/d，维持治疗 2～3 周后逐渐减量，以最小剂量再维持数月。不良反应有眩晕、嗜睡、恶心、共济失调、皮疹、白细胞减少等。

② 苯妥英钠的不良反应与卡马西平类似，但是治疗效果不如后者，一般两药不合用。

③ 以上处方剂量为成人量。小儿酌情减量。

二、舌咽神经痛

舌咽神经痛是指舌咽神经支配区的阵发性剧痛。可分为原发性和继发性两种：继发性舌咽神经痛可由桥小脑脚肿瘤，扁桃体、喉或鼻咽部肿瘤，颅底动脉瘤所致；原发性舌咽神经痛好发于成年男性。

诊断要点

① 发作性剧烈疼痛历时几秒钟到几分钟。

② 疼痛部位涉及扁桃体、咽后壁、舌后方、喉及中耳，可放射到颈部。

③ 舌根、扁桃体窝、咽喉部可有疼痛触发点，因此常影响吞咽、说话和咀嚼。无其他客观神经体征。

④ 偶可见患者在疼痛发作时伴有心跳停止、晕厥或抽搐。

⑤ 向咽后壁或扁桃体区喷 4％可卡因或 1％丁卡因可减轻发作。以此可与三叉神经下颌支痛相鉴别。做头颅 CT 或 MRI 以排除继发性病变。

治疗方案

药物治疗参见"三叉神经痛"。

三、特发性面神经麻痹

特发性面神经麻痹（俗称面神经炎）的病因尚不明确，可能与受寒、神经缺血、病毒感染有关，大多数患者在病后 2～5 周可自行恢复，少数经久不愈。

诊断要点

① 常为突然发病，少数可在 2～3 天达顶峰，病前常有患侧耳后疼痛。

② 表现为患侧面部表情肌瘫痪，不能皱额，鼻唇沟变浅，口角歪向健侧，挤眉、闭睑、提唇、露齿、鼓颊障碍，闭目时除睑裂不能闭合外可见眼球上窜（俗称兔眼），又称 Bell 现象。

③ 可能有患侧泪液分泌减少、听觉过敏或舌前 2/3 味觉减退、角膜反射减退，恢复期可见患侧面肌痉挛，咀嚼食物时可伴有患侧流泪。

④ 面瘫常为单侧，若为双侧需考虑到吉兰-巴雷综合征等其他疾病的可能。

治疗方案

预案 1：理疗、热敷。

泼尼松 30～60mg，每日 1 次，口服 5 天，于之后 7 天内减量至停用。

维生素 B_1 100mg 与维生素 B_{12} 500μg 合用，肌内注射，每日 1 次。

阿昔洛韦 0.5g，每日 3 次，连续口服 2 周。

胞磷胆碱　　1.0g
生理盐水　　250～500ml ｜ 静脉滴注，每日 1 次，连续 2 周。

预案2： 1 周后针灸治疗与小剂量药物穴位注射。

说明

① 注意增强体质，避免冷风。

② 保护角膜，可用眼罩。

（田力）

第二节　脊髓疾病

一、急性脊髓炎

急性脊髓炎是由病毒感染或疫苗接种所诱发的一种自身免疫性疾病。受累脊髓肿胀软化，灰质与白质界限不清，整个脊髓均可累及但以胸段多见，一年四季均可发病，青壮年较多见。

诊断要点

① 表现为受损平面以下的脊髓横断性损害即双下肢截瘫（若在颈髓病变可出现四肢瘫）、传导束性感觉障碍及二便障碍，而无脑神经、视神经及周围神经损害。

② 脑脊液检查，除少数白细胞及蛋白含量轻度增高，多数正常，以淋巴细胞为主。

③ 脊髓 MRI 可见病变节段髓内多发片状或较弥散的 T_2 高信号，强度不均。

治疗方案

预案1： 甲泼尼龙 0.5～1.0g/d，加入生理盐水 500ml 中，静脉滴注，3～5 天为 1 个疗程。或地塞米松 10～20mg，静脉滴注，每日 1 次，7～14 天为 1 个疗程。

上述疗法结束后口服泼尼松每千克体重 1mg 或成人 60mg，每日 1 次，维持 4～6 周，逐渐减量停药。同时给予足够的钾盐和钙剂以及 B 族维生素。

预案 2： 人免疫球蛋白，成人每日 400mg/kg，静脉滴注，3～5 天为 1 个疗程。

说明

① 在治疗的同时，应给予抗生素以去除病因，应用神经营养药以营养神经，如维生素 B_1、维生素 B_{12}。

② 如出现呼吸衰竭，应及时做气管切开，必要时机械通气。

③ 急性期多有水肿，可适当给予 20％甘露醇或辅以呋塞米（速尿）。

④ 恢复期可进行推拿、按摩、理疗以及功能训练等治疗，防止发生痉挛。

二、脊髓血管畸形出血

脊髓血管畸形为胚胎期血管发育异常，以下胸段和腰段最多，上胸段最少，包括静脉蔓状血管畸形、动静脉畸形、毛细血管瘤和海绵状血管瘤等。

诊断要点

① 病程虽为慢性，但临床起病多急骤，多以急性疼痛为首发症状，出现脑膜刺激征、截瘫、根性或传导束性感觉障碍。

② 患者可出现神经根损害症状，如烧灼样痛，踝反射消失，大鱼际、小鱼际肌萎缩，相应节段根性感觉障碍，以及间歇性跛行、下肢无力，或由于出血而致突然腰痛。

③ 血肿和畸形血管引起脊髓压迫症状时，结合脊柱平片、脑脊液检查（蛋白可升高或呈血性）、脊髓椎动脉造影的阳性结果可考虑本病。

治疗方案

预案 1： 20％甘露醇快速静脉滴注；氨基己酸 4～6g 加入 5％～

10％葡萄糖溶液 500ml 中，静脉滴注，每日 1 次，用 7～10 天后逐渐减量，一般用药不少于 3 周。

尼莫地平 120mg/d，分 3 次口服，连用 15 天。

预案 2：20％甘露醇 120～250ml，快速静脉滴注每日 2～4 次。

尼莫地平 10mg：50ml，每 12 小时 1 次，缓慢静脉滴注，5～14 天为一个疗程。

说明

① 应用止血药时注意防止血栓形成。

② 滴注尼莫地平时出现颜面潮红要减慢滴速，以防止低血压。

③ 严重头痛者可应用止痛药。

三、脊髓空洞症

脊髓空洞症是指脊髓和延髓的一种缓慢进展的变性病，病因不明。病理特点是延髓及脊髓中央形成空洞及周围胶质增生，多数发生在颈胸段。

诊断要点

① 表现为早期出现的节段性分离性感觉障碍，一般从单侧上肢开始，逐渐出现双侧上肢、胸部、背部呈短上衣样分布的分离性感觉障碍，继而出现上肢末端肌束颤动、肌肉萎缩及肌肉瘫痪，并发关节、皮肤营养障碍。

② 脊髓 MRI 是诊断本病首选方法。

治疗方案

内科保守治疗，如给予 B 族维生素、神经营养剂等。如果空洞较大或伴有畸形可采用手术治疗。

四、脊髓压迫症

脊髓压迫症是指由于椎骨或椎管内的占位性病变引起进行性脊髓受压的临床综合征，肿瘤、炎症、外伤等是主要病因。

诊断要点

①急性脊髓压迫症发病急骤，数小时至数天内即可完全丧失脊髓功能。

② 慢性脊髓压迫症起病隐匿，早期表现多不明显。

a. 早期表现为神经根刺激症状和脊膜刺激症状，如根痛、束带感、肌肉跳动。髓内病变早期少见。

b. 中期表现为受损平面以下的同侧运动障碍、深感觉障碍及对侧浅感觉障碍，以及括约肌功能减弱。髓内病变的感觉障碍从受压平面向下发展，且早期有分离性痛、温觉障碍及括约肌功能受损，而髓外病变的感觉障碍自下肢远端向近端水平发展，早期出现根痛，而括约肌受损较晚。

c. 晚期（完全受压期）受损平面以下运功、感觉、反射、括约肌功能及皮肤营养完全障碍。急性脊髓压迫症早期也可表现为脊髓完全性横贯性损害和脊髓休克。

③ 脑脊液蛋白含量高而细胞数正常。

④ 影像学检查（如 CT、MRI）能明显提高诊断准确率。

治疗方案

应尽快去除病因，手术治疗是唯一有效的治疗方法。

（田力）

第三节 脑血管疾病

一、短暂性脑缺血发作

短暂性脑缺血发作（transient ischemic attack，TIA）是在动脉粥样硬化基础上，由于动脉狭窄、心脏病、血液成分改变及血流动力学变化等多种原因使颅内小动脉管腔缩小，血流量减少，从而引起局限性脑组织及视网膜功能障碍。

诊断要点

① 好发于中老年人，男性多于女性，发病突然，局部脑或视网膜功能障碍历时短暂，最长不超过 24h，不留后遗症状。常反复发作。

② 颈内动脉系统 TIA 神经功能缺损的中位持续时间为 14min。可表现为对侧肢体和（或）面部无力、瘫痪、笨拙、麻木、感觉障碍、构音障碍、同侧单眼失明或对侧同向性偏盲、失语等。

③ 椎-基底动脉系统 TIA 神经功能缺损的中位持续时间为 8min。表现为眩晕、平衡障碍、眼球运动异常和复视。可有单侧或双侧面部、口周麻木，或伴有对侧肢体瘫痪、感觉障碍，呈脑干缺血综合征。

④ 每次发作持续时间通常在数分钟至 1h 之内，症状和体征在 24h 内消失。

治疗方案

① 抗血小板聚集治疗

预案 1：阿司匹林 50～325mg，口服，每日 1 次。

预案 2：氯吡格雷 75mg，口服，每日 1 次。

② 抗凝治疗：心源性栓塞性 TIA 推荐抗凝治疗；短暂性脑缺血发作经抗血小板聚集治疗仍频繁发作者考虑抗凝治疗，对人工瓣膜置换术后等高度卒中风险的 TIA 患者口服抗凝剂治疗无效时还可加用小剂量阿司匹林或双嘧达莫联合治疗。

预案 1：新型口服抗凝药（达比加群酯、利伐沙班、阿哌沙班、依度沙班等）。

预案 2：华法林 6～12mg，每日 1 次，口服。3～5 天后改为 2～6mg，每日 1 次维持。同时需监测凝血酶原时间（PT）或国际标准化比值（INR），保持 INR 在 2.0～3.0 之间。

预案 3：低分子肝素（速碧林）0.4g，腹壁皮下注射，每日 2 次，连用 7～10 天。同时需监测 PT 或 INR。

③ 扩血管，活血化瘀

预案 1：尼莫地平 20～40mg，每日 3 次，口服。

预案 2：金纳多（银杏叶提取物片）70mg 加入 0.9% 氯化钠溶液 500ml 中静脉滴注。

④ 降脂稳斑：通常将 TIA 患者作为卒中二级预防对待，推荐强化

他汀类药物治疗。

预案：阿托伐他汀钙片 20mg，每日 1 次，口服；长期维持治疗，注意检测肝功能，注意肌痛、腹泻等横纹肌溶解现象。

说明

对于严重脑动脉狭窄的患者可考虑外科或介入治疗。

二、颅内静脉血栓形成

颅内静脉血栓形成是一组由各种原因导致的血凝异常引起的脑静脉系统血管病。

诊断要点

① 常表现为持续性头痛、呕吐、癫痫、精神异常、意识混乱等。

② 上矢状窦血栓形成的典型症状是全身衰弱、发热、头痛、视乳头水肿，有时可出现颅内出血、癫痫、失语、偏瘫、偏盲等。

③ 海绵窦血栓形成的典型症状为脓毒血症、发热、眼球疼痛和眼眶部压痛等症状。还可出现眼睑下垂、眼球运动受限、复视、球结膜水肿和眼球突出等。

④ 侧窦血栓形成的典型症状常表现为耳后乳突红肿热痛、发热、寒战、复视、颈静脉孔综合征、头痛、呕吐、视乳头水肿等。

⑤ 直窦血栓形成可出现昏迷、抽搐和去大脑强直，甚至出现大量出血。

⑥ 大脑大静脉血栓形成早期可出现颅内压增高症状、精神症状，严重时可出现昏迷、癫痫、高热等。

⑦ CT 可见空三角征（empty delta sign）、高密度三角征、束带征、局灶性或弥漫性脑水肿等。

⑧ 磁共振静脉血管造影可见脑静脉内血流高信号缺失、病变远侧侧支循环形成、深静脉扩张等。

⑨ DSA 可表现为病变的静脉窦在静脉时相不显影，是诊断的金标准。

⑩ 脑脊液蛋白轻、中度增高。

治疗方案

① 主要包括病因治疗、抗血栓治疗和对症治疗。

② 积极预防和治疗感染、脱水、自身免疫性疾病、血液系统疾病及血黏度增高。

③ 抗血栓治疗可采用低分子肝素和华法林，也可溶栓或介入治疗。

说明

总体预后较好。

三、血管性认知障碍

血管性认知障碍（vascular cognitive impairment，VCI）是指在脑血管病基础上发生的一大类认知功能障碍综合征。表现为记忆、注意、执行功能和语言等高级认知功能的受损。卒中后 64% 的患者存在不同程度的认知障碍，1/3 的人会发展为明显的痴呆。

诊断要点

① 认知损害。主诉或知情者报告有认知损害，而且客观检查也有认知损害的证据。

② 血管因素。包括血管危险因素（如高血压病、糖尿病和高脂血症等）、卒中病史、神经系统局灶体征、影像学显示的脑血管病证据。

③ 认知障碍与血管因素有因果关系，并能除外其他导致认知障碍的原因。

④ VCI 临床表现具有明显的异质性，按照起病形式可以分为急性、慢性、或隐袭起病；也可呈阶梯式进展或波动病程。可伴有表情淡漠、少语、焦虑、抑郁或欣快等精神症状。

⑤ 检查。包括查找 VCI 的危险因素、排除其他导致认知障碍的原因等、全面的神经心理学评估、神经影像学检查等。

治疗方案

① 主要包括病因治疗、改善认知功能和对症治疗。

② 积极预防和治疗脑血管病及其危险因素，包括抗血小板聚集、

降脂、防治高血压和糖尿病等，这是最根本的治疗。

③ 多奈哌齐和美金刚对 VCI 患者的认知功能可能有改善作用。

④ 如出现抑郁症状，可选用选择性 5-羟色胺再摄取抑制剂（SS-RIs）；出现幻觉、妄想、激越和冲动攻击行为等，可酌情使用非典型抗精神病药物，如奥氮平、利培酮等。

说明

预后与引起血管损害的基础疾病和颅内血管病灶的部位及严重程度有关。

四、脑梗死

脑梗死是指各种脑血管病变所致脑部血液供应障碍，导致局部脑组织缺血、缺氧性坏死，而迅速出现相应神经功能缺损的一类临床综合征。TOAST 分型按病因分为 5 种类型：①大动脉粥样硬化型；②心源性栓塞型；③小动脉闭塞型；④其他病因型，指除以上 3 种明确病因的分型外，其他少见的病因，如各种原因的血管炎、血管畸形、夹层动脉瘤、肌纤维营养不良等所致的脑梗死；⑤不明原因型。

诊断要点

① 常有脑动脉硬化或伴有高血压、糖尿病、高脂血症、心房颤动等病史及高龄、吸烟等危险因素。

② 常在安静状态下发病，急性起病，可呈进展性。

③ 表现为突发的局灶性神经功能缺失症候群、腔隙综合征等症状，可以用某一动脉供血区功能损伤解释。颈内动脉病变的典型症状是患侧视觉障碍及对侧偏瘫、偏身感觉障碍，患侧颈动脉搏动弱或消失及视网膜动脉压下降；大脑前动脉病变的典型症状是对侧肢体瘫痪，以小腿和足部明显，伴有感觉障碍、括约肌功能障碍；大脑中动脉主干闭塞产生对侧"三偏"症状（偏瘫、偏身感觉障碍、偏盲），有时优势、半球受累还伴有失语；大脑后动脉闭塞引起对侧偏盲伴黄斑回避现象，有时半球受累可有失读，非优势半球受累可有体象障碍；基底动脉主干闭塞可引起四肢瘫、延髓麻痹昏迷，常迅速死亡。

④ 行 CT 或 MRI 发现责任梗死灶可以明确诊断。CT 在早期多正

常，24～72h 出现低密度灶；MRI 可清晰显示早期缺血性梗死，在识别急性小梗死灶和后颅窝梗死方面明显优于平扫脑 CT。

⑤ 血管造影可发现狭窄或闭塞的动脉。

⑥ 脑脊液检查正常，若呈血性可考虑出血性脑卒中。

⑦ 单光子发射计算机断层成像术（SPECT）、弥散加权成像（DWI）、增强灌注成像（PWI）有助于早期诊断。

治疗方案

① 溶栓治疗

对发病 3h 内和 3～4.5h 的缺血性（脑）卒中患者，应根据适应证严格筛选患者，尽快静脉给予重组组织型纤溶酶原激活剂（rt-PA）溶栓治疗。使用方法：rt-PA 0.9mg/kg（最大剂量为 90mg），其中 10% 在最初 1min 内静脉推注，其余持续静脉滴注 1h。

发病 6h 内的缺血性（脑）卒中患者，如不能使用 rt-PA 可考虑静脉给予尿激酶。使用方法：尿激酶（1～1.5）×10^6IU，溶于 0.9% 氯化钠溶液 100～200ml 中，持续静脉滴注 30min。

发病 6h 内由大脑中动脉闭塞导致的严重（脑）卒中且不适合静脉溶栓的患者，经过严格选择后可在有条件的医院进行动脉溶栓。

② 抗血小板聚集治疗

预案 1： 阿司匹林 150～325mg，口服，每日 1 次；急性期后改为预防剂量 50～150mg/d。如果发病 24h 内，患者 NIHSS 评分≤3，应尽早给予阿司匹林联合氯吡格雷治疗 21 天，以预防卒中的早期复发。

预案 2： 氯吡格雷 75mg，口服，每日 1 次。

③ 降纤治疗：对不适合溶栓的急性脑梗死患者，特别是高纤维蛋白血症者可选用降纤治疗。

④ 神经保护治疗

预案： 依达拉奉 30mg 加入生理盐水 100ml 中，静脉滴注，每日 1～2 次，连用 10 天。

⑤ 其他治疗

预案 1： 保护线粒体

丁苯酞软胶囊 0.2g，口服，每日 3 次。

预案 2： 改善侧支循环

尤瑞克林 0.15PNA 加入生理盐水 100ml 中，静脉滴注，每日 1 次，连用 10～15 天。

说明

① 要控制好患者的血压，保持血压在发病前的水平或比患者年龄应有的血压稍高。

② 颅压高的患者可使用20％甘露醇，每次125～250ml 静滴，每 6～8 小时一次，合并心功能、肾功能不全患者可改用呋塞米 20～40mg 静脉注射，每 6～8 小时一次。

③ 一般不推荐急性期应用抗凝药来预防卒中复发。对于大多数合并房颤的急性缺血性（脑）卒中患者，可在发病后 4～14 天之间开始口服抗凝治疗，进行卒中二级预防。

五、脑出血

脑出血是在高血压和脑血管病变的基础上，由于突然精神受刺激或体力活动增强，使血压进一步升高而超过血管的承受能力，引起血管破裂而发生的非外伤性脑实质内出血。

诊断要点

① 50 岁以上发病多见。多有高血压和动脉粥样硬化病史。常在体力活动或情绪激动时发病。

② 急骤起病，病情进展迅速，常在数分钟到数小时内发展到高峰。早期即有头痛、恶心与呕吐以及意识障碍。

③ 脑膜刺激征常阳性，脑脊液多含血，压力增高。

④ 头颅 CT、MRI、脑血管造影有阳性发现。早期血肿在 CT 上表现为圆形或类圆形高密度影，边界清楚。MRA 可发现脑血管畸形、血管瘤等病变。

治疗方案

① 降颅压治疗

预案 1：20％甘露醇 125～250ml 静脉滴注，30min 内滴完，每 6～8 小时一次。

预案 2：甘油果糖250ml，每日 1～2 次或与甘露醇交替滴注。

预案 3：呋塞米（速尿）20～40mg，静脉注射或肌内注射，每日 3 次，可与甘露醇交替使用。

② 营养脑细胞

预案 1：奥拉西坦 3g 加入生理盐水 100ml 中静脉滴注，每日 1 次。

预案 2：盐酸赖氨酸氯化钠注射液（舒朗）200ml，静脉滴注，每日 1 次。

脑出血总体预后较差。预后与出血量、出血部位、意识状态及有无并发症有关。适当控制过高的血压、控制感染、防止应激性溃疡等，防治并发症，必要时可手术。

六、蛛网膜下腔出血

蛛网膜下腔出血是在颅内动脉瘤及动静脉畸形等病变的基础上，由于血压突然升高超过血管的承受力，导致血管破裂，血液流入蛛网膜下腔。

诊断要点

① 青壮年多见。

② 急性起病。多在体力活动或紧张状态下发病。突然剧烈头痛、呕吐，并可有短暂意识障碍。脑膜刺激征阳性。还可见玻璃体下片状出血、谵妄、幻觉等。

③ 腰穿可见血性脑脊液。

④ 头颅 CT 平扫见脑池、脑沟、脑裂等弥散性高密度影。

⑤ MRI 在脑池等显示高信号。

⑥ 脑血管造影是确诊动脉瘤最有价值的方法，可有阳性发现。

治疗方案

① 颅内压增高和脑水肿的治疗：主要使用脱水剂，如甘露醇、甘油果糖等。

② 可适当给予抗纤溶治疗。

预案 1：氨基己酸（EACA）初始剂量 4～6g 加入生理盐水或 5% 葡

萄糖液 100ml 中静脉滴注，15～30min 内完成；以后 1g/h，维持 12～24h；之后 12～24g/d，持续 7～10 天，逐渐减量至 8g/d，共用 2～3 周。

③ 防止脑血管痉挛

预案 1：尼莫地平 40～60mg，口服，每日 4～6 次，连用 7～20 天。

预案 2：尼莫地平 10mg 加入 5％葡萄糖溶液 500ml 中，静脉滴注，每日 1 次，连用 7～20 天。

说明

① 患者应绝对卧床休息 4～6 周，避免用力大小便、情绪波动，防止剧烈咳嗽等。

② 首次出血的严重程度、高龄、动脉瘤部位和大小、既往高血压史等因素影响预后。

（田力）

第四节　脑部感染性疾病

一、单纯疱疹病毒性脑炎

单纯疱疹病毒性脑炎多由单纯疱疹病毒Ⅰ型所致。

诊断要点

① 口唇或生殖道疱疹史，本次出现皮肤、黏膜疱疹。

② 起病急，有上呼吸道感染的前驱症状。

③ 明显精神行为异常、抽搐、意识障碍及局灶性神经系统损害体征。

④ 脑脊液细胞数升高，脑电图弥漫性异常，头颅 CT、MRI 显示颞叶局部出血性脑软化灶。

治疗方案

预案 1：阿昔洛韦 15～30mg/(kg·d)，分 3 次静脉滴注，连用

14～21 天。

　　预案 2：更昔洛韦 5～10mg/（kg・d），每 12 小时一次静脉滴注，连用 14～21 天。

说明

　　有肾病者慎用上述药物。颅内压增高者应用降颅压药物，合并细菌感染者应用抗生素。癫痫发作者应用抗癫痫药。

二、结核性脑膜炎

　　在机体抵抗力下降时，脑或脑膜结核破溃入蛛网膜下腔而导致结核性脑膜炎。

诊断要点

　　① 患者有结核病史或接触史。
　　② 头痛、呕吐等症状，脑膜刺激征阳性。
　　③ 脑脊液淋巴细胞数增多、蛋白质增高及糖含量减低等特征性改变。
　　④ 脑脊液抗酸涂片、结核分枝杆菌培养和 PCR 检查等。
　　⑤ CT 和 MRI 可显示基底池、皮质脑膜、脑实质多灶性增强和脑积水。

治疗方案

　　预案 1：前 3 个月吡嗪酰胺 500mg，每日 3 次，口服；异烟肼 600mg，每日 1 次，口服；利福平 450～600mg，每日 1 次，口服。

　　之后 4 个月异烟肼 600mg，每日 1 次，口服；利福平 450～600mg，每日 1 次，口服。

　　预案 2：前 3 个月吡嗪酰胺 500mg，每日 3 次，口服；异烟肼 600mg，每日 1 次，口服；利福平 450～600mg，每日 1 次，口服；乙胺丁醇 750mg，每日 1 次，口服。

　　之后 4 个月异烟肼 600mg，每日 1 次，口服；利福平 450～600mg，每日 1 次，口服。

说明

① 近年提倡抗结核药全日量在早饭前或晚饭后 1h 1 次顿服，口服异烟肼时应给予维生素 B_6，预防该药导致的周围神经病。用链霉素治疗时应该每月进行听力检查，出现前庭毒性症状时立即停药。治疗期间应监测肝酶水平，因为利福平、异烟肼、吡嗪酰胺都有肝毒性，但即使肝酶水平升高，只要患者无肝脏受损的临床表现，仍应继续坚持治疗。

②皮质类固醇激素用于脑水肿引起的颅内压增高，伴局灶性神经体征和蛛网膜下腔阻塞的重症患者，可减轻中毒症状、抑制炎性反应及减轻脑水肿。成人常选用泼尼松 60mg 口服，3～4 周后逐渐减量，2～3 周内停药。

三、化脓性脑膜炎

化脓性脑膜炎多由肺炎双球菌、脑膜炎双球菌、流感嗜血杆菌引起，其他尚有金黄色葡萄球菌、大肠杆菌等。

诊断要点

① 起病急，有急性感染史。

② 高热 39～40℃，伴头痛、颅内压增高、脑膜刺激征。

③ 血白细胞升高。

④ 脑脊液压力升高，外观混浊，IgM 明显升高，细菌涂片和培养可确定病原菌。

⑤ MRI 示蛛网膜下腔高信号。

治疗方案

预案 1：青霉素成人每天 2000 万～2400 万单位、儿童每天 40 万单位/kg，加入生理盐水 250ml 中静脉滴注，每日 1 次，连用 14 天。

预案 2：头孢曲松 2g 加入生理盐水 100ml 中，静脉滴注，每日 1 次。必要时加用万古霉素。

说明

① 有颅内压增高指征时需降颅内压，如 3 天未能进食应下鼻饲

管。病情较重者可考虑使用激素，地塞米松 10mg 静脉滴注，连用 3～5 天。

② 停药指征：a. 体温正常 5 天以上；b. 脑膜刺激征消失；c. 脑脊液细胞数小于 $30×10^6/L$；d. 脑脊液蛋白定量小于 0.6g/L；e. 脑脊液培养阴性。

四、新型隐球菌性脑膜炎

新型隐球菌性脑膜炎是中枢神经系统最常见的真菌感染。新型隐球菌存在于某些鸟粪和土壤中，是一种条件致病菌，原有慢性疾病者或大量应用免疫抑制剂者容易感染。

诊断要点

① 有上述好发条件，慢性隐匿病程。

② 合并感染中毒症状、脑膜刺激征、颅内压增高征、眼底水肿、视力减退、精神淡漠、嗜睡、烦躁等脑损害症状。

③ 脑脊液墨汁染色发现隐球菌为确诊依据。

④ CT 和 MRI 可见脑水肿、脑室扩大。

治疗方案

预案 1： 两性霉素 B 静脉滴注，可与氟胞嘧啶联合治疗以减少用量。开始每日 1～2mg 加入 5％葡萄糖液 500ml 中静脉滴注，6h 滴完；以后逐日增加 2～5mg，直至 1mg/(kg·d)。

预案 2： 氟胞嘧啶 50～150mg/(kg·d)，分 3～4 次，一疗程为数周至数月。与两性霉素 B 联合应用可提高疗效。

预案 3： 氟康唑 200～400mg，每日 1 次，疗程通常为 6～12 个月。

说明

① 两性霉素 B 要避光静脉滴注，不良反应较重，常见为发热、畏寒、恶心、呕吐、局部静脉炎、肾毒性、低钾、贫血等，基本可逆。症状严重者，可给予相应对症药物。

② 颅内压较高者可给予降颅压治疗或开瓣减压术以防止脑疝。有脑积水者可行侧脑室分流减压术。

五、脑囊虫病

脑囊虫病由猪绦虫幼虫（囊尾蚴）入脑组织形成包囊所致，大多播散于大脑皮质、白质，亦可见于脑膜脑室。

诊断要点

① 流行病区居住史。
② 皮下囊虫结节、癫痫发作、脑膜刺激征或颅压升高表现。
③ 血常规见嗜酸粒细胞增多。
④ 大便可见虫卵。
⑤ 血清和脑脊液囊虫抗体阳性。
⑥ 脑脊液检查示蛋白正常或轻度升高。
⑦ CT见低密度、高密度或高低混杂密度影，头节可强化。MRI见多发小囊型。

治疗方案

预案1： 吡喹酮100mg，每天2次口服，逐渐加量，每日总剂量不超过1g；1个疗程不愈者，间隔2～3个月再服1个疗程，通常3～4个疗程。

预案2： 丙硫咪唑300mg/kg，小量开始，逐渐加量，休息1个月后服第2疗程，通常3～4个疗程。

说明

① 吡喹酮治疗偶见心电图异常，患者最好住院治疗。
② 吡喹酮使囊泡肿胀，囊壁通透性增加，释放出囊液致发热、颅压增高、癫痫发作及精神异常等不良反应，因此治疗前颅内压增高明显时应使用地塞米松与甘露醇。癫痫发作频繁时应给予抗癫痫药物控制症状。

（田力）

第五节　锥体外系疾病

一、帕金森病

帕金森病是由黑质多巴胺神经元变性，黑质-纹状体多巴胺能通路变性，导致输入纹状体内的多巴胺含量明显减少，乙酰胆碱兴奋性相对增加，从而出现症状。

诊断要点

① 中年以上发病多见。缓慢起病，进行性发病。

② 至少具备 4 个帕金森病典型症状、体征（静止性震颤、肌强直、运动减少或缓慢及姿势、步态异常）中的两个。

③ 无不支持帕金森病的症状，如小脑征、锥体束征、不自主运动等。

④ 脑脊液和唾液中 α-突触核蛋白、DJ-1 蛋白含量有变化。

⑤ 无有效检测手段。

⑥ 可出现感觉障碍（睡眠障碍、嗅觉减退、不宁腿综合征等），还可出现便秘、多汗、油脂性皮炎、直立性低血压等自主神经功能障碍。

治疗方案

预案 1： 盐酸苯海索（安坦）1～2mg，口服，每日 3 次。

预案 2： 金刚烷胺 50～200mg，口服，每日 2～3 次。

预案 3： 盐酸普拉克索（森福罗）第 1 周 0.125mg，口服，每日 3 次；第 2 周 0.25mg，口服，每日 3 次；第 3 周 0.375mg，每日 3 次；如需加量，可每周加 0.125mg，一般有效剂量 0.5～0.75mg，每日 3 次，最大剂量 4.5mg/d。需停用时，每日减少 0.75mg，直至 0.75g/d 后，每日减少 0.375mg。

预案 4： 左旋多巴（美多芭、息宁），初始剂量 62.5～125mg/d，分 2～3 次口服，以后每 3～5 日增加 250～500mg，直至疗效显著而副作用轻为止。

预案 5： 吡贝地尔（泰舒达），作为单药用 150～250mg/d，分 3～5 次服用；作为左旋多巴治疗的补充时，1～3 片/d（每 250mg 左旋多巴需 50mg 吡贝地尔），剂量每 3 天增加 1 片。

预案 6： 司来吉兰 2.5～5mg，口服，每日 2 次或雷沙吉兰 1mg，口服，每日 1 次，早晨服用。

预案 7： 恩他卡朋 100～200mg，口服，每日 3～4 次，与复方左旋多巴同服。

说明

① 盐酸苯海索在老年患者中慎用，在闭角型青光眼和前列腺增生者中禁用。

② 金刚烷胺在癫痫、肾功能不全、肝病、严重胃溃疡患者中慎用，哺乳期妇女禁用。

③ 左旋多巴在活动性消化道溃疡患者中慎用，在闭角型青光眼、前列腺增生和精神分裂症患者中禁用。

④ 盐酸普拉克索的直立性低血压及精神症状发生率较高。

⑤ 吡贝地尔在心肌梗死急性期禁用。

⑥ 恩他卡朋与复方左旋多巴合用时可减少后者剂量，但单用无效。

二、小舞蹈病

小舞蹈病是由于风湿热及其他感染性疾病等引起的纹状体、黑质及大脑等处的动脉炎和可逆性神经细胞变性改变所致。

诊断要点

① 多在 5～15 岁发病，急性或亚急性起病。

② 颜面及四肢为主的舞蹈样不自主动作。肌张力低下，共济运动失调，肢体无力。情绪改变。风湿病征。

③ 经糖皮质激素、抗感染、镇静和抗多动药物治疗后，短期内症状可得到控制。

④ 白细胞增多、红细胞沉降率增加，抗 O 增高，血清 C 反应蛋白增高等。

⑤ 头部 CT 可显示尾状核区低密度改变。

⑥ MRI 检查可见尾状核、壳核和苍白球 T_2 加权像高信号。

⑦ 咽拭子可检出 A 族溶血型链球菌。

治疗方案

预案 1： 青霉素 8×10^5 U，肌内注射，每日 2 次，2 周为 1 个疗程（风湿病引起者）。同时泼尼松 30～60mg/d，每日 1 次，口服，10～14 天为 1 个疗程。以后可给予长效青霉素 120 万单位肌内注射，每月 1 次。

预案 2： 针对舞蹈样动作可选用氟哌啶醇 0.5～1.0mg，或氯丙嗪 12.5～25mg，或奋乃静 2～4mg，或硫必利 50～100mg，或丁苯那嗪 25mg，均为每日 2～3 次，口服。还可选用地西泮、氯硝西泮等。

说明

注意风湿热的心脏合并症的治疗。

三、肝豆状核变性

肝豆状核变性是由于常染色体隐性遗传的铜代谢障碍导致的肝硬化和以基底核为主的脑部变性疾病。由于先天性铜蓝蛋白合成减低，铜与血中的蛋白结合增加，沉积于全身脏器，从而引起全身性病变，是一种家族性疾病。

诊断要点

① 以肌强直、肢体动作笨拙、粗大震颤、共济失调、语言不清和吞咽困难为主征，并伴有精神症状。

② 肝脏病变的症状，如肝炎、肝硬化和门静脉高压等表现。

③ 一般有阳性家族史。

④ 角膜 K-F 环。

⑤ 血清总铜量降低，血清铜蓝蛋白减少或铜氧化酶活力降低，肝铜含量增加，24h 尿铜排泄量增加。

⑥ 大部分患者有皮肤色素沉着，尤以面部及双侧小腿伸侧明显，可伴有肾损害。

治疗方案

预案 1： 首选青霉胺，成人 1.0～1.5g/d，分 3～4 次口服，最大剂量 2.0g/d，儿童 20mg/(kg·d)，分 3 次口服。

预案 2： 三乙基四胺 1.2g/d。用于不能耐受青霉胺治疗时。

预案 3： 硫酸锌 200mg，每日 3 次；或醋酸锌 50mg，每日 3 次；或葡萄糖酸锌 70mg，每日 3 次。

说明

患者应限制铜的摄入，采用低铜饮食，如精白米面、牛奶、瘦肉等，避免食用含铜多的食物，如豌豆、蚕豆、玉米、动物肝脏等。

（田力）

第六节 脑部发作性疾病

一、癫痫

癫痫是由于脑部兴奋性过高的神经元突然过多地重复放电引起的脑功能突然、短暂异常。

诊断要点

① 慢性病程，反复发作。

② 发作持续时间短暂，多自然停止；发作不分场合，随时发作。

③ 症状性（即继发性）癫痫常有原发病的症状和体征。抗癫痫药物治疗有效。

④ 脑电图有癫痫波异常表现。

⑤ CT 或 MRI 有助于确定脑结构异常或病变性质。

治疗方案

预案 1： 适合于肌阵挛发作、特发性普遍性强直-阵挛性发作、良性儿童期癫痫、Lennox-Gastaut 综合征（LGS）

全科医生诊疗手册（第四版）

丙戊酸钠，成人 600～1800mg/d，儿童 10～40mg/(kg·d)，小剂量开始口服。

预案2： 适合于单纯部分性发作、继发性全面强直-阵挛性发作、复杂部分性发作、良性儿童期癫痫

卡马西平，起始剂量应为 2～3mg/(kg·d)；1 周后逐渐增量至治疗剂量，到第 3～4 周可加至 20mg/(kg·d)；成人维持量 600～800mg/d，儿童 20～30mg/(kg·d)。

预案3： 适合于特发性失神发作

乙琥胺，小儿从 250mg/d 始逐渐增加；成人常用量 0.3～0.6g，口服，每日 3 次，从 1/3 量开始，逐渐增加。

预案4： 适用于各种类型的癫痫

苯妥英钠，成人剂量 200mg/d，可口服 1 次。

预案5： 适用于部分性发作

托吡酯，成人 75～200mg/d，儿童 3～6mg/(kg·d)，小剂量开始口服，3～4 周渐增至治疗剂量。

说明

① 发作时让患者平卧，防止跌伤，头转向一侧以利于分泌物流出。
② 解开衣服及腰带，用压舌板或手帕塞入齿间防止咬伤。
③ 抽搐时给患者背后垫软枕，以防发生骨折或脱臼。
④ 癫痫持续发作时，应给予地西泮 10～20mg 静脉注射，随后将地西泮 100mg 加入生理盐水 500ml 中静脉滴注。

二、偏头痛

目前认为偏头痛是由于血小板凝集功能异常和 5-羟色胺含量异常等导致的颅内、外血管舒缩功能异常（障碍）而引起的血管性头痛。常起于青春期，女性居多，多有家族史。

诊断要点

① 表现以发作性、搏动性头痛为主，也可呈胀痛。一侧头痛为主，也可全头痛。
② 有或无视觉性、感觉性、运动性、精神性等先兆或伴随症状，

但多数伴有恶心、呕吐等明显的自主神经症状。

③ 间歇性反复发作，起止较突然，间歇期如常人，病程较长。

④ 体检、影像学检查均无异常，并可排除其他器质性疾病。

治疗方案

① 适用于急性发作期

预案1：麦角胺咖啡因，先口服 1～2 片，半小时后若无效可再服 1～2 片。

预案2：布洛芬（芬必得）0.2g，每日 3 次，口服。

预案3：地西泮 2.5～5mg，每日 3 次，口服。

预案4：阿司匹林 0.3～0.9g，每日 3 次，口服。

预案5：吲哚美辛 25mg，每日 3 次，口服。

② 适用于频繁发作的偏头痛

预案1：苯噻啶 0.5mg，每日 3 次，口服，6 个月为 1 个疗程，停药 3～4 周后可用第 2 个疗程。

预案2：普萘洛尔（心得安）10～60mg，每日 2 次，口服。持续头痛者可用激素治疗。

③ 适用于间歇期

预案1：苯噻啶 0.5mg，每日 3 次，口服，1 周后渐增至每次 1mg，每日 3 次，最大可至 6mg/d，连续服用不超过 6 个月。

预案2：尼莫地平 20mg，每日 3 次，口服。

预案3：可乐定 50～150mg，口服，每日 2 次，从小剂量开始，逐渐增加。

说明

奶酪、巧克力、红酒、柑橘及含有亚硝酸盐的腌制食品可诱发此病，应尽量避免。

三、丛集性头痛

丛集性头痛是由于神经-血管功能障碍导致的颅内、外血管可逆性扩张引起的反复密集发作的血管性头痛。

诊断要点

符合下述①～③项，发作至少 5 次者可诊断。

① 发生一侧眼眶、眼眶上部、颞部剧烈疼痛，持续 15～180min。

② 伴有同侧球结膜充血、流泪、鼻塞、鼻漏、前额及颜面出汗、瞳孔缩小、眼睑下垂、眼睑水肿。

③ 发作频率可达每天 2～8 次。

同时符合下述任何一项。

① 根据病史、病理学检查、神经系统检查，排除头部外伤、脑血管障碍、颅内占位性病变、代谢性疾病等器质性疾病。

② 根据病史、病理学检查、神经系统检查，考虑到器质性疾病，但相应的检查结果为阴性。

③ 即使存在器质性疾病，但同此次头痛发作无关。

治疗方案

预案 1： 以每分钟 10～12L 的速度吸入纯氧 10～20min。

预案 2： 舒马普坦 6mg，皮下注射。

注意：此法对慢性患者无效。

预案 3： 4%～10% 利多卡因 1ml 经患侧鼻孔滴入。

说明

上述方法无效时可给予激素治疗，如泼尼松 60～100mg/d，口服，至少持续 5 天，后以 10mg/d 逐渐减量，至维持头痛不再复发。

（田力）

第七节　神经系统变性疾病

一、阿尔茨海默病

阿尔茨海默病是发生于老年和老年前期、以进行性认知功能障碍和行为损害为特征的中枢神经系统退行性病变。

诊断要点

① 隐匿起病，有明确认知损害，学习和近记忆发生障碍。

② 至少在执行功能、语言、视空间中有一种发生障碍。

③ 进行性认知下降。

④ 异常脑电图，CT 示脑萎缩，MRI 示双侧颞叶、海马萎缩。

⑤ 发病在数月以上。

⑥ 排除其他神经精神疾病。

治疗方案

预案 1： 盐酸多奈哌齐（安理申）10mg，每日 1 次，口服。

预案 2： 盐酸美金刚片（易倍申）10mg，每日 2 次，口服。

说明

① 如有情绪不稳定，应给予精神安定药，出现妄想和幻想的应给予强安定剂。

② 应尽量维持残存脑功能和生活能力，尽可能使患者多说话和经常处理自己的日常生活。

二、额颞叶痴呆

额颞叶痴呆是一组与额颞叶变性有关的非阿尔茨海默病痴呆综合征，包括进行性非流利性失语、语义性痴呆和行为异常型额颞叶痴呆。

诊断要点

（1）进行性非流利性失语

① 至少在语法、言语失用中有一种能力发生障碍。

② 至少在理解障碍、对词汇的理解、语义知识中两种以上发生障碍。

③ 影像显示明显的额颞叶部分萎缩。

（2）语义性痴呆

① 同时有命名障碍和对词汇的理解障碍。

② 至少在语义知识、读写、复述、言语生成中，三种以上发生障碍。

③ 影像显示明显的前颞叶萎缩。

（3）行为异常型额颞叶痴呆

① 行为和认知功能进行性退化。

② 至少持续存在脱抑制行为，冷漠，移情缺乏，刻板性行为，饮食改变，执行、记忆、视觉障碍中的至少 3 项。

治疗方案

目前无有效治疗方法，对于好动、有攻击行为的患者可以给予地西泮等药物。

说明

可给予适当的生活及行为指导和对症处理。

（田力）

第八节　中枢神经系统脱髓鞘疾病

一、多发性硬化

多发性硬化是一种免疫介导的中枢神经系统慢性炎性脱髓鞘性疾病。

诊断要点

① 可出现大脑、脑干、小脑、脊髓同时或相继受累的表现。以肢体无力最多见，还可出现感觉异常、共济失调、发作性症状、精神症状、膀胱功能障碍、性功能障碍等。

② 眼部症状可出现视力障碍、眼肌麻痹、复试、眼球震颤、一个半综合征等。

③ 起病年龄在 10～50 岁之间。

④ 缓解与复发加剧交替反复发生，每次持续 24h 以上，若呈缓慢进展方式而病程至少 1 年以上。

⑤ 排除其他疾病。

⑥ 脑脊液单个核细胞计数一般不超过 50×10^6/L，脑脊液中 IgG 指

数增高，可检测出寡克隆 IgG 带。

⑦ 头颅 CT 多正常，MRI 可见大小不一类圆形的 T_1 低信号、T_2 高信号，常见于侧脑室前角与后角周围、半卵圆中心及胼胝体，或为融合斑，多位于侧脑室体部，视神经可见水肿、增粗；脑干、小脑和脊髓可见斑点状不规则 T_1 低信号及 T_2 高信号斑块；病程长的患者多数可伴脑室系统扩张、脑沟增宽等脑白质萎缩征象。

⑧ 电生理检查可见视觉、脑干听觉、体感诱发电位中一项或多项异常。

治疗方案

预案 1： 病情较轻者，甲泼尼龙 1g/d 加入生理盐水 500ml 中，静脉滴注 3～4h，3～5 天停药；病情较重者，甲泼尼龙 1g/d 开始，共冲击 3～5 天，以后剂量阶梯依次减半，每个剂量使用 2～3 天，直至停药，原则上总疗程不超过 3 周。若在激素减量过程中病情再次加重或出现新的体征和（或）出现新的 MRI 病灶，可再次使用甲泼尼龙 1g/d 冲击治疗。

预案 2： 激素治疗无效者和处于妊娠或产后阶段的患者，人免疫球蛋白 0.4g/(kg·d)，连用 5 天为 1 个疗程。无效则停用，若有效可继续每周使用 1 天，连用 3～4 周。

预案 3： 血浆置换对既往无残疾的急性重症患者有一定治疗效果。

预案 4： 干扰素 β1a 44μg 皮下注射，3 次/周，不能耐受高剂量的患者，22μg 皮下注射，3 次/周，维持 2 年。

预案 5： 干扰素 β1b 250μg，隔日皮下注射 1 次，维持 2 年。

预案 6： 米托蒽醌 12mg/m²，静脉滴注，每 3 个月一次，总累积剂量 140mg/m²（大约为 2～3 年内 8～12 次给药剂量）。

预案 7： 芬戈莫德 0.5mg，口服，每日 1 次。

预案 8： 特立氟胺 7mg 或 14mg，口服，每日 1 次。

预案 9： 利妥昔单抗 600mg/24 周，共 96 周（4 次）。

预案 10： 硫唑嘌呤 1～2mg/(kg·d)，口服，每日 1～2 次。

说明

① 对原发进展型多发性硬化，环孢素、甲氨蝶呤、环磷酰胺可能有效。

② 任何形式的延长糖皮质激素用药对神经功能恢复无长期获益，并且可能导致严重不良反应。

二、视神经脊髓炎

视神经脊髓炎（NMO）是一种主要累及视神经和脊髓的炎性脱髓鞘疾病，呈进行性或缓解-复发病程。

诊断要点

① 视神经损害：急性起病，视力下降，眼球胀痛，视乳头水肿，存在视力损伤。

② 脊髓损害：脊髓横贯性损害，双侧脊髓运动、感觉和自主神经功能严重受损，累及脑干时可出现眩晕、眼震、复视、饮水呛咳和吞咽困难等。

③ 脑脊液：压力正常，细胞数轻中度异常，蛋白轻中度增高，可检出寡克隆区带。

④ 血清 NMO-IgG（AQP4 抗体）阳性，可出现抗核抗体（ANA）阳性。

⑤ MRI 见颈段、胸段或颈胸段脊髓同时受累，T_2 加权像示病灶常同时累及 3 个或 3 个以上椎体节段。

⑥ 视觉诱发电位异常。

治疗方案

预案 1： 甲泼尼龙 1g/d，静脉滴注 3～4h，共 3 天，其后改为 250～500mg/d，减量至 60～80mg 时改为口服，逐渐减量至小剂量长期维持。

预案 2： 静脉滴注人免疫球蛋白 0.4g/（kg·d），静脉滴注，通常 5 天一个疗程。

预案 3： 血浆置换，置换 3～5 次，每次用血浆 2～3L。

预案 4： 硫唑嘌呤 2～3mg/（kg·d）单用或联合口服小剂量泼尼松 0.75mg/（kg·d）。硫唑嘌呤起效时泼尼松渐减量至小剂量长期维持。

说明

硫唑嘌呤和泼尼松联合治疗需要持续监测血常规和肝功能，常规补钙、补钾和使用抗酸剂，同时避免接种活疫苗。

三、急性播散性脑脊髓炎

急性播散性脑脊髓炎是一组发生在某些感染，尤其是出疹性疾病后的中枢系统脱髓鞘疾病，与自身免疫有关。

诊断要点

① 病前有感染性疾病史或接种疫苗后急性起病。

② 常在原发感染后1～2周急性起病，出现高热、头痛、头昏、全身酸痛，严重时出现痫性发作、昏睡和深昏迷等，还可出现四肢瘫或截瘫、震颤和舞蹈样动作、共济运动障碍。

③ 急性期血象中白细胞增高，血沉加快。

④ 脑脊液压力不变或升高，单核细胞数升高。部分患者的脑脊液中可见寡克隆带。

⑤ CT可见白质内弥散性多灶性大片或斑片状低密度区。脑电图常示弥漫性慢活动。

治疗方案

预案：甲泼尼龙 500～1000mg/d 或地塞米松 20mg/d 进行冲击治疗，以后逐渐减为泼尼松口服。

说明

对糖皮质激素疗效不佳者可考虑用血浆置换或人免疫球蛋白冲击治疗。

（田力）

第九节　肌肉疾病

一、重症肌无力

重症肌无力是由于血中抗乙酰胆碱受体抗体对乙酰胆碱受体的封

闭，导致神经肌肉接头处乙酰胆碱传递障碍而引起的自身免疫性疾病。大多数合并胸腺异常。

诊断要点

① 缓慢起病，受累的骨骼肌极易疲劳，活动后加重，休息或服用抗胆碱酯酶药物后减轻或暂时好转。

② 症状晨轻暮重。

③ 受累骨骼肌无力的范围不能按神经分布解释，一般无神经系统受损的症状、体征。

④ 疲劳试验、新斯的明试验阳性。

⑤ 重复电刺激出现动作电位递减现象。单纤维肌电图间隔时间延长。

⑥ 血中可检出抗乙酰胆碱受体抗体。

治疗方案

预案 1：胆碱酯酶抑制剂

溴吡斯的明 60～120mg，口服，每日 3～4 次。

预案 2：肾上腺糖皮质激素

冲击疗法：甲泼尼龙 1.0g 加入生理盐水 500ml 中静脉滴注，每日 1 次，连用 3～5 天。随后每日减半量，即 500mg、250mg、125mg，继之改为口服泼尼松 50mg，当病情稳定后再逐渐减量至 5～15mg 长期维持 1 年以上，若病情波动，则需随时调整剂量。大剂量类固醇激素治疗初期可使病情加重，甚至出现危象，应予注意。

小剂量递增法：隔日每晨顿服泼尼松 20mg，每周递增 10mg，直至隔日每晨顿服 60～80mg，待症状稳定改善后，逐渐减量至隔日 5～15mg 维持数年。此法可避免用药初期病情加重。

预案 3：免疫抑制剂

环磷酰胺每次 50mg，每日 2～3 次，口服；或 200mg，每周 2～3 次，静脉注射。

硫唑嘌呤 50～100mg，每日 1～2 次，用于类固醇激素治疗效果不佳者。

说明

① 出现肌无力危象者应保持呼吸道通畅，必要时做气管切开和人

工辅助呼吸。

② 积极防治呼吸道感染，注意生命体征的变化，加强支持疗法。

③ 有胸腺瘤者手术切除。

④ 长期应用激素治疗的患者，应注意溃疡出血、血糖增高、库欣综合征、股骨头坏死、骨质疏松等并发症。

二、低血钾性周期性麻痹

周期性麻痹是由于钾离子转运失常引起的代谢性疾病，最为多见的是低血钾性周期性麻痹；高血钾性周期性麻痹和正常血钾性周期性麻痹多为少见的遗传代谢性疾病。

诊断要点

① 以往有类似发作史，多在半夜、清晨或午睡醒来时发生。

② 青壮年男性多见，病前可有受凉、饱食、疲劳、酗酒或无钾高糖饮食等诱发因素。

③ 表现为急性起病或亚急性起病的四肢对称性迟缓性瘫痪，其特点是下肢重、上肢轻，近端重、远端轻，而且无意识障碍和感觉障碍。

④ 发病后可有血清钾降低和低钾的心电图表现。

治疗方案

预案 1： 发作时给予 10% 氯化钾或 10% 枸橼酸钾 40～50ml 顿服，24h 内再分次口服，一日总量为 10g。也可静脉滴注氯化钾溶液以纠正低血钾状态。对发作频繁者，发作间期可口服钾盐 1g，每日 3 次。

预案 2： 螺内酯 200mg，每日 2 次，口服，以预防发作。

说明

① 有呼吸肌麻痹的患者应予以辅助呼吸。

② 严重心律失常者应在心电图监护下纠正血钾。

③ 伴有甲状腺功能亢进者应行抗甲状腺功能亢进治疗。

（王超）

第十节　脑肿瘤

脑肿瘤包括原发性和继发性两类，可发生于任何年龄，以 20～50 岁年龄组多见。儿童及青少年患者以幕下多见，成年患者 70％位于幕上。临床表现因肿瘤的类型和部位不同而不尽相同，常见表现为癫痫、偏瘫、头痛、视觉和听觉障碍，以及其他颅内高压的症状和体征。

一、星形胶质细胞瘤

星形胶质细胞瘤为神经上皮肿瘤中最常见的一类，男性发病率稍高。

诊断要点

① 颅内高压症状：头痛、呕吐、视乳头水肿。

② 局灶性神经功能损害：与肿瘤的位置有关。肿瘤位于额叶者可出现精神症状；位于额叶、颞叶、顶叶者易出现癫痫发作；位于顶叶感觉中枢者可引起对侧肢体感觉障碍；位于额叶运动中枢者可引起对侧肢体运动障碍；位于优势大脑半球者可有失语症；位于枕叶或颞叶深部者可出现视野损害；位于小脑半球者可出现患侧肢体协调动作障碍、易向患侧倾倒等。

③ CT 最常见的表现为低密度的脑内病灶，较均匀一致，占位效应不明显，瘤内多无出血灶或坏死灶，瘤周水肿常不明显。

④ MRI：肿瘤在 T_1 加权像中呈低信号，在 T_2 加权像中呈高信号，一般不强化，少数有瘤周斑点状轻度强化。另有少数星形胶质细胞瘤可表现为囊性或瘤内出血。

治疗方案

治疗以手术为主，放疗为辅。争取做到肿瘤全切，肿瘤范围切除越广，放疗效果越佳，且可减少易引起恶变的肿瘤细胞。

① 边界不清的实质性星形胶质细胞瘤不能彻底切除，术后易复发，需辅以放疗，5 年生存率大约 30%。

② 分界清楚的囊性肿瘤如能将瘤壁结节完全切除可望获得根治。

③ 肿瘤复发者预后不佳，约半数肿瘤复发后恶变，近 1/3 肿瘤复发后演变为多形性胶质母细胞瘤。

④ 复发后肿瘤的快速生长常为死亡原因。

二、少突胶质细胞瘤

诊断要点

① 患者病程较长，平均 4 年。

② 50%～80% 的患者以癫痫为首发症状，以癫痫起病的患者一般病程均较长。除癫痫外，患者尚有头痛、精神障碍、肢体无力等表现。

③ 主要的神经系统体征为偏瘫与视乳头水肿。

④ 病程多为渐进性发展，可有突然加重。

⑤ CT 示该病显著特点是钙化。在 CT 上，90% 的肿瘤内有高密度钙化区，时常在肿瘤的边缘。非钙化部分为等、低密度影，增强后有时强化。

⑥ 头部 MRI 可示肿瘤区 T_1 加权像为低信号，T_2 加权像为高信号，钙化区有信号缺失现象。瘤周水肿不明显。

治疗方案

手术行肿瘤全切是治疗的首选方案。

说明

① 如果肿瘤侵犯中线结构或侧脑室壁，常影响手术切除范围。

② 对少突胶质细胞瘤术后放疗、化疗目前尚无统一认识。但对于迅速生长或复发的少突胶质细胞瘤，建议术后放疗或化疗。

③ 近年研究认为少突胶质细胞瘤为化疗敏感性肿瘤。

三、髓母细胞瘤

髓母细胞瘤发病年龄多在 20 岁以内，主要见于儿童（75%），是儿童最常见的后颅窝肿瘤。

诊断要点

① 病程多较短，平均约 8 个月。

② 首发症状为头痛、呕吐、走路不稳，以后可出现复视、共济失调、视力减退。

③ 肿瘤若阻塞第四脑室及导水管下端可导致脑积水，患儿可有头围增大、颅缝裂开等。

④ 查体多有视乳头水肿、眼球震颤、闭目难立、外展神经麻痹等。

⑤ 87% 的髓母细胞瘤在头部 CT 上呈均匀一致的高密度影，10% 为等密度影，另可为混杂密度，少数有钙化，偶可呈低密度囊性变。病灶边界清楚，多位于小脑蚓部，成人患者可见于小脑半球。

⑥ MRI T_1 加权像中肿瘤均为低信号，T_2 加权像中 67% 的肿瘤呈高信号、33% 为等信号。瘤周有明显的水肿。增强后肿瘤有均匀强化。少数患者可见肿瘤沿蛛网膜下腔转移。显示小脑叶的边界模糊，增强后呈结节状的脑外强化。多数患者伴有中度至重度脑积水。

治疗方案

手术切除是治疗本病的重要方法。

说明

① 手术要在不损害脑干血供的前提下尽量全切肿瘤，另外还要打通中脑导水管开口以解除脑积水。

② 由于肿瘤细胞可随脑脊液流动造成蛛网膜下腔种植性转移和脊髓下端及马尾部的种植性转移，因此术后应常规放疗，放疗部位应包括全脑、后颅窝和脊髓。

③ 初发的髓母细胞瘤对放疗敏感。

④ 对不能进行放疗或放疗剂量受限的幼儿髓母细胞瘤患者，化疗也有一定疗效，但疗效不长久。

四、脑膜瘤

诊断要点

① 除具有颅内压高和局灶性神经功能损害等脑瘤的共同表现外，脑膜瘤还具有下列特点。

a. 通常生长缓慢、病程长，一般为 2～4 年。但少数生长迅速、病程短、易复发，特别见于儿童。

b. 肿瘤长得相当大，症状却很轻微，如视乳头水肿，但头痛不剧烈。

c. 多先有刺激症状，如癫痫等，继以麻痹症状，如偏瘫、视野缺损、失语等。

d. 可见于颅内任何部位，但有好发部位及相应症状。如嗅沟脑膜瘤有精神症状、慢性颅内压增高、失嗅、视力障碍。蝶鞍结节脑膜瘤有视力减退、视野缺损、尿崩、眼肌麻痹、脑积水等。蝶骨嵴脑膜瘤可有视野缺损、视力减退、突眼、垂体功能低下、复视、眼球运动障碍、癫痫发作等。镰旁脑膜瘤有对侧肢体运动、感觉障碍。桥小脑角脑膜瘤主要累及面神经、听神经及后组脑神经。斜坡脑膜瘤主要累及三叉神经和听神经。

② CT 见肿瘤呈圆形、分叶状或扁平状，边界清晰。密度均匀呈等密度或偏高密度，少数可见瘤内囊变或坏死。增强后密度均匀增高。瘤内钙化多均匀，但可不规则。局部颅骨可增生或破坏。半数病人瘤周有水肿。

③ MRI 见肿瘤以硬脑膜为基底，T_1 加权像多数为高信号，少数为低信号，T_2 加权像呈低信号至高信号。在肿瘤与脑组织之间可见脑脊液界面。T_2 加权像可清楚显示瘤周水肿。增强均匀，有"硬膜尾征"。

④ PET 检查通过检测肿瘤的葡萄糖代谢率鉴别脑膜瘤良、恶性，判断预后，诊断复发或残存病灶，预测其生物学行为。

治疗方案

脑膜瘤为良性肿瘤，手术切除可治愈。

说明

① 不同部位的脑膜瘤手术风险不同，应分别对待。对于凸面、嗅

沟、矢状窦前 1/3 和一些小脑幕、后颅窝脑膜瘤，力争全切肿瘤是手术的目的。

② 而对于蝶骨嵴内侧、矢状窦后 1/3、海绵窦内以及斜坡脑膜瘤，有时为减少创伤不行肿瘤全切除，甚至目前仍有一些脑膜瘤，如视神经鞘脑膜瘤，只进行活检或开颅探查。

③ 对于小于 3cm 的肿瘤可行 γ 刀治疗或 X 刀治疗。

④ 栓塞疗法和放射治疗可作为术前的辅助疗法。药物治疗用于复发、不能手术的脑膜瘤。

⑤ 术后需防治脑出血、脑水肿、癫痫等并发症。

五、垂体腺瘤

垂体腺瘤是鞍区最常见的肿瘤，约占颅内肿瘤的 15%，成年人多见，男女发病率相等。

诊断要点

① 神经功能障碍。头痛多不严重，见于生长激素腺瘤和压迫鞍区的垂体腺瘤。肿瘤压迫视交叉可出现典型的双颞侧偏盲。压迫视神经可有视乳头原发性萎缩和视力减退。肿瘤侵入海绵窦压迫其内神经可出现眼睑下垂、眼球运动障碍等。肿瘤侵入第三脑室可产生多饮、多尿等下丘脑症状。肿瘤压迫导水管，可引起梗阻性脑积水。

② 内分泌功能紊乱。催乳素腺瘤患者血催乳素增高，在女性表现为停经、泌乳，在男性表现为毛发稀少、阳痿、不育等。生长激素腺瘤患者血生长激素增高，儿童患者表现为巨人症，成人表现为肢端肥大症；促肾上腺皮质激素腺瘤患者由于血中高皮质醇产生库欣综合征，即脂肪代谢紊乱造成向心性肥胖、满月脸、水牛背，蛋白质代谢紊乱致皮下出现紫纹及面部多血，糖代谢紊乱造成血糖高、多饮、多尿，另外还有电解质紊乱、性功能障碍、高血压、精神症状等；混合性腺瘤分泌多种激素，可有多种内分泌症状。无功能腺瘤不分泌激素，无内分泌症状。

③ 内分泌检查。评估肾上腺轴、甲状腺轴、性腺轴激素水平。根据需要行溴隐亭敏感试验、葡萄糖生长激素抑制试验、地塞米松抑制试验、岩下静脉取血等。

④ 影像学检查。MRI是目前诊断垂体腺瘤的首要方式，T_1加权像增强后诊断微腺瘤的准确率可达90%。肿瘤呈低信号灶，垂体上缘膨隆，垂体柄向健侧移位；瘤内出血可呈高信号灶；大腺瘤可显示肿瘤与视神经、视交叉及周围其他结构如颈内动脉、海绵窦、脑实质等的关系，对选择手术入路有指导价值。

治疗方案

垂体腺瘤的治疗方法有手术治疗、放射治疗及药物治疗。

说明

① 已有神经功能障碍的大腺瘤应手术切除，以解决压迫症状。经蝶窦入路垂体腺瘤切除术可以取得满意的效果。

② 若肿瘤巨大并已超越鞍膈以上，仍以开颅手术为妥。

③ 促肾上腺皮质激素微腺瘤和生长激素微腺瘤药物治疗效果较差，经蝶窦手术是最佳选择。

④ 催乳素微腺瘤可选择药物治疗，如溴隐亭可使患者恢复月经，但停药后往往复发，肿瘤将重新生长。

⑤ 对于手术未能全切肿瘤、肿瘤复发、由于各种原因不能承受手术者，可行放射治疗。

六、听神经瘤

听神经瘤是颅内常见的肿瘤之一，占8%～10%，好发于中年人，约占后颅窝肿瘤的40%，占桥小脑角肿瘤的80%，临床表现为桥小脑角综合征，患侧听神经、面神经、三叉神经受损及小脑症状。

诊断要点

① 患侧神经性耳聋伴耳鸣，同时有前庭功能障碍。

② 同侧三叉神经及面神经受累，表现为同侧面部感觉减退及轻度周围性面瘫。

③ 同侧小脑症状，表现为眼球震颤、闭目难立、步态不稳、同侧肢体共济失调。

④ 肿瘤较大时还可有后组脑神经症状，表现为饮水呛咳、吞咽困

难、声音嘶哑等。

⑤ 颅压增高症状。

⑥ X线片可见内听道扩大，邻近骨质稀松。听力测定示神经性耳聋。

⑦ CT示桥小脑角区等、低密度占位，均匀强化或不均匀强化。中间可有不规则的低密度区，代表肿瘤的囊变和脂肪变，瘤周可有水肿。CT骨窗可示内听道扩大和骨质破坏。

⑧ MRI上，肿瘤在 T_1 加权像上为低、等信号，为边界清楚的桥小脑角区占位病灶，T_2 加权像上则为明显的高信号，肿瘤边界可与水肿带混淆。囊变区在 T_1 加权像上为明显低信号。少数肿瘤可伴发出血，在血肿与囊变交界处可形成液平面。增强后肿瘤实质部分明显强化，囊变部分无强化。

治疗方案

听神经瘤是良性肿瘤，治疗原则首先主要是手术治疗，尽可能安全、彻底地切除肿瘤，避免周围组织的损伤，可获得根治。

说明

① 手术的关键是保留面神经、听神经和脑干的功能。

② 随着 γ 刀临床应用的普及，部分小型肿瘤（直径小于 2.5cm）和大型听神经瘤术后残留者均使用 γ 刀治疗，在肿瘤控制和神经功能保留等方面获得满意疗效。由于各种原因不能耐受手术者也可选择 γ 刀治疗。

③术后继续给予对症治疗，减少并发症发生，同时促进神经功能的恢复。

七、脑转移瘤

脑转移瘤较常见，发病高峰 40～60 岁，约占 80%，男性稍多于女性，男性多见于肺癌转移，女性多见于催乳素腺瘤转移。

诊断要点

包括原发肿瘤症状和脑转移瘤症状，现仅简述脑转移瘤症状。

① 颅内压升高症状。

② 转移灶所在部位引起的局灶性神经症状，常见的有偏瘫、偏身感觉障碍、失语、脑神经麻痹等。

③ 精神症状，见于额叶和脑膜弥漫性转移者。

④ 脑膜刺激征，见于脑膜转移和室管膜转移者。

⑤ 癫痫。

⑥ 全身虚弱、癌性发热、意识障碍等晚期表现。

⑦ CT典型表现为边界清楚、圆形、低密度肿块，增强后有不规则强化。如肿瘤有囊变则中央有低密度区，出血为高密度区。肿瘤周围水肿明显。

⑧ 转移瘤的MRI信号无特异性，多数T_1加权像为低信号，T_2加权像为高信号。肿瘤呈不规则强化，瘤周水肿明显。

⑨ 脑脊液查肿瘤细胞是诊断脑膜转移的重要方法。

⑩ 放射性核素成像在转移瘤部位可见放射核素浓集。

治疗方案

采取以手术和放疗、化疗为主的综合治疗。

说明

① 在原发肿瘤已得到控制的前提下，以下情况考虑手术。

a. 单发转移瘤位于可手术部位。

b. 位于可手术部位的多发转移瘤，对放疗、化疗不敏感（如黑色素瘤），或病灶太大不适合γ刀治疗。

c. 对放疗敏感的多发转移瘤中，有危及生命的较大肿瘤，可先切除较大肿瘤，再做放疗。

d. 伴有危及生命的颅内出血或伴有脑积水需做分流手术。

② 脑转移瘤术后应做放疗，常用的是全脑放疗。小细胞肺癌、淋巴瘤、乳腺癌转移瘤对放疗敏感。对直径小于3.5cm的单发脑转移瘤，单纯γ刀治疗的效果与手术加全脑放疗的效果相似。对于病情较重、高龄、不能承受手术的患者，若一般情况良好，也可单独行放射治疗。

（王超）

第十一节 颅脑损伤

一、硬脑膜外血肿

硬脑膜外血肿是位于颅骨内板与硬脑膜之间的血肿，好发于幕上半球凸面，十分常见，约占外伤性颅内血肿的 30%，其中绝大部分属急性血肿，其次为亚急性，慢性较少。

诊断要点

硬脑膜外血肿的临床表现可因出血速度、血肿部位及年龄的差异而有所不同，但从临床特征看，仍有一定规律及共性，即昏迷—清醒—再昏迷。

① 意识障碍。

② 颅内压增高，患者常有头痛、呕吐加剧、躁动不安，出现血压升高、脉压差增大、体温上升、心率及呼吸缓慢等代偿性反应，等到衰竭时，则出现血压下降、脉搏细弱及呼吸抑制。

③严重血肿可致脑疝而出现瞳孔改变，早期病侧瞳孔缩小，但时间短暂不易被发现，随即出现病侧瞳孔散大，后期可因脑干严重受压而出现双侧瞳孔散大。

④ 神经系统阳性体征。

⑤ CT 检查若发现颅骨内板与脑表面之间有双凸镜形或弓形密度增高影，可有助于确诊。CT 检查还可明确定位，计算出血量，了解脑室受压、中线结构移位及脑挫裂伤、脑水肿、多个或多种血肿并存等情况。

治疗方案

急性硬脑膜外血肿的治疗，原则上一经诊断即应施行手术，排出血肿以缓解颅内高压，术后根据病情给予适当的非手术治疗。

预案 1：手术治疗 骨窗开颅或骨瓣开颅术及颅骨钻孔引流硬膜外血肿。

　　预案 2：保守治疗　适用于神志清楚、病情平稳者；CT 检查幕上血肿量<30ml，小脑幕下血肿量<10ml，中线移位不超过 1.0cm；无意识恶化、视乳头水肿及新病症出现；非中颅窝或后颅窝血肿者。治疗措施应是在严密观察患者临床表现的前提下，采用脱水、激素、止血及活血化瘀药物（如丹参等）治疗，并利用 CT 做动态监护，以策安全。

说明

　　急性硬脑膜外血肿无论施行手术与否，均需进行及时、合理的非手术治疗，特别是伴有严重原发性脑损伤和（或）继发性脑损害的患者，决不能掉以轻心。

二、急性和亚急性硬脑膜下血肿

　　急性（3 天内）硬脑膜下血肿发生率最高，占 70%，亚急性的（4～21 天）约占 5%。两者致伤因素与出血来源基本相同，均好发于额颞顶区。临床病程发展快慢，则因脑原发损伤的轻重、出血量及个体代偿能力的不同而异。

诊断要点

　　① 颅内压增高症状。急性者主要表现为意识障碍加深，生命体征变化突出，同时较早出现小脑幕切迹疝的征象；亚急性者则往往表现为头痛、呕吐加剧、躁动不安及意识进行性恶化，至脑疝形成时即转入昏迷。

　　② 局灶性体征。伤后早期可因脑挫裂伤累及某些脑功能区，伤后即有相应的体征，如偏瘫、失语、癫痫等；若是在观察过程中有新体征出现，即伤后早期所没有的或是原有的阳性体征明显加重等，均应考虑继发颅内血肿的可能。

　　③ 辅助检查主要靠 CT，颅骨内板与脑表面之间出现高密度、等密度或混合密度的新月形影或半月形影，可有助于确诊，既可了解脑挫裂伤情况，又可明确有无硬脑膜下血肿。

　　④ 颅骨 X 线平片检查约有半数患者可见骨折，但定位意义没有硬脑膜外血肿重要，只能用作分析损伤机制的参考。

　　⑤ MRI 不仅能直接显示损伤程度与范围，同时可显示处于 CT 等

密度期的血肿，因红细胞溶解后高铁血红蛋白释出，T_1、T_2 加权像均显示高信号，故有其特殊优势。

治疗方案

预案 1：手术治疗

钻孔冲洗引流术。

骨窗或骨瓣开颅术。

颞肌下减压或去骨瓣减压术。

预案 2：非手术治疗　下列情况可在密切观察病情变化、动态 CT 监测下采用非手术治疗：

意识清楚，病情稳定，生命体征平稳，无局限性脑受压导致的神经功能受损。

CT 示血肿体积＜50ml，中线位移＜1.0cm，脑室及脑池无明显受压。

颅内压＜20mmHg。

高龄、严重脏器功能障碍者。

说明

① 急性和亚急性硬脑膜下血肿无论手术与否，均需进行及时、合理的非手术治疗，特别是急性血肿术后，尤为重要。

② 虽有个别急性硬脑膜下血肿可以自动消散，但为数甚少，不可存侥幸心理，事实上仅有少数亚急性硬脑膜下血肿病人，如果原发脑损伤较轻，病情发展迟缓，方可采用非手术治疗。

三、慢性硬脑膜下血肿

慢性硬脑膜下血肿系头外伤后 3 周以上开始出现症状，血肿位于硬脑膜与蛛网膜之间，有包膜，好发于小儿及老年人，占颅内血肿的10%，占硬脑膜下血肿的25%，其中双侧血肿的发生率高达14.8%。本病头外伤轻微，起病隐袭，临床表现无明显特征，容易误诊。从受伤到发病的时间，一般在1～3 个月，文献中报道有长达34 年之久者。

诊断要点

① 慢性颅内压增高，神经功能障碍及精神症状。多数患者有头痛、

乏力、智力下降、轻偏瘫及眼底水肿，偶有癫痫或卒中样发作。

② 智力及精神改变，如记忆力减退、理解力差、精神失常，易被误诊为神经官能症或精神分裂症。

③ 老年人则以痴呆、精神异常和锥体束征阳性为多，易与颅内肿瘤或正常颅内压脑积水相混淆。

④ 小儿常有嗜睡、头颅增大、顶骨膨隆、囟门凸出、抽搐、痉挛及视网膜出血等特点，酷似脑积水。

⑤ CT检查如发现颅骨内板下低密度的新月形、半月形或双凸镜形影像，可有助于确诊。少数也可呈现高密度、等密度或混杂密度，与血肿腔内的凝血机制和病程有关，还可见到脑萎缩以及包膜增厚与钙化等。

治疗方案

一旦出现颅内压增高症状，即应施行手术治疗，而且首选的方法是钻孔引流，疗效堪称满意，如无其他并发症，预后多较良好。

预案1：钻孔或锥孔冲洗引流术。

预案2：前囟侧角硬脑膜下穿刺术。

预案3：骨瓣开颅慢性硬脑膜下血肿清除术。

说明

① 无论是钻孔冲洗引流还是开颅手术切除，都有血肿复发的问题，需注意防范。术后宜采用头低位，卧向患侧，多饮水，不用强力脱水剂，必要时适当补充低渗液体。

② 对包膜坚厚或有钙化者应施行开颅术予以切除；血肿腔内有固态凝血块或有新鲜出血时，应采用骨瓣或骨窗开颅，彻底清除。

③ 术后引流管高位排气、低位排液，均外接封闭式引流袋（瓶），同时经腰穿或脑室注入生理盐水。

④ 术后残腔积液、积气的吸收和脑组织膨起需10～20天，故应作动态CT观察，如果临床症状明显好转，即使硬脑膜下仍有积液，亦不必急于再次手术。

（田力）

第二章 ➔ ➔ ➔
循环系统疾病

第一节　心力衰竭

　　心力衰竭（心衰）是多种原因导致心脏结构和（或）功能的异常改变，使心室收缩和（或）舒张功能发生障碍，从而引起的一组复杂症状的临床综合征，主要表现为呼吸困难、疲乏和液体潴留（肺淤血、体循环淤血及外周水肿）等。根据左心室射血分数（left ventricular ejection fraction，LVEF），心衰分为射血分数降低的心衰（HFrEF）、射血分数保留的心衰（HFpEF）和射血分数中间值的心衰（HFmrEF）。根据病程分为急性心力衰竭与慢性心力衰竭。不同心衰阶段名称及与NYHA分级的对应见表2-1。

表 2-1　不同心力衰竭阶段

心力衰竭阶段	定义	患病人群	NYHA 分级
阶段 A （前心力衰竭阶段）	心力衰竭的高危险人群无心脏结构或功能异常，无心力衰竭的症状和（或）体征	高血压、冠心病、糖尿病、肥胖、代谢综合征、使用心脏毒性药物史、酗酒史、风湿热史、心肌病家族史等	无
阶段 B （前临床心力衰竭阶段）	已发展成器质性心脏病，之前从无心力衰竭症状和（或）体征	左心室肥厚、陈旧性心肌梗死、无症状的心脏瓣膜病等	I

续表

心力衰竭阶段	定义	患病人群	NYHA 分级
阶段 C （临床心力衰竭阶段）	器质性心脏病，既往或目前有心力衰竭的症状和（或）体征	器质性心脏病患者伴运动耐量下降（呼吸困难、疲乏）和液体潴留	Ⅰ～Ⅳ
阶段 D （难治性终末期心力衰竭）	器质性心脏病不断进展，积极的内科治疗后休息时仍有症状，且需要特殊干预	因心力衰竭反复住院且不能安全出院者；需要长期静脉用药者；等待心脏移植者；使用心脏机械辅助装置者	Ⅳ

一、慢性心力衰竭

诊断要点

① 有基础心脏病病史、症状及体征。根据病史及体格检查，提供各种心脏病的病因线索，如冠心病、高血压病、心脏瓣膜病、心肌病和先天性心脏病。根据临床症状及体征判断左心衰竭、右心衰竭或全心衰竭。

② 左心衰竭可有程度不同的呼吸困难，如劳力性呼吸困难、端坐呼吸困难、急性肺水肿。肺部听诊可闻及湿啰音。

③ 右心衰竭可有胃肠道及肝淤血，引起腹胀、食欲不振、恶心、呕吐。查体可有双下肢水肿、颈静脉充盈或怒张、肝颈静脉征阳性、肝脏肿大、腹水等体征。

④ 左心室增大、左心室收缩末期容量增加及左心室射血分数（LVEF）≤40%，通过二维超声心动图及多普勒超声检查可诊断心包、心肌或心脏瓣膜疾病；定量或定性观察房室内径、室壁厚度、室壁运动，心包、瓣膜及血管结构，瓣膜狭窄、关闭不全程度；测量左心室舒张末期容量（LVEDV）和左心室收缩末期容量（LVESV）并计算 LVEF。

⑤ 心功能不全的程度判断（NYHA 心功能分级）

Ⅰ级：日常活动无心力衰竭症状。

Ⅱ级：日常活动出现心力衰竭症状（呼吸困难、乏力）。

Ⅲ级：低于日常活动量即出现心力衰竭症状。

Ⅳ级：在休息时出现心力衰竭症状。

心力衰竭患者的 LVEF 与心功能分级症状并非完全一致。

治疗方案

预案 1：利尿剂

氢氯噻嗪 25mg，每周 2 次或隔日 1 次（轻度心衰）口服，不用加钾盐；或者 75～100mg/d，分 2～3 次服用（重度心衰），同时补充钾盐。

袢利尿剂：呋塞米（速尿）20～100mg，每日 2 次，口服，效果不佳的可静脉注射 100mg，每日 2 次。

保钾利尿剂：螺内酯（安体舒通）20mg，每日 1～2 次，口服。

选择性抗利尿激素 V_2 受体拮抗剂：托伐普坦 15mg，每日 1 次，口服。托伐普坦对顽固性水肿或低钠血症者疗效显著，推荐用于常规利尿剂治疗效果不佳、有低钠血症或有肾功能损害倾向患者。

预案 2：血管紧张素转换酶抑制剂（ACEI）/血管紧张素Ⅱ受体阻滞剂（ARB）/血管紧张素受体脑啡肽酶抑制剂（ARNI）

卡托普利 12.5～25mg，每日 3 次，口服；或

苯那普利 5～10mg，每日 1 次，口服；

依那普利、培哚普利、赖诺普利均可使用。

ARB：缬沙坦 80～160mg，每日 1～2 次。

ARNI：沙库巴曲缬沙坦 50～100mg，口服，每日 2 次。

预案 3：β受体阻滞剂

美托洛尔 12.5mg/d，或比索洛尔 1.25mg/d；或

卡维地洛 3.125mg，每日 2 次；起始量应用，口服，每 2～4 周剂量加倍。

预案 4：醛固酮受体拮抗剂

螺内酯 20mg，每日 1～2 次，口服。

预案 5：洋地黄类正性肌力药物

地高辛 0.25mg，每日 1 次，口服；70 岁以上老年人 0.125mg，每日 1 次，口服。或

毛花苷 C（西地兰）0.2～0.4mg，稀释后静脉注射，24h 总量

0.8~1.2mg。或

毒毛花苷 K 0.25mg，静脉注射，24h 总量 0.5~0.75mg。

预案 6： 非洋地黄类正性肌力药物

肾上腺素能受体兴奋剂：多巴酚丁胺静脉滴注 2~5μg/(kg·min)。

磷酸二酯酶抑制剂：米力农 50μg/kg，稀释后静脉注射，继以 0.375~0.75μg/(kg·min) 静脉滴注维持，每日最大剂量不超过 1.13mg/kg。

预案 7： 其他药物

钙离子增敏剂：左西孟旦 12μg/kg 静脉注射，静脉注射时间 > 10min，后以 0.075μg/(kg·min) 泵入持续 24h。

伊伐布雷定：2.5mg，口服，每日 2 次。

抗凝、抗血小板治疗：适用于心衰伴房颤者，口服华法林，并调整剂量使国际标准化比值保持在 2~3。

说明

①应用利尿剂的注意事项

a. 所有心力衰竭患者，有体液潴留的证据或原先有过体液潴留者，均应给予利尿剂。NYHA 心功能 I 级患者不应用利尿剂。

b. 电解质紊乱是长期应用利尿剂最容易出现的副作用，特别是高血钾或低血钾均可导致严重后果，应注意监测。

c. 血管紧张素转换酶抑制剂有较强的保钾作用，与不同类型利尿剂合用时应注意监测血钾。

d. 应用利尿剂后，心力衰竭症状得到控制，一般应与 ACEI 和 β 受体阻滞剂联合应用。

e. 氢氯噻嗪适用于轻度体液潴留、肾功能正常的心力衰竭患者。如有显著体液潴留，特别当有肾功能损害时，宜选用袢利尿剂（如呋塞米）。

f. 利尿剂通常从小剂量开始（氢氯噻嗪 25mg/d、呋塞米 20mg/d，逐渐加量）。氢氯噻嗪 100mg/d 已达到最大效应，呋塞米剂量不受限。

g. 一旦病情控制（肺部湿啰音消失、水肿消退、体重稳定），即可以最小有效量长期维持，一般需无限期使用。使用期间应根据体液潴留情况随时调整剂量。

h. 每日体重的变化是监测利尿剂效果和调整利尿剂剂量最可靠的

指标。

i. 利尿剂用量不当有可能改变其他治疗心力衰竭药物的疗效和不良反应。如利尿剂用量不足致体液潴留，可减弱 ACEI 的疗效和增加 β 受体阻滞剂治疗的危险。反之，剂量过大引起血容量减少，可增加 ACEI 和血管扩张剂的低血压反应及 ACEI 和血管紧张素 Ⅱ 受体阻滞剂引起肾功能不全的危险。

j. 在应用利尿剂过程中，如出现低血压和氮质血症而患者已无体液潴留，则可能是利尿剂过量，体液容量减少所致，应减少利尿剂剂量。如患者有体液潴留，则低血压和氮质血症可能是心力衰竭恶化，终末器官灌注不足的表现，应继续利尿并短期使用能增加肾灌注的药物（如多巴胺和多巴酚丁胺）。

k. 托伐普坦禁忌证：低容量性低钠血症；对口渴不敏感或对口渴不能正常反应；与细胞色素 P4503A4 强效抑制剂（依曲康唑、克拉霉素等）合用；无尿。

② 应用 ACEI/ARB/ARNI 治疗心衰时注意事项

a. 使用 ACEI/ARB/ARNI 治疗可改善 HFrEF 患者的预后，长期应用可降低心衰发病率和死亡率。在 ARB 的使用上仅推荐有明确试验证据的 ARB 类药物，如坎地沙坦、缬沙坦、氯沙坦可用于心衰患者。

b. ACEI/ARB/ARNI 禁忌证或须慎用情况：无尿性肾功能衰竭，妊娠、哺乳期妇女及对该类药物过敏者，双侧肾动脉狭窄，肌酐（Cr）$>221\mu mol/L$，eGFR$<30ml/(min \cdot 1.73m^2)$，血钾$>5.0mmol/L$，神经性水肿，低血压。

c. 不能耐受 ACEI 引起的干咳者可改用血管紧张素 Ⅱ 受体阻滞剂。

d. 必须告知患者：疗效在数周或数月后才出现，即使症状未见改善，仍可降低疾病进展的危险。不良反应可能早期发生，但不妨碍长期应用。

e. 对于 NYHA 心功能 Ⅱ～Ⅳ 级/有症状的 HFrEF 患者，若能够耐受 ACEI/ARB，推荐以 ARNI 替代 ACEI/ARB，以进一步减少心衰的病死率。

f. ACEI 的剂量：必须从极小剂量开始。如能耐受则每隔 3～7 天剂量加倍。剂量及过程需个体化，起始治疗前需注意利尿剂已维持在最合适剂量。起始治疗后 1～2 周内应监测肾功能和血钾，以后定期复查。ACEI 的目标剂量或最大耐受量不根据患者治疗反应来决定，只要患者能耐受，可一直增加到最大耐受量，一旦达到最大耐受量后，即可长期维持应用。

③ β受体阻滞剂治疗心衰的注意事项

a. β受体阻滞剂合理使用可改善预后，静息心率降至60次/min左右的剂量为β受体阻滞剂的目标剂量或最大耐受剂量。使用β受体阻滞剂治疗HFrEF患者时，起始剂量须小，每隔2～4周可剂量加倍。症状改善常在用药2～3个月后才出现，即使症状不改善，亦能防止疾病的进展。

b. 所有慢性收缩性心力衰竭，NYHA心功能Ⅱ、Ⅲ级，LVEF<40%，病情稳定者，均须应用β受体阻滞剂，除非有禁忌证或不能耐受。

c. β受体体阻滞剂不能用于"抢救"急性心力衰竭患者，包括难治性心力衰竭需静脉给药者。

d. β受体阻滞剂使用禁忌证：心源性休克、病态窦房结综合征、二度及以上房室传导阻滞（无心脏起搏器）；心率<50次/min、低血压（收缩压<90mmHg）；支气管哮喘急性发作期。

④ 醛固酮受体拮抗剂对LVEF<35%、使用ACEI/ARB/ARNI和β受体阻滞剂后仍有症状的慢性HFrEF患者，以及急性心肌梗死后LVEF<40%、有心衰症状或合并糖尿病的患者均可改善预后，应坚持使用。醛固酮受体拮抗剂的禁忌证：①肌酐>221μmoL/L（2.5mg/dl）或估算的肾小球滤过率（eGFR）<30ml/(min·1.73m²)；②血钾>5.0mmol/L。使用醛固酮受体拮抗剂的主要不良反应是高钾血症和肾功能恶化，因此，使用醛固酮受体拮抗剂治疗后1周应监测血钾和肾功能，之后的前3个月内每个月监测1次，以后每3个月监测1次。

⑤ 洋地黄治疗心衰的注意事项

a. 充分应用利尿剂、ACEI/ARB/ARNI和β受体阻滞剂、醛固酮受体拮抗剂后，仍持续有症状的HFrEF患者可予以小剂量洋地黄类药物。

b. 使用过程中要警惕其不良反应及使用禁忌证。洋地黄类药物不能用于：病态窦房结综合征、二度及以上房室传导阻滞患者；心肌梗死急性期（<24h），尤其是有进行性心肌缺血者；预激综合征伴房颤或心房扑动；梗阻性肥厚型心肌病。

c. 地高辛常用剂量 0.25mg/d。70 岁以上，肾功能减退患者宜用 0.125mg，每日 1 次或隔日 1 次。

⑥ 伊伐布雷定治疗心衰的注意事项

在充分使用 β 受体阻滞剂而心率依然不能达标，在 70 次/min 以上，或因心衰无法增加 β 受体阻滞剂剂量时需要使用伊伐布雷定。在心率＜50 次/min 或出现相关症状时应减量或停用。

⑦ 非洋地黄类正性肌力药物治疗心衰的注意事项

a. 不主张对慢性心力衰竭患者长期、间歇静脉滴注此类药物，此类药物仅限于重症心衰时短期应用 3～5 天。

b. 如果用大剂量或更大剂量的多巴酚丁胺 [5～10μg/(kg·min)]，则可出现不利于心衰治疗的负性作用。

⑧ 合用硝酸酯与肼屈嗪治疗可能有助于改善症状。

二、急性心力衰竭

急性心力衰竭是指由于急性心脏病变引起心排血量显著、急骤降低导致组织器官灌注不足和急性淤血综合征。急性右心衰即急性肺源性心脏病，主要由大块肺梗死引起。临床上急性左心衰较为常见，以肺水肿或心源性休克为主要表现，是严重的急危重症，抢救是否及时、合理与预后密切相关。

诊断要点

① 突发严重呼吸困难，呼吸频率常达每分钟 30～40 次，强迫坐位、面色灰白、发绀、大汗、烦躁，同时频繁咳嗽，咳粉红色泡沫痰。

② 极重者可因脑缺氧而致神志模糊。

③ 发病开始可有一过性血压升高，病情如不缓解，血压可持续下降直至休克。

④ 听诊时两肺满布湿啰音和哮鸣音，心尖部第一心音减弱，频率快。同时有舒张早期第三心音而构成奔马律，肺动脉瓣第二心音亢进。

治疗方案

急性左心衰竭时缺氧和高度呼吸困难是致命威胁，必须尽快缓解。

预案1： 患者取坐位，双腿下垂，以减少静脉回流。

预案2： 立即高流量鼻管给氧，对病情特别严重者应采用面罩呼吸机持续加压给氧。在吸氧的同时使用抗泡沫剂使肺泡内的泡沫消失，增加气体交换面积，一般可用50％酒精置于氧气的滤瓶中，随氧气吸入。如患者不能耐受，可降低酒精浓度或间断给予。

预案3： 吗啡5～10mg皮下注射或静脉缓慢注射，必要时间隔15min重复一次，共2～3次。

预案4： 呋塞米20～40mg，静脉注射，4min内推完，4h后可重复一次。

预案5： 血管扩张剂

硝普钠：一般剂量为12.5～25μg/min，静脉滴注，根据血压调整用量，维持收缩压在100mmHg左右；对原有高血压者血压降低幅度（绝对值）以不超过80mmHg为度，维持量为50～100μg/min，最大剂量300μg/min。硝普钠含有氰化物，用药时间不宜超过7天。或

硝酸甘油：可先以10μg/min开始，然后每10分钟调整一次，每次增加5～10μg，以血压达到上述水平为度。或

酚妥拉明：静脉用药，以0.1mg/min开始，每5～10分钟调整一次，最大可增至1.5～2.0mg/min，监测血压同前。

预案6： 洋地黄类药物

毛花苷C：静脉给药，最适合用于有心房颤动伴有快速心室率并已知有心室扩大伴左心室收缩功能不全者。首次剂量可给0.4～0.8mg（15～20min缓慢注射），2h后可酌情再给药0.2～0.4mg。对急性心肌梗死，在急性期24h内不宜用洋地黄类药物；二尖瓣狭窄所致肺水肿，洋地黄类药物无效。

预案7： 氨茶碱250mg加入5％葡萄糖溶液20～40ml中，15～20min缓慢注射。

预案8： 冻干重组人脑利钠肽（新活素），首先以1.5μg/kg静脉冲击后，以0.0075μg/(kg·min)的速度连续静脉滴注。

说明

慢性射血分数降低的心衰（HFrEF）出现失代偿和心衰恶化，如无血流动力学不稳定或禁忌证，可继续原有的优化药物治疗方案，包括β受体阻滞剂、ACEI/ARB/ARNI、醛固酮受体拮抗剂，可根据病情适当

调整剂量。但血流动力学不稳定（收缩压＜85mmHg，心率＜50 次/min）、血钾＞5.5mmol/L 或严重肾功能不全时应停用。

（吴宝刚）

第二节　心律失常

　　心律失常患者的处理原则，首先是正确诊断，并判断其对血流动力学的影响；其次是了解发生的原因与诱因。并非每种心律失常均需使用抗心律失常药物治疗，但某些严重的心律失常可危及生命，必须立即采取紧急救治措施。抗心律失常药物的作用和疗效可因缺氧、电解质紊乱、心功能状态及多种药物联合应用等因素而发生变化，故在治疗心律失常过程中，必须根据患者具体情况，给予相应的综合治疗。

一、窦性心动过速

诊断要点

　　心电图显示为窦性心律，即 P 波在 Ⅰ 导联、Ⅱ 导联、aVF 导联直立，aVR 导联倒置；PR 间期 0.12～0.20s；频率大于 100 次/min。

治疗方案

　　预案：阿替洛尔（氨酰心安）12.5～25mg，口服，每日 2 次或每日 3 次；或

　　美托洛尔 12.5～25mg，口服，每日 2 次或每日 3 次。

说明

　　① 窦性心动过速常是继发的，应针对原发病进行治疗。

　　② 需要减慢过快的心室率时，方用 β 受体阻滞剂。

　　③ 严重窦性心动过速，心室率达 140～160 次/min 时，可用美托洛尔 5mg 静脉注射。

　　④ 心衰患者的窦性心动过速应用毛花苷 C 0.2～0.4mg 加入 20ml 5%葡萄糖溶液中缓慢静脉注射。

⑤ 阿替洛尔或美托洛尔初始剂量若效果不佳可逐渐增加剂量，直至心率控制在正常范围。

二、窦性心动过缓

诊断要点

心电图显示为窦性心律，即 P 波在Ⅰ、Ⅱ、aVF 导联直立，aVR 导联倒置；PR 间期 0.12～0.20s；频率小于 60 次/min。

治疗方案

预案 1： 阿托品 0.3mg，口服，每日 3 次或每日 4 次。

预案 2： 茶碱缓释片（舒弗美）0.1～0.2g，口服，每日 2 次。

预案 3： 麻黄碱 12.5～25mg，口服，每日 2 次或每日 3 次。

预案 4： 异丙肾上腺素 5mg，含服，每 3～4 小时 1 次。

说明

窦性心动过缓心率低于 50 次/min，并有心绞痛，甚至晕厥、抽搐时，可用药物治疗，同时应针对病因进行治疗，必要时可安装人工心脏起搏器。

三、房性期前收缩

诊断要点

① 心电图示提前发生的 P 波，与窦性 P 波形态不同，PR 间期正常、QRS 波群正常。发生很早的房性期前收缩，P 波可重叠于前面的 T 波之上且其后没有 QRS 波群。

② 房性期前收缩下传的 QRS 波群通常正常，较早发生的房性期前收缩有时出现宽大畸形的 QRS 波群，称为室内差异性传导。

治疗方案

预案 1： 维拉帕米（异搏定）40～80mg，口服，每日 3 次。

预案 2： 缓释维拉帕米 120～240mg，口服，每日 1 次。

说明

① 房性期前收缩一般不需治疗。

② 房性期前收缩过多则予治疗，维拉帕米无效时可用普罗帕酮（心律平）0.15～0.2g，口服，每日 3 次，控制后改为 0.1g，每日 2 次或每日 3 次维持。

四、房室交界性期前收缩

诊断要点

① 提早出现的 QRS 波群，其形态与窦性的相同或兼有室内差异性传导。

② QRS 波群前后有时可见逆行性 P 波，P'-R 间期短于 0.12s，或没有 P' 波。其代偿间期可为不完全性或完全性。

治疗方案

治疗与房性期前收缩相同。

五、室性期前收缩

诊断要点

① 心电图示提前发生的 QRS 波群，时限通常超过 0.12s，宽大畸形，ST 段与 T 波的方向与 QRS 主波方向相反。

② 室性期前收缩与之前的窦性搏动之间期恒定。

③ 室性期前收缩具有完全的代偿间歇，其可孤立或规律出现。二联律：每个窦性搏动后跟随一个室性期前收缩。三联律：每两个正常搏动后出现一个室性期前收缩。

治疗方案

预案 1：适用于急性心肌梗死出现频发多源性室性期前收缩，伴有明显的症状等。

5% 葡萄糖溶液	20ml	缓慢静脉注射（不少于 10min）；继之以
胺碘酮（可达龙）	150mg	

| 5%葡萄糖溶液 | 500ml | 静脉滴注（1mg/min）。或 |
| 胺碘酮 | 300mg | |

| 5%葡萄糖溶液 | 20ml | 静脉注射；继之以 |
| 利多卡因 | 75～100mg | |

| 10%葡萄糖溶液 | 500ml | 静脉滴注（1～4mg/min）； |
| 利多卡因 | 800～1000mg | |

1～2 日后改为美托洛尔 12.5～25mg，口服，每日 2 次。

预案 2: 普罗帕酮（心律平）0.1～0.2g，口服，每日 3 次；或
美西律（慢心律）0.15～0.2g，口服，每日 3 次。

说明

① 功能性室性期前收缩如无症状，不一定需要治疗，如心悸明显，可应用美托洛尔（倍他乐克）25～50mg，口服，每天 2 次。器质性室性期前收缩，如果是发生于急性心肌梗死、严重心衰、心肌病及药物中毒或低钾时，应考虑先静脉给药治疗，再口服维持。一般室性期前收缩则可口服药物治疗。

② 洋地黄中毒引起的室性期前收缩，应立即停用洋地黄和利尿剂，静脉滴注钾盐及镁盐；苯妥英钠 0.1g，口服，每日 3 次；或美西律 0.15～0.2g，口服，每日 3 次。

六、阵发性室上性心动过速

诊断要点

① 心电图显示心率 160～220 次/min，R-R 间期规则或基本规则，QRS 波群形态和正常窦性心律的 QRS 波群相同，QRS 时间<0.10s。

② 可有 ST 段压低和 T 波倒置，P 波形态不同于窦性 P 波，或位于 QRS 波之后，或与 T 波重叠，不易辨认。电生理检查可确定心动过速时折返运动的部位。

治疗方案

| **预案 1:** | 10%葡萄糖溶液 | 20ml | 缓慢静脉注射 |
| | 普罗帕酮（心律平） | 70mg | |

预案 2：　10％葡萄糖溶液　　　20ml　｜缓慢静脉注射
　　　　　维拉帕米（异搏定）　5mg　｜

说明

① 如用上述处理后室上性心动过速未终止，维拉帕米或普罗帕酮在 15min 后可重复使用一次。在心电监护下用药较为安全。

② 有器质性心脏病不伴预激综合征且 2 周内未用过洋地黄类药物的患者，可用毛花苷 C 0.4mg 加 5％葡萄糖溶液 20ml 缓慢静脉注射，为心衰患者首选。

③ 室上性心动过速伴低血压可用升压药，如间羟胺 5～10mg 肌内注射，血压升高后可使迷走神经兴奋而终止心动过速。

④ 以上药物不能控制的，可经食管心房调搏超速抑制或体外同步电复律。

⑤ 发作频繁、药物治疗效果欠佳者行心电生理检查，定位后采用射频消融治疗。

七、阵发性室性心动过速

本病大多数发生于严重的器质性心脏病，如心肌梗死、心肌病、心肌炎、低血钾和洋地黄中毒等，故必须紧急处理，控制发作。

诊断要点

① 心电图示 3 个或以上的室性期前收缩连续出现。

② QRS 波群宽大畸形，时限超过 0.12s，ST 段与 T 波的方向与 QRS 主波方向相反。

③ 心室率通常为 100～250 次/min，心律规则，亦可略不规则。

④ 心房独立活动，与 QRS 波群无关，形成房室分离；通常发作突然开始，伴有室性融合波或心室夺获。

治疗方案

预案 1：首选胺碘酮 150mg 加入 5％葡萄糖溶液 20ml 中，缓慢静脉注射，然后静脉滴注维持，前 6h 静脉滴注速度 1mg/min，以后 0.5mg/min。

预案2：5%葡萄糖溶液500ml中加入普鲁卡因胺0.5～1.0g，缓慢滴注（每分钟5～10mg，总量不超过1～2g）。

预案3：洋地黄中毒所致者

苯妥英钠100mg加入10%葡萄糖溶液20ml中静脉注射，5min注射完。

说明

① 普鲁卡因胺毒副作用较大，用药时随时注意血压和心电图变化，血压下降的可用升压药，心电图QRS波群增宽时立即停止注射。

② 药物无效或有血流动力学障碍时应用同步直流电复律，但洋地黄中毒所致者不宜用。

八、心房扑动及心房颤动

慢性心房颤动（房颤）临床上可分为阵发性房颤、持续性房颤和永久性房颤三种类型。房颤绝大多数为器质性心脏病引起，常见于风湿性心脏病（风心病）、冠心病、高血压性心脏病和甲亢性心脏病等。

诊断要点

① 心电图示P波消失，代以小而不规则的小颤动波f波，频率350～600次/min。

② 心室率极不规则；QRS波群形态通常正常。

治疗方案

预案1：控制心室率　用于不伴预激综合征且近2周没有用过洋地黄类药物者。

10%葡萄糖溶液　　20ml ⎫
　　　　　　　　　　　　⎬ 缓慢静脉注射
毛花苷C　　　　　0.4mg ⎭

心室率控制在100次/min以下后改用：

地高辛0.25mg，口服，每日1次，维持；或

应用β受体阻滞剂如美托洛尔（倍他乐克）12.5～25mg，口服，每天2次，以控制心室率。

预案 2：持续性房颤的复律

当上述方法使心室率稳定于 70～80 次/min 时，停用洋地黄，用胺碘酮或普罗帕酮静脉药物复律或同步直流电复律（伴有血流动力学障碍时）。

胺碘酮（可达龙）0.2g，口服，每日 3 次。

胺碘酮 0.1～0.2g，口服，每日 1 次维持，以防复发，也可用维拉帕米或普罗帕酮维持治疗。

预案 3：房颤的抗凝治疗

华法林 1mg，口服，每日 1 次，逐渐增加剂量；或

利伐沙班 20mg，口服，每日 1 次；或

达比加群酯 150mg，口服，每日 2 次。

说明

① 预案 1 说明

a. 阵发性房颤，上述方法常可使其转为窦性心律。不能复律者可改为维拉帕米 40～80mg、每日 3 次或普罗帕酮 0.1～0.15g、每日 3 次，转为窦性心律后以小剂量维持。

b. 用洋地黄不能使心室率减慢者，可加服美托洛尔（倍他乐克）12.5～25mg、每日 2 次，但应注意心电图变化，如出现房室传导阻滞，则及时减量乃至停药。

② 预案 2 说明

a. 长期服用胺碘酮的尚需要观察甲状腺功能、肺部浸润性病变、角膜色素沉着等严重副作用。

b. 索他洛尔是一种较新的广谱抗心律失常药，兼有 β 受体阻滞剂和延长动作电位时程的双重作用。可用于预防和终止阵发性心房颤动、心房扑动和各种室上性心动过速，能有效维持房颤复律后的窦性心律，对室性期前收缩、室性心动过速等也适用，用法一般为口服 80mg、每日 2 次。

c. 房颤持续 1 年以上且病因未去除者，左房直径>45mm、疑为病态窦房结综合征者均不能复律。房颤发作超过 48h、需要复律者应用华法林抗凝治疗 3 周后再复律，复律后华法林再用 4 周。使用华法林时应根据 INR 及活化部分凝血活酶时间（APTT）调整服用剂量。

d. 心房扑动（房扑）常自动转变为心房颤动，持续性心房扑动少见，可静脉注射毛花苷 C 0.4mg 或胺碘酮转复窦性心律，亦可用电转

复方法（同"房颤"）。部分房扑和房颤患者可考虑射频治疗。

③ 预案 3 说明

a. 长期服用华法林时注意监测 INR，维持 INR 在 2.0～3.0。

b. 75 岁以上老年人利伐沙班用量为 15mg，口服，每日 1 次。

c. 达比加群在肾功能不全患者需减量应用。

九、心室扑动及心室颤动

诊断要点

① 心室颤动（室颤）波振幅细小（<0.2mV），波形、振幅及频率均极不规则，无法辨认 QRS 波群、ST 段与 T 波。

② 心室颤动发作前往往先经历短暂室性心动过速，后者常由舒张晚期发生的室性期前收缩引发。

③ 急性心肌梗死的原发性心室颤动，通常见于舒张早期的室性期前收缩落在 T 波上触发室性心动过速，然后演变为心室颤动。

④ 心室扑动（室扑）呈正弦波形，波幅大而规则，频率 150～300 次/min。

治疗方案

① 心室颤动与心室扑动是临终前的表现，预示患者存活机会微小，应立即行非同步电复律。除颤电极波以导电胶分别置于胸骨右上缘（右锁骨下区）和心尖部，电极与胸壁应紧贴，以双向波 120J 或单向波 300J 能量行非同步直流电放电。

② 除颤后应立即行心电监视，如再发室颤，应再次以双向波 200J 或单向波 360J 能量除颤，如果室颤仍持续，第三次除颤能量为 360J。这三次电除颤应快速连续进行，室扑常可自动转为室颤，按室颤处理。

十、房室传导阻滞

诊断要点

① Ⅰ度房室传导阻滞：心电图上的 PR 间期超过 200ms（正常为 0.12～0.20s，如心率慢可长至 0.21s）。

② Ⅱ度房室传导阻滞：指有些心房冲动不能下传到达心室。Mobitz 从心电图上将Ⅱ度房室传导阻滞分为两型：Ⅱ度一型房室传导阻滞是指 PR 间期逐渐延长直至出现 P 波脱漏；Ⅱ度二型房室传导阻滞则指 PR 间期不变，突然出现 P 波未下传至心室。

③ Ⅲ度房室传导阻滞：心房、心室活动各自独立、互不相关；心房率快于心室率；心室起搏点通常在阻滞部位稍下，心室率 40～60 次/min，QRS 波群正常，如位于室内传导系统远端，心室率可低于 40 次/min，QRS 波群增宽。

治疗方案

预案 1： 阿托品 0.3mg，口服，每日 3 次。

预案 2： 异丙肾上腺素 5～10mg，含服，每日 4 次。

预案 3： 5％葡萄糖溶液　500ml
　　　　异丙肾上腺素　0.5～1.0mg ｜ 静脉滴注

说明

① Ⅰ度和Ⅱ度一型房室传导阻滞无需抗心律失常治疗。

② Ⅱ度二型和Ⅲ度房室传导阻滞伴心室率缓慢者可用药物治疗，见"窦性心动过缓"内容。

③ Ⅱ度和Ⅲ度房室传导阻滞症状明显、心率在 40 次/min 以下，或发生过阿-斯综合征者用上述方法使心室率维持在 60 次/min 左右，无需使心率过快。异丙肾上腺素剂量不宜大，以免产生室性心律失常。

④ Ⅱ度二型和Ⅲ度房室传导阻滞患者，伴有与心率缓慢相关的症状如头昏、乏力、黑矇和晕厥等，应立即安装人工心脏起搏器。

十一、束支传导阻滞

诊断要点

① 完全性右束支传导阻滞心电图特点：V_1、V_2 导联（或 V_3R、V_4R）的 QRS 波呈 rSR' 型或 M 型，且 R 波宽大而有切迹；V_5、V_6 导联 S 波显著宽大，QRS 时限大于等于 0.12s；V_1、V_2 导联 S-T 段压低，T 波倒置；V_5、V_6 导联 S-T 段抬高，且 T 波直立；Ⅰ、aVL 及 Ⅱ导联多为宽大畸形的 S 波。不完全性右束支传导阻滞与完全性右束支传导阻滞心电图特点类似，只是 QRS 时限小于 0.12s。

② 完全性左束支传导阻滞心电图特点：QRS 波群的时限≥0.12s；QRS 波群的形态改变为 V_5 导联呈宽大、平顶或有切迹的 R 波。凡是在 V_5 或 V_6 导联 R 波之前出现 q 波，则应排外完全性左束支传导阻滞。V_1、V_2 呈宽大、较深的 S 波，呈现 QS 或 rS 波（Ⅱ、Ⅲ、aVF 与 V_1 相似）。继发 ST-T 波改变，凡 QRS 波群主波向上的导联（如 Ⅰ、aVL、V_5 等）ST 段下降，T 波倒置。在 QRS 波群主波向下的导联（如 Ⅱ、aVR、V_1 等）ST 段抬高、T 波直立。不完全性左束支传导阻滞与完全性左束支传导阻滞的心电图形相似，只是 QRS 时限小于 0.12s。

治疗方案

针对原发病治疗。

说明

① 右束支传导阻滞可见于正常人群，以儿童和青年人较多，一般不会引起血流动力学改变，因此，单纯的右束支传导阻滞不需要特殊的治疗；但最常见于某些器质性心脏疾患，如风湿性心脏病、肺源性心脏病、室间隔缺损和冠心病等，则需要积极依据病因治疗其原发病。

② 左束支传导阻滞也是比较常见的一种传导阻滞类型，是指在心脏电传导的活动当中，左束支传导有所延迟，心电图表现为左束支传导阻滞的图形，常见的原因就是心肌缺血或者心肌损伤。

（吴宝刚）

第三节 高血压病

高血压病又称原发性高血压，是指原因尚未完全阐明的高血压，是我国最常见的心血管病，是脑卒中、冠心病的主要危险因素。血压升高与交感神经兴奋性增高、血容量增多、全身小动脉痉挛引起周围动脉阻力增大有关。

诊断要点

目前，我国采用国际上统一的诊断标准和分级（表 2-2）。高血压的

定义为在未使用降压药物的情况下，非同日 3 次测量诊室血压，收缩压
≥140mmHg 和（或）舒张压≥90mmHg。患者既往有高血压史，目前
正在使用降压药物，血压虽然低于 140/90mmHg，仍应诊断为高血压。
根据血压升高水平，又进一步将高血压分为 1 级、2 级、3 级。

表 2-2　血压水平的诊断标准和分级

类别	收缩压/mmHg	舒张压/mmHg
正常血压	<120 和	<80
正常高值	120～139 和（或）	80～89
高血压：	≥140 和（或）	≥90
1 级高血压	140～159 和（或）	90～99
2 级高血压	160～179 和（或）	100～109
3 级高血压	≥180 和（或）	≥110
单纯收缩期高血压	≥140 和	<90

注：1. 当收缩压和舒张压分属于不同级别时以较高的级别为标准。单纯收缩期高血
压也可以按照收缩压水平分为 1 级、2 级、3 级。

2. 以上标准适用于任何年龄和性别的成人。儿童则采用不同年龄组血压值的 95% 位
数，通常低于成人水平。

一、　1 级或 2 级高血压

治疗方案

预案 1：卡托普利（巯甲丙脯酸）25～50mg，口服，每日 3 次。

预案 2：美托洛尔（倍他乐克）12.5～25mg，口服，每日 2 次或每
日 3 次。

预案 3：非洛地平（波依定）5mg，口服，每日 1 次。

预案 4：吲达帕胺（寿比山）2.5mg，口服，每日 1 次。

说明

① 对 1 级高血压患者可采用非药物治疗措施 3～6 个月，包括生活
有规律、低盐低脂饮食、增加钾摄入、减肥、戒烟酒、适当运动、减轻
精神压力、保持心理平衡等，无效后才应用降压药。

② 应根据患者的全身情况，按照用药个体化原则，选用不良反应

小、服用方便、价格低廉的降压药物。若1级高血压治疗1~2个月、2级高血压治疗2~4周后血压未降至正常，则可加用另一种降压药，对2级高血压患者可直接用二联降压药，必要时可数种降压药联合使用。

③ 利尿剂适用于高血压伴高血容量、水肿、心衰等，但不适用于糖尿病、痛风、高脂血症患者。吲达帕胺为具有钙拮抗作用的噻嗪类利尿剂，有保护心、肾作用，利尿作用弱，较少引起电解质紊乱，对血脂、血糖无明显影响，适用于老年高血压患者。亦可用氢氯噻嗪（双氢克尿噻）6.25~12.5mg，口服，每日1次，但要注意低钾的发生。

④ 钙通道阻滞剂常用的有尼群地平10mg，口服，每日3次。长效钙通道阻滞剂可选择缓释维拉帕米120~240mg，口服，每日1次；或缓释硫氮草酮90mg，口服，每日1次；或非洛地平缓释片（波依定）5~10mg，口服，每日1次；或氨氯地平（络活喜）5~10mg，口服，每日1次；或拉西地平（乐息平）4~8mg，口服，每日1次；或硝苯地平控释片（拜新同）30mg，口服，每日1次。钙通道阻滞剂氨氯地平、硝苯地平等适用于高血压合并冠心病、心绞痛、脑动脉硬化者，但维拉帕米、硫氮草酮等钙通道阻滞剂对于心脏收缩功能不全的患者应慎用。其中硝苯地平不适于心动过速者，维拉帕米、硫氮草酮不适于心动过缓、房室传导阻滞者。

⑤ β受体阻滞剂适用于高血压伴冠心病、劳力性心绞痛、心动过速、更年期综合征、甲状腺功能亢进（甲亢）等。但对于哮喘、慢性阻塞性肺疾病、病态窦房结综合征、Ⅱ度以上房室传导阻滞者不适用，糖尿病、高脂血症患者应慎用。常用的还有比索洛尔2.5mg、口服、每日1次，或卡维地洛6.25mg、口服、每日2次。

⑥ 卡托普利属血管紧张素转换酶抑制剂（ACEI），适用于高血压合并心衰及各类原发性和继发性高血压，是目前认为最有前途的药物，但不适用于肾动脉狭窄、高钾血症或严重肾功能损害患者。同类药物还可选用盐酸贝那普利（洛汀新）10~20mg，口服，每日1次；或培哚普利（雅施达）4~8mg，口服，每日1次；或福辛普利（蒙诺）10~20mg，口服，每日1次；或依那普利（悦宁定）5~10mg，口服，每日2次等。

⑦ 血管紧张素Ⅱ受体阻滞剂是一类较新的降压药物，副作用少。如缬沙坦80~160mg，口服，每日1次；或替米沙坦40~80mg，口服，每日1次。

二、　3级高血压

治疗方案

预案 1： 美托洛尔（倍他乐克）12.5～25mg，口服，每日 2 次。

尼群地平 10～20mg，口服，每日 3 次。

卡托普利 25～50mg，口服，每日 3 次。

预案 2： 氢氯噻嗪 12.5～25mg，口服，每日 1 次。

非洛地平缓释片（波依定）5～10mg，口服，每日 1 次。

盐酸贝那普利（洛汀新）10～20mg，口服，每日 1 次。

说明

① 对于重度高血压或有严重并发症的高血压，应联合用药，尽快控制血压，一般 2～3 种降压药联用。

② 临床联合应用几种降压药的优点

a. 药物协同作用可提高疗效。

b. 几种药物共同发挥作用并减少各药的剂量。

c. 减少药物的副作用，或使部分副作用互相抵消。

d. 使血压下降较为平稳。

例如，β 受体阻滞剂与硝苯地平或尼群地平合用，不仅可增强降压作用，提高对冠心病、心绞痛的疗效，前者还可抵消后者加快心率的副作用；钙通道阻滞剂与血管紧张素转换酶抑制剂联用可加强降压作用，常用于中、重度高血压；三药联用可以采取利尿剂（或 β 受体阻滞剂）、钙通道阻滞剂及 ACEI/ARB 合用，也可利尿剂、β 受体阻滞剂与钙通道阻滞剂（硝苯地平、尼群地平等二氢吡啶类）合用；三药联用疗效欠佳的顽固性高血压，可加 α 受体阻滞剂（如哌唑嗪 0.5～5mg，口服，每日 3 次）或乌拉地尔（压宁定）缓释胶囊（作用于突触后膜受体并激活中枢 5-羟色胺 1A 受体的降压药）30～90mg，口服，每日 2 次。

③ 注意各类药物的毒副作用与配伍禁忌。例如，阿替洛尔（氨酰心安）不宜与维拉帕米联用，以免导致严重心动过缓、房室传导阻滞或心肌收缩力降低。药物治疗过程中不要骤然停用某一药物，除非有毒副作用。例如，长期应用 β 受体阻滞剂后不能骤停，否则可出现心动过速等停药综合征。

④ 高血压患者降压治疗一般要求将血压控制在 140/90mmHg 以下。对重度高血压、老年高血压或伴有明显脑动脉硬化者，血压宜先控制在 (140～150) / (90～100) mmHg，数周或数月后再进一步下降至 (125～135) / (80～85) mmHg，然后改用维持量药物，长期服用，以巩固疗效，不可突然停药，以免血压反跳。

⑤ 除非发生高血压危象、高血压脑病等高血压急症，血压宜逐渐于数日或数周内下降为好，降血压不宜过快过猛，以免发生心、脑、肾缺血，加重对它们的损害。在血压控制后，应加用小剂量阿司匹林 50～100mg，口服，每日 1 次，预防缺血性脑病发生。

⑥ 高血压合并糖尿病或肾病，血压控制在 130/80mmHg；合并大量蛋白尿 (1g/24h) 者，血压控制在 125/75mmHg (表 2-3)。

表 2-3　有合并症① 高血压的治疗方案推荐表

患者特征	第一步	第二步	第三步
高血压合并心肌梗死	A+B②	A+B+C③ 或 A+B+D④	转诊或 A+B+C③+D
高血压合并心绞痛	B 或 A 或 C	B+C 或 B+A 或 A+C	B+C+A 或 B+C+D
高血压合并心力衰竭	A+B②	A+B+D④	转诊或 A+B+D④+C③
高血压合并脑卒中	C 或 A 或 D	C+A 或 C+D 或 A+D	C+A+D
高血压合并糖尿病或慢性肾脏疾病	A	A+C 或 A+D	A+C+D

① 合并症指伴随冠心病、心力衰竭、脑卒中、糖尿病、慢性肾脏疾病或外周动脉粥样硬化病，且处于稳定期。伴外周动脉粥样硬化病的高血压患者用药同无合并症者，无特殊推荐，故未列入本表。②A+B 两药合用，应从最小剂量起始，避免出现低血压。③C 类用于心肌梗死时，用长效药物。C 类用于心力衰竭时，仅限氨氯地平及非洛地平两种药。④D 类用于心肌梗死时包括螺内酯；用于心力衰竭时包括袢利尿剂和螺内酯。

注：A 为血管紧张素转换酶抑制剂/血管紧张素 II 受体阻滞剂；B 为 β 受体阻滞剂；C 为二氢吡啶类钙通道阻滞剂；D 为噻嗪类利尿剂。

三、高血压急症

诊断要点

① 高血压急症是指高血压患者在某些诱因作用下，血压突然和显著升高 (一般超过 180/120mmHg)，同时伴有进行性心、脑、肾等重要靶器官功能不全的表现。应注意血压水平的高低与急性靶器官损害的

程度并非成正比。一部分高血压急症并不伴有特别高的血压值，如并发急性肺水肿、主动脉夹层、心肌梗死等，而血压仅为中度升高，但对靶器官功能影响重大，也应视为高血压急症。

② 高血压急症需在 1h 内降低血压 25％。在随后的 2～6h 内将血压降至较安全水平，一般为 160/100mmHg 左右。如果可耐受这样的血压水平，在以后 24～48h 逐步降压至正常水平。

③ 不伴有急性脏器功能损害者为高血压亚急症，在 24～48h 将血压缓慢降至 160/100mmHg。

治疗方案

高血压急症患者需用注射药物降压，根据病情选用适当的药物，达到降压目标后改用口服药物；高血压亚急症患者常用口服药物降压，亦应视病情合理用药。若不能明确类型时，则应按高血压急症处理。

预案 1： 5％葡萄糖溶液　　250ml｜以 0.5～10μg/(kg・min)
尼卡地平（佩尔）　20～30mg｜静脉滴注。

预案 2： 5％葡萄糖溶液　　250ml｜15～25μg/min 起始静脉滴注。
硝普钠　　　　　　50mg

说明

① 目前迅速降压首选尼卡地平，降压作用的发生及消失均迅速，一般宜将血压降至安全范围 [（160～170）/(100～110mmHg)]，但降压不要过低。也可用乌拉地尔（压宁定）2.5～5mg 加入 5％葡萄糖溶液 20ml 中缓慢静脉注射；或硝酸甘油 25mg 加入 10％葡萄糖溶液 250ml 中静脉滴注。

② 血压降至安全范围后，改为口服降压药治疗。但肼屈嗪（肼苯哒嗪）应慎用，因它扩张脑血管，突然增加脑血流量，有促发高血压脑病的危险。

③ 酚妥拉明为嗜铬细胞瘤所致高血压危象的首选药物，可先予以 2.5～5mg 静脉注射，有效后静脉滴注维持。

④ 硫酸镁主要适用于妊娠高血压子痫患者的降压。硫酸镁 2.5～4g 稀释至 20ml，静脉慢推 5min，继以 1～2g/h 维持。

（吴宝刚）

第四节 冠状动脉粥样硬化性心脏病

冠状动脉粥样硬化性心脏病（冠心病）是指冠状动脉发生粥样硬化引起管腔狭窄或闭塞，导致心肌缺血、缺氧或坏死而引起的心脏病，也称缺血性心脏病。根据发病特点和治疗原则，可分为慢性冠脉疾病（包括稳定型心绞痛、缺血性心肌病和隐匿性冠心病等）和急性冠状动脉综合征（包括不稳定型心绞痛、非 ST 段抬高型心肌梗死和急性 ST 段抬高型心肌梗死）。

一、稳定型心绞痛

稳定型心绞痛也称劳力性心绞痛，是指冠脉狭窄或部分闭塞导致血流量减少，心脏负荷突然增加时冠脉供血不能满足心肌代谢需要，引起心肌暂时缺血缺氧的疾病。

诊断要点

① 症状：阵发性的前胸压榨样疼痛或憋闷感觉，主要位于胸骨后部，可放射至心前区和左上肢，常与劳力负荷增加或激动有关，持续数分钟，休息或应用硝酸酯类药物后缓解。疼痛发作的程度、频度、持续时间、性质及诱发因素等在数月内无明显变化。有老年、吸烟、高血压、糖尿病等危险因素。

② 心电图：发作时可出现暂时性心肌缺血引起的 ST 段移位，常见 ST 段压低（≥0.1mV），发作缓解后恢复。有时也可出现 T 波倒置。平常 T 波持续倒置的患者，发作时 T 波可变为直立（假性正常化）。

③ 心电图负荷试验：阳性［运动中出现典型心绞痛，心电图改变主要是 ST 段水平型或下斜型压低（≥0.1mV）持续 2min］。

④ 冠脉 CT：可判断冠脉管腔狭窄程度和管壁钙化情况。

⑤ 除外其他原因所致的心绞痛。

治疗方案

① 发作期治疗

预案 1： 休息或停止原来的活动，症状即可消除。

预案 2： 硝酸甘油 0.5mg，舌下含服，1～2min 内起作用，约 30min 后作用消失。延迟见效或完全无效时提示患者并非冠心病，或是严重冠心病。或应用硝酸异山梨酯 5～10mg，舌下含服，2～5min 见效，作用可持续 2～3h。

预案 3： 硝酸甘油静脉输液（或静脉泵入），起始剂量 5～10μg/min，每 3～5 分钟可增加 5～10μg/min，总量一般不超过 200μg/min。患者对本药的个体差异很大，静脉滴注无固定适合剂量。

预案 4： 紧急转诊情况包括稳定型心绞痛病情变化发生急性心肌梗死；稳定性冠心病转变为不稳定型心绞痛，包括近 48h 内发生的缺血性胸痛加重；出现严重心律失常；低血压（收缩压≤90mmHg）；左心室功能不全（LVEF＜40%）、存在与缺血有关的肺水肿、出现第三心音以及新的或加重的奔马律；休息时胸痛发作伴 ST 段变化＞0.1mV、新出现 Q 波或束支传导阻滞。无禁忌证者立即嚼服肠溶阿司匹林 300mg 及氯吡格雷 300mg 或替格瑞洛 180mg。

②缓解期治疗

预案：

β受体阻滞剂：美托洛尔 25～100mg，口服，每日 2 次（滴定剂量，心率目标为清醒静息时心率不低于 50 次/min）。

硝酸酯类药物：硝酸异山梨酯（消心痛）5～20mg，口服，每日 3 次（由于个体反应不同，需个体化调整剂量）。

抗血小板药物：阿司匹林 100mg，口服，每日 1 次。

降脂药：阿托伐他汀 10～20mg，口服，每晚 1 次

说明

①短效硝酸甘油含片或喷雾剂作为急救药物，应嘱患者随身携带，心绞痛发作时立即使用。首次应用时应注意可能发生直立性低血压。

②为预防心绞痛再次发作，可服用长效硝酸酯类药物，如单硝酸异山梨醇酯 40mg，口服，每日 1 次。如需每日给药，应注意给予足够的无药间期（8～10h），以减少耐药性的发生。

④β受体阻滞剂禁用/不耐受或效果不佳时，可与非二氢吡啶类钙通道阻滞剂联用，地尔硫草 30～60mg，口服，每天 3 次。注意老年人可能诱发房室传导阻滞或严重窦性心动过缓，应监测心率，并定期复查

心电图。

⑤ 只要无禁忌证，无论血脂水平如何，稳定性冠心病的患者均应给予他汀治疗，调脂目标为 LDL-C$<$1.8mmol/L。在使用中等强度他汀后，如 LDL-C 不达标，可联合应用依折麦布 5～10mg，口服，每日 1 次。

二、非 ST 段抬高型心肌梗死

非 ST 段抬高型急性冠状动脉综合征（NSTE-ACS）是由于动脉粥样斑块破裂或糜烂，伴有不同程度的表面血栓形成、血管痉挛及远端血管栓塞所导致的一组临床疾病。根据心肌损伤生物标志物测定结果分为非 ST 段抬高型心肌梗死（NSTEMI）和不稳定型心绞痛（UA），其治疗策略包括药物保守治疗和血运重建治疗。

诊断要点

根据心绞痛的典型症状、特征性的缺血性心电图改变（新发一过性 ST 段压低$\geqslant$0.1mV，或 T 波倒置$\geqslant$0.2mV）以及心肌损伤标志物测定，可以做出诊断。

① 症状：心绞痛初发或更频繁，诱发心绞痛的体力阈值降低甚至静息时发作，疼痛强度增加和持续时间延长，含服硝酸甘油效果欠佳等。部分患者症状不典型，例如老年女性和糖尿病患者。

② 心电图：胸痛发作时有一过性 ST 段和 T 波改变，其中 ST 段的动态改变（$\geqslant$0.1mV 的抬高或压低）是严重冠脉疾病的表现。通常 UA 患者的上述心电图改变可随着心绞痛的缓解部分或全部消失。若心电图改变持续 12h 以上，则提示 NSTEMI 的可能。

③ 心肌损伤标志物

心脏肌钙蛋白（cTn）是诊断心肌坏死的首选标志物，较传统的 CK 和 CK-MB 更为敏感和可靠。心肌损伤后 2h 即可检测到，8～12h 达到峰值，可持续升高达 14 天。

肌酸激酶同工酶（CK-MB）在 4h 开始升高，16～24h 达最高峰，3～4 天恢复正常。由于半衰期短，CK-MB 对评估 6h 内的 NSTEMI 或复发性心肌梗死后缺血事件更有价值。

治疗方案

① 一般治疗

立即卧床休息，避免紧张情绪，保持环境安静，可以应用小剂量的镇静剂和抗焦虑药物。

监测血氧饱和度（＞90%），密切观察心律、心率、血压和心功能的变化。

吸氧。

建立静脉通路，保持给药途径通畅。

积极处理可能增加心肌耗氧量的疾病，如甲亢、贫血、心力衰竭、肺部感染等。

② 药物治疗

预案 1：抗心肌缺血

硝酸甘油 0.5mg，舌下含服，必要时每隔 3～5 分钟重复 1 次，可以连用 3 次。若含服硝酸甘油无效，可静脉应用硝酸甘油，5～10μg/min 开始，每 5～10 分钟增加 10μg/min，直至症状缓解。对硝酸酯类不能耐受的 NSTE-ACS 患者可予尼克地尔，5mg，口服，每日 3 次。

β 受体阻滞剂：美托洛尔 25～100mg，口服，每日 2 次，个体化调整剂量，心率目标为清醒静息时心率不低于 50 次/min。

钙通道阻滞剂：血管痉挛性心绞痛的患者，可作为首选药物。

预案 2：抗血小板

NSTE-ACS 患者应尽快给予 P2Y12 受体抑制剂，推荐在阿司匹林基础上优先联合应用氯吡格雷（负荷剂量 300mg，维持剂量 75mg/d）进行双联抗血小板治疗（DAPT），并维持至少 12 个月。

阿司匹林：负荷量 300mg，口服（仅 1 次，限未服用阿司匹林的患者）。维持剂量为 100mg，口服，每日 1 次。

氯吡格雷：负荷量 300mg，口服（仅 1 次，限未服用氯吡格雷的患者）。维持剂量为 75mg，口服，每日 1 次。

预案 3：抗凝治疗

依诺肝素 1mg/kg，皮下注射，2 次/日。[无其他治疗指征情况下，经皮冠状动脉介入治疗手术（PCI）后即可停用抗凝药物。]

预案 4：降脂治疗

所有 NSTE-ACS 患者只要没有禁忌证，无论血脂水平如何，都应尽早启动他汀治疗，并长期维持。LDL-C 降低幅度＞50％，LDL-C 目标为＜1.4mmol/L（＜55mg/dl）。效果不佳或不能耐受他汀类药物的患者，应考虑 PCSK9 抑制剂治疗。

阿托伐他汀 20mg，口服，每晚 1 次。

依折麦布 10mg，口服，每日 1 次。

依洛尤单抗 140mg，皮下注射，每月 1 次。

③ 冠状动脉血运重建 冠状动脉造影确定心绞痛是由心肌缺血引起并存在罪犯血管的情况下，可以根据病变的特征和患者风险，选择同期进行 PCI 或择期行冠状动脉搭桥术（CABG）治疗罪犯病变。

说明

① UA/NSTEMI 的急性期约为 2 个月，此期间发生心肌梗死或猝死的风险最高。

② 紧急侵入治疗策略（＜2h）：血流动力学不稳定或心源性休克、药物治疗无效的反复发作或持续性胸痛、致命性心律失常或心脏骤停、反复 ST 段动态改变尤其是伴间歇性 ST 段抬高等。

③ 早期侵入治疗策略（＜24h）：心肌梗死相关的 cTn 上升或下降、ST 段或 T 波的动态改变，以及 GRACE 评分＞140 分。

④ 择期侵入治疗策略（＜72h）：糖尿病、肾功能不全、LVEF＜40％或充血性心衰、早期心梗后心绞痛、PCI 史、CABG 史、GRACE 评分大于 109 但小于 140。

三、急性 ST 段抬高型心肌梗死

急性 ST 段抬高型心肌梗死（STEMI）是指急性心肌缺血性坏死，大多是在冠脉病变基础上，冠脉血供急剧减少或中断，使相应的心肌严重而持久的急性缺血所致，是冠心病的严重类型。

诊断要点

根据胸痛的典型症状、特征性的心电图改变以及特异性的心肌坏死标志物，可明确诊断。

① 症状：患者突然发生的严重心律失常、休克、原因不明的心力衰竭，或突然出现严重而持久的胸痛或胸闷，应考虑到本病的可能，应

先按急性心肌梗死处理，短期内进行心电图及心肌坏死标志物的动态观察，必要时尽快转往上级医院处理。

② 心电图

a. 特征性改变：梗死区导联 ST 段弓背向上抬高、出现病理性 Q 波以及 T 波倒置。镜像导联则出现相反的改变，即 R 波增高、ST 段压低和 T 波直立并增高。

b. 动态性改变

Ⅰ. 超急性期：起病数小时内，可无异常改变，或出现异常高大的两支不对称的 T 波。

Ⅱ. 急性期：数小时后，ST 段明显抬高，弓背向上并与直立的 T 波连接形成单向曲线。数小时至 2 日内出现病理性 Q 波，同时 R 波减低。

Ⅲ. 亚急性期（近期）：在早期如不进行治疗干预，数日至 2 周左右，ST 段回落至等电位线，T 波变为平坦或倒置。

Ⅳ. 慢性期（陈旧期）：数周至数月后，T 波呈 V 形倒置（永久存在或逐渐恢复），两支对称，波谷尖锐。70%～80%患者病理性 Q 波永久存在。

c. 定位和确定范围：根据出现特征性改变的导联进行判断（表 2-4）。

表 2-4　心电图导联与冠状动脉血管对应关系

梗死部位	心电图导联	受累的冠状动脉
前间壁	$V_1 \sim V_3$	间隔支或前降支
侧壁	V_5、V_6、Ⅰ、aVL	前降支、对角支或回旋支
广泛前壁	$V_1 \sim V_6$	前降支近段
下壁	Ⅱ、Ⅲ、aVF	右冠状动脉或回旋支
正后壁	$V_7 \sim V_9$	右冠状动脉房室支或回旋支
右心室	$V_3R \sim V_5R$	右冠状动脉

③ 心肌坏死标志物

血肌红蛋白：起病后 2h 内升高，12h 达最高峰，24～48h 恢复正常，敏感性好，但特异性较差。

肌钙蛋白（cTn）：cTnI 或 cTnT 均在起病 3～4h 后升高，cTnI 于

11～24h 达高峰，7～10 天降至正常。cTnT 于 24～48h 达高峰，10～14 天降至正常。肌钙蛋白的特异性很高，缺点是持续时间较长，不利于判断在此期间新发生的梗死。

CK-MB：起病后 4h 内开始升高，16～24h 达最高峰，3～4 天恢复正常。其高峰时间是否提前有助于判断溶栓治疗是否成功。

治疗方案

预案 1：急诊治疗

平卧休息，保持安静。

接诊 5min 内完成第一次心电图检查，如不能诊断，20min 内采集第二份心电图。

心电、血压和血氧监测，密切观察心律、心率、血压和心功能的变化，积极准备转院治疗。

吸氧。

建立静脉通路，保持给药途径通畅。

无禁忌证者立即嚼服肠溶阿司匹林 300mg（仅限于既往未服用过阿司匹林的患者）。

需接受急诊 PCI 的患者，除阿司匹林外，还应予氯吡格雷 300mg 嚼服（仅限于既往未服用过氯吡格雷的患者）。

预案 2：解除疼痛

吗啡或哌替啶：哌替啶（杜冷丁）50～100mg，肌内注射；吗啡 2～4mg，静脉注射。注意低血压和呼吸功能抑制。

硝酸酯类药物：硝酸甘油 0.5mg，舌下含服，必要时每隔 3～5 分钟重复 1 次，可以连用 3 次。若含服硝酸甘油无效，可静脉应用硝酸甘油，5～10μg/min 开始，每 5～10 分钟增加 10μg/min，直至症状缓解。

β受体阻滞剂：美托洛尔 12.5～25mg 起始，个体化调整剂量，患者静息心率维持在 50～60 次/min。也可静脉注射，每次 5mg，用药后观察 2～5min，若未达到目标心率，可再予 5mg 静脉注射，总量不超过 15mg。

预案 3：心肌再灌注

起病 3～6h 再灌注心肌，最多不超过 12h，开通闭塞的冠状动脉，使心肌得到再灌注。再灌注的方法主要有两种：药物溶栓和介入治疗。

经皮冠状动脉介入治疗：预计 120min 内可完成 PCI 的患者，首选直接 PCI 策略，争取在 90min 内完成再灌注治疗。

溶栓治疗：预计直接 PCI 时间超过 120min，则首选溶栓策略，争取在 10min 内给予溶栓药物治疗。建议首选选择性纤溶酶原激活剂，如重组组织型纤溶酶原激活剂（rt-PA）。溶栓前一定要确定好适应证和禁忌证。

rt-PA 0.9mg/kg（最大剂量 90mg）静脉应用，总量的 10% 在 1min 内静脉注射，其余 90% 在 1h 内静脉输液。

预案 4： 对症治疗，消除心律失常

发生心室颤动或持续性多形性室性心动过速时，尽快采用非同步直流电除颤或同步直流电复律；单形性室性心动过速药物疗效不满意时也应该及早用同步直流电复律。

一旦发现有频发室性期前收缩和室性心动过速时，应立即给予胺碘酮 150mg，静脉注射，继之以 1~3mg/min 的速度静脉滴注维持。如无胺碘酮则使用利多卡因。

缓慢型心律失常（如窦性心动过缓）可给阿托品 0.5~1mg 肌内注射或静脉注射。对于房室传导阻滞伴有血流动力学障碍者，应尽快转院到有条件植入人工心脏起搏器的医院进一步治疗。

说明

① 在没有禁忌证的情况下，所有 STEMI 患者无论是否溶栓，均应在抗血小板治疗的基础上常规联合抗凝治疗，以维持梗死相关血管的通畅，并预防深静脉血栓、肺栓塞和心室内血栓形成。

② 溶栓的禁忌证包括有出血性脑卒中史或 6 个月内发生过缺血性脑卒中；近期（2~4 周）活动性内脏出血；近期创伤史，如头外伤或创伤性心肺复苏；3 周内外科大手术史；血压＞180/110mmHg；未排除主动脉夹层等。70 岁以上老人的溶栓药物应减量。

③ 溶栓再通的判定：胸痛 2h 内明显缓解；抬高的 ST 段下降＞50%；血清 CK-MB 峰值提前至发病后 14h 内；或出现再灌注心律失常（如室性期前收缩或加速的室性自主心律）。

④ ACEI 有助于改善恢复期心肌的重构，减少病死率和充血性心衰的发生，在没有禁忌证的情况下应该使用，小剂量开始，24~48h 逐渐

增加到目标剂量。不耐受 ACEI 的患者可选择 ARB 治疗。

（韩璐璐）

第五节 心脏瓣膜病

心脏瓣膜病是由多种原因引起的心脏瓣膜狭窄或（和）关闭不全所致的心脏疾病。常见病因包括炎症、黏液样变性、退行性变、先天性畸形、缺血性坏死、创伤等。

一、二尖瓣狭窄

诊断要点

① 症状：一般二尖瓣中度狭窄（瓣口面积$<1.5cm^2$）开始有临床症状，最早期表现为呼吸困难和咳嗽，后期可有咯血、血栓栓塞、声音嘶哑、吞咽困难等症状。

② 体征：双颧绀红（二尖瓣面容），心尖区可闻及隆隆样舒张期杂音。

③ X 线：肺淤血征，左心房及右心室增大（梨形心）。

④ 心电图：P 波宽度$>0.12s$，伴切迹（二尖瓣型 P 波），晚期常合并房颤。

⑤ 超声心动图：是敏感可靠的方法。M 型超声示二尖瓣前叶呈"城墙样"改变（EF 斜率降低，A 峰消失），后叶与前叶同向运动。二维超声示舒张期前叶呈圆拱形，后叶活动度减少，交界处粘连融合，瓣叶增厚和瓣口面积缩小。彩色超声可实时观察二尖瓣狭窄的射流。

治疗方案

（1）代偿期

预案 1： 风湿热是二尖瓣狭窄的主要病因，应预防性抗风湿热治疗，长期甚至终身应用苄星青霉素 120 万单位，每月肌内注射 1 次。

预案 2： 预防感染性心内膜炎。器质性心脏病患者为感染性心内膜炎的易感者，即高危人群，预防措施主要针对菌血症和基础心脏病。应注意口腔、牙齿和皮肤卫生，防止继发性感染，避免不必要的有创检查，必须做到严格遵循无菌操作规范，高危人群接受有创检查和操作时，须预防性应用抗生素，预防和减少菌血症发生。

预案3： 无症状者避免剧烈体力活动，定期（6～12个月）复查。呼吸困难急剧加重时，应当及时就诊。

（2）失代偿期

预案1： 适当休息，减少体力活动，限制钠盐摄入。

预案2： 口服利尿剂，氢氯噻嗪25mg，口服，每周2次或隔日1次（轻度心衰），不用加钾盐；或袢利尿剂，呋塞米（速尿）20～100mg，口服，每日2次。

预案3： 心房颤动和（或）有右心衰的患者可应用洋地黄类药物，地高辛0.25mg，口服，每日1次；70岁以上老年人0.125mg，口服，每日1次。

预案4： 重度二尖瓣狭窄的患者可应用静脉血管扩张剂，宜选用扩张静脉系统、减轻心脏前负荷为主的硝酸酯类药物。硝酸甘油以10μg/min开始静脉滴注，然后每10分钟调整一次，每次增加5～10μg/min。

（3）并发症的管理

预案1： 适用于急性肺水肿。处理原则与急性左心衰所致的肺水肿相似。

坐位或半坐位。

高流量吸氧。

皮下注射吗啡5～10mg。

快速有效利尿，呋塞米20～40mg，静脉注射。

使用血管扩张剂（如硝酸酯类），硝酸甘油可先以10μg/min开始静脉滴注，然后每10分钟调整一次，每次增加5～10μg/min。

预案2： 适用于大量咯血。

取坐位。

镇静剂：地西泮（安定）10mg，静脉注射。

利尿剂：减轻肺动脉压，呋塞米20mg立即静脉注射。

预案3： 适用于心房颤动。

a. 快速房颤：应立即控制心室率。

毛花苷C（西地兰），0.2～0.4mg，静脉注射。

心室率控制不满意者，可静脉注射地尔硫革或艾司洛尔。

血流动力学不稳定时（如出现肺水肿、休克、心绞痛或晕厥），应立即电复律。

b. 慢性房颤

电复律或药物复律：房颤病程小于1年，左心房直径＜60mm，无窦房结或房室结功能障碍者。复律之前3周和成功复律之后4周需服抗凝药物（华法林）预防栓塞。

未复律的患者：可口服药物控制心室率。美托洛尔，12.5～50mg/d；地高辛，0.125～0.25mg/d。目标：静息时心室率60～70次/min，日常活动时的心室率在90次/min左右。

c. 预防栓塞

在无禁忌证的情况下，无论阵发性还是持续性房颤，均应长期抗凝治疗，华法林，1.25mg起始，逐渐加量，直到国际标准化比值（INR）达到2.5～3.0。

（4）手术治疗。

说明

对于中、重度二尖瓣狭窄、呼吸困难进行性加重或有肺动脉高压的患者，需要机械性干预解除二尖瓣狭窄，降低跨瓣压力阶差，缓解症状。常用的介入及手术方法有经皮球囊二尖瓣成形术、二尖瓣分离术和人工瓣膜置换术。

二、二尖瓣关闭不全

诊断要点

① 症状和体征

急性二尖瓣关闭不全：突然发生呼吸困难，心尖区出现典型收缩期杂音，X线提示心影不大而肺淤血明显，同时存在相关病因（如二尖瓣脱垂、感染性心内膜炎、急性心肌梗死、创伤和人工瓣膜置换术后）。

慢性二尖瓣关闭不全者：心尖区典型的收缩期吹风样杂音，左心房及左心室扩大。

② 超声心动图：M型超声心动图主要测量左心室超容量负荷改变，二维超声心动图可显示二尖瓣装置的形态特征，二者均不能确定二尖瓣

关闭不全。彩色多普勒血流成像诊断二尖瓣关闭不全的敏感性可达100%，并可对二尖瓣反流进行半定量及定量诊断。

治疗方案

① 急性二尖瓣关闭不全：目的是减少反流量，降低肺静脉压，增加心排出量。如发生低血压，可行主动脉内球囊反搏（IABP）。同时应在控制症状的基础上，采取紧急或择期手术治疗。

② 慢性二尖瓣关闭不全：无症状患者无需治疗，但应定期随访，重点是预防风湿热及感染性心内膜炎的发生。有症状的患者，可口服ACEI以减低左心室容积及缓解症状。如合并房颤，应长期抗凝治疗（同二尖瓣狭窄）。

说明

① 手术适应证：重度二尖瓣关闭不全伴 NYHA 心功能Ⅲ或Ⅳ级；NYHAⅡ级伴心脏大，左心室收缩末期容积指数（LVESVI）$>30ml/m^2$；重度二尖瓣关闭不全，LVEF 减低，LVESVI 达到 $60ml/m^2$，即使无症状也应考虑手术治疗。

② 对于无症状的原发性二尖瓣关闭不全患者，2021 年 ESC/EACTS 指南建议在左心室收缩末期直径达 40mm 时行手术治疗。

三、主动脉瓣狭窄

诊断要点

① 长期无症状。重度狭窄（瓣口面积≤$1.0m^2$）时出现临床症状，典型症状为呼吸困难、心绞痛和晕厥。

② 收缩压下降，脉压减小，脉细弱。胸骨右缘第 2 肋间，即主动脉瓣听诊区可闻及粗糙响亮的喷射性收缩期杂音，用手可触及震颤，杂音沿颈动脉传至颈部。

③ X 线检查心影正常或轻度增大。升主动脉根部常呈狭窄后扩张，心电图提示左心室肥厚伴劳损和左心房增大，超声心动图不仅可诊断主动脉瓣狭窄（AS），而且可测定跨主动脉瓣压力阶差和估计狭窄程度。

治疗方案

预案 1：预防感染性心内膜炎。

预案 2：无症状者无需治疗，定期随访。轻度狭窄患者每 2 年复查一次，中度及重度狭窄的患者应避免剧烈体力活动，每 6～12 个月复查一次。

预案 3：等待手术过程中，心衰患者可谨慎应用利尿剂缓解肺充血；出现房颤的患者应尽快电转复，以避免诱发心力衰竭；ACEI 及 β 受体阻滞剂不适用于主动脉狭窄的患者。

预案 5：一旦出现症状，均应考虑手术治疗。常用的手术方法包括人工瓣膜置换术、直视下主动脉瓣分离术、经皮主动脉瓣球囊成形术和经导管主动脉瓣置换术（TAVI）。

说明

① 2021 年 ESC/EACTS 指南认为对有主动脉瓣置换术适应证的患者，应及时治疗，以降低死亡率。根据目前指南，对于无症状的严重主动脉狭窄（AS）患者，干预的适应证为手术低风险、左心室射血分数（LVEF）<55% 且跨瓣膜峰值流速≥5m/s。

② 65～80 岁或预期寿命 10～20 年的患者，可根据医患共同决策来选择经导管主动脉瓣置换术（TAVI）或外科主动脉瓣置换术（SAVR）。2021 年 ESC/EACTS 指南建议所有 75 岁以下的低风险患者选择 SAVR，75 岁以上或手术高风险患者选择 TAVI。

四、主动脉瓣关闭不全

诊断要点

① 较长时间无症状，轻症患者无症状期可达 20 年。随反流量增大，可出现心悸、心前区不适、头颈部剧烈动脉搏动感等。病情进展则可出现心衰、胸痛、头晕及眩晕。

② 胸骨左缘第 3～4 肋间（主动脉瓣听诊区）可闻及高调递减型叹气样杂音，舒张早期出现，坐位前倾位呼气末明显。

③ 周围血管征：点头征、水冲脉、股动脉枪击音和毛细血管搏动征。听诊器压迫股动脉可闻及双期杂音。

④ X线检查，慢性患者左心室向左下增大，呈"主动脉型"心脏，即"靴形心"；急性可见肺淤血和肺水肿表现。

⑤ 超声心动图：高度敏感及准确的诊断方法。

治疗方案

① 急性主动脉瓣关闭不全：危险性高，尽早考虑外科治疗。内科治疗仅作为术前准备措施，包括吸氧、镇静、静脉应用多巴胺或多巴酚丁胺，或硝普钠、呋塞米等，目的是降低肺静脉压、增加心排出量、稳定血流动力学。治疗应尽量在 Swan-Ganz 导管床旁血流动力学监测下进行。

② 慢性主动脉瓣关闭不全

预案 1： 预防感染性心内膜炎和风湿活动。

预案 2： 轻中度患者每 1～2 年随访 1 次，重度患者每半年随访 1 次。随访内容主要是临床症状、超声检查左心室大小和左心室射血分数。

预案 3： 左心室扩大但收缩功能正常者，可应用血管扩张剂，如尼群地平和 ACEI 类药物，并应限制重体力活动。

预案 4： 出现以下情况的严重主动脉瓣关闭不全，应手术治疗，即有症状和左心室功能不全者；无症状伴左心室功能不全者，经系列无创检查显示持续或进行性左心室收缩末期容量增加或静息 LVEF 减低者；症状明显者，即使左心室功能正常也应手术治疗。手术的禁忌证为 LVEF≤15%～20%，左心室舒张末期内径（LVEDD）≥80mm 或左心室舒张末期容积指数（LVEDVI）≥300ml/m^2。

五、三尖瓣狭窄

诊断要点

① 表现为右心衰的症状和体征，如疲劳和体循环水肿。

② 查体：颈静脉怒张，胸骨左下缘有三尖瓣开瓣音，胸骨左缘第 4～5 肋间可闻及舒张期隆隆样杂音；肝大，常有腹水和水肿。

③ X线检查右心房增大明显，而无肺动脉扩张。超声心动图是诊断和评估三尖瓣病变的首选检查，可见三尖瓣瓣叶增厚，开放受限，瓣口缩小，右房大，下腔静脉宽。彩色多普勒血流成像在三尖瓣口和右心

室内探及全舒张期五彩射流信号及湍流频谱（"火焰型"）。

治疗方案

预案 1：限制钠盐摄入，必要时应用利尿剂，控制房颤的心室率（同"二尖瓣狭窄"）。

预案 2：当跨三尖瓣压差＞5mmHg 或瓣口面积＜2cm^2 时，可行瓣膜分离术或人工瓣膜置换术。

六、三尖瓣关闭不全

诊断要点

① 患者可有疲乏、腹胀等右心衰症状，并发症有心房颤动和肺栓塞。

② 体格检查示颈静脉扩张伴明显的收缩期搏动，重度反流时胸骨左下缘有第三心音，吸气时增强，胸骨左下缘或剑突区闻及高调吹风样全收缩期杂音。三尖瓣脱垂的可有收缩期喀喇音。肝淤血常见，且可伴随收缩期搏动。右心衰患者有肝大、腹水、水肿等体循环淤血征。

③ X 线检查示右心房明显增大，右心室、上腔静脉和奇静脉扩大。

④ 心电图常见右房增大、不完全右束支传导阻滞和房颤。

⑤ 超声心动图可明确诊断，彩色多普勒血流成像及多普勒超声可判断反流程度和肺动脉高压。

治疗方案

预案 1：无肺动脉高压的三尖瓣关闭不全，不需手术治疗。

预案 2：右心衰者限制钠盐摄入，应用利尿剂、洋地黄类药物和血管扩张剂，控制心房颤动的心室率。

预案 3：症状持续发作者，中度反流可行瓣环成形术，重者行瓣环成形术或人工瓣膜置换术。

（韩璐璐）

第六节　心肌病

心肌病是一组异质性心肌疾病，由不同病因（遗传病因较多见）引起的心肌病变导致心肌机械和（或）心电功能障碍，常表现为心室肥厚或扩张。分为三类：遗传性心肌病（肥厚型心肌病、左心室致密化不全、离子通道病等）、混合性心肌病（扩张型心肌病、限制型心肌病）和获得性心肌病（感染性心肌病、心动过速心肌病、应激性心肌病等）。

一、扩张型心肌病

扩张型心肌病（DCM）是一类以左心室或双心室扩大伴收缩功能障碍为特征的心肌病。约半数病因不详。临床表现为心脏扩大、心力衰竭、心律失常、血栓栓塞和猝死。预后差，确诊后 5 年生存率约 50%，10 年生存率约 25%。

诊断要点

缺乏特异性诊断指标，有慢性心力衰竭的临床表现，超声心动图提示心腔扩大与心脏收缩功能减低，除外心脏瓣膜病、冠心病、先天性心脏病等其他继发原因，可以诊断。

治疗方案

治疗旨在阻止基础病因介导的心肌损害，阻断造成心力衰竭加重的神经体液机制，去除心力衰竭加重的诱因，控制心律失常和预防猝死，预防各种并发症的发生如血栓栓塞，提高患者临床心功能、生活质量和延长生存。

预案 1：疾病早期，虽已出现心脏扩大和收缩功能损害，但尚无心衰的临床表现者，应积极进行早期药物干预，包括 β 受体阻滞剂、ACEI 或 ARB，可减缓心室重构及心肌进一步损伤，延缓病变发展。

预案 2：随病程进展，患者出现心力衰竭的临床表现后，治疗方案及注意事项同慢性心力衰竭。

说明

① 血栓栓塞是常见的并发症，扩张型心肌病合并持续性、永久性或阵发性房颤的患者，CHA_2DS_2-VASc 评分≥2 分（男性）或≥3 分（女性）者，在无禁忌证时建议常规抗凝治疗（适用）；CHA_2DS_2-VASc 评分为 1 分的男性和 2 分的女性患者也建议抗凝治疗（倾向于应用）。

② 植入型心律转复除颤器（ICD）预防心脏猝死的适应证包括有持续性室速史；有室速、室颤导致的心跳骤停史；LVEF≤35%，NYHA心功能Ⅱ～Ⅲ级，预期生存时间>1 年，且有一定生活质量。

二、肥厚型心肌病

肥厚型心肌病（HCM）是一种遗传性心肌病，以心室非对称性肥厚为解剖特点。根据左室流出道有无梗阻，又可分为梗阻性肥厚型心肌病和非梗阻性肥厚型心肌病。

诊断要点

① 常见的症状是劳累后呼吸困难和乏力。1/3 的患者可有劳力性胸痛。部分患者有晕厥。

② 心脏轻度增大。流出道梗阻的患者可在胸骨左缘第 3～4 肋间闻及粗糙的喷射性收缩期杂音，心尖部也常可闻及收缩期杂音。增加心肌收缩力、减轻心脏后负荷的药物和动作，如正性肌力药物、Valsalva 动作、站立位、含服硝酸甘油等均可使杂音增强。

③ 心电图：主要表现为 QRS 波左心室高电压（多在左胸导联）、倒置 T 波和异常 q 波。ST 段压低和 T 波倒置多见于 Ⅰ、aVL、V_4～V_6 导联。V_3、V_5、aVL 导联上有深而不宽的 Q 波，有时在Ⅱ、Ⅲ、aVF、V_1、V_7 导联也可有 Q 波。

④ 超声心动图：是临床最主要的诊断手段，心室不对称肥厚而无心室腔增大为其特征。舒张期室间隔厚度达 15mm、室间隔厚度与左室后壁厚度之比大于 1.3∶1、二尖瓣前叶在收缩期前移、左心室舒张功能障碍等。

⑤ 注意除外左心室负荷增加引起的心室肥厚（如高血压性心脏病、

主动脉瓣狭窄、先天性心脏病等）、异常物质沉积引起的心肌肥厚（如淀粉样变、糖原贮积症）和其他相对少见的全身疾病（如 Fabry 病、嗜铬细胞瘤、线粒体肌病等）。

治疗方案

治疗方法主要是减轻流出道梗阻、改善心室顺应性、防治血栓栓塞事件、识别高危患者。治疗需要个体化。

预案 1：减轻左心室流出道梗阻，β受体阻滞剂是一线用药，非二氢吡啶类钙通道阻滞剂也有一定治疗效果，一般不建议二者合用，以避免出现心率过缓和低血压。

预案 2：针对心力衰竭的治疗，药物选择与其他原因引起的心力衰竭相同，包括 ACEI、ARB、β受体阻滞剂、利尿剂，甚至地高辛。

预案 3：合并持续性、永久性或阵发性房颤的肥厚型心肌病患者，无论 CHA_2DS_2-VASc 评分情况，在无禁忌证时均建议抗凝治疗。除非房颤病因可逆转，否则在恢复窦性节律前建议终身接受口服抗凝治疗。合并心房扑动时按房颤进行抗凝治疗。

说明

① 胸闷不适的患者使用硝酸酯类药物时需注意除外流出道梗阻，以免加重病情。

② 对于药物治疗无效、心功能不全（NYHA Ⅲ～Ⅳ级）患者，若存在严重流出道梗阻（静息或运动时流出道压力阶差大于 50mmHg），需要考虑行室间隔切除术治疗。

三、应激性心肌病

应激性心肌病（Takotsubo syndrome）是一种以短暂性收缩和舒张功能不全为特征的综合征。其特异性表现为左心室心尖和（或）中段球样扩张。临床表现类似于急性心肌梗死，但没有心外膜冠状动脉阻塞的证据。90％的患者为女性。

诊断要点

① 常见急性胸骨后疼痛、呼吸困难和晕厥。

② 体格检查可闻及收缩期喷射样杂音（左心室流出道梗阻和二尖瓣反流）。

③ 超声心动图显示典型的心尖球样扩张。超声造影对排除心尖部血栓非常有用。

④ 梅奥诊所 2008 年提出满足以下四项标准就可以诊断：超过单个心外膜血管分布区域的暂时性室壁运动障碍，通常存在应激性触发因素（并非必要因素）；无阻塞性冠心病或冠状动脉造影无急性斑块破裂的证据；新的心电图提示 ST 段抬高和（或）T 波倒置，或心肌肌钙蛋白轻度升高；无嗜铬细胞瘤或心肌炎。

治疗方案

预案 1： 支持性护理很重要，如消除躯体或情绪触发因素。

预案 2： 急性期治疗主要是保持血流动力学稳定，心源性休克的患者，无左室流出道梗阻的可以使用抗利尿激素类药物和正性肌力药物，伴左室流出道梗阻的应避免使用正性肌力药物。

预案 3： β 受体阻滞剂治疗可望减少心脏破裂的发生。

（韩璐璐）

第七节　病毒性心肌炎

病毒性心肌炎是指病毒感染引起的心肌炎症性疾病。柯萨奇 B 组病毒是最为常见的致病原因，占 $30\% \sim 50\%$。临床表现取决于病变的广泛程度与部位，轻症患者可完全没有症状，重症患者甚至可出现心源性休克及猝死。

诊断要点

① 症状：发病前 1～3 周有病毒感染前驱症状，如发热、倦怠和肌肉酸痛，随后可以有心悸、胸痛、呼吸困难等表现。临床上诊断的病毒性心肌炎绝大部分是以心律失常为首发症状，少数可发生晕厥或阿-斯综合征。

② 体征：常有心律失常，多为房性或室性期前收缩及房室传导阻

滞。听诊可闻及第三、第四心音或奔马律，部分患者在心尖部可闻及收缩期吹风样杂音。

③ 心电图常见 ST-T 改变，包括 ST 段轻度移位和 T 波倒置。胸部 X 线可见心影扩大。超声心动图正常或显示左心室增大，室壁运动减低，左室收缩功能减低，附壁血栓等。心脏磁共振是一种有价值的非侵入性诊断方法，对心肌炎诊断有较大价值，而且可用于评估心内膜心肌活检（EMB）无法评估的区域，如心包和心外膜。典型表现为 T_1 和 T_2 信号强度增加提示水肿。病毒血清学检测仅对病因有提示作用，不能作为诊断依据。

④ 心内膜心肌活检（EMB）：是心肌炎诊断的金标准，属于有创检查，有助于病情及预后的判断。主要用于病情急重、治疗反应差、原因不明的患者。

治疗方案

预案 1：病毒性心肌炎尚无特异性治疗，以支持疗法为主。急性期患者应卧床休息，一般卧床 2 周，3 个月内不参加重体力活动。严重心律失常和（或）心力衰竭的患者需卧床 4 周，6 个月内不参加重体力活动。

预案 2：α 干扰素能抑制病毒复制并调节免疫功能，100 万～300 万单位，每日 1 次，肌内注射，2 周为一疗程。

预案 3：合并心衰患者首选利尿剂和血管扩张剂。因心肌受损，洋地黄制剂应选用起效快且排泄快的药物，小剂量应用。急性期多见心律失常，对症治疗即可，需注意心肌弥漫性损伤时对药物中毒和各种不良反应更加敏感。

预案 4：完全性房室传导阻滞患者可安装临时心脏起搏器，并短期应用糖皮质激素，如地塞米松，10mg，每日 1 次，静脉输液，3～7 天不能恢复者需安装永久心脏起搏器。

说明

① 近期专家共识提出了一种基于危险因素的 AM 分层方法。

a. 高危患者：可表现为急性心衰或心源性休克、LVEF＜40％，以及严重的心律失常，如室速和室颤。患者应在具有心脏移植和有机械循环支持（MCS）等专业技术/知识的中心进行治疗。此外，在出院前此类患者应尽早接受 EMB 和心血管磁共振（CMR）成像。根据临床病程和活检结果，患者应考虑使用类固醇治疗。

b. 中危患者：可出现轻-中度急性心衰症状，LVEF 在 $30\%\sim49\%$ 之间，并可能出现严重的心律失常。患者应被转移至具有 MCS 的相关知识/技术中心进行诊断，进行 CMR 成像和可能的 EMB 检查，并根据临床病程和诊断结果选择使用类固醇。

c. 低危患者：通常无血压波动或急性心衰症状，患者病情通常具有自限性。患者的 LVEF 仅轻微降低（$\geq 50\%$），且通常不会发生严重的心律失常。患者仅需进行 CMR 检查，不必进行 EMB 检查。

② 经 EMB 确诊的患者，心肌心内膜持续检出病毒相关基因和抗原，无论组织学是否提示炎症活动，均应给予特异性抗病毒治疗。

（韩璐璐）

第八节　急性心包炎

急性心包炎为心包脏层和壁层的急性炎症性疾病。以胸痛、心包摩擦音、心电图改变及心包渗出后心包积液为特征。可以单独存在，也可以是全身疾病累及心包的表现。最常见病因为病毒感染。有些患者经检查无法明确病因，称为特发性急性心包炎或急性非特异性心包炎。

诊断要点

① 症状：胸骨后、心前区疼痛为急性心包炎的特征，常见于炎症变化的纤维蛋白渗出期。随着病程进展，可转变为以渗出期呼吸困难为主的临床表现。

② 心脏查体：最具诊断价值的体征为抓刮样粗糙的心包摩擦音，以胸骨左缘第 $3\sim4$ 肋间、胸骨下端和剑突区较为明显，身体前倾坐位或深吸气时增强。当积液增多将两层心包分开后时，心尖搏动减弱，心脏叩诊浊音界扩大，摩擦音消失，心音低弱而遥远。

③ 心电图见 QRS 低电压，除 aVR 和 V_1 导联以外的全部常规导联可能出现 ST 段弓背向下抬高。积液量较大的情况下可以出现 QRS 电交替。

④ 超声心动图可确诊有无心包积液、判断积液量，以及协助判断

临床血流动力学改变是否由心脏压塞所致。

治疗方案

预案 1： 卧床休息，直至胸痛消失和发热消退。

预案 2： 止痛治疗

阿司匹林 0.3～0.5g，口服，每日 3 次。或

吲哚美辛（消炎痛）25～50mg，口服，每日 3 次。或

布洛芬 400～600mg，口服，每日 3 次。

预案 3： 对其他药物治疗积液吸收效果不佳的患者，可给予糖皮质激素治疗（泼尼松，40～80mg/d）。

说明

① 心包穿刺的主要指征是心包压塞，对积液性质和病因诊断也有帮助。超声引导下行心包穿刺引流可以增加操作的成功率和安全性。

② 顽固性复发性心包炎病程超过 2 年、心包积液反复穿刺引流无法缓解、激素无法控制病情，或伴严重胸痛的患者可考虑外科心包切除术治疗。

（韩璐璐）

第九节　感染性心内膜炎

感染性心内膜炎（IE）为心脏内膜表面的微生物感染，伴赘生物形成，瓣膜为常见受累部位。常见病原体为链球菌和葡萄球菌。根据病程，IE 可分为急性和亚急性。急性 IE 主要由葡萄球菌引起，感染性迁移多见，中毒症状明显，病程进展迅速，数天至数周即可引起瓣膜破坏。亚急性 IE 病原体以草绿色链球菌多见，其次为肠球菌，感染迁移少见，中毒症状较轻，病程数周至数月。

诊断要点

① 症状：发热是最常见的症状。可有弛张热，一般＜39℃，部分患者热型不典型。常见头痛、背痛和肌肉关节痛。

② 心脏杂音：85％的患者可闻及心脏杂音，可由基础心脏病和（或）心内膜炎导致瓣膜损害所致。原有的心脏杂音可因心脏瓣膜的赘生物而发生改变，出现粗糙响亮、呈海鸥鸣样或音乐样的杂音。

③ 周围体征：多由微血管炎或微栓塞导致，包括瘀点、指和趾甲下线状出血、Roth 斑、Osler 结节、Janeway 损害等，近年已不多见。

④ 血培养是诊断菌血症和 IE 最重要的方法。如超声心动图发现赘生物、瓣周并发症等支持心内膜炎的证据，可帮助明确诊断。

治疗方案

① 经验性治疗：抗生素选用的基本原则是杀菌剂；联合应用（包括至少 2 种具协同作用的抗菌药物）；大剂量；静脉给药；长疗程（一般 2～4 周，人工瓣膜心内膜炎需 6 周或更长，以降低复发率）。

预案 1：自体瓣膜 IE 轻症患者，可选用青霉素、阿莫西林或氨苄西林联合庆大霉素。青霉素过敏者可使用头孢曲松。

预案 2：人工瓣膜 IE 未确诊且病情稳定者，可停止所有抗生素，复查血培养。

预案 3：病原体可能为葡萄球菌者，可选用万古霉素＋庆大霉素＋利福平。

② 已知致病微生物时的治疗：根据药敏结果选择抗生素。

说明

① 对存在心力衰竭并发症、感染难以控制及预防栓塞事件的患者应及时考虑手术治疗。

② 自体瓣膜心内膜炎紧急手术（＜24h）适应证：主动脉瓣或二尖瓣病变伴有急性重度反流、阻塞或瓣周瘘导致难治性肺水肿和心源性休克的患者。

（韩璐璐）

第十节 心脏性猝死

心脏性猝死（SCD）是指急性症状发作后 1h 内发生的以意识丧失

为特征的、由心脏原因引起的自然死亡。最常见的原因是由致命性心律失常所导致的心跳骤停。

诊断要点

① 前驱期：猝死前数天至数月，部分患者可出现胸痛、气促、疲乏、心悸等非特异性症状。

② 终末事件期：是指心血管状态出现急剧变化到心跳骤停前的一段时间，从瞬间到持续 1h 不等。典型表现包括严重胸痛、急性呼吸困难、突发心悸或眩晕等。在猝死前数小时或数分钟内常有心电活动的改变，其中以心率加快及室性异位搏动增加最为常见。

③ 心脏骤停：心脏骤停后脑血流量急剧减少，可导致意识突然丧失，伴有局部或全身性抽搐。呼吸断续，呈叹息样或短促痉挛性呼吸，随后呼吸停止。

④ 生物学死亡：心跳骤停发生后，多数患者将在 4～6min 内开始发生不可逆性脑损害，随后经数分钟过渡到生物学死亡。

治疗方案

心跳骤停的生存率很低，抢救成功的关键是尽早进行心肺复苏和尽早进行复律治疗。

① 初级心肺复苏

预案 1： 识别心跳骤停。

预案 2： 呼救。

预案 3： 基础生命活动的支持。主要复苏措施包括人工胸外按压和早期除颤（Circulation）、开通气道（Airway）和人工呼吸（Breathing）。其中人工胸外按压最为重要，复苏程序为 C-A-B。

② 高级心肺复苏

预案 1： 通气与氧供。若患者自主呼吸没有恢复，应尽快充分通气，纠正低氧血症。对于所有心脏骤停患者，心肺复苏（CPR）时都可考虑采用球囊面罩通气或高级气道管理策略。气管插管后，通气频率统一为每6秒1次（10 次/min）。

预案 2： 患者室颤时应尽快电除颤，迅速恢复有效心律。可考虑将胺碘酮或利多卡因用于治疗对除颤无反应的室颤/无脉性室性心动过速。对心搏停止的患者不推荐起搏治疗，对有症状的心动过缓患者则考虑起搏治疗。

预案 3：立即开通静脉通道。肾上腺素是 CPR 的首选药物，每次 1mg，静脉注射，每 3～5 分钟重复 1 次。2019 年 AHA 指南提出，对于非除颤心律的患者，尽早给予肾上腺素；对于可除颤心律的患者，在最初数次除颤尝试失败后应给予肾上腺素。

说明

① 心肺复苏后的处理原则和措施包括维持有效的循环和呼吸功能，特别是脑灌注，预防再次心脏骤停，维持水、电解质和酸碱平衡，防治脑缺氧和脑水肿（脑复苏）、急性肾衰竭和继发感染等，其中重点是脑复苏。

② 心脏骤停复苏成功的患者，及时评估左心室功能非常重要。左心室功能减退的患者心脏骤停复发的可能性较大，对抗心律失常药物的反应较差，死亡率较高。

（韩璐璐）

第三章 ·▷·▷·▷·▷·

呼吸系统疾病

第一节　急性上呼吸道感染

　　急性上呼吸道感染简称上感，为鼻腔、咽或喉部急性炎症的总称。主要病原体为病毒，少数是细菌。发病不分年龄、性别、职业和地区，免疫功能低下者易感。通常病情较轻、病程短、有自限性，预后良好。有一定的传染性。

诊断要点

　　① 鼻部症状和体征：打喷嚏、鼻塞、流清水样鼻涕，也可表现为咳嗽、咽干、咽痒或灼烧感甚至鼻后滴漏感。
　　② 外周血象：病毒性感染时白细胞计数正常或偏低，淋巴细胞比例升高；细菌性感染时，有白细胞总数和中性粒细胞比例增多和核左移现象。
　　③ 胸部 X 线检查阴性。
　　④ 病原学检查：一般情况下不做。特殊情况下可进行细菌培养和病毒分离，或病毒血清学检查等确定病原体。

治疗方案

　　预案 1：对症治疗
　　急性咳嗽、鼻后滴漏和咽干：伪麻黄碱 10～20ml，一日 3～4 次，口服。

发热、头痛：对乙酰氨基酚 0.5g，口服，必要时；或布洛芬 10ml 口服。

预案 2： 抗生素治疗，可选用下列药物之一。

青霉素类：青霉素 V 钾片 125～250mg，口服，每 6～8 小时 1 次。

阿莫西林 0.5g，口服，每 6～8 小时 1 次。

头孢菌素类：头孢羟氨苄（欧意）0.5g，口服，每日 2 次。

头孢拉定（泛捷复）0.25～0.5g，口服，每 6 小时 1 次。

头孢克洛（希克劳）250mg，口服，每 8 小时 1 次。

大环内酯类：罗红霉素 0.15g，口服，每日 2 次。

阿奇霉素 0.5g，口服，每日 1 次。

喹诺酮类：左氧氟沙星（可乐必妥）0.5g，口服，每日 1 次。

预案 3： 抗病毒药物治疗

奥司他韦 75mg，口服，每日 2 次。

预案 4： 中药治疗

蒲地蓝 10ml，口服，每日 3 次。

复方板蓝根冲剂 2 包，口服，每日 3 次。

说明

① 普通感冒无需使用抗生素。有白细胞升高、咽部脓苔、咳黄痰和流鼻涕等细菌感染证据，可根据当地流行病学史和经验选用抗生素。

② 喹诺酮类药物使用禁忌：孕妇及哺乳期妇女、16 岁以下患者禁用。此外偶有用药后发生横纹肌溶解症、低血糖、跟腱炎、精神紊乱以及过敏性血管炎等，如有上述症状发生须立即停药并进行适当处置，直至症状消失。肾功能不全者应减量，重度肾功能不全者、有中枢神经系统疾病及癫痫病史者慎用。

③ 对于无发热、免疫功能正常、发病不超过 2 天的病人一般无需应用抗病毒药物。对于免疫缺陷病人，可早期常规使用。奥司他韦和利巴韦林有较广的抗病毒谱。

④ 须与流行性感冒（简称流感）鉴别：流感为流感病毒引起，可为散发，时有小规模流行，起病急，咽部症状较轻，但全身症状较重，伴高热、全身酸痛和眼结膜炎症。

【附】 流行性感冒

　　流行性感冒（以下简称流感）是流感病毒引起的一种急性呼吸道传染病，甲型和乙型流感病毒每年呈季节性流行。每年1月我国各地陆续进入流感冬春季流行季节。流感起病急，虽然大多为自限性，但部分患者因出现肺炎等并发症或基础疾病加重而发展成重症病例，少数病例病情进展快，可因急性呼吸窘迫综合征（ARDS）、急性坏死性脑病或多器官功能不全等并发症而死亡。重症流感主要发生在老年人、年幼儿童、肥胖者、孕产妇和有慢性基础病者等高危人群，也可发生在一般人群。

诊断要点

　　① 临床诊断：有流行病学史（发病前7天内在无有效个人防护的情况下与疑似或确诊流感患者有密切接触，或属于流感样病例聚集发病者之一，或有明确传染他人的证据）和流感临床表现（发热、头痛、肌痛和全身不适，体温可达39～40℃，可有畏寒、寒战，多伴全身肌肉关节酸痛、乏力、食欲减退等全身症状，常有咽喉痛、干咳，可有鼻塞、流涕、胸骨后不适、颜面潮红、眼结膜充血等），且排除其他引起流感样症状的疾病。

　　② 确定诊断：有流感临床表现，具有以下一种或以上病原学检测结果阳性。

　　a. 流感病毒核酸检测阳性。

　　b. 流感抗原检测阳性。

　　c. 流感病毒培养分离阳性。

　　d. 急性期和恢复期双份血清的流感病毒特异性IgG抗体水平呈4倍或以上升高。

　　③ 重症病例诊断：出现以下情况之一者为重症病例。

　　a. 持续高热>3天，伴有剧烈咳嗽，咳脓痰、血痰，或胸痛；

　　b. 呼吸频率快，呼吸困难，口唇发绀；

　　c. 反应迟钝、嗜睡、躁动等神志改变或惊厥；

　　d. 严重呕吐、腹泻，出现脱水表现；

　　e. 合并肺炎；

f. 原有基础疾病明显加重；

g. 需住院治疗的其他临床情况。

④ 危重病例诊断：出现以下情况之一。

a. 呼吸衰竭；

b. 急性坏死性脑病；

c. 休克；

d. 多器官功能不全；

e. 其他需进行监护治疗的严重临床情况。

治疗方案

预案 1： 隔离，即临床诊断病例和确定诊断病例应当尽早隔离治疗。

预案 2： 对症治疗

高热：行物理降温、应用解热药物。

咳嗽咳痰严重：给予止咳祛痰药物。

预案 3： 抗病毒治疗

神经氨酸酶抑制剂对甲型、乙型流感均有效，包括以下几种：

奥司他韦（胶囊/颗粒）：75mg，口服，每日 2 次。

扎那米韦（吸入喷雾剂）：每次 10mg，吸入，每日 2 次，疗程 5 天。

帕拉米韦：用量为 300～600mg，静脉点滴，每日 1 次，可用 1～5 天。

血凝素抑制剂：阿比多尔 200mg，口服，每日 3 次，疗程 5 天。

预案 4： 中医治疗。

说明

① 重症或有重症流感高危因素的流感样病例，应当尽早给予经验性抗流感病毒治疗。发病 48h 内进行抗病毒治疗可减少并发症、降低病死率、缩短住院时间；发病时间超过 48h 的重症患者依然可从抗病毒治疗中获益。

② 非重症且无重症流感高危因素的患者，应当充分评价风险和收益，考虑是否给予抗病毒治疗。

③ 不推荐原有哮喘或其他慢性呼吸道疾病患者使用吸入性扎那米

韦。不推荐扎那米韦吸入粉剂用雾化器或机械通气装置给药。

（张月）

第二节　急性气管支气管炎

急性气管支气管炎是由生物、理化刺激或过敏等因素引起的急性气管、支气管黏膜炎症。年老体弱者易感。症状主要为咳嗽和咳痰。常见于寒冷季节或气候突变时，也可由急性上呼吸道感染迁延不愈所致。

诊断要点

① 吸入过冷空气、粉尘、刺激性气体、烟雾或花粉等致敏原所致，也可由病毒、细菌直接感染或因急性上呼吸道感染的病毒或细菌蔓延引起本病。

② 咳嗽、咳痰，偶伴痰中带血。

③ 查体：可无明显阳性表现，或双肺散在干、湿性啰音。啰音部位不固定，咳嗽后可减少或消失。

④ 化验和辅助检查：周围血白细胞计数可正常，但由细菌感染引起者，可伴白细胞总数和中性粒细胞百分比升高，血沉加快，痰培养可发现致病菌。X线胸片大多为肺纹理增强，少数无异常发现。

治疗方案

预案 1： 对症治疗

咳嗽、无痰或少痰者：右美沙芬、喷托维林（咳必清）25mg，口服，每天 3 次。

咳嗽、有痰不易咳出者：盐酸氨溴索（沐舒坦）30mg，口服，每天 3 次。或

乙酰半胱氨酸（富露施）200mg，口服，每天 2 次。或

桃金娘油（切诺）0.3g，口服，每天 3 次。

发热者：布洛芬（美林）10ml，口服。

支气管痉挛者：氨茶碱 0.1g，口服，每天 3 次。或

多索茶碱（安赛玛）0.2～0.4g，口服，每天2次。

预案2：抗生素治疗

大环内酯类：阿奇霉素0.5g，口服，每天1次。或
　　　　　　克拉霉素、红霉素0.15g，口服，每天2次。

青霉素类：青霉素V钾片125～250mg，口服，每6～8小时1次。或
　　　　　阿莫西林0.5g，口服，每6～8小时1次。

头孢菌素类：头孢克洛（希刻劳）250mg，口服，每8小时1次。

喹诺酮类：左氧氟沙星（可乐必妥）0.5g，口服，每天1次。

预案3：多休息，多饮水，避免劳累。

说明

① 抗生素治疗仅在有细菌感染证据时使用，一般咳嗽10天以上，细菌、支原体、肺炎衣原体、鲍特菌等感染的概率较大。可首选大环内酯类或青霉素类药物，亦可选用头孢菌素或喹诺酮类药物。

② 氨茶碱类药物对胃肠道有刺激，可出现恶心、呕吐、腹痛等症状，服用过量还可出现心动过速、心律失常等。

（张月）

第三节　肺炎

肺炎是指终末气道、肺泡和肺间质的炎症，可由病原微生物、理化因素、免疫损伤、过敏及药物所致。细菌性肺炎是最常见的肺炎，也是最常见的感染性疾病之一。肺炎按解剖分类可分为大叶性肺炎、小叶性肺炎和间质性肺炎；按病因可分为细菌性肺炎、非典型病原体所致肺炎、病毒性肺炎、肺真菌病、其他病原体所致肺炎和理化因素所致的肺炎；按患病环境可分为社区获得性肺炎（CAP）和医院获得性肺炎（HAP）。

一、社区获得性肺炎

社区获得性肺炎（CAP）是指在医院外罹患的感染性肺实质（含肺

泡壁，即广义上的肺间质）炎症，包括具有明确潜伏期的病原体感染在入院后于潜伏期内发病的肺炎。肺炎支原体和肺炎链球菌是我国成人 CAP 的重要病原体，其他常见病原体包括流感嗜血杆菌、肺炎衣原体、肺炎克雷伯菌及金黄色葡萄球菌，而铜绿假单胞菌、鲍曼不动杆菌少见。

诊断要点

① 社区发病。

② 肺炎相关临床表现

a. 新近出现的咳嗽、咳痰或原有呼吸道疾病症状加重，伴或不伴脓痰/胸痛/呼吸困难/咯血。

b. 发热。

c. 肺实变体征和（或）闻及湿啰音。

d. 外周血白细胞（WBC）$>10 \times 10^9/L$ 或 $<4 \times 10^9/L$，伴或不伴中性粒细胞核左移。

③ 胸部影像学检查：新出现的斑片状浸润影、叶/段实变影、磨玻璃影或间质性改变，伴或不伴胸腔积液。

符合①、③条及②条中任何 1 项，并除外肺结核、肺部肿瘤、非感染性肺间质性疾病、肺水肿、肺不张、肺栓塞、肺嗜酸性粒细胞浸润症及肺血管炎等后，可建立临床诊断。

④ 重症 CAP 的诊断标准

主要标准：

a. 需要气管插管行机械通气治疗。

b. 脓毒症休克经积极液体复苏后仍需要血管活性药物治疗。

次要标准：

a. R$\geqslant$30 次/min。

b. 氧合指数$\leqslant$250mmHg。

c. 多叶肺浸润。

d. 意识障碍和（或）定向障碍。

e. 血 BUN$\geqslant$7.14mmol/L。

f. 收缩压$<$90mmHg 的需要积极的液体复苏。

符合以上 1 项主要标准或$\geqslant$3 项次要标准的 CAP 可诊断为重症。推测 CAP 可能的病原体及耐药风险，合理安排病原学检查。

治疗方案

预案1：抗感染治疗 CAP初始经验性抗感染药物选择如下。

（1）门诊治疗（推荐口服给药）

无基础疾病的青壮年：a. 氨基青霉素、青霉素类/酶抑制剂复合物；b. 一代、二代头孢菌素；c. 四环素类；d. 呼吸喹诺酮类；e. 大环内酯类。

有基础疾病的或老年人（年龄≥65岁）：a. 青霉素类/酶抑制剂复合物；b. 二代、三代头孢菌素（口服）；c. 呼吸喹诺酮类；d. 青霉素类/酶抑制剂复合物、二代头孢菌素、三代头孢菌素联合四环素类/大环内酯类。

（2）需入院治疗但不必收住ICU（可选择静脉或者口服给药）

无基础疾病的青壮年：a. 青霉素G、氨基青霉素、青霉素类/酶抑制剂复合物；b. 二代头孢菌素、三代头孢菌素、头霉素类、氧头孢烯类；c. 上述药物联合四环素类/大环内酯类；d. 呼吸喹诺酮类；e. 四环素类；f. 大环内酯类。

有基础疾病的或老年人（≥65岁）：a. 青霉素类/酶抑制剂复合物；b. 三代头孢菌素或其酶抑制剂复合物、头霉素类、氧头孢烯类、厄他培南等碳青霉烯类；c. 上述药物单用或者联合四环素类/大环内酯类；d. 呼吸喹诺酮类。

（3）需入住ICU（推荐静脉给药）

无基础疾病的青壮年：a. 青霉素类/酶抑制剂复合物、三代头孢菌素、头霉素类、氧头孢烯类、厄他培南联合四环素类/大环内酯类；b. 呼吸喹诺酮类。

有基础疾病的或老年人（年龄≥65岁）：a. 青霉素类/酶抑制剂复合物、三代头孢菌素或其酶抑制剂的复合物、厄他培南等碳青霉烯类联合四环素类/大环内酯类；b. 青霉素类/酶抑制剂复合物、三代头孢菌素或其酶抑制剂复合物、厄他培南等碳青霉烯类联合呼吸喹诺酮类。

（4）抗生素治疗 结合当地的流行病学情况，针对可能的病原菌选择抗生素。

① 针对肺炎链球菌

首选　青霉素 G　240 万～480 万单位　┃静脉滴注，每 6～8 小时一次。
　　　生理盐水　100ml　　　　　　　┃

青霉素过敏、感染耐青霉素菌株：呼吸喹诺酮、头孢噻肟或头孢曲松。

感染 MDR 菌株：万古霉素、替考拉宁或利奈唑胺。

② 针对金黄色葡萄球菌

a. 耐青霉素酶的半合成青霉素

首选　苯唑西林　0.5～1g，口服，每天 4 次；或 0.25～1g，静脉滴注每 6 小时 1 次。或

　　　头孢呋辛　0.5g，口服，每 12 小时 1 次；或 1.5g，静脉滴注，每 8 小时 1 次。或

　　　头孢吡肟　1～2g，静脉滴注，每天 2 次。

b. 耐甲氧西林菌株

首选　万古霉素　0.5～1g　┃静脉滴注（时间≥1h），每天 2 次。或
　　　生理盐水　200ml　　┃

　　　替考拉宁　0.4g　　　┃静脉滴注（时间≥30min），每天 1 次。或
　　　生理盐水　100ml　　┃

利奈唑胺葡萄糖注射液 0.6g，每 12 小时一次静脉滴注。

③ 其他病原体所致肺炎

a. 肺炎支原体肺炎：有自限性，多数病例不经治疗可自愈。大环内酯类抗生素为首选，如红霉素、罗红霉素和阿奇霉素。对大环内酯类不敏感者可选用呼吸喹诺酮类。

b. 肺炎衣原体肺炎：首选大环内酯类抗生素，喹诺酮类和四环素类也有良好疗效。疗程为 14～21 天。

④ 针对病毒性肺炎

利巴韦林，具有广谱抗病毒活性，0.8～1.0g/d，分 3～4 次服用；静脉滴注或肌注，每日 10～15mg/kg，分 2 次。

阿昔洛韦，每次 5mg/kg，静脉滴注，一日 3 次，连续给药 7 天。

更昔洛韦，可抑制 DNA 合成，用于巨细胞病毒感染，7.5～15mg/(kg·d)，连用 10～15 天。

奥司他韦，150mg/d，分 2 次，连用 5 天。

阿糖腺苷，具有广泛的抗病毒作用，多用于治疗免疫缺陷病人的疱疹病毒与水痘病毒感染，5～15mg/(kg·d)，静脉滴注，每 10～14 天

为 1 个疗程。

金刚烷胺，成人每次 100mg，早晚各 1 次，连用 3～5 天。

⑤肺真菌病

a. 肺念珠菌病

氟康唑，每日 200mg，首次剂量加倍。

重症选择两性霉素 B 0.5～1.0mg/(kg·d)，静脉滴注。

b. 肺曲霉病

伏立康唑，首日剂量 6mg/(kg·d)，随后 4mg/(kg·d)，每 12 小时 1 次；病情好转后转为口服，200mg，每 12 小时 1 次。疗程至少 6～12 周。

两性霉素 B，0.1mg/(kg·d)，静脉滴注，最大耐受剂量 1～1.5mg/(kg·d)。

两性霉素 B 脂质复合体肾毒性小，主要适合已有肾功能损害或用两性霉素 B 后出现肾毒性的病人，还可选用卡泊芬净和米卡芬净。

c. 肺隐球菌病

氟康唑，口服，200～400mg/d，疗程 3～6 个月。

两性霉素 B，0.3mg/(kg·d)，静脉滴注。

⑥针对肺孢子菌肺炎

首选复方磺胺甲噁唑（TMP-SMZ），TMP 15～20mg/(kg·d) 或 SMZ 75～100mg/(kg·d)，分 3～4 次口服或静脉滴注，疗程 2～3 周。如对 TMP-SMZ 耐药或不耐受，也可选用氨苯砜、克林霉素＋伯氯喹等。

预案 2： 对症治疗

发热：对乙酰氨基酚（扑热息痛）0.5g，口服，如持续发热，可每 4～6 小时重复用药一次，24h 内不得超过 4 次。

干咳：咳必清 25mg，口服，每天 3 次。

痰黏稠：盐酸氨溴索（沐舒坦）30mg，口服，每天 3 次。或 乙酰半胱氨酸（富露施）100mg，口服，每天 2 次。

支气管痉挛：氨茶碱 0.1g，口服，每天 3 次。 多索茶碱（安赛玛）0.2～0.4g，口服，每天 2 次。

呼吸困难：氧疗。

说明

①我国肺炎链球菌及肺炎支原体对大环内酯类药物耐药率高，在

耐药率较低地区可用于经验性抗感染治疗。呼吸喹诺酮类可用于上述药物耐药率较高地区或药物过敏或不耐受患者的替代治疗。

② 在流感流行季节，对怀疑流感病毒感染的 CAP 患者，可应用神经氨酸酶抑制剂奥司他韦抗病毒治疗。流感流行季节需要注意流感继发细菌感染的可能，其中肺炎链球菌、金黄色葡萄球菌及流感嗜血杆菌较为常见。

③ 大多数 CAP 患者在初始治疗后 72h 临床症状改善，但影像学改善滞后于临床症状。应在初始治疗后 72h 对病情进行评价，只要临床表现无恶化，可继续观察，不必急于更换抗感染药物。

④ 抗感染治疗一般可于热退 2～3 天且主要呼吸道症状明显改善后停药，不能以肺部阴影吸收程度作为停用抗菌药物的指征。通常轻、中度 CAP 患者疗程 5～7 天，重症以及伴有肺外并发症患者可适当延长感染疗程。非典型病原体治疗反应较慢者延长至 10～14 天。金黄色葡萄球菌、铜绿假单胞菌、克雷伯菌属或厌氧菌等容易导致肺组织坏死，抗菌药物疗程可延长至 14～21 天。

⑤ 部分抗菌药物使用的注意事项

a. 青霉素类：用药前必须详细询问用药过敏史及过敏性疾病史，并须先做青霉素皮肤试验。

b. 头孢菌素类：禁用于对头孢菌素类有过敏史及有青霉素过敏性休克史的患者。中度以上肾功能不全患者应根据肾功能适当调整剂量。头孢哌酮可导致凝血酶原血症或出血，合用维生素 K 可预防出血。用药期间及治疗结束后 72h 内应避免摄入含酒精的饮料。

c. 碳青霉烯类：不宜用于治疗轻症感染，更不可作为预防用药。本类药物所致的严重中枢神经系统反应多发生在原有癫痫病史等中枢神经系统疾病患者及肾功能减退患者未减量用药者，因此原有癫痫病史等中枢神经系统疾病患者避免应用。

d. 糖肽类（万古霉素、替考拉宁）：可能出现"红人综合征"（表现为面部、肩和颈部皮肤发红），通常与静脉滴注速度过快有关。有肾毒性、耳毒性，耳鸣通常先于听力丧失出现，可作为停药的指征。

e. 喹诺酮类：呼吸喹诺酮类包括左氧氟沙星、莫西沙星、吉米沙星。用药期间避免长时间日光照射。

f. 大环内酯类：肝功能损害患者须适当减量，并定期复查肝功能。肝病患者和妊娠期妇女不宜应用红霉素酯化物。

g. 氨基糖苷类：可能出现肾毒性、耳毒性和神经肌肉阻滞作用。对门诊治疗患者不宜选用本类药物。

h. 复方膦胺甲噁唑（复方新诺明）：过敏反应多见。可致肝、肾及血液系统损害，用药期间需保持足够液体摄入。

二、医院获得性肺炎

医院获得性肺炎（HAP），亦称医院内肺炎，指病人住院期间没有接受有创机械通气，未处于病原感染的潜伏期，且入院≥48h后在医院内新发生的肺炎。呼吸机相关肺炎（VAP）指气管插管或气管切开病人，接受机械通气48h后发生的肺炎及机械通气撤机、拔管后48h内出现的肺炎。

诊断要点

（1）临床诊断标准　胸部X线或CT显示新出现或进展性的浸润影、实变影、磨玻璃影，加上下列三个临床症状中的两个或以上，可建立临床诊断：a. 发热，体温＞38℃；b. 脓性气道分泌物；c. 外周血白细胞计数＞10×10^9/L或＜4×10^9/L。肺炎相关的临床表现，满足的条件越多，临床诊断的准确性越高。

（2）HAP患者若符合下列任一项标准，为危重症患者：

① 需要气管插管机械通气治疗；

② 感染性休克经积极液体复苏后仍需血管活性药物治疗。

治疗方案

预案1： 经验性抗感染治疗　在确立HAP/VAP临床诊断后，尽快采集呼吸道分泌物和血液标本送病原微生物及感染相关生物标志物检测，并立即开始经验性抗感染治疗。

预案2： 病原治疗

① 耐甲氧西林金黄色葡萄球菌（MRSA）

替考拉宁（或万古霉素）6～12mg/kg（或400～800mg），每12小时1次的负荷量，连续3次，再以400mg、每日1次维持。

利奈唑胺600mg，每12小时1次。

② 产超广谱β-内酰胺酶（ESBLs）肠杆菌科细菌

a. 轻中度感染　选以下一种。

头霉素类：

头孢西丁 1～2g，静脉滴注，每 6～8 小时 1 次。或

头孢米诺 1g，静脉滴注，每 12 小时 1 次。

β-内酰胺酶抑制剂合剂：

哌拉西林钠他唑巴坦钠 2.25～4.5g，静脉滴注，每 8 小时 1 次。或

头孢哌酮钠舒巴坦钠 2g，静脉滴注，每 12 小时 1 次。

b. 中重度感染　选以下一种。

碳青霉烯类：

亚胺培南 0.5g，静脉滴注，每 6～8 小时 1 次。或

美洛培南 0.5g，静脉滴注，每 8 小时 1 次。或

比阿培南 0.3g，静脉滴注，每 12 小时 1 次。

联合用药：碳青霉烯类＋喹诺酮类或氨基糖苷类，β-内酰胺酶抑制剂合剂＋喹诺酮类或氨基糖苷类

③ 铜绿假单胞菌：非多重耐药（MDR）轻症患者且无明显基础疾病时，可单独选以下一种。

头孢菌素类：

头孢他啶 2～3g，静脉滴注，每 12 小时 1 次。或

头孢吡肟 1～2g，静脉滴注，每 6～8 小时 1 次。或

头孢噻利 1g，静脉滴注，每 12 小时 1 次。

碳青霉烯类：

亚胺培南 0.5g，静脉滴注，每 6～8 小时 1 次。或

美洛培南 0.5g，静脉滴注，每 8 小时 1 次。或

比阿培南 0.3g，静脉滴注，每 12 小时 1 次。

β-内酰胺酶抑制剂合剂：

哌拉西林钠他唑巴坦钠 2.25～4.5g，静脉滴注，每 8 小时 1 次。或

头孢哌酮钠舒巴坦钠 2g，静脉滴注，每 12 小时 1 次。

喹诺酮类：

环丙沙星 0.2～0.4g，静脉滴注，每 12 小时 1 次。或

左氧氟沙星 0.5g，静脉滴注，每天 1 次。或

莫西沙星 0.4g，静脉滴注，每天 1 次。或

氨曲南 2g，静脉滴注，每 12 小时 1 次。或

多黏菌素 B 50 万单位静脉滴注，每 12 小时 1 次。

联合方案：

MDR菌：抗铜绿假单胞菌 β-内酰胺类＋氨基糖苷类、喹诺酮类、磷霉素；多黏菌素＋β-内酰胺酶类、环丙沙星、磷霉素；氨基糖苷类＋环丙沙星、左氧氟沙星。

广泛耐药（XDR）菌：多黏菌素＋β-内酰胺酶类＋环丙沙星、磷霉素。

全耐药（PDR）菌引起的肺炎：可在静脉用药的基础上，雾化吸入氨基糖苷类（如妥布霉素、阿米卡星）、多黏菌素 E。

双 β-内酰胺酶类联用：头孢他啶或氨曲南＋哌拉西林钠他唑巴坦钠、头孢他啶＋头孢哌酮钠舒巴坦钠；头孢他啶或头孢吡肟＋氨曲南。

对碳青霉烯类耐药的铜绿假单胞菌可选用：

多黏菌素：多黏菌素＋β-内酰胺酶类，或环丙沙星，或磷霉素，或碳青霉烯类；β-内酰胺酶类＋氨基糖苷类，或磷霉素；氨基糖苷类＋环丙沙星，或左氧氟沙星。

HAP/VAP 抗感染疗程一般为 7 天或以上。

说明

① 我国 VAP 患者主要见于 ICU。VAP 病原谱，其中鲍曼不动杆菌分离率高达 35.7%～50.0%，其次为铜绿假单胞菌和金黄色葡萄球菌。≥65 岁的患者中铜绿假单胞菌的分离率高于其他人群。

② 发生 HAP/VAP 的危险因素涉及各个方面，可分为宿主自身和医疗环境两大类因素。

a. 宿主自身：高龄；误吸；基础疾病（慢性肺部疾病、糖尿病、恶性肿瘤、心功能不全等）；免疫功能受损；意识障碍、精神状态失常；颅脑等部位的严重创伤；电解质紊乱、贫血、营养不良或低蛋白血症；长期卧床、肥胖、吸烟、酗酒等。

b. 医疗环境因素：ICU 滞留时间、有创机械通气时间；侵袭性操作，特别是呼吸道侵袭性操作；应用提高胃炎 pH 值的药物（H_2 受体阻滞剂、质子泵抑制剂）；应用镇静剂、麻醉药物；头颈部、胸部或上腹部手术；留置胃管；平卧位；交叉感染（呼吸器械及收污染）。

③ 用药 8～72h 后对实验室检测结果和初始抗菌治疗反应进行再评估；临床显示早发性治疗反应，病原菌培养获得有意义的阳性结果时，改为目标治疗（降阶梯）；临床病情稳定、无脓毒症或病原菌培养阴性

时，试停抗菌药物进行观察；临床病情无改善、病原菌培养阳性时，应仔细评估阳性结果的临床意义（是否为致病菌、有无复数菌感染）、是否有并发症或其他部位感染，从而调整抗菌药物治疗方案（根据抗菌谱是否覆盖、有无耐药、体内疗效与体外敏感性是否一致、抗菌药物的PK/PD等因素）；临床病情无改善、病原菌培养阴性时，需要拓宽诊断思路，进一步完善病原学检测和非感染性病因的检查。

（张月）

第四节　肺脓肿

　　肺脓肿是由多种病原体所引起的肺组织化脓性病变，早期为化脓性肺炎，继而坏死、液化、脓肿形成。根据感染途径，肺脓肿可分为以下几种。①吸入性肺脓肿：在麻醉、醉酒、药物过量、癫痫、脑血管意外时，或由于受寒、极度疲劳等诱因，吸入的病原菌可致病；还可由于鼻窦炎、牙槽脓肿等脓性分泌物被吸入致病。②继发性肺脓肿：肺部疾病如细菌性肺炎、支气管肺癌等继发感染、支气管内异物阻塞、肺部邻近器官化脓性病变等波及肺可以引起肺脓肿。阿米巴肝脓肿好发于右肝顶部，易穿破膈肌至右肺下叶，形成阿米巴肺脓肿。③血源性肺脓肿：脓毒症细菌栓子经血循环播散到肺，引起血源性肺脓肿；致病菌以金黄色葡萄球菌、表皮葡萄球菌常见。

诊断要点

　　① 急性发作的畏寒、高热、咳嗽和咳大量脓臭痰等病史。

　　② 白细胞总数和中性粒细胞显著增高；X线示肺野大片浓密炎性阴影中有空腔及液平面可作出诊断。

　　③ 有皮肤创伤感染，疖、痈等化脓性病灶，胸部 X 线检查示有两肺多发性小脓肿，可诊断为血源性肺脓肿。邻近器官存在化脓性病变时，应注意继发性肺脓肿。

　　肺部炎症和坏死空洞迁延发展超过 3 个月时，即诊断为慢性肺脓肿。

治疗方案

（1）抗生素治疗

预案 1：适用于以厌氧菌为主的感染

青霉素，1200 万～1800 万单位/d，静脉滴注，分 4～6 次给药。

青霉素耐药菌种，可选用克林霉素、第三代头孢菌素、β-内酰胺类/β-内酰胺酶抑制剂、氟喹诺酮类。

预案 2：适用于军团菌肺脓肿　选以下一种。

10% 葡萄糖溶液　500ml ｜ 静脉滴注，每6h 1次。或
红霉素　　　　　1.0g

阿奇霉素 0.5g，静脉滴注，每天 1 次。或

左氧氟沙星 0.5g，静脉滴注，每天 1 次。或

莫西沙星 0.4g，静脉滴注，每天 1 次。

预案 3：适用于血源性肺脓肿，按脓毒血症治疗　选以下一种。

哌拉西林钠他唑巴坦钠 2.25～4.5g，静脉滴注，每8 小时 1 次。或

头孢他啶 0.5～2g，静脉滴注，每8 小时 1 次。或

头孢哌酮 1～2g，静脉滴注，每天 2 次。或

头孢吡肟 1～2g，静脉滴注，每天 2 次。

预案 4：MRSA 感染　选用以下一种。

万古霉素　0.5～1g ｜ 静脉滴注（时间≥1h），每天 2 次。或
生理盐水　200ml

替考拉宁　0.4g ｜ 静脉滴注（时间≥30min），每天 1 次。或
生理盐水　100ml

利奈唑胺葡萄糖注射液 0.6g，每 12 小时一次静脉滴注。

（2）脓液引流

a. 雾化吸入生理盐水、祛痰药或支气管舒张剂。

b. 体位引流：使脓肿部位处于高位，在患部轻拍，每日 2～3 次，每次 10～15min。

c. 有明显痰液阻塞征象，可纤维支气管镜冲洗并吸引。

（3）手术治疗

手术治疗的适应证为：a. 肺脓肿病程超过 3 个月，经内科治疗脓腔不缩小，或脓腔过大（5cm 以上）估计不易闭合者。b. 大咯血内科治疗无效或危及生命。c. 伴有支气管胸膜瘘或脓胸经抽吸、引流和冲

洗疗效不佳者。d. 支气管阻塞限制气道引流。

说明

① 抗生素治疗疗程 6～8 周，或直至 X 线胸片示脓腔和炎症消失，仅有少量的残留纤维化。

② 警惕患者大咯血，防止窒息。治疗包括侧卧位卧床休息、镇静、轻轻将存留在气管内的积血咯出。止血常用垂体后叶素 10U 加于 20～30ml 生理盐水或葡萄糖溶液中，缓慢静脉注入（15～20min），然后以 10～40U 于 5％葡萄糖溶液 500ml 中静脉滴注维持治疗。但禁用于高血压、冠心病、心功能不全的患者及孕妇，此时可考虑选用其他止血药。慎用强镇咳药，以免因抑制咳嗽反射及呼吸中枢，使血块不能排出而引起窒息。

③ 咯血窒息是咯血致死的主要原因，窒息时患者可胸闷、气憋、唇甲发绀、面色苍白、冷汗淋漓、烦躁不安。此时应立即保持呼吸道通畅，采取头低脚高 45°的俯卧位，轻拍背部，迅速排出积血，并尽快挖出或吸出口、咽、喉、鼻部血块。必要时，有条件的可行气管插管或气管切开，以解除呼吸道阻塞。反复大咯血的可予适当补液或输血。

④ 要重视上呼吸道、口腔慢性感染灶治疗。口腔和胸腹手术前注意保持口腔清洁，术中注意清除口腔和上呼吸道血块和分泌物。昏迷病人注意口腔清洁。

（张月）

第五节　支气管扩张症

支气管扩张症（简称支扩）是由各种病因引起的反复发生的化脓性感染，导致中小支气管反复损伤和（或）阻塞，致使支气管壁结构破坏，引起支气管异常和持久性扩张，临床表现为慢性咳嗽、大量咳痰和（或）间断咯血、伴或不伴气促和呼吸衰竭等轻重不等的症状。可发生于任何年龄，常首发于青少年。支气管扩张的最常见原因为既往下呼吸道感染和支气管阻塞。先天性发育缺损及遗传因素也可引起支气管扩张，但较少见。支气管扩张症可局限于一个肺段或肺叶，也可弥漫性分布于一侧肺或双侧肺的多个肺叶。大多数位于下叶，尤其是左下叶，也常发生于右中叶和左舌叶。按照形态学改变可分为柱状支气管扩张、囊状支气管扩张和曲张型支气管扩张。

诊断要点

① 慢性咳嗽，咳大量脓性痰和（或）反复咯血。

② 肺部固定部位持续存在的局限性湿啰音。

③ 胸部 X 线检查表现为轨道样柱状气管扩张或粗乱肺纹理中多个不规则的环状透亮阴影或呈卷发状阴影，感染时阴影内出现液平面。

④ CT 检查可以更加清晰地显示伴有管壁增厚的柱状扩张，或成串成簇的囊样改变，以及曲张形状的支气管扩张。

治疗方案

关键在于保持呼吸道引流通畅和有效的抗菌药物治疗。

预案 1：治疗基础疾病。

预案 2：控制感染

无铜绿假单胞菌感染因素：以下选一种。

氨苄西林钠舒巴坦钠 1.5g，静脉滴注，每天 2 次。或

头孢呋辛 1.5g，静脉滴注，每 8 小时 1 次。或

头孢他啶 0.5~2g，静脉滴注，每 8 小时 1 次。或

左氧氟沙星 0.5g，静脉滴注，每天 1 次。或

莫西沙星 0.4g，静脉滴注，每天 1 次。

有铜绿假单胞菌感染因素：头孢他啶、头孢吡肟、哌拉西林钠他唑巴坦钠、头孢哌酮钠舒巴坦钠、碳青霉烯类（亚胺培南、美罗培南）、氨基糖苷类、喹诺酮类。

预案 3：改善气流受限，随访肺功能。

预案 4：清除气道分泌物

体位引流：根据病变部位采取不同体位引流，每日 2~4 次，每次 15~30min。体位引流时，间歇做深呼吸后用力咳，同时用手轻拍患部，可提高引流效果。

气道雾化吸入生理盐水、乙酰半胱氨酸、溴己新溶液。

口服祛痰物：氯化铵 0.3～0.6g，口服，每天 3 次。

　　　　　　　溴己新 8～16mg，口服，每天 3 次。

解痉宁：氨茶碱 0.1g，口服，每天 3 次。

预案 5：免疫调节剂。

预案 6：外科治疗

病变局限，反复大咯血，经药物治疗不能控制，全身情况良好，可根据病变范围做肺段或肺叶切除术。

说明

　　① 针对咯血的处理：少量咯血，如痰中带血者，一般无需特殊处理；中等量的咯血应卧床休息；大量咯血则应绝对卧床休息，以患侧卧位为宜，若不能明确出血部位，则暂取平卧位。鼓励患者轻微咳嗽，将血液咯出。常用垂体后叶素治疗咯血。突然大量咯血时可静脉给药，通常以 5～10U 垂体后叶素加到 25％葡萄糖溶液 20～40ml 中，缓慢静脉注射，继之以 10～20U 的垂体后叶素加到 5％的葡萄糖溶液 250～500ml 中，缓慢静脉滴注，直至咯血停止后 1～2 天后停用。

　　② 用垂体后叶素后可有面色苍白、出汗、心悸、胸闷、腹痛、便意及过敏等不良反应，对高血压、冠心病、心力衰竭患者及孕妇原则上禁用。

　　③ 酚磺乙胺（止血敏）用法：0.25～0.50g，肌内注射，每日 2 次；或将 0.25g 的止血敏加到 25％葡萄糖溶液 40ml 中静脉注射，每日 1～2 次，或 1～2g 加到 5％葡萄糖溶液 500ml 中静脉滴注，每日 1 次。

　　④ 氨基己酸：将 4～6g 氨基己酸加到 5％葡萄糖溶液 250ml 中静脉滴注，每天 1～2 次。

　　⑤ 巴曲酶（商品名立止血）：该药是由蛇毒分离提纯的凝血酶，可以静脉注射或肌内注射，成人每日用量 1000～2000U。

　　⑥ 咯血量大或咯血过猛内科治疗无止血趋向者或反复大量咯血、有发生窒息及休克危险者，应及时转院治疗，必要时行支气管镜止血、选择性支气管动脉造影及栓塞治疗或紧急外科手术治疗。如已经发生窒息，应患侧卧位、头低脚高位，轻拍背部以便使血块咯出，清除口腔、鼻腔、喉部积血，必要时使用气管插管以保持气道通畅。

　　⑦ 防治麻疹、百日咳、支气管肺炎及肺结核等急慢性呼吸道感染，

对预防支气管扩张具有重要意义。早期发现和治疗可防止病情发展和加重。

（张月）

第六节 支气管哮喘

支气管哮喘（简称哮喘）是由多种细胞以及细胞组分参与的慢性气道炎症性疾病。根据临床表现，哮喘可分为急性发作期、慢性持续期和临床控制期。哮喘急性发作期是指喘息、气促、咳嗽、胸闷等症状突然发生，或原有症状加重，并以呼气流量降低为其特征，常因接触变应原、刺激物或呼吸道感染诱发。慢性持续期是指每周均不同频度和（或）不同程度地出现喘息、气促、胸闷、咳嗽等症状。临床控制期是指患者无喘息、气促、胸闷、咳嗽等症状4周以上，1年内无急性发作，肺功能正常。

诊断要点

① 反复发作喘息、气促、伴或不伴胸闷或咳嗽，夜间及晨间多发，常与接触变应原、冷空气刺激、物理刺激、化学刺激以及上呼吸道感染、运动等有关。

② 发作时及部分未控制慢性持续性哮喘者双肺可闻及散在或弥漫性哮鸣音，呼气相延长。

③ 上述症状和体征可经治疗缓解或自行缓解。

④ 除外其他疾病所引起的喘息、气促、胸闷及咳嗽。

⑤ 可变性气流受限的客观检查

a. 支气管舒张试验阳性（吸入支气管舒张剂后，FEV_1 增加＞12％，且 FEV_1 绝对值增加＞200ml）；或抗炎治疗4周后与基线值比较，FEV_1 增加＞12％，且 FEV_1 绝对值增加＞200ml（除外呼吸道感染）。

b. 支气管激发试验阳性（一般应用的吸入激发剂为乙酰甲胆碱或组胺，通常以吸入激发剂后 FEV_1 下降≥20％，判断结果为阳性，提示存在气道高反应性）。cPEF（呼气流量峰值）平均每日昼夜变异率（至少连续 7 天，每日 PEF 昼夜变异率之和/总天数）＞10％，或 PEF 周变异率＞20％。

符合①～④同时具备⑤中的任一条，可以诊断为哮喘。

不典型哮喘的诊断：

a. 咳嗽变异性哮喘：咳嗽＋⑤中任何一条，除外其他疾病所引起的咳嗽，按哮喘治疗有效。

b. 胸闷变异性哮喘：胸闷＋⑤中任何一条，除外其他疾病所引起的胸闷。

c. 隐匿性哮喘：无症状，但长期存在气道反应性增高者。

治疗方案

治疗哮喘的药物可以分为控制药物和缓解药物，以及重度哮喘的附加治疗药物。

（1）控制药物　需要每天使用并长时间维持的药物，这些药物主要通过抗炎作用使哮喘维持临床控制，其中包括吸入性糖皮质激素（ICS）、全身性激素、白三烯调节剂、长效 β_2 受体激动剂（LABA）、缓释茶碱等。

（2）缓解药物　又称急救药物，这些药物在有症状时按需使用，通过迅速解除支气管痉挛从而缓解哮喘症状，包括速效吸入和短效口服 β_2 受体激动剂、吸入性抗胆碱能药物、短效茶碱和全身性激素等。

（3）重度哮喘的附加治疗药物　主要为生物靶向药物。

预案 1：糖皮质激素，是最有效的控制哮喘气道炎症的药物。

a. 吸入给药

二丙酸倍氯米松（必可酮）200～1000μg/d。

布地奈德（普米克）200～800μg/d。

丙酸氟替卡松（辅舒酮）100～1000μg/d。

b. 口服给药　对于大剂量 ICS＋LABA 仍不能控制的慢性重度持续性哮喘，可以附加小剂量口服激素（OCS）维持治疗。泼尼松的每日维持剂量最好≤10mg。

预案 2：常用的吸入 β_2 受体激动剂

沙丁胺醇（万托林）1～2 喷（200μg/喷），每天 3～4 次。

沙丁胺醇雾化溶液 5mg（0.05％20ml），雾化吸入，每次 20min，共 3 次。

特布他林 250μg，雾化吸入，每天 2～4 次。

福美特罗 4.5μg，雾化吸入，每天 1～2 次。

预案 3：ICS＋LABA 复合制剂

沙美特罗丙酸氟替卡松粉吸入剂（舒利迭）每次 1 吸，每日 2 次。或布地奈德福莫特罗粉吸入剂（信必可）每次 1～2 吸，每日 2 次

预案 4：白三烯调节剂（LTRA）

孟鲁可特钠 10mg，日一次，睡前口服。

预案 5：几种常用的茶碱制剂

氨茶碱　负荷量：4～6mg/kg；维持剂量：0.6～0.8mg/(kg·h)。

多索茶碱（安赛玛）　　200mg 25％葡萄糖溶液　　　　40ml	静脉滴注，每天 2 次。或
多索茶碱（安赛玛）　　300mg 5％葡萄糖溶液　　　　100ml	静脉滴注，每天 1 次。

预案 6：几种常用的抗胆碱制剂

溴化异丙托品气雾剂，20μg/吸，每次 2 吸，每天 4 次。

溴化异丙托品水溶液（0.025％）20ml（500μg），每天 3 次或每天 4 次。

预案 7：静脉全身激素的应用　中重度哮喘急性发作者应尽早使用全身激素。口服激素吸收好，起效时间与静脉给药相近。推荐用法：泼尼松 0.5～1.0mg/kg 或等效的其他激素。严重的急性发作患者或不宜口服激素的患者，可以静脉给药。推荐用法：甲泼尼龙 80～160mg/d，或氢化可的松 400～1000mg/d，分次给药。地塞米松因半衰期较长，对肾上腺皮质功能抑制作用较强，一般不推荐使用。静脉和口服给药的序贯疗法可减少激素用量和不良反应，如静脉使用激素 2～3 天，继之以口服激素 3～5 天。

说明

① 一旦确立了哮喘的诊断，尽早开始规律的控制治疗对于取得最佳的疗效至关重要。对于成人哮喘患者的初始治疗，应根据患者具体情况选择合适的级别，或在两相邻级别之间的建议选择高级别，以保证初始治疗的成功率。

② 治疗分级

第 1 级：仅限用于偶有短暂的白天症状（每月少于 2 次，每次持续

数小时）、没有夜间症状、无急性发作风险、肺功能正常的患者。

a. 推荐治疗方案：按需低剂量吸入性糖皮质激素（ICS）＋福莫特罗吸入剂；

b. 其他治疗方案：吸入低剂量 ICS 和按需吸入短效 β_2 受体激动剂（SABA）；

c. 不推荐治疗方案：吸入抗胆碱能药物、口服 SABA 或短效茶碱。

第 2 级：低剂量控制性药物加按需使用缓解药物。

a. 推荐治疗方案：低剂量 ICS 加按需使用缓解药物。低剂量 ICS＋福莫特罗按需使用，可以作为第 2 级哮喘治疗的首选方案之一。

b. 其他治疗方案：LTRA 可用于不能够或不愿意接受 ICS 治疗、对 ICS 不良反应不能耐受，或合并过敏性鼻炎、咳嗽变异性哮喘、运动性哮喘、阿司匹林以及药物诱发的哮喘初始治疗，但其作用比 ICS 弱。对于单纯的季节性哮喘（如对花粉过敏），可在症状出现时立即开始 ICS 治疗，持续到花粉季节结束后 4 周。

第 3 级：

a. 推荐治疗方案：低剂量 ICS＋LABA 复合制剂作为维持治疗。低剂量 ICS＋福莫特罗按需治疗或 SABA 按需治疗。

b. 其他治疗方案：增加 ICS 至中等剂量，或低剂量 ICS 联合 LTRA 或缓释茶碱。

第 4 级：

a. 推荐治疗方案：中等剂量 ICS＋LABA 维持治疗。

b. 其他治疗方案：高剂量 ICS 加吸入噻托溴铵。如果采用中等剂量 ICS＋LABA 控制不佳，可以考虑增加一种控制性药物，如 LTRA、缓释茶碱。

第 5 级：推荐进行临床表型评估和考虑附加药物治疗。采用第 4 级治疗且吸入技术正确、依从性良好而仍有持续哮喘症状或有急性发作的患者，需要转诊到哮喘专科按重度哮喘处理。

推荐治疗方案：高剂量 ICS＋LABA，根据哮喘临床表型评估再附加药物治疗。a. 抗胆碱能药物；b. 抗 IgE 单克隆抗体治疗：推荐用于第 4 级治疗仍不能控制的重度过敏性哮喘；c. 生物标志物指导的治疗。

③ 整个哮喘治疗过程中需要连续对患者进行评估、调整并观察治疗反应。控制性药物的升降级应按照阶梯式方案选择。哮喘控制维持至少 3 个月以上可以考虑降级治疗，以找到维持哮喘控制的最低有效治疗

级别。

④ ICS 在口咽局部的不良反应包括声音嘶哑、咽部不适和念珠菌感染。吸药后应及时用清水含漱口咽部，选用干粉吸入剂或加用储雾器可减少上述不良反应。ICS 全身不良反应的大小与药物剂量、药物的生物利用度、在肠道的吸收、肝脏首过代谢率及全身吸收药物的半衰期等因素有关。哮喘患者长期吸入临床推荐剂量范围内的 ICS 是安全的，但长期高剂量吸入激素后也可出现全身不良反应，如骨质疏松、肾上腺皮质轴抑制及增加肺炎发生的危险等。

⑤ 茶碱的不良反应有恶心呕吐、心律失常、血压下降及多尿等，使用茶碱后血药浓度的个体差异大。多索茶碱的作用与氨茶碱相同，不良反应较轻。

(张月)

第七节 慢性阻塞性肺疾病

慢性阻塞性肺疾病（简称慢阻肺）是一种常见的、可预防和治疗的慢性气道疾病，其特征是持续存在的气流受限和相应的呼吸系统症状；其病理学改变主要是气道和（或）肺泡异常，通常与显著暴露于有害颗粒或气体相关，遗传易感性、异常的炎症反应以及与肺异常发育等众多的宿主因素参与发病过程；严重的合并症可能影响疾病的表现和病死率。上述因素决定了慢阻肺存在明显的异质性。

诊断要点

① 慢阻肺的诊断主要依据危险因素暴露史、症状、体征及肺功能检查等临床资料，并排除可引起类似症状和持续气流受限的其他疾病，综合分析确定。肺功能检查表现为持续气流受限是确诊慢阻肺的必备条件，吸入支气管舒张剂后 FEV1/FVC＜0.7 即明确存在持续的气流受限。

临床医生可使用图 3-1 的诊断流程进行慢阻肺诊断。

当基层医院不具备肺功能检查条件时，可通过筛查问卷发现慢阻肺高危个体（表 3-1），疑诊患者应向上级医院转诊，进一步明确诊断；非

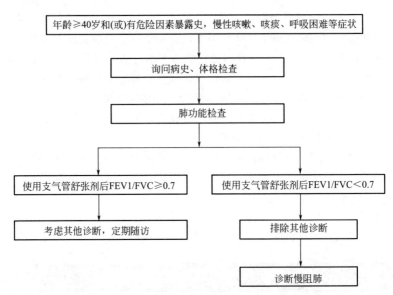

图 3-1　慢性阻塞性肺疾病（简称慢阻肺）诊断流程

高危个体建议定期随访。

表 3-1　中国慢性阻塞性肺疾病（简称慢阻肺）筛查问卷

问题	选项	评分标准	得分
您的年龄	40～49 岁	0	
	50～59 岁	3	
	60～69 岁	7	
	70 岁以上	10	
您的吸烟量(包年)	0～14 包年	0	
＝每天吸烟＿＿包×吸烟＿＿年	15～30 包年	1	
	≥30 包年	2	
您的体重指数(kg/m²)	＜18.5	7	
＝体重＿＿(千克)/身高² ＿＿(米)²	18.5～23.9	4	
	24.0～27.9	1	
	≥28.0	0	

续表

问题	选项	评分标准	得分
如果不会计算,您的体重属于哪一类:			
很瘦(7),一般(4),稍胖(1),很胖(0)			
没有感冒时您是否经常咳嗽	是	3	
	否	0	
您平时是否感觉气促	没有气促	0	
	在平地急行或爬小坡时感觉气促	2	
	平地正常行走时感觉气促	3	
您目前使用煤炉或柴草烹饪或取暖吗?	是	1	
	否	0	
您父母、兄弟姐妹及子女中,是否有人患有支气管哮喘、慢性支气管炎、肺气肿或慢阻肺	是	2	
	否	0	
总分			

注:总分≥16分需要进一步检查明确是否患有慢阻肺。

② 慢阻肺急性加重的诊断:急性起病,即呼吸系统症状突然恶化超出日常变异。呼吸困难加重,常伴有喘息、胸闷、咳嗽加剧、痰量增加、痰液颜色和(或)黏度改变以及发热等,也可出现心悸、全身不适、失眠、嗜睡、疲乏、抑郁和意识不清等症状。

按病情进展分为急性加重期(指咳嗽咳痰、呼吸困难比平时加重,或痰量增多,或咳黄痰,需要改变用药方案)和稳定期。

治疗方案

(1)稳定期的治疗

预案 1:支气管扩张剂 支气管扩张剂是慢阻肺的基础一线治疗药物。

β_2 受体激动剂

a. 短效 β_2 受体激动剂(SABA)

沙丁胺醇(万托林),1~2 喷(200μg/喷),每天 3~4 次。或

沙丁胺醇雾化溶液 5mg（0.05％20ml），雾化吸入，每次 20min，共 3 次。或

特布他林 250μg，雾化吸入，每天 2～4 次。

b. 长效 β₂ 受体激动剂（LABA）

福美特罗（奥克斯都保）4.5μg，雾化吸入，每天 1～2 次。

抗胆碱能药物

a. 短效抗胆碱能药物（SAMA）

溴化异丙托品（可必特）：每次 1 小瓶，日 3 次，雾化吸入。

b. 长效抗胆碱能药物（LAMA）：异丙托溴铵。

c. 噻托溴铵，日一次，每次一吸。

茶碱类药物

多索茶碱片 100～300mg，口服，每天 2 次。或

多索茶碱　　　　　　200mg
25％葡萄糖溶液　　40ml ｝静脉滴注，每天 2 次。

预案 2：吸入糖皮质激素

二丙酸倍氯米松（BUD）200～1000μg/d。或

布地奈德（BUD）200～800μg/d。或

丙酸氟替卡松 100～1000μg/d。

预案 3：祛痰药

溴己新 8～16mg，口服，每天 2～3 次；

乙酰半胱氨酸 100mg，口服，每天 2 次。

（2）急性加重期的治疗　慢阻肺急性加重期的治疗目标是最小化本次急性加重的影响，预防再次急性加重的发生。

预案 1：支气管舒张剂

支气管舒张剂是慢阻肺急性加重的一线基础治疗，推荐优先选择单用 SABA 或联合 SAMA 吸入治疗。茶碱类药物不推荐作为一线的支气管舒张剂，但在 β₂ 受体激动剂、抗胆碱能药物治疗 12～24h 后，病情改善不佳时可考虑联合应用，但需要监测和避免不良反应。

预案 2：抗感染治疗

a. 抗感染治疗的临床指征为：同时具备呼吸困难加重、痰量增加和脓性痰这 3 个主要症状；具备脓性痰和另 1 个主要症状；需要有创或无创机械通气治疗。

b. 抗感染治疗的药物选择：慢阻肺急性加重的常见致病菌包括流

感嗜血杆菌、卡他莫拉菌、肺炎链球菌、PA和肠杆菌科细菌；相对少见的病原体包括肺炎衣原体、肺炎支原体、军团菌、金黄色葡萄球菌等（请参见"肺炎"中相关药物用法）。

预案3：低流量吸氧 门诊可用阿莫西林/克拉维酸、头孢唑肟、头孢呋辛、左氧氟沙星、莫西沙星口服治疗；较重者可应用第三代头孢菌素，如头孢曲松。住院病人根据预计的病原菌及当地细菌耐药情况选用抗生素。支气管舒张剂是慢阻肺的基础一线治疗药物，首选吸入治疗。

预案4：糖皮质激素 在中重度慢阻肺急性加重患者中，全身使用糖皮质激素可改善FEV1、氧合状态和缩短康复及住院时间，推荐剂量为甲泼尼龙40mg/d，治疗5天，推荐在非危重患者中应用雾化吸入糖皮质激素（ICS）（联合治疗：SABA联合SAMA；LABA和LAMA；ICS和LABA；ICS＋LAMA＋LABA）。

预案5：镇咳、祛痰

溴己新8～16mg，口服，每天2～3次；

乙酰半胱氨酸100mg，口服，每天2次；

羧甲司坦10ml，口服，每天3次；

急支糖浆10ml，口服，每天3次。

根据临床经验或痰病原菌培养和药敏试验选择针对主要致病菌的抗生素治疗，可选择其中一种：

生理盐水 250ml / 青霉素 240万单位 静脉滴注，每8～12小时1次。

生理盐水 100ml / 头孢呋辛 1.5g 静脉滴注，每12小时1次。

生理盐水 250ml / 阿奇霉素 0.5g 静脉滴注，每天1次。

左氧氟沙星0.5g，静脉滴注，每天1次。

莫西沙星0.4g，静脉滴注，每天1次。

说明

① 慢阻肺应与哮喘、支气管扩张症、充血性心力衰竭、肺结核和弥漫性泛细支气管炎等疾病进行鉴别。应注意当哮喘发生气道重塑时，可降低气流受限的可逆性，需全面分析患者的临床资料才能作出正确的

判断。此外，还要明确慢阻肺和哮喘这两种疾病亦可同时存在于同一患者。

② 吸入 β_2 受体激动剂的不良反应远低于口服剂型。相对常见的不良反应有窦性心动过速、肌肉震颤（通常表现为手颤）、头晕和头痛。不常见的不良反应有口咽部刺激。罕见的不良反应有心律失常、异常支气管痉挛以及心力衰竭人群的氧耗增加。

③ 茶碱类药物常见的不良反应有恶心、呕吐、腹痛、头痛、胸痛、失眠、兴奋、心动过速、呼吸急促。过量使用可出现心律失常，严重者可引起呼吸、心跳骤停。

④ 不推荐对稳定期慢阻肺患者使用单一吸入糖皮质激素治疗，在使用 1 种或 2 种长效支气管舒张剂的基础上可以考虑联合 ICS 治疗。

⑤ 吸入糖皮质激素有增加肺炎发病率的风险，常见的不良反应有口腔念珠菌感染、喉部刺激、咳嗽、声嘶及皮肤挫伤。罕见的不良反应有过敏反应（皮疹、荨麻疹、血管性水肿和支气管痉挛）。非常罕见的不良反应有白内障、高血糖症、分枝杆菌感染（包括结核分枝杆菌）、库欣综合征、消化不良及关节痛。

（张月）

第八节　慢性肺源性心脏病

肺源性心脏病简称肺心病，是指由支气管-肺组织、胸廓或肺血管病变致肺血管阻力增加，产生肺动脉高压，继而左心室结构或（和）功能改变的疾病。根据起病急缓和病情长短，可分为急性肺心病和慢性肺心病两类。

诊断要点

（1）肺、心功能代偿期

① 症状：咳嗽、咳痰、气促，活动后可有心悸、呼吸困难、乏力和劳动耐力下降。少有胸痛或咯血。

② 体征：可有不同程度的发绀，原发肺脏疾病体征，如肺气肿体征，干、湿性啰音，$P_2 > A_2$，三尖瓣区可出现收缩期杂音或剑突下心

脏搏动增强，提示有右心室肥厚。部分病人因肺气肿使胸内压升高，阻碍腔静脉回流，可有颈静脉充盈甚至怒张，或使膈下降致肝界下移。

（2）肺、心功能失代偿期

① 多数患者以呼吸衰竭为主，急性呼吸道感染是最常见的诱因。

② 心力衰竭为主，少数患者可出现急性肺水肿或全心衰竭，也可出现心律失常。

（3）X线检查除有肺、胸基础疾病及急性肺部感染的特征外，尚有肺动脉高压征。X线诊断标准如下：

① 右下肺动脉干扩张，横径≥15mm，或右下肺动脉横径与气管横径比值≥1.07，或经动态观察右下肺动脉干增宽2mm以上；

② 肺动脉段明显突出或其高度≥3mm；

③ 中心肺动脉扩张和外周分支纤细两者形成"残根"征；

④ 圆锥部显著突出（右前斜位45°）或高度≥7mm；

⑤ 右心室增大。

具有上述五项中的一项就可以诊断。

（4）心电图

主要条件：

① 额面平均电轴≥＋90°；

② V_1 导联 R/S≥1；

③ 重度顺钟向转位（V_5 导联 R/S≤1）；

④ $R_{v_1}+S_{v_5}$＞1.05mV；

⑤ aVR 导联 R/S 或 R/Q≥1；

⑥ V_1～V_3 呈 QS、Qr、qr（酷似心肌梗死，应注意鉴别）；

⑦ 肺型 P 波。

次要条件：

① 肢体导联低电压；

② 右束支传导阻滞（不完全性或完全性）。

具有一个主要条件的即可诊断，具有两个次要条件的为可疑肺心病的心电图表现。

（5）超声心动图检查主要条件

① 右室流出道内径≥30mm；

② 右心室内径≥20mm；

③ 右心室前壁厚度≥5mm，或有前壁搏动幅度增强者；

④ 左右心室内径比值<2；

⑤ 右肺动脉内径≥18mm，或肺动脉干内径≥20mm；

⑥ 右室流出道内径/左房内径比值>1.4；

⑦ 肺动脉瓣曲线出现肺动脉高压征象者（a 波低平或<2mm，或有收缩中期关闭征等）。

（6）动脉血气分析对肺心病诊断与治疗具有重要意义。

（7）血液流变学检查可了解红细胞变形性、血液高凝状态；血电解质测定，可了解电解质紊乱；血常规检查可见红细胞、血红蛋白的升高，合并感染时，白细胞总数升高、中性粒细胞升高。

治疗方案

急性加重期治疗原则是积极控制感染；通畅气道，改善呼吸功能；纠正缺氧与二氧化碳潴留；控制呼吸衰竭和心力衰竭。

预案1：控制支气管-肺部感染　参考痰菌培养及药物敏感试验，选择有效的抗菌药物，在培养结果出来前，可进行经验性治疗。

预案2：通畅呼吸道，纠正缺氧与二氧化碳潴留。

预案3：酸碱失衡及电解质紊乱的纠正。

预案4：心力衰竭的治疗

氢氯噻嗪（双氢克尿塞）25mg，口服，每日1～3次，联合

螺内酯（安体舒通）20～40mg，口服，每日1～2次（使用过程中注意补钾）。

在下列情况下仍应考虑使用洋地黄：a. 感染已控制、呼吸功能已改善、利尿剂治疗右心功能未能改善者；b. 合并室上性快速心律失常，如室上性心动过速、心房颤动（心室率>100次/min）者；c. 以右心衰竭为主要表现而无明显感染的患者；d. 合并急性左心衰竭者。

毛花苷C　　　　0.2～0.4mg 或
毒毛旋子苷K　0.125～0.25mg ｜缓慢静脉注射。
5%葡萄糖溶液　20ml

血管扩张剂可选用：

硝酸甘油　　　　　　10mg ｜静脉滴注（5～80μg/min），每天
5%～10%葡萄糖溶液 250ml ｜1次。或

酚妥拉明　　　　　　10mg ｜静脉滴注（100～300μg/min），
5%～10%葡萄糖溶液 250ml ｜每天1次。或

硝酸异山梨酯（消心痛）5～10mg，口服，每天3次。

预案5：心律失常的治疗　一般的心律失常经过控制呼吸道感染，以及纠正缺氧、二氧化碳潴留、酸碱失衡及电解质紊乱可自行消失，如持续存在，可根据心律失常的类型选用药物。其中以紊乱性房性心动过速最具特征性。

说明

① 肺心病患者一旦出现肺心功能衰竭，诊断一般不难。但在肺心病早期，诊断尚有一定难度。因此，必须密切结合病史、体征及实验室检查结果，全面分析，综合判断。

② 慢性肺心病可出现以右心衰竭为主的心功能不全。一般经过氧疗、控制呼吸道感染、改善呼吸功能、纠正低氧和解除二氧化碳潴留后，心力衰竭症状可减轻或消失，不需常规使用利尿剂和强心剂。较重者或上述治疗无效者可选用利尿剂和强心剂。

③ 利尿剂的应用原则是小剂量、联合使用排钾和保钾利尿剂，疗程宜短，间歇用药。使用过程中注意补钾。强心剂使用中应注意纠正低氧血症和低钾血症，以免发生药物毒性反应。不宜依据心率快慢观察疗效，因为低氧血症和低钾血症可引起心率增快。

（李乃静）

第九节　呼吸衰竭

诊断要点

① 主要是缺氧和二氧化碳潴留的临床表现，如呼吸困难、发绀。可有神经精神症状，严重者甚至出现嗜睡、抽搐、意识丧失甚至昏迷等。心慌、心动过速常见，有时可伴有心绞痛。严重、持续呼吸衰竭可导致上消化道出血、尿量减少、水钠潴留、水肿甚至急性肾衰。

② 动脉血气分析示 PaO_2 低于 8kPa（60mmHg），伴或不伴有 $PaCO_2$ 高于 6.65kPa（50mmHg）。

治疗方案

呼吸衰竭（简称呼衰）的治疗原则是治疗病因，去除诱因，保持呼吸道通畅，纠正缺氧，解除二氧化碳潴留，治疗与防止缺氧和二氧化碳潴留所引起的各种症状。

预案 1：通畅气道、缓解痉挛

0.5％沙丁胺醇溶液 1～5mg，雾化吸入。

氨茶碱　　　0.25～0.5g	静脉滴注
生理盐水　　250ml	

甲泼尼龙　　40～80mg	静脉滴注
生理盐水　　100ml	

糜蛋白酶　　10 万单位	
庆大霉素　　8 万单位	雾化吸入
地塞米松　　5mg	
注射用水　　20ml	

预案 2：抗感染治疗　经验性治疗时应首先选用喹诺酮类或氨基糖苷类联合下列药物之一：a. 抗假单胞菌 β-内酰胺类（如头孢他啶、头孢哌酮、哌拉西林、替卡西林、美洛西林等）；b. 广谱 β-内酰胺类/β-内酰胺酶抑制剂（替卡西林/克拉维酸、头孢哌酮钠舒巴坦钠、哌拉西林钠他唑巴坦钠）；c. 碳青霉烯类（如亚胺培南）；d. 必要时联合万古霉素（针对 MRSA）；e. 当估计真菌感染可能性较大时应选用有效的抗真菌药物。有条件者应尽快行痰培养及药物敏感试验，明确致病菌和选用敏感有效的抗生素。但是必须明确痰培养的结果并不完全代表肺部感染病原菌。因此，对于痰培养的结果也要结合病史、临床综合分析判断。

预案 3：呼吸中枢兴奋剂

尼可刹米　　　　　　　　　　　　1.125g	
洛贝林　　　　　　　　　　　　　9mg	静脉滴注
5％葡萄糖溶液（或生理盐水）　500ml	

阿米三嗪 50～100mg，每日 2 次。

说明

① 应用呼吸兴奋剂时要密切观察患者的神志改变，以及呼吸频率、幅度和节律，定时复查动脉血气。如出现皮肤瘙痒、烦躁等不良反应，

须减慢滴速。若经24h未见效或出现肌肉抽搐等反应，则应停用，此时应改换机械通气。针对呼吸衰竭患者的通气，若以中枢抑制为主，呼吸兴奋剂疗效较好。例如，慢性阻塞性肺疾病患者呼吸衰竭时，因支气管-肺病变、中枢反应性低下或呼吸肌疲劳而引起低通气量，此时可考虑应用呼吸兴奋剂。而肺炎、肺水肿和肺间质广泛纤维化的换气功能障碍者，则不宜使用呼吸兴奋剂。应用呼吸兴奋剂时，必须尽可能地减轻胸、肺和气道的机械负荷，如分泌物的引流、支气管解痉剂的应用、消除肺间质水肿和其他影响胸肺顺应性的因素，否则应用呼吸兴奋剂会增加呼吸功和耗氧量，加速呼吸肌疲劳，使呼吸衰竭进一步恶化。

② 在呼吸道通畅条件下，如呼吸停止，应立即做人工呼吸（包括口对口人工呼吸、手控简易呼吸囊人工通气等）。如发生心脏骤停，还应予体外心脏按压等有关心肺复苏的抢救措施。

③ 呼吸衰竭诊断明确后应进一步明确原发病的诊断。呼吸道通畅条件下，维持适当的通气和吸氧浓度是治疗的关键。而原发病的治疗是呼吸衰竭治疗的根本。

④ 临床医师对慢性呼吸衰竭应用机械通气的标准掌握不一，以下标准可供临床参考：a. $PaCO_2$ 进行性升高，或较缓解期明显升高且绝对值超过 $70\sim80mmHg$；b. 严重的低氧血症，合理氧疗后，$PaCO_2<40mmHg$；c. 呼吸频率>35 次/min，或出现呼吸抑制；d. 并发肺性脑病。

⑤ 氧疗的方法

a. 慢性呼吸衰竭患者临床上最常用的简便方法是应用鼻导管吸氧，氧流量 $1\sim3L/min$，其吸氧浓度（FiO_2）=21%+4%×（$1\sim3$）=25%~33%。有条件者也可用面罩吸氧。

b. 吸氧浓度：对于慢性呼吸衰竭应采用控制性氧疗，其吸氧浓度通常为25%~33%。对于Ⅰ型呼吸衰竭患者吸氧浓度可适当提高，尽快使 $PaO_2>60mmHg$，但一般也不超过40%。对于Ⅱ型呼吸衰竭患者，宜从低吸氧浓度开始，逐渐加大吸氧浓度，一般不超过33%。其最终目标是 $PaO_2>60mmHg$。而对升高的 $PaCO_2$ 没有明显加重趋势。

⑥ 酸碱失衡及电解质紊乱的治疗：原则上不需要补碱性药物。但是当pH<7.20时，为了减轻酸血症对机体的损害，可以适当补5%碳酸氢钠，一次量为40~60ml，以后再根据动脉血气分析结果酌情补充。只要将pH升至7.20以上即可。当呼吸性酸中毒合并代谢性酸中毒时，

补碱量可适当加大，在 pH＜7.20 时，一次补 5％碳酸氢钠量可控制在 80～100ml，以后再根据动脉血气分析结果酌情处理。只要患者尿量在 500ml/d 以上，常规补氯化钾 3.0～4.5g/d，牢记"见尿补钾，多尿多补，少尿少补，无尿不补"的原则。应注意二氧化碳不要排出过快，特别是机械通气治疗时，避免二氧化碳排出后发生碱中毒。

⑦ 慢性呼吸衰竭患者由于缺氧、二氧化碳潴留以及使用糖皮质激素和氨茶碱等因素，常可并发消化道出血。其防治原则为病因治疗和对症治疗：a. 尽快纠正缺氧，解除二氧化碳潴留；b. 应慎用或禁用对胃肠道有刺激的药物或食物；c. 预防性应用抑酸剂，如氢氧化铝凝胶、H_2 受体拮抗剂和质子泵抑制剂以控制胃液酸度，减少出血机会；d. 对有消化道出血先兆者，及早安置胃管，先抽尽胃内容物，胃内注入去甲肾上腺素或用凝血酶；e. 如无 DIC 并存，消化道出血可用酚磺乙胺（止血敏）、氨基己酸等；f. 如合并 DIC，应用抗凝剂肝素及低分子右旋糖酐等；g. 出血明显、发生严重贫血者，应补充血容量，纠正贫血。

（李乃静）

第十节　急性呼吸窘迫综合征

急性呼吸窘迫综合征（ARDS）是指由心源性以外的各种肺内外致病因素所导致的急性、进行性、缺氧性呼吸衰竭。ARDS 主要病理特征为肺微血管通透性增高而导致的肺泡渗出液中富含蛋白质的肺水肿及透明膜形成，并伴有肺间质纤维化。

诊断要点

根据 ARDS 柏林定义，满足如下 4 项条件方可诊断 ARDS。

① 明确诱因下 1 周内出现的急性或进展性呼吸困难。

② 胸部 X 线平片/胸部 CT 显示双肺浸润影，不能完全用胸腔积液、肺叶/全肺不张和结节影解释。

③ 呼吸衰竭不能完全用心力衰竭和液体负荷过重解释。如果临床没有危险因素，需要用客观检查（如超声心动图）来评价心源性肺水肿。

④ 低氧血症：根据 PaO_2/FiO_2 确立 ARDS 诊断，并将其严重程度

分为轻度、中度和重度三种。需要注意的是，上述氧合指数中 PaO_2 的监测都是在机械通气参数呼气末正压通气（PEEP）/持续气道正压通气（CPAP）不低于 $5cmH_2O$ 的条件下测得；所在地海拔超过 1000m 时，需对 PaO_2/FiO_2 进行校正，校正后的 $PaO_2/FiO_2＝PaO_2/FiO_2×$ （所在地大气压值/760）。

轻度：$200mmHg＜PaO_2/FiO_2≤300mmHg$；

中度：$100mmHg＜PaO_2/FiO_2≤200mmHg$；

重度：$PaO_2/FiO_2≤100mmHg$。

治疗方案

至今尚无特效方法。积极治疗原发病，特别是控制感染，改善通气和组织氧供，防止进一步的肺损伤和肺水肿，是目前治疗的主要原则。

预案 1：积极控制感染 严重感染是引起 ARDS 的首位高危因素，又是影响 ARDS 的首要原因。因此，在危重患者抢救过程中，应严格无菌操作，撤除不必要的血管内导管和尿管，预防皮肤溃疡，寻找并处理外科感染，以减少医院内感染。对 ALI/ARDS 并发感染征象的患者，应加强对感染部位的寻找，并应结合血、尿、痰细菌培养和临床情况，选择强有力的抗生素治疗。

预案 2：积极抢救休克 静脉输液避免过多过快，晶体液与胶体液以 1∶1 为宜，参考中心静脉压、血压、肺动脉楔压、脉压差与尿量，随时调整输入液体量。一般每天出入液体量控制在入量比出量少 500ml 左右。尽量少用库存血。

预案 3：机械通气 当吸入氧浓度（FiO_2）＞50%，而 $PaO_2＜60mmHg$，应予机械通气，其最常用的通气模式是呼气末正压通气（PEEP）。

说明

① 目前国内学者不主张常规应用糖皮质激素来防治 ARDS。但对多发性长骨和骨盆骨折并发的 ARDS 及急性胰腺炎、误吸等并发的 ARDS，仍主张应用糖皮质激素来治疗。

② 非皮质醇类抗炎药物主要包括布洛芬、吲哚美辛（消炎痛）和氯灭酸等，早期应用方可奏效。

③ 减轻肺水肿时主要应控制补液量，特别是胶体液量，以免肺循环液体静压增加或大量血浆蛋白通过渗透性增加的肺泡毛细血管膜，在

肺泡和间质积聚，加重肺水肿。在血流动力学状态稳定情况下，为减轻肺水肿，可酌情用少量利尿剂。

④ ARDS患者机体处于高代谢状态，能量消耗增加，即使在恢复期亦持续较长时间。因此，必须尽早地给予强有力的营养支持。

（李乃静）

第十一节　肺结核

诊断要点

（1）符合下列条件之一者为临床诊断病例：

① 痰涂片3次阴性，胸部影像学检查显示有与活动性肺结核相符的病变，且伴有咳嗽、咳痰、咯血等肺结核可疑症状。

② 痰涂片3次阴性，胸部影像学检查显示有与活动性肺结核相符的病变，且结核菌素试验（TST）强阳性。

③ 痰涂片3次阴性，胸部影像学检查显示有与活动性肺结核相符的病变，且结核抗体检查阳性。

④ 痰涂片3次阴性，胸部影像学检查显示有与活性肺结核相符的病变，且肺外组织病理检查证实为结核病变。

⑤ 痰涂片3次阴性的疑似肺结核病例，经诊断性治疗或随访观察可排除其他肺部疾病者。

⑥ 支气管镜检查符合气管、支气管结核改变。

⑦ 单侧或双侧胸腔积液，胸水检查提示渗出液，胸水腺苷脱氨酶（ADA）明显升高，伴有结核菌素试验（TST）阳性或 γ-干扰素释放试验（IGRA）阳性。

（2）符合下列条件之一者为确诊病例：

① 痰涂片阳性肺结核，即符合下列3项之一者：

a.2份痰标本直接涂片抗酸杆菌镜检阳性。

b.1份痰标本直接涂片抗酸杆菌镜检阳性＋肺部影像学检查符合活动性肺结核影像学表现。

c.1份痰标本直接涂片抗酸杆菌镜检阳性＋1份痰标本结核菌培养

阳性。

② 仅培养阳性肺结核，同时符合下列两项者：

a. 痰涂片阴性。

b. 肺部影像学检查符合活动性肺结核影像学表现＋1 份痰标本结核菌培养阳性。

③ 肺部影像学检查符合活动性肺结核影像学表现，分子生物学检测阳性。

④ 肺或胸膜病变标本病理学诊断为结核病变者。

治疗方案

预案 1： 异烟肼 0.3～0.6g，每天 1 次。

利福平 0.6～0.9g，每天 1 次。

吡嗪酰胺 2～3g，每天 1 次。

链霉素 0.75～1.0g，每天 1 次。

乙胺丁醇 1.5～2.0g，每天 1 次。

以上药物联合，每周 3 次强化治疗 2 个月，随后，

异烟肼 0.3g，每天 1 次。

利福平 0.45～0.6g，每天 1 次。

每周 3 次继续治疗 6～10 个月。

预案 2： 异烟肼 0.3～0.6g，每天 1 次。

利福平 0.6～0.9g，每天 1 次。

吡嗪酰胺 2～3g，每天 1 次。

乙胺丁醇 1.5～2.0g，每天 1 次。

以上药物联合，每周 3 次强化治疗 2 个月，随后，

异烟肼 0.3g，每天 1 次。

利福平 0.45～0.6g，每天 1 次。

每周 3 次继续治疗 4 个月。

说明

① 确诊结核病后应到专科医院进行治疗。

② 应坚持早期、联用、适量、规律、全程 5 项原则。整个治疗方案分强化和巩固两个阶段。

③ 视病情轻重、有无痰菌和细菌耐药情况以及经济状况、药源供

应等，选择化疗方案。

④ 应注意药物的不良反应：异烟肼可引起周围神经炎、中毒性肝炎及精神症状等；利福平多见肝功能损伤，可引起黄疸及转氨酶升高，应定期复查肝功能；链霉素有肾及听力损害的不良反应；吡嗪酰胺偶有肝脏损害和痛风等毒副反应；乙胺丁醇可引起球后神经炎。

⑤ 干酪样肺炎、急性粟粒性肺结核、结核性脑膜炎有高热等严重结核毒性症状，或结核性胸膜炎伴大量胸腔积液者，可在使用有效抗结核药物的同时，加用糖皮质激素，常用泼尼松，每日 20mg，顿服，1～2 周，以减轻炎症及过敏反应，促进渗液吸收，减少纤维组织形成及胸膜粘连。待毒性症状减轻后，每周递减 5mg，至 4～8 周停药。

⑥ 咯血的治疗包括侧卧位卧床休息、镇静、轻轻将存留在气管内的积血咯出。大咯血时先用垂体后叶素 5～10U 加入 25％葡萄糖液40ml 中缓慢静脉注射，一般为 15～20min，然后将垂体后叶素加入 5％葡萄糖液按 0.1U/(kg·h) 速度静脉滴注。但禁用于高血压、冠心病、心功能不全的患者及孕妇，此时可考虑选用其他止血药。慎用强镇咳药，以免因抑制咳嗽反射及呼吸中枢，使血块不能排出而引起窒息。咯血窒息是咯血致死的主要原因，窒息时患者可出现胸闷、气憋、唇甲发绀、面色苍白、冷汗淋漓、烦躁不安，应立即保持患者呼吸道通畅，采取头低脚高 45°的俯卧位，轻拍背部，迅速排出积血，并尽快挖出或吸出口、咽、喉、鼻部血块。必要时，有条件的可行气管插管或气管切开，以解除呼吸道阻塞。反复大咯血可予适当补液或输血。

⑦ 呼吸困难时予吸氧。有继发感染时应用抗生素。有支气管痉挛时用支气管解痉剂。并发气胸或渗出性胸膜炎时给予抽气或抽液。

⑧ 当前肺结核外科手术治疗主要的适应证是经合理化学治疗后无效、多重耐药的厚壁空洞、大块干酪灶、结核性脓胸、支气管胸膜瘘和大咯血保守治疗无效者。

（李乃静）

第十二节　肺血栓栓塞症

肺血栓栓塞症（PTE）为来自静脉系统或右心的血栓阻塞肺动脉或

其分支所致疾病，以肺循环和呼吸功能障碍为其主要临床和病理生理特征。

诊断要点

① 高危病例出现不明原因的呼吸困难、胸痛、晕厥和休克，或伴有单侧或双侧不对称性下肢肿胀、疼痛。

② 动脉血气分析常表现为低氧血症、低碳酸血症、肺泡动脉血氧分压差 $[P_{(A-a)}O_2]$ 增大。部分患者的结果可以正常。

③ 大多数病例表现有非特异性的心电图异常。较为多见的表现包括 $V_1 \sim V_2$ 甚或 V_4 导联的 T 波倒置和 ST 段异常；部分病例可出现 $S_I Q_{III} T_{III}$ 征（即 I 导联 S 波加深，III 导联出现 Q/q 波及 T 波倒置）。其他心电图改变包括完全或不完全右束支传导阻滞；肺型 P 波；电轴右偏、顺钟向转位等。心电图改变多在发病后即刻开始出现，以后随病程的发展演变而呈动态变化。观察到心电图的动态改变较之静态异常对于提示 PTE 具有更大意义。

④ X 线胸片多有异常表现，但缺乏特异性。可表现为：区域性肺血管纹理变细、稀疏或消失，肺野透亮度增加；肺野局部片状阴影；尖端指向肺门的楔形阴影；肺不张或膨胀不全；右下肺动脉干宽或伴截断征；肺动脉段膨隆以及右心室扩大征；患侧横膈抬高；少量至中量胸腔积液征等。仅凭 X 线胸片不能确诊或排除 PTE，但在提供疑似 PTE 线索和除外其他疾病方面，X 线胸片具有重要作用。

⑤ 超声心动图：可以发现右室壁局部运动幅度降低；右心室和（或）右心房扩大；室间隔左移和运动异常；近端肺动脉扩张；三尖瓣反流压差大于 30mmHg；下腔静脉扩张，吸气时不萎陷。

⑥ 血浆 D-二聚体是交联纤维蛋白在纤溶系统作用下产生的可溶性降解产物，为一个特异性的纤溶过程标记物。D-二聚体对急性 PTE 有较大的排除诊断价值，若其含量低于 $500\mu g/L$，可基本除外急性 PTE。

⑦ 核素肺通气/灌注扫描检查的典型征象是呈肺段分布的肺灌注缺损，并与通气显像不匹配。其诊断敏感性和特异性均接近 100%。下肢静脉表现为显影中断、显影延迟、放射滞留、侧支循环。

⑧ CT 肺动脉造影（CT pulmonary angiography，CTPA）是 PTE 的一线确诊手段，能够准确发现段以上肺动脉内的血栓。

a. 直接征象：肺动脉内的低密度充盈缺损，部分或完全包围在不透光的血流之间（轨道征），或者呈完全充盈缺损，远端血管不显影。

b. 间接征象：肺野楔形密度增高影，条带状高密度区或盘状肺不张，中心肺动脉扩张及远端血管分支减少或消失。

⑨ 肺动脉造影：为 PTE 诊断的经典与参比方法。如果其他无创性检查手段能够确诊 PTE，而且临床上拟仅采取内科治疗时，则不必进行此项检查。

⑩ 分型

a. 高危 PTE：临床上以休克和低血压为主要表现，即体循环动脉收缩压＜90mmHg，或较基础值下降幅度≥40mmHg，持续 15min 以上。须除外新发生的心律失常、低血容量或感染中毒症所致血压下降。

b. 中危 PTE：超声心动图表现有右心室运动功能减弱或临床上出现心功能不全表现。

c. 低危 PTE：不符合以上大面积 PTE 标准的 PTE。无血流动力学紊乱和右心功能不全，预后较好。

⑪ 寻找 PTE 的成因和危险因素（求因）

a. 明确有无深静脉血栓（DVT）：对某一病例只要疑诊 PTE，无论其是否有 DVT 症状，均应进行下肢深静脉加压超声等检查，以明确是否存在 DVT 及栓子的来源。

b. 寻找发生 DVT 和 PTE 的诱发因素，如制动、创伤、肿瘤、长期口服避孕药等。同时要注意病人有无易栓倾向，尤其是对于年龄小于 40 岁、复发性 PTE 或有静脉血栓栓塞症（VTE）家族史的病人，应考虑易栓症的可能性，应进行相关原发性危险因素的检查。对不明原因的 PIE 病人，应对隐源性肿瘤进行筛查。

治疗方案

预案 1： 一般治疗　监测血压、心率、呼吸、心电图及血气分析。绝对卧床，防止用力大便。避免血栓脱落再栓塞，必要时用通便药或灌肠。对症给予镇痛药。

预案 2： 呼吸及循环支持

a. 呼吸支持：面罩给氧/无创性机械通气。

b. 循环支持：对于低血压或休克者，维持体循环收缩压在 90mmHg 以上。

生理盐水	500ml	
多巴胺	100mg	静脉滴注
多巴酚丁胺	60mg 或	
阿拉明	40mg	

预案3：溶栓治疗　选用以下一种：

重组组织纤溶酶原激活剂（rt-PA）50mg，静脉滴注2h。

尿激酶2万单位/kg，静脉滴注2h。

链激酶250000U/kg，静脉注射30min，随后100000U/kg，持续静脉滴注12h。

预案4：抗凝治疗　溶栓治疗结束后，应每2～4小时测定一次凝血酶原时间（PT）或活化部分凝血活酶时间（APTT），当其水平降至正常值的2倍（≤60s）时，即应开始规范的肝素抗凝治疗。

a. 普通肝素：2000～5000IU（按80IU/kg）静脉注射，继之以18IU/kg持续静脉滴注。

b. 低分子肝素（LMWH）：1mg/kg，皮下注射，每天1～2次。

c. 华法林：于肝素治疗的第1～3天开始，起始剂量3～5mg/d，口服。需与肝素重叠应用至少4～5天，根据国际标准化比值（INR）调整剂量。连续2天达到2.5时，停止肝素，单独口服华法林。疗程至少3～6个月。

d. 磺达肝癸钠：5mg（体重＜50kg）、7.5mg（体重50～100kg）、10mg（体重＞100kg），皮下注射，每日1次。

e. 直接口服抗凝药物：包括直接凝血酶抑制剂达比加群酯（Dabigatran Etexilate），直接Ⅹa因子抑制剂利伐沙班（Rivaroxaban）、阿哌沙班（Apixaban）等。这些直接口服抗凝药物与食物、药物之间相互作用少，不需要常规检测凝血指标，应用更为方便。

抗凝治疗的持续时间因人而异。一般口服华法林的疗程至少为3个月。部分病例的危险因素短期可以消除，比如服雌激素或临时制动，疗程3个月即可；对于栓子来源不明的首发病例，需至少给予6个月的抗凝；对复发性VTE或危险因素长期存在者，抗凝治疗的时间应更为延长，达12个月或以上，甚至终身抗凝。抗凝治疗的主要并发症是出血，临床应用中需要注意监测。

说明

① 溶栓治疗指征：大面积肺栓塞的患者、次大面积肺栓塞患者。

a. 溶栓时间窗：14 天以内。但鉴于可能存在血栓的动态形成过程，这一时间窗的规定并不是绝对的。

b. 溶栓治疗的并发症：出血。其发生率约为 5%，其中致死性出血发生率约为 1%。

c. 溶栓治疗的禁忌证：绝对禁忌证包括活动性内出血、近期的自发性颅内出血；相对禁忌证包括大手术、分娩、器官活检、不能压迫的血管穿刺史（2 周内）、3 个月内缺血性卒中、10 天内胃肠道出血、15 天内严重创伤、1 个月内神经外科手术或眼科手术、难于控制的重度高血压（收缩压＞180mmHg，舒张压＞110mmHg）、近期心肺复苏、血小板＜100×10^9/L、妊娠、感染性心内膜炎、糖尿病出血性视网膜病变、严重的肝肾疾病、出血性疾病、抗凝过程中（如正在应用华法林）、心包炎或心包积液、高龄（年龄＞75 岁）等。

② 溶栓治疗后，应每 2～4 小时测定一次 APTT，当其水平降至正常值的 2 倍（≤60s）时，即应启动规范的肝素治疗。

③ 抗凝治疗前测定基础 APTT、PT、血常规，注意是否存在抗凝禁忌证。抗凝禁忌证：血小板减少、活动出血、凝血功能障碍、严重未控制的高血压等。但对确诊肺栓塞的患者多是相对禁忌证。

④ 普通肝素的应用：在开始治疗后的最初 24h 内每 4～6 小时测定 APTT，根据 APTT 调整剂量，使 APTT 在 24h 之内达到并维持于正常值的 1.5～2.5 倍。达稳定治疗水平后，改每天上午测定 APTT 1 次。在使用肝素的第 3～5 天必须复查血小板计数。若较长时间使用肝素，在第 4～14 天内（或直至停用肝素），至少每隔 2～3 天复查。若出现血小板迅速降低或持续降低达 50% 以上，或血小板计数＜100×10^9/L，应停用肝素。一般在停用肝素后 10 天内血小板开始逐渐恢复。当血栓复发的风险很大而又必须停用肝素时，可考虑放置下腔静脉滤器。

⑤ 低分子肝素（LMWH）的应用：不需监测 APTT 和调整剂量，用低分子肝素的前 5～7 天内无需监测血小板数量。当疗程长于 7 天时，需开始每隔 2～3 天检查血小板计数。其使用较普通肝素方便，疗效不低于普通肝素。由肾脏清除，肾功能不全者须慎用。

⑥ 华法林在达到治疗水平前，应每日测定国际标准化比值（INR），

其后 2 周每周监测 2～3 次，以后根据 INR 的稳定情况每周监测 1 次或更少。若行长期治疗，约每 4 周测定 INR 并调整华法林剂量 1 次。由于华法林需要数天才能发挥全部作用，因此与肝素类药物需至少重叠应用 5 天，当国际标准化比值（INR）达到 2.5（2.0～3.0）、持续至少 24h，方可停用肝素，单用华法林抗凝治疗，根据 INR 调节其剂量，维持 INR 目标值一般为 2.0～3.0。

⑦ 肺动脉血栓摘除术：适用于经积极的保守治疗无效的紧急情况。患者应符合：a. 大面积 PTE，肺动脉主干或主要分支次全堵塞，不合并固定性肺动脉高压者（尽可能通过血管造影确诊）；b. 有溶栓禁忌证者；c. 经溶栓和其他积极的内科治疗无效者。

⑧ 临床高度怀疑肺栓塞，因病情不允许进行确诊检查，不能诊断肺栓塞。在尽可能排除其他诊断，无溶栓或抗凝禁忌证，可考虑抗凝或溶栓治疗。

⑨ 长期口服华法林抗凝治疗，根据 INR 调整剂量，维持 INR 2～3。若阻塞部位处于手术可及的肺动脉近端，首选肺动脉血栓内膜剥脱术治疗；无法手术治疗的远端病变病人，可考虑介入方法，行球囊肺动脉成形术，或应用肺动脉高压治疗药物缓解症状；反复下肢深静脉血栓脱落者，可放置下腔静脉滤器。

（李乃静）

第十三节　胸腔积液

诊断要点

① 胸痛、呼吸困难等症状。

② 查体呼吸减弱，甚至消失，语颤减弱或消失，叩诊浊音，呼吸音减弱或消失等体征。

③ X 线胸片、B 超等，提示胸腔积液。

④ 必要时胸膜腔穿刺抽水可确诊胸腔积液。胸穿抽出不凝固血液，则可确诊血胸。如胸腔穿刺抽得脓液，可确诊脓胸。但是要进一步确诊胸水性质，进一步明确导致胸水的原发疾病，必须进行胸水化验等一系

列检查。如考虑为脓胸，则应做涂片镜检、细菌培养及药敏试验，不仅可进一步明确脓胸诊断，还可依此选用有效的抗生素治疗。

治疗方案

预案 1： 少量或无症状的胸腔积液，可以不予处理，除非是为了必要的检查。更重要的是治疗原发疾病。

预案 2： 胸腔积液较多，影响呼吸，甚至威胁生命时，应立即予胸腔穿刺抽液以控制症状。

说明

① 胸腔穿刺方法：患者取坐位面向椅背，两前臂置于椅背上，前额伏于前臂上。不能起床者可取半坐位，患侧前臂上举，双手抱于枕部。穿刺点选在胸部叩诊实音最明显部位，一般常取肩胛线或腋后线第 7～8 肋间，有时也选腋中线第 6～7 肋间，如有条件可行超声波定位确定。常规消毒皮肤，消毒直径约 15cm，戴无菌手套，覆盖消毒洞巾。用 2％利多卡因在下一肋骨上缘的穿刺点自皮至胸膜壁层进行局部浸润麻醉。将胸穿针与注射器连接，并关闭两者之间的开关，保证闭合紧密不漏气。以左手示指与中指固定穿刺部位的皮肤，右手将穿刺针在麻醉处缓缓刺入，当针锋抵抗感突然消失时，打开开关使其与胸腔相通，进行抽液。首次抽液不超过 600ml，以后每次不超过 1000ml。抽液结束时，穿刺口消毒，局部用消毒纱布覆盖、固定。

② 如抽液过程中，患者出现头晕、出汗、面色苍白、心悸、脉细、四肢发凉，应考虑发生"胸膜反应"，此时应立即停止抽液，使患者平卧，必要时皮下注射 0.1％肾上腺素 0.5ml，并密切观察血压，注意休克的发生。如患者于抽液过程中或抽液后出现呼吸困难、发绀、咳嗽、咳白色或血性泡沫痰，两肺满布湿啰音，PaO_2 下降，影像学检查示以肺门为中心的蝶状或片状模糊阴影，应考虑发生复张性肺水肿或循环衰竭。通常是由于抽液过多过快，使胸腔压力骤减所致。应立即吸氧，酌情使用利尿剂和糖皮质激素（泼尼松 30mg/d，分 3 次口服），控制出入水量，注意酸碱平衡。

③ 胸腔积液为胸部或全身疾病的一部分，病因治疗尤为重要。

（李乃静）

第十四节 外源性变应性肺泡炎

外源性变应性肺泡炎（extrinsic alrgie alveolitis, EAA）也称过敏性肺炎（HP），是指易感个体反复吸入有机粉尘抗原后诱发的一种主要通过细胞免疫和体液免疫反应介导的肺部炎症反应性疾病。以淋巴细胞渗出为主的慢性间质性肺炎、细胞性细支气管炎（气道中心炎症）和散在分布的非干酪样坏死性肉芽肿为特征性病理改变。临床主要表现为吸入有机粉尘后出现呼吸困难、咳嗽和喘鸣，偶尔也会出现体质症状，如体重减轻、流感样症状（发冷、低热和不适）、胸闷和喘息，以及体格检查发现的啰音和发绀。本病有以下4个特点：①吸入有机（多属植物性）粉尘引起发病；②证明有特异性沉淀抗体；③有肺泡及小气道炎症或类似结节病样的肉芽肿病理改变；④慢性过程可发生肺纤维化。

诊断要点

① 有吸入有机粉尘的病史；呼吸困难、咳嗽、喘鸣。

② 两肺底部闻及 Velcro 啰音。

③ 胸部 HRCT（高分辨率 CT）主要特征包括磨玻璃影、小叶中心结节、马赛克征、网格影或蜂窝肺。

④ 肺功能以弥散功能障碍为主，其中大部分有限制性通气功能障碍和小气道功能障碍。

⑤ 血清沉淀反应阳性。

⑥ BALF 中淋巴细胞明显增高，$CD_4/CD_8 < 1$ 等。

⑦ 组织病理学检查提示非坏死性肉芽肿、淋巴滤泡性细支气管炎以及间质性肺炎等，同时除外结节病、结缔组织病继发的肺间质改变、特发性肺纤维化（IPF）等疾病。

⑧ 必要时可慎重进行吸入激发试验。肺活组织检查可提高确诊率。

治疗方案

泼尼松 $40 \sim 60\,mg$，口服，每天 1 次，$1 \sim 2$ 周后视病情减量以至停药，疗程 4～8 周。

说明

① 应尽快且仔细地获取患者的职业史、生活环境状况，转移患者以脱离致病原，卧床休息。一般急性病例在脱离工作环境后 24～48h 内症状可自行消失，肺功能恢复。

② 呼吸困难、发绀者应予吸氧。抗生素可酌情使用，以防继发感染。

③ 重症和亚急性肺泡炎伴明显症状和肺功能损害的病例，除脱离工作环境、避免再吸入抗原外，可应用肾上腺皮质激素治疗。对已有明显肺纤维化的病例，激素只能对尚存的部分炎症有效，对已形成的纤维化、蜂窝肺无效。

④ 各种预防措施均有助于本病预防，如收割的干草和谷物应晒干后入仓；饲养禽类的场所要经常清洁，妥善处理鸟粪；湿化器及其系统中的水保持清洁，避免污染等。

（李乃静）

第十五节　原发性支气管肺癌

原发性支气管肺癌简称肺癌，为起源于呼吸上皮细胞（支气管、细支气管和肺泡）的恶性肿瘤，是最常见的肺部原发性恶性肿瘤。常有区域性淋巴结和血行转移，病情进展程度与细胞的生物特性有关。

诊断要点

① 原发肿瘤引起的症状和体征：咳嗽、咯血或血痰、气短或喘鸣、胸痛、发热、消瘦。

② 肿瘤局部扩展引起的症状和体征：胸痛、吞咽困难、声音嘶哑、胸腔积液、心包积液、上腔静脉阻塞综合征、Horner 综合征等。

③ 由肿瘤远处转移引起的症状和体征：与转移脏器有关，常见于中枢神经系统转移、腹部转移、骨骼转移、淋巴结转移等。

④ 胸外表现：异位内分泌综合征〔如抗利尿激素分泌失调综合征

（SIADH）、异位促肾上腺皮质激素（ACTH）综合征、高钙血症、类癌综合征等]、骨骼-结缔组织综合征（原发性肥大性骨关节病、神经-肌肉综合征、肌无力样综合征、多发性周围神经炎等）、血液学异常及其他。

⑤ 胸部 X 线检查，是发现肺癌最常用的方法之一。中央型肺癌多表现为一侧肺门类圆形阴影；周边型肺癌可见斑片状、结节状、球状、网状阴影或磨玻璃影等。

⑥ CT 可发现更小的病灶和一些特殊部位的病灶，并有助于临床分期。

⑦ MRI 在明确肿瘤与大血管关系、发现脑实质或脑膜转移方面优于 CT。

⑧ 脱落细胞学检查是诊断肺癌的重要方法，中心型肺癌阳性率高。

⑨ 纤维支气管镜检查是诊断肺癌的主要方法之一。对中心型肺癌，刷检及活检的阳性率可达 90％左右。

⑩ 病理学检查：在透视、胸部 CT 或 B 超引导下细针经胸壁穿刺进行肺部病灶活检，经纵隔镜或胸腔镜活检。

⑪ 如经上述检查仍无法确诊，又高度怀疑肺癌时，可以行开胸肺活检。

治疗方案

预案 1： 小细胞肺癌（SCLC）

局限期 SCLC：应先化疗和放疗，部分病例可以选择手术，术后再内科治疗，对于治疗达到完全缓解的患者，建议行预防性颅脑照射。

广泛期 SCLC：应先化疗，部分患者可选择性地加用放射治疗。

具体化疗方案如下。

EP 方案：依托泊苷（VP-16）100mg/m^2，静脉滴注，第 1～3 天。
顺铂（DDP）80mg/m^2，静脉滴注，第 1 天。
每 3 周为一个周期。

ACE 方案：环磷酰胺（CTX）1000mg/m^2，静脉注射，第 1 天。
阿霉素（ADM）45mg/m^2，静脉注射，第 1 天。
依托泊苷（VP-16）80mg/m^2，静脉滴注，第 1～3 天。
每 3 周为一个周期。

预案 2： 非小细胞肺癌（NSCLC）

Ⅰ期：应先手术切除，术后辅助性化疗仍有争议，一般术后不主张放疗。对于不能耐受手术的患者可以行放疗和化疗。

Ⅱ期：应先手术，对于不能耐受手术的患者可放疗、化疗。对肺门淋巴结转移明显的患者，可以行术前新辅助化疗或放疗。手术/放疗后进行辅助性化疗和生物治疗，有助于降低局部复发和远处转移，提高长期生存率，一般术后不主张放射治疗。

Ⅲ期：应先做术前新辅助化疗，若治疗后病灶明显缩小有手术指征，可考虑手术切除，术后进行辅助性化疗、放疗和生物治疗。T_3N_1 和 $T_{1\sim3}N_2$ 的ⅢA期病人需通过多学科讨论采取综合治疗的方法，包括手术治疗联合术后化疗或序贯放化疗或同步放化疗等。

Ⅳ期：建议先进行以全身治疗为主的综合治疗，如放疗、化疗和生物治疗等。

具体化疗方案如下。

EP 方案：依托泊苷（VP-16）$100\,mg/m^2$，静脉滴注，第 1～3 天。

　　　　　顺铂（DDP）$80\,mg/m^2$，静脉滴注，第 1 天。

　　　　　每 3～4 周为一个周期。

ICE 方案：异环磷酰胺（IFO）$1.2\,mg/m^2$，静脉滴注，第 1～3 天。

　　　　　卡铂（CBP）$300\,mg/m^2$，静脉滴注，第 1 天。

　　　　　依托泊苷（VP-16）$80\,mg/m^2$，静脉滴注，第 1～3 天。

　　　　　每 4 周为一个周期。

说明

① 上腔静脉阻塞综合征（SVCS）是肿瘤临床最常见的急症，肿瘤直接侵犯纵隔，或转移的肿大淋巴结压迫上腔静脉，或腔静脉内癌栓阻塞，均可引起静脉回流受阻，表现为上肢、颈面部水肿和胸壁静脉曲张。严重者皮肤呈暗紫色，眼结膜充血，视物模糊，头晕、头痛。需要紧急处理以缓解症状。肺部增强 CT 可以明确诊断。

治疗原则：首先是缓解症状，其次才是根治肿瘤。一般治疗包括患者卧床，抬高头部及给氧，限盐饮食，适当给予利尿剂和激素治疗，必要时可给一定的抗凝、抗栓治疗。

特殊治疗包括化疗和放疗，对小细胞肺癌（SCLC）患者主张先进行化疗，症状缓解后再进行放射治疗。对非小细胞肺癌（NSCLC）患者主张放疗、化疗同时进行，不能耐受同步治疗者，可以根据患者具体状态决定化疗和放疗的顺序。

抢救成功标准：呼吸困难和颜面肿胀缓解。

② 急性肿瘤溶解综合征（ATLS）是由于肿瘤细胞溶解破坏后的产物迅速释放入血引起的，高尿酸血症、高钾血症、高磷酸盐血症、低钙血症及急性肾功能衰竭是本病的特征。常见于肿瘤负荷过大、增殖迅速且对化疗高度敏感的肿瘤患者。

治疗原则：对于肿瘤负荷大的患者，治疗前应先进行发生 ATLS 可能性的评估，对肾功能不全的患者，应减少抗肿瘤药物的用量。化疗前先进行 1～2 天的静脉水化，纠正水、电解质、酸碱平衡紊乱，化疗后每 3～4 天复查一次肾功能、离子。依据检测结果对症治疗。对于化疗后出现急进性肾功能损害，应尽早开始血液透析。

抢救成功标准：血清学检测肾功能正常，血尿酸正常，水、电解质、酸碱平衡紊乱得以纠正。

③ 大咯血：由于肿瘤对局部肺组织血管的浸润或肿瘤新生血管破裂，导致突然出现大咯血。临床可见突然出现咯血，常为大血块，伴呼吸急促，甚至呼吸困难，口唇发绀，大汗，心慌，甚至血压下降。有心脏基础病的患者可诱发心律失常、急性左心衰、心绞痛，甚至心肌梗死等，可危及生命。

治疗原则：吸氧、止血、对症支持治疗。

抢救成功标准：咯血减轻或停止，生命体征平稳。

④ 急性心包填塞通常发生在肺癌晚期的患者。查体可见心动过速、心律失常、心脏浊音界扩大、心脏搏动减弱、心音遥远、低血压、心包摩擦音、奇脉等，最终将导致心脏衰竭。超声心动图可以明确诊断。

治疗原则：吸氧、利尿、应用糖皮质激素及对症止痛等，以及心包穿刺抽液并注入化疗药物。

抢救成功标准：生命体征平稳。

（李乃静）

第十六节　常见的胸外科疾病

一、肋骨骨折

诊断要点

① 有胸部外伤史。

② 胸部疼痛，在深呼吸、咳嗽及转动身体时加重。局部肿胀，皮下有瘀斑。有时可少量咯血。

③ 骨折处有明显压痛。胸廓挤压试验时骨折处疼痛加剧，有时可触及骨折断端或皮下气肿。多根多段肋骨骨折时，出现胸壁软化、骨折部位胸廓变平、呈反常呼吸、呼吸困难，甚至休克。

④X 线检查可确定骨折部位、数目、是否合并血气胸。但如骨折发生在肋骨与软骨交接处，以及青枝骨折或腋部的肋骨骨折常显影不清，应特别注意辨认。

⑤ 对疑有血气胸且病情危重、不允许搬动的患者，可行胸腔穿刺，以利血气胸的诊断。

治疗方案

预案 1：一般治疗

有效控制疼痛、肺部物理治疗和早期活动。取半坐位卧床休息，经常翻身，保持呼吸道畅通，鼓励患者咳嗽、深呼吸，用祛痰剂以助排痰。酌情用小剂量可待因或哌替啶（杜冷丁）止痛。必要时给予吸氧或蒸气吸入。老年、体弱及咳痰困难者，应行气管插管或气管切开，以吸出痰液，及早应用抗生素防止肺部感染。有休克者给予输血、补液或用升压药物积极纠正休克。

预案 2：适用于闭合性肋骨骨折

棉垫压迫加胸带包扎制动：具有止痛效果好、疗效可靠、不影响呼吸运动、无皮肤过敏反应等优点。

肋间神经封闭法：用 1% 普鲁卡因 5～10ml，在肋骨角处注入肋骨下缘，其范围包括骨折处上下各 1 肋间。亦可用 2% 普鲁卡因 10ml 直接注入骨折处止痛。必要时 1h 后再注射 1 次。第 2 天、第 3 天可重复注射。

预案 3： 适用于开放性肋骨骨折

尽早施行清创术，缝合伤口，其他同闭合性肋骨骨折。

预案 4： 适用于多根多段肋骨骨折

对范围小且反常呼吸运动轻者，用棉垫压迫加胸带包扎或沙袋压迫制动。

对胸壁软化范围大者，用肋骨牵引固定术，方法是在软化胸壁的中央，选择 2～3 条肋骨，在局麻下用手巾钳夹持，外加滑车牵引，牵引重量 2～3kg，时间 2～3 周。

控制性机械通气：当有严重性肺挫伤伴有呼吸衰竭、$PaO_2 <$ 8.0kPa（60mmHg）时则应行气管插管或气管切开，插入带气囊的导管，连接于人工呼吸器上进行辅助呼吸。若有气胸，应先行肋间闭式引流。

手术复位固定适用于少数年轻较健壮或有胸内合并伤患者，开胸手术时顺便施行。方法是将肋骨断端用不锈钢丝固定或以克氏针做肋骨骨髓内固定。

二、胸骨骨折

诊断要点

① 有胸部外伤史。

② 胸骨区疼痛、肿胀，咳嗽及深呼吸时疼痛加重。

③ 胸骨局部明显压痛。

④ 骨折重叠移位者，可触及畸形及骨擦音或骨折端随呼吸移动。骨折如无移位或合并胸内脏器损伤严重时，骨折本身易被忽略。

⑤ 胸骨侧位或斜位 X 线片可明确诊断。

⑥ 常合并胸内脏器或其他部位的损伤，如胸壁软化、肺挫伤、支气管破裂、气胸或血胸、心包裂伤、心肌挫伤、心脏破裂、胸主动脉破裂、腹腔内脏伤、脊柱损伤等。伤后常继发休克。

治疗方案

预案 1： 适用于无移位的骨折 卧床休息 3～4 周。平卧时应去枕或于两肩胛间垫一薄枕，保持挺胸位。疼痛重者，可用镇痛剂，亦可用2％利多卡因5～10ml做局部封闭。

预案2：适用于有移位的骨折　病情稳定后及早行骨折复位。

a. 闭式复位：在局部麻醉下，患者取后伸仰卧位，背部垫薄枕，两手上举过头并后伸，使上胸前凸，然后下压向前移位的骨折端，将骨折复位。

b. 手术复位

悬吊牵引法：沿胸骨骨折端左右缘肋间隙各切一小口；紧贴胸骨后剥离，勿伤胸廓内动、静脉。将骨折内陷段用钢针经一侧切口穿入另一侧切口穿出，将钢针两端连在一起，用床旁牵引使其复位。牵引重量2～4kg，牵引时间2～3周。

巾钳夹持牵引法：用巾钳夹住断骨上端，患者尽力后仰，使胸椎过伸，持续用力拉出下陷的胸骨，用床旁牵引保持复位状态。

切开固定法：在局部麻醉或全身麻醉下，于骨折处胸骨正中切口，用钝性骨剥离器或持骨器撬起骨折端，使之上下端对合，以不锈钢丝2～3条穿过断处的上下端并拧紧固定。术中勿伤及胸骨后的重要脏器。

预案3：及时处理并发症　早期应用抗生素，预防感染；失血或发生休克时应输血、补液等。

三、创伤性窒息综合征

创伤性窒息综合征是胸部受到强烈的暴力挤压时，因受惊而产生本能的屏气动作，声门突然关闭，使肺内气体不能排出，造成胸内压力急剧升高，压迫心脏和大血管导致的临床综合征。由于上腔静脉系统无瓣膜，静脉血液被挤回头静脉、颈静脉及上肢静脉内，引起上半身的瘀血而并发毛细血管点状出血。

诊断要点

① 有胸部挤压伤史。

② 头、颈及上肢皮肤呈青紫色，可见皮肤、口腔黏膜下及眼结膜下的瘀血斑。常有眼球突出。视网膜血管破裂时可失明，颅内血管破裂时可发生昏迷。

③ 伤后多伴有胸骨骨折、肋骨骨折、脊椎骨折及气胸、血胸等。

半数患者合并心脏挫伤。

④ 眼科检查可确定视网膜损伤程度。

⑤ X线检查可确定是否合并骨折。

⑥ CT检查可了解颅内出血程度。

治疗方案

预案1：一般治疗 保持安静，卧床休息，半卧位，呼吸困难者给氧。输液速度不要过快，限制晶体液的输入，否则易引起肺水肿。

预案2：合并症的治疗 对发生截瘫或四肢麻痹者，需给予相应治疗，一般预后良好。当伴有明显中枢神经症状，疑有脑水肿时，应给予脱水剂并限制入液量；有心脏挫伤时，除给保护心脏药物外，应密切观察有无心包填塞症状，一旦出现，应及时做心包切开引流术。对并发的骨折可作相应处理。

四、损伤性气胸

肺、支气管、食管及胸壁的损伤，造成胸膜腔与外界相通，即产生气胸。气胸可分为闭合性气胸、开放性气胸及张力性气胸3种。

（一）闭合性气胸

空气进入胸膜腔后，小的伤口常自行闭合，胸膜腔即不再与外界相通，腔内气体可逐渐被吸收，肺组织因胸膜腔负压而逐渐膨胀。

诊断要点

① 肺压缩低于1/3者为小量气胸，患者可无明显的呼吸困难及循环功能紊乱。肺压缩1/3~1/2者为中量气胸，肺压缩>1/2以上者为大量气胸，两者均有胸痛和憋气；中量气胸和大量气胸的患者气管向健侧移位，伤侧胸部叩诊呈浊音，呼吸音减弱或消失，有时出现皮下气肿。

② X线检查可显示肺压缩程度并明确诊断。

③ 胸腔穿刺抽出气体则可确诊。

治疗方案

预案1：小量气胸 无需特殊治疗。

预案 2：中量气胸和大量气胸　可经锁骨中线第 2 肋间抽气或行胸腔闭式引流，以促使肺复张。

（二）开放性气胸

开放性气胸是指外界空气经胸壁伤口或软组织缺损处，随呼吸自由进出胸膜腔。空气出入量与胸壁伤口大小有密切关系，伤口大于气管口径时，空气出入量多，胸内压几乎等于大气压，伤侧肺将完全萎陷，丧失呼吸功能。伤侧胸内压显著高于健侧，纵隔向健侧移位，进一步使健侧肺扩张受限。呼、吸气时，出现两侧胸膜腔压力不均衡的周期性变化，使纵隔在吸气时移向健侧、呼气时移向伤侧，称为纵隔扑动（mediastinal flutter）。纵隔扑动和移位影响腔静脉回心血流，可引起严重循环功能障碍。

诊断要点

① 明显呼吸困难、鼻翼扇动、口唇发绀、颈静脉怒张。

② 伤侧胸壁可见伴有气体进出胸腔发出吸吮样声音的伤口，称为胸部吸吮性伤口。气管向健侧移位，伤侧胸部叩诊鼓音，呼吸音消失，严重者可发生休克。

③ 胸部 X 线检查可见伤侧胸腔大量积气，肺萎陷，纵隔移向健侧。

治疗方案

预案 1：急救　立即封闭创口，使开放性气胸变为闭合性气胸。消毒伤口周围皮肤后，在患者深呼气之末，用 5～6 层油纱布封闭伤口，无菌纱布敷盖，胶布固定，再加压包扎。

预案 2：对症治疗　取半坐位，鼓励患者咳嗽，经常翻身，给氧、补液及输血等，有休克予以纠正。在正压全麻下，对伤口彻底清创，剪除坏死及不健康的肌肉组织，摘除异物和游离骨片，修整肋骨残端，缝合肌壁肌肉。皮肤及皮下组织不必全部缝合，以利引流。

预案 3：给予抗生素　防治继发感染。

（三）张力性气胸

张力性气胸为气管、支气管或肺损伤处形成活瓣，气体随每次吸气进入胸膜腔并积累增多，导致胸膜腔压力高于大气压，又称为高压性气胸。伤侧肺严重萎陷，纵隔显著向健侧移位，健侧肺受压，腔静脉回流障碍。高于大气压的胸内压，驱使气体经支气管、气管周围疏松结缔组织或壁层胸膜裂伤处，进入纵隔或胸壁软组织，形成纵隔气肿或面、颈、胸部的皮下气肿。

诊断要点

① 有胸部外伤史。

② 严重或极度呼吸困难、烦躁、意识障碍、大汗淋漓、发绀。

③ 气管明显移向健侧，颈静脉怒张，多有皮下气肿。伤侧胸部饱满，叩诊呈鼓音，呼吸音消失。

④ X线检查示胸腔严重积气，肺完全萎陷、纵隔移位，并可能有纵隔和皮下气肿。

⑤ 胸腔诊断性穿刺：取2ml注射器配以1号针头，注射器内容1ml等渗盐水。患者取坐位，以水平方向在锁骨中线第2肋间刺入胸腔，如有气体溢出，针栓被推向外方，即可诊断为张力性气胸。

治疗方案

预案1：急救　立即用一个粗针头，缚上1个橡皮指套（顶部剪开1cm切口），插入伤侧锁骨中线第2肋间排气；或在上述部位插入一个有侧孔的粗导尿管，接水封瓶排气。

预案2：胸腔闭式引流　单纯排气可由锁骨中线第2肋间插管；若并发血胸，为了同时排气排血，可选腋中线第6肋间插管。待5～6天后排气排液停止，X线检查肺已复张时可拔管。

预案3：胸部探查　适用于胸腔封闭引流仍不能缓解症状者。

五、损伤性血胸

胸膜腔积血称为血胸。血胸是胸部创伤严重并发症之一。出血的来源有：①心脏和大血管出血，出血量大，患者多死于现场；②肋间动静脉和胸廓内动静脉出血，因压力高，出血为持续性，不易自然停止，多需开胸手术止血；③肺组织破裂出血，多在短期内自然停止。

血胸因出血量不同可分为：①小量血胸，出血量<500ml，胸片上液面不超过膈顶；②中量血胸，出血量500～1500ml，胸片上液面上界

可达肺门；③大量血胸，出血量＞1500ml，胸片上液面上界可超过肺门，甚至全部肺野，肺压缩严重。

诊断要点

① 有胸部外伤史，胸腔抽出积血即可确诊。

② 非进行性血胸

a. 小量血胸可无明显症状；大量血胸可出现面色苍白、脉搏细弱、血压下降、呼吸困难等。

b. 气管向健侧移位，伤侧肋间饱满，呼吸动度减弱，下胸部叩诊浊音，呼吸音减弱以至消失。

c. 周围血红细胞计数及血红蛋白降低，血细胞比容减少。

d. X线检查，伤侧可见胸腔内积液阴影，如为血气胸可见液平面，纵隔向健侧移位。

e. 超声检查可发现液平面。

③ 进行性血胸

a. 脉搏加快、血压下降，经输血、补液等抗休克治疗不见好转，或一度好转又迅速恶化。

b. 胸腔穿刺抽出的血液很快凝固。

c. 胸腔积血抽出后，又很快增加，或封闭引流瓶内引流量＞200ml/h。

d. 周围血血红蛋白、红细胞计数及血细胞比容呈进行性降低。

e. X线检查，可见胸腔内积液阴影继续增大。

④ 血胸继发感染

a. 有寒战、高热、食欲不振等全身中毒症状，周围血白细胞总数增高。

b. 胸腔积血涂片可找到细菌或细菌培养阳性。

c. 胸腔积液涂片检查红细胞、白细胞之比例，正常为500∶1，若红细胞、白细胞之比例达100∶1，即提示已有感染。

d. 将胸腔抽出液1ml放于试管内，加生理盐水5ml，混合静置3min，若溶液为淡红色而透明，表示无感染，若呈混浊或出现絮状物表示已有感染。

治疗方案

预案 1： 一般治疗 严密观察患者的神志、血压、脉搏、呼吸等变化。如出现失血性休克，应尽快输血、输液纠正休克。

预案 2： 适用于非进行性血胸 小量血胸不需特殊处理，常可自行吸收。血量较多者，在伤后 12～24h 内进行胸腔穿刺抽出积血，抽血过程中，如患者无不适感、血压及脉搏无变化，可尽量多抽。抽后在胸腔内注射青霉素、链霉素以预防感染。对中量以上的血胸可采用闭式引流。

预案 3： 适用于进行性血胸 及时剖胸探查。根据术中所见，对胸壁破裂的血管予以缝扎；对肺裂伤进行修补；对严重肺裂伤或挫伤进行肺叶切除；对破裂的心脏、大血管进行修复。

预案 4： 适用于凝固性或机化性血胸 前者出血停止 1～2 周内，开胸清除血块；后者在伤后 3～5 周内行早期纤维剥脱术。亦有对早期凝固性血胸，在胸膜腔内注入链激酶，24h 后将已溶解的积血抽出，可重复注射。如已放置闭式引流装置，注药后应将引流管钳夹。待患者平卧 8h 后再开放，效果较好。

预案 5： 适用于感染性血胸 应及早放置闭式引流装置，排出积脓。对脓胸粘连形成的多房血胸或凝固性血胸及纤维胸发生感染者，应及早施行开胸术。术后用大剂量有效的抗生素控制感染。

六、急性脓胸

急性脓胸是指胸膜腔的急性化脓性感染，多继发于肺部感染。脓胸的致病菌多来自肺内感染灶，也有少数来自胸腔内和纵隔内其他脏器或身体其他部位病灶直接侵入或经淋巴管侵入胸膜腔而引起化脓感染。继发于脓毒血症或败血症的脓胸，则多通过血行播散引起，致病菌种类以肺炎球菌、链球菌多见，但由于抗生素的应用，这些细菌所致肺炎和脓胸已较前减少；而葡萄球菌特别是耐药性金黄色葡萄球菌引起的脓胸则明显增多，尤以病儿更多见，且感染不易控制。此外，常见致病菌还包括大肠埃希菌、铜绿假单胞菌、真菌等，虽较少见，但发病率也逐步增高。厌氧菌感染则会导致腐败性脓胸。

急性脓胸亦可因胸部损伤或外科手术而引起。渗出液初为浆液性，以后由于纤维素和炎性细胞的沉淀，渗出液变稠成脓性。当脓液较稀、胸膜腔未粘连时，脓液遍布于全胸膜腔，称为全脓胸。若肺与胸壁或膈肌有了粘连，脓液被局限在胸膜腔局部，则称为局限性脓胸。如伴有肺泡破裂，空气进入胸膜腔，则脓腔上部积气、下部积脓，称为脓气胸。

诊断要点

① 多有肺炎、肺脓肿、脓毒血症或胸外伤病史。

② 高热、胸痛、咳嗽、呼吸急促、脉搏加快、食欲减退；胸腔积液较多时，患者不能平卧，气管向健侧移位，患侧肋间隙饱满，呼吸运动减弱，叩诊呈浊音。如有脓气胸则上部为鼓音，下部为浊音。语颤和呼吸音减弱或消失。肺脓肿破裂引起的脓胸，常有厌氧细菌的混合感染，脓有恶臭味，易发生败血症。

③X线检查病侧有致密阴影。如脓液在下胸部，可见由外上向内下的斜行弧线形阴影。脓液不多者，有时可同时发现肺内病灶。同时伴有气胸时则可见气液平面，尤其是未经胸腔穿刺而出现气液平面者，应高度怀疑有支气管瘘或食管瘘的可能。

④超声检查有助于胸腔积液穿刺定位和实施干预治疗。

⑤ 胸腔穿刺术可抽出脓液送检，这是确诊的主要方法。

治疗方案

预案 1：一般治疗　给予高营养高维生素饮食，维持水、电解质平衡。贫血体弱者给少量多次输血，以提高机体抵抗力。

预案 2：控制感染　控制原发感染，根据致病菌对药物的敏感性，选用有效抗生素。

预案 3：穿刺抽液　适用于早期脓胸，脓液较稀薄者。一般1～2天抽脓1次，每次抽脓后注入青霉素40万单位、链霉素0.5g。

预案 4：闭式引流　适用于脓液多且稠厚者。目前多主张一旦确诊为脓胸，应尽早行闭式引流。

（张月）

七、创伤性膈疝

膈肌损伤可由直接暴力（如刺伤或弹片穿入伤等）或间接暴力（如

挤压伤、撞击伤及爆震伤等）所引起。损伤多发生于左侧膈肌，右侧膈肌下因有肝脏保护，故损伤机会较少。膈肌损伤破裂后，因胸膜腔的压力差，可使腹内脏器进入胸膜腔发生膈疝。由于腹内脏器（胃、肠、脾等）进入胸内，压迫肺脏，使肺萎缩产生胸闷、气急、呼吸困难、发绀等症状。如严重压迫心脏，可出现心悸、脉弱，甚至休克，最后造成循环衰竭。进入胸腹腔的胃、结肠和小肠因位置改变而发生扭转，或因膈疝孔使肠系膜血管受压，发生绞窄性坏死，引起腐败性脓胸及中毒性休克。

诊断要点

① 有胸腹部闭合性或开放性创伤史，尤其是刺伤。

② 临床表现为腹痛、呕吐、腹胀及便秘等肠梗阻症状，如有胃肠绞窄坏死者可出现呕吐和便血；严重者出现呼吸困难、发绀、心率增快、血压下降等呼吸循环衰竭症状。

③ 体征包括患侧胸廓隆起，下部叩诊呈浊音或鼓音，纵隔及心脏移向健侧。听诊呼吸音消失但可听到肠鸣音。腹部平坦且柔软。

④ 床旁B超：表现为膈肌连续性中断，同时可判断疝入胸腔的肝、脾、肠管等脏器。

⑤ 上消化道造影：对诊断肠管为疝内容物有重要意义。

⑥ 胸部X线：表现为患侧膈肌抬高、模糊影像，膈下胃泡影偏离正常位置，胸腔可见胃肠道影像，置入胃管后发现胃管在胸腔内。

⑦ 胸部CT：表现为膈肌连续性中断或部分未显示，腹腔内容物通过膈肌缺口局部缩窄产生的领口征，腹部脏器失去膈肌支撑而出现腹腔脏器贴于后胸壁征象，或断裂的膈肌游离缘向近胸壁内侧弯曲移位而表现出悬挂征。

治疗方案

预案1：一般治疗 禁食，持续胃肠减压，适当输液、输血。对呼吸困难者，应清除呼吸道分泌物，给予吸氧。

预案2：手术治疗 膈肌破裂无论裂口大小，大多不能自愈，均应进行修补。在止痛及抗休克治疗后及时进行手术，多经左胸第7肋间后外侧切口进胸，回纳腹腔脏器，修补膈肌裂口。保留术前放置的胃肠减压管，防止腹胀。安置胸腔引流管，尽快使受压萎陷的肺复张。

预案 3：药物治疗　应用广谱抗生素，防止继发感染。

预案 4：多发伤的治疗　遵循先重后轻的原则，先处理致命伤，再处理膈疝；对大出血或进行性出血者，立即手术止血。

（李乃静）

八、腐蚀性食管灼伤

腐蚀性食管灼伤多为误吞强酸或强碱等化学腐蚀剂引起食管化学性灼伤。强碱产生较严重的溶解性坏死，强酸则产生蛋白凝固性坏死。

诊断要点

① 有吞服腐蚀剂病史。

② 临床表现为唇、口腔、咽、胸骨后以及上腹部剧烈疼痛，随即出现反射性呕吐，呕出物常带血性。若灼伤涉及会厌、喉及呼吸道，可出现咳嗽、声音嘶哑、呼吸困难。严重者可出现昏迷、虚脱、发热等中毒症状。

③ 有时口咽部有无灼伤表现不一定能证明食管有无灼伤，必要时要通过食管造影确诊。

治疗方案

预案 1：急诊处理程序

采集病史，明确所服腐蚀剂的种类、时间、浓度和量。

保持呼吸道通畅，必要时行气管切开。尽快建立静脉通道。

尽早吞服植物油或蛋白水，以保护食管和胃黏膜。无条件时可吞服生理盐水或清水稀释腐蚀剂。

处理并发症：包括喉头水肿、休克等。

防止食管狭窄，早期使用糖皮质激素和抗生素，可减轻炎症反应、预防感染、减缓纤维组织增生及瘢痕形成。

预案 2：扩张疗法　宜在伤后2～3周后食管炎症、水肿开始消退后进行，应定期重复进行。

预案 3：手术疗法　对严重长段狭窄及扩张疗法失败者，可采用手术治疗。

（李乃静）

九、食管破裂

食管破裂可发生于钝性伤、锐器伤及火器伤，亦可因剧烈呕吐致自发性食管破裂，或食管镜检查时发生。食管破裂后，由于带有各种细菌的唾液和食物及反流的胃内消化液溢入纵隔内，可迅速引起严重的纵隔感染。如穿破胸膜进入胸腔，则发生张力性液气胸，很快形成腐败性脓胸。

诊断要点

① 有外伤、呕吐或食管镜检查的病史。

② 早期症状可有突发胸痛或上腹痛，且向肩背部放射。气促、发热及呼吸困难，颈部可扪及皮下气肿。

③ 食管损伤穿孔后的症状与损伤部位有密切关系。

a. 颈段食管破裂：颈部疼痛、吞咽困难和声音嘶哑。可触及皮下气肿。颈部有开放伤口疑有食管损伤时，可用胃管插入颈段食管内，缓缓注气的同时在颈部压迫食管远端，若见有气体从伤口逸出，则表明有穿孔，在手术探查时，用此法有助于找到食管穿孔处。

b. 胸段食管破裂：胸骨后或上腹部剧烈疼痛，在颈部可触及皮下气肿。食管穿孔进入胸腹腔者，可发生液气胸，可有患侧胸痛、呼吸困难及发绀等。

c. 腹腔段食管破裂：出现上腹部腹膜炎症状，可形成膈下脓肿。

④ 血常规示周围血白细胞计数增高。

⑤ X线检查可见纵隔影增宽或积气及一侧或双侧胸腔积液积气。食管碘油造影可以确定破裂部位。

⑥ 胸腔穿刺抽出液类似胃液，pH值呈酸性。也可口服亚甲蓝，若抽出胸液呈蓝色，则可确诊。

治疗方案

预案 1： 一般疗法　绝对禁食，尽量吐出唾液，加强营养支持疗法，输全血或血浆，输液等纠正脱水和电解质紊乱；以鼻饲及行胃或空肠造影术饲食。

预案 2： 控制感染　应用大剂量抗生素（如青霉素、链霉素、氨苄西林）及甲硝唑等，以控制感染。对胸腔穿刺液或切开引流分泌物，做细菌培养及药敏试验，以便选择敏感的抗生素。

预案3：手术疗法

a. 发病在12h以内，或感染较轻者，可做裂口直接修补术，术后局部或胸腔内放置引流装置。

b. 对穿孔时间长或已发生感染者，可行局部切开引流术或胸腔闭式引流术，使肺膨胀。同时做胃或空肠造瘘，保持充分营养，食管裂孔多能自行愈合。

c. 对破裂口较大、感染严重或一般情况差者，可行食管旷置二期重建手术。同时在裂口以上食管内置胃管持续吸引；做胸腔闭式引流术及胃或空肠造瘘术。待感染控制及营养状况改善后（一般需3个月以上），再进行食管结肠吻合术，完成重建术。

（李乃静）

十、气管破裂

气管破裂多见于闭合性胸外伤（钝性伤或挤压伤等）和穿透伤（如枪弹、锐器及支气管镜检查所致损伤等）。

诊断要点

① 患者有胸部损伤史。

② 剧烈胸痛，吸气时加重。呼吸困难、心悸、脉速，咳嗽时有血痰排出。颈部气管穿透伤时，因空气进出伤口可发出吸吮声。

③ 体征有呼吸极度困难，颜面发绀，重者因缺氧而致昏迷。颈、胸部触及皮下气肿，气管向健侧移位，患胸叩诊呈鼓音，听诊呼吸音消失。

④ 对张力性气胸或血胸患者，已行胸腔闭式引流，见有大量气体排出，肺仍不复张，应想到发生本病的可能。成年患者多合并肋骨骨折。

⑤ X线检查可见伤侧肺萎陷，气胸或血气胸，纵隔移向对侧。有时可见纵隔气肿影。

⑥ 对疑有气管、支气管破裂而患者病情允许时，可施行纤维支气管镜检查，可有助于诊断。

治疗方案

预案 1： 对有气胸或张力性气胸患者 应选用大口径的导管行胸腔闭式引流。对呼吸困难或咯血者，须做气管内插管。输血、输液及时纠正休克。

预案 2： 对已确诊的较小支气管裂口（＜1cm）的患者 可保守治疗，经采用胸腔闭式引流、气管切开、控制感染等措施，多可自行痊愈。

预案 3： 对伤情严重者 应立即施行手术治疗，争取早期行支气管修补或吻合术，必要时做全肺切除术。麻醉及术中要保持健侧支气管通畅，一般支气管损伤的患者应使用双胶管插管麻醉，切口可采用前外侧切口，经第 5 肋间进胸，或术前先做闭式引流排空胸内积血，以防胸内积血经大支气管裂口流入健侧支气管，引起窒息。对胸内高位气管损伤，采用正中胸骨劈开切口进行修补手术。若为气管分叉以上损伤，则选右前外侧切口剖胸进行修补。颈段气管若完全断离，可做端-端吻合以获治愈。

预案 4： 术后处理 术后可行气管切开，加强护理，及时吸痰，选用刺激性小的抗生素加入糜蛋白酶雾化吸入或气管内滴注。静脉注射抗生素防治感染，2～3 周后行气管镜检查，若发现吻合口狭窄应予扩张，每周 1～2 次，一般扩张 4～6 周。

（李乃静）

十一、心脏与大血管损伤

心脏、大血管损伤可分为穿透伤和闭合伤两种。穿透伤多由锐器、刃器或火器所致，往往在短时间内大出血致死。闭合伤多由胸前区撞击、减速、挤压、高处坠落、冲击等暴力所致，心脏在等容收缩期遭受钝性暴力损伤的后果最为严重。无论是穿透伤还是闭合性大血管损伤，除非形成膜下出血或心包填塞，往往在运送途中死亡。

诊断要点

① 有胸部尤其是心前区创伤史，存在难以纠正的大出血或休克，应想到发生本病的可能。从胸壁伤口的部位和暴力方向，可推断心脏伤

口的位置。

② 胸痛局限在心前区或胸骨后，呼吸困难、口唇发绀、颈静脉怒张。脉搏减弱且不规则。血压下降，静脉压升高。听诊心音遥远及心律不齐，响亮的心前区杂音多为室间隔或瓣膜等损伤所致。

③ 心包穿刺不仅有助于诊断，而且可缓解心包压力，改善全身血循环。应注意（因缺血）出血可能成为凝块，15％～20％的心包填塞穿刺可为阴性。

④ 病情允许时进行 X 线检查，观察合并肺损伤和胸腔积血情况。心包腔内有积血时，可见心影增大、心搏减弱、心脏各弓平直。如有金属异物存留亦可查出其部位。

⑤ 早期心电图可正常，有的伤后 24～72h 才出现心电图改变。异常心电图常表现为 ST 段抬高、T 波低平或倒置，以及心律失常。对判断心肌损伤的部位、有无传导系统或冠状动脉损伤等提供依据。

⑥ 超声检查可见心包积液征象。

⑦ 疑有室间隔穿破或瓣膜损伤时，超声心动图检查可帮助确诊。

⑧ 中心静脉压测定对区别失血性休克与心包填塞引起的休克有很大帮助。心包填塞时，中心静脉压在 1.18kPa（8.85mmHg）以上，失血性休克时中心静脉压常在 0.49kPa（3.68mmHg）以下。做动态观察有助于对病情进展的了解。

治疗方案

预案 1：急救处理

保持呼吸道通畅：立即吸氧，必要时行气管插管人工辅助呼吸。

补充血容量：应做静脉切开或锁骨下静脉穿刺，将导管放入腔静脉或右心房内，用于快速输血、输液或输血浆代用品，亦可做中心静脉压的测定，注意对心肌挫伤者输液不要过多过快，以免引起心衰。

纠正酸性中毒：可静脉输入 5％碳酸氢钠溶液 100～200ml，以纠正酸中毒。

异丙肾上腺素：1mg 加入 5％葡萄糖 250ml 中静脉滴入，在穿透性损伤有心包填塞时，可改善心肌的收缩力，因而增加心排出量。

预案 2：心包穿刺 有心包填塞者，应立即行心包穿刺，抽出心包内积血，缓解心包内压力，有时患者可因此得救。

预案 3：手术治疗

a. 对处于濒死状态的可疑者，应及时手术。可选用局部麻醉或气管内插管麻醉，一般于左胸前外侧第 4 肋间切口，亦可根据伤情及伤道而定。

b. 心脏损伤裂口，可在手指轻压下止血，用 2-0 或 3-0 丝线在手指下方做间断缝合；如心肌较脆，可用带涤纶垫片的无损伤针行褥式缝合，以防勒伤心肌。对冠状动脉附近的损伤，应通过冠状动脉的深层做褥式缝合。心房伤可用心耳钳夹住缝扎成连续缝合。

c. 大血管损伤的治疗

主动脉损伤：对裂口较小者，可在无损伤主动脉处钳夹住止血后，用无损伤针缝合；形成夹层动脉瘤者，在体外循环下进行人造血管移植术。

主动脉弓上动脉损伤：无名动脉伤一般应修复或人造血管移植。左锁骨下动脉裂伤可进行吻合或结扎。左颈总动脉伤应进行修复以维持血流畅通。

腔静脉损伤：多采用带垫无损伤针行褥式缝合止血；如裂口过大，又近心脏入口处，可自左心耳内插入一大小合适的导管，直达上腔静脉或下腔静脉。导管上端具有侧孔，静脉血可经其流入右心房。心耳外的导管段用血管钳夹住。在裂口上下端阻断腔静脉，进行直接缝合。

（李乃静）

十二、急性化脓性心包炎

急性化脓性心包炎是指心包脏层和壁层间的急性炎症，主要致病菌为金黄色葡萄球菌、肺炎链球菌及溶血性链球菌，偶见脑膜炎双球菌和沙门菌属。常见感染源有：①胸内邻近器官炎症的直接蔓延，如肺炎、脓胸及纵隔感染等；②血行性细菌播散；③心包损伤，直接将细菌带入心包；④膈下脓肿或肝脓肿穿透膈肌进入心包。

诊断要点

① 多见于幼儿及青壮年。常在败血症的恢复期发病。临床表现既有败血症的中毒症状（如发冷、发热、乏力、食欲减退、消瘦、贫血等），又有急性心包炎的局部症状（如气短、咳嗽、脉快、不能

平卧等）。

②心前区疼痛，咳嗽或深呼吸时加剧。颈静脉怒张，血压下降，脉压缩小，心率加快，心音低弱而遥远，可闻及心包摩擦音，呈抓刮样粗糙的高频音。如延误治疗，可出现水肿、肝大和腹水。

③周围血白细胞数及中性粒细胞数增高。

④X线检查可见心脏阴影普遍向两侧扩大，心脏搏动减弱，立位时心影呈梨形或烧瓶形。

⑤心电图检查早期可见 ST-T 段弓背向下升高，T 波常倒置，QRS 波表现为低电压。

⑥超声心动图可见液性暗区。

⑦心包穿刺抽出脓性液体即可确诊。

治疗方案

预案 1：一般治疗　卧床休息，取半卧位，直至胸痛消失和发热消退。高蛋白、高维生素饮食，病重者除输液外，应少量多次输血。纠正水和电解质紊乱及维持酸碱平衡。

预案 2：心包穿刺抽液减压　适用于早期病例及心包填塞症状明显者。在严格无菌操作下，用较粗的针头做心包穿刺术。尽量抽净脓液，将脓液做细菌培养及药物敏感试验。抽液后将青霉素 40 万单位注入心包腔。心包穿刺抽脓和心包腔内注射抗生素，每天 1 次。若脓液逐渐减少、变稀薄说明效果良好，可逐渐延长穿刺的间隔时间。

预案 3：心包切开引流术　适用于病程较长、全身中毒症状严重或经穿刺抽脓无效者。

预案 4：心包切除术　对病程较长，顽固性复发性心包炎病程超过 2 年，心包增厚较明显，心包切开引流术后，症状虽一度好转，但不久心脏受压症状又重新出现，且有形成缩窄性心包炎的趋势，可行心包切除术。

（李乃静）

第四章 ᐅᐅᐅᐅᐅᐅ

消化系统疾病

第一节　胃食管反流病

胃食管反流病（GERD）是一种由胃、十二指肠内容物反流入食管引起不适症状和（或）并发症的疾病。反流和烧心是最常见的症状。根据是否导致食管黏膜糜烂、溃疡，分为反流性食管炎（RE）和非糜烂性反流病（NERD）。GERD也可引起咽喉、气道等食管临近组织的损害，出现食管外症状。

诊断要点

对于有典型反流和烧心症状的病人，可拟诊为GERD，用质子泵抑制剂（PPI）试验性治疗（如奥美拉唑每次20mg，每天2次，连用7～14天），症状明显缓解，初步诊断为GERD。

由于GERD分为RE和NERD，诊断方法有所不同。

① RE诊断：a. 有反流和（或）烧心症状；b. 胃镜下发现RE。

② NERD诊断：a. 有反流和（或）烧心症状；b. 胃镜检查阴性；c.24h食管pH监测表明食管存在过度酸、碱反流；d.PPI治疗有效。

治疗方案

① 一般治疗：生活方式的改变，如减肥、抬高床头、戒烟、避免睡前进食、避免食用可能诱发反流症状的食物等。

② 药物治疗

预案 1： 首选质子泵抑制剂（PPI）

埃索美拉唑（耐信）40mg，口服，每日 1 次；或

奥美拉唑（洛赛克）40mg，口服，每日 1 次；或

泮托拉唑（潘妥洛克）40mg，口服，每日 1 次。

注：单剂量 PPI 治疗无效可改用双倍剂量，一种 PPI 无效可尝试换用另一种 PPI。通常疗程 4～8 周。对于合并食管裂孔疝的 GERD 患者以及重度食管炎患者，PPI 剂量通常需要加倍。对于 NERD 和轻度食管炎的患者，可采取按需治疗。

预案 2： H_2 受体拮抗剂（H_2RA）

西咪替丁 200mg，每日 3 次，饭后服用，或睡前服 400mg；或

雷尼替丁 150mg，每日 2 次，清晨及睡前服用；或

法莫替丁 20mg，每日 2 次，或 40mg，每日 1 次，临睡前服用。

注：疗程 8～12 周。

预案 3： 促胃肠动力药

多潘立酮（吗丁啉）10mg，口服，每日 3 次，必要时剂量可加倍；儿童 0.3mg/kg，口服，每日 3 次，宜于饭前 15～30min 服用；或

莫沙必利（加斯清）5mg，三餐前口服，每日 3 次，维持治疗剂量为每次 5mg、每日 2 次（早餐前和就寝前）；或每次 10mg、每日 1 次（睡前服用），病情严重者剂量可加倍。

预案 4： 抗酸药

铝碳酸镁咀嚼片（达喜）0.5g，咀嚼后服用，一次 1～2 片，一日 3 次。餐后 1～2h、睡前或胃部不适时服用。

注：仅用于症状轻、间歇发作的病人临时缓解症状。

③ 抗反流手术：对于 PPI 治疗有效但需要长期服药的患者，抗反流手术是另一种治疗选择。目前最常用的抗反流手术式是腹腔镜胃底折叠术。手术疗效与 PPI 相当，但术后可能会出现并发症。

> **说明**

① PPI 作用于胃壁细胞，为 H^+-K^+-ATP 酶抑制剂，对胃酸分泌有明显选择性抑制作用，起效迅速。当怀疑胃溃疡时，应首先排除癌症的可能性，因用本品治疗可减轻其症状，导致延误诊断。孕妇、哺乳期妇女慎用，肝肾功能不全者慎用，对本品过敏者禁用。

② H_2RA 能抑制基础胃酸分泌和因刺激引起的胃酸分泌，可使胃

酸减少，胃蛋白酶活性降低，而且具有速效和长效的特点。肝、肾功能不全者慎用。胃溃疡患者应排除癌症后方可使用，对本品过敏者、严重肾功能不全者及孕妇、哺乳期妇女、8岁以下儿童禁用。

③ 多潘立酮（吗丁啉）为作用较强的多巴胺受体拮抗剂，具有外周阻滞作用，直接作用于胃肠壁，可增加食管下括约肌张力，防止胃食管反流，增强胃蠕动，促进胃排空，协调胃与十二指肠运动，抑制恶心、呕吐，并能有效地防止胆汁反流，不影响胃液分泌。适用于胃排空延缓、胃食管反流患者。应注意抗胆碱能药品可能会对抗本品的抗消化不良作用，故二者不宜合用。1岁以下儿童由于血脑屏障发育不完善，故不能排除本药对1岁以下婴儿产生中枢副作用的可能性。孕妇慎用。

④ 莫沙必利主要是通过刺激肠肌层神经丛释放乙酰胆碱而起作用，可明显加强胃窦-十二指肠的消化活性，协调并加强胃排空，增加小肠、大肠的蠕动并缩短肠运动时间，但不影响胃酸分泌。对本品过敏者禁用。

⑤ 对于GERD并发症食管狭窄的治疗：除极少数严重瘢痕狭窄需行手术治疗外，绝大部分狭窄可行内镜下食管扩张术。为防止扩张术后狭窄复发，应予以PPI长期维持治疗，部分年轻病人也可考虑抗反流手术。

⑥ 对于并发症Barrett食管，可用PPI维持治疗；建议其定期进行内镜复查，有助于早期发现异型增生和癌变。

⑦ 根据临床分析，轻度GERD及RE可单独选用PPI、促胃肠动力药或H_2RA；中度GERD及RE宜采用PPI或H_2RA和促胃肠动力药联用；重度GERD及RE宜加大PPI口服剂量，或PPI与促胃肠动力药联用。

（李丽）

第二节 急性胃炎

急性胃炎一般指各种病因引起的胃黏膜急性炎症，主要是指急性糜烂出血性胃炎。

诊断要点

① 常有上腹不适、上腹痛、胀满、恶心、呕吐和食欲不振等临床表现；重症可有呕血、黑便、脱水、酸中毒和休克。

② 或兼具应激、药物、酒精、创伤和物理因素等诱因。

③ 确诊本病依靠胃镜发现糜烂及出血灶。

治疗方案

应去除病因，积极治疗原发疾病和创伤，纠正其引起的病理生理紊乱。常用抑制胃酸分泌药物和胃黏膜保护剂。

① 常用抑制胃酸分泌的药物

预案 1：H_2 受体拮抗剂（H_2RA）

尼扎替丁 150mg，口服，每日 2 次；或

雷尼替丁 150mg，口服，每日 2 次；或

法莫替丁 20mg，口服，每日 2 次。

预案 2：质子泵抑制剂（PPI）

奥美拉唑 20mg，口服，每日 1 次；或

泮托拉唑 40mg，口服，每日 1 次；或

埃索美拉唑 40mg，口服，每日 1 次。

如恶心、呕吐不能服药者，可静脉滴注 PPI 制剂，如奥美拉唑 40mg，静脉滴注，每日 1～2 次。

② 保护胃黏膜常用药物

预案 1：硫糖铝 1 袋，口服，每日 2 次，疗程 4～8 周。

预案 2：枸橼酸铋钾 600mg，口服，每日 2 次，疗程 4～6 周。

预案 3：替普瑞酮 50mg，口服，每日 3 次。

（李丽）

第三节　慢性胃炎

慢性胃炎是指由多种病因引起的慢性胃黏膜炎症病变，临床常见。其患病率一般随年龄增长而增加，特别是中年以上更为常见。HP 感染

是最常见的病因。

诊断要点

① 胃炎病程迁延，大多无症状或症状很轻。

② 有症状者主要为消化不良，且为非特异性。消化不良症状的有无和严重程度与慢性胃炎的内镜所见及胃黏膜的病理组织学分级无明显相关性。

③ X线检查无诊断价值，只能作为排除性诊断。

④ 确诊本病主要依赖内镜检查和胃黏膜活检，尤其是后者的诊断价值更大。

⑤ 诊断应力求明确病因，应仔细询问病史，建议常规检测幽门螺杆菌（HP）。

治疗方案

慢性胃炎的治疗目的是缓解症状和改善胃黏膜炎性反应；治疗应尽可能针对病因，遵循个体化原则。

① 幽门螺杆菌阳性，有胃黏膜萎缩、糜烂、消化不良症状或胃癌家族史者，推荐根除幽门螺杆菌。目前推荐根除治疗方案为铋剂四联方案：标准剂量PPI＋标准剂量铋剂（均为每日2次，餐前半小时服）＋2种抗菌药物（餐后即服）。标准剂量PPI：埃索美拉唑20mg、雷贝拉唑20mg、奥美拉唑20mg、兰索拉唑30mg、泮托拉唑40mg，每日2次。标准剂量铋剂：枸橼酸铋钾0.6g（铋含量220mg），每日2次。

抗菌药物预案1： 阿莫西林1000mg、每日2次＋克拉霉素500mg、每日2次。

抗菌药物预案2： 阿莫西林1000mg、每日2次＋左氧氟沙星500mg、每日1次或200mg、每日2次。

抗菌药物预案3： 阿莫西林1000mg、每日2次＋呋喃唑酮100mg、每日2次。

抗菌药物预案4： 四环素750mg、每日2次＋甲硝唑400mg、每日2次或每日3次。

抗菌药物预案5： 四环素750mg、每日2次＋呋喃唑酮100mg、每日2次。

对铋剂过敏者，可采取三联治疗方案，即 PPI＋阿莫西林＋克拉霉素或 PPI＋克拉霉素＋甲硝唑，剂量参考上述推荐方案。我国多数地区为抗菌药物高耐药地区，推荐经验性铋剂四联治疗方案，疗程为 14 天，除非当地的研究证实 10 天治疗有效（根除率＞90％）。

② 有胃黏膜糜烂和（或）以反酸、上腹痛等症状为主者，可根据病情或症状严重程度选用抗酸剂、H_2RA 或 PPI。

预案 1：法莫替丁 20mg，口服，每日 2 次；或

奥美拉唑 20mg，口服，每日 1 次。

预案 2：适用于胆汁反流者

铝碳酸镁 1000mg，饭后 1～2h 嚼服。

③ 根据患者症状可选用促胃肠动力药、消化酶制剂等。

预案：多潘立酮（吗丁啉）10mg，三餐前半小时口服，每日 3 次。或

莫沙必利 5mg，三餐前半小时口服，每日 3 次。

说明

① 成功根除 HP 可使胃黏膜慢性活动性炎症得到明显改善，但对改善消化不良症状的作用有限。

② 法莫替丁适用于胃黏膜糜烂或以烧心、反酸、上腹饥饿痛等症状为主者。

③ 胶体果胶铋兼有杀菌作用和黏膜保护作用。

④ 其他治疗措施：消除致病因子，如戒烟、纠正不良饮食习惯、停用对胃黏膜有损伤的药物；有明显精神心理因素的慢性胃炎患者可用抗抑郁药或抗焦虑药。恶性贫血者注射维生素 B_{12}。对于重度不典型增生者应动态观察，必要时预防性手术治疗，建议内镜下黏膜切除。

（李丽）

第四节　消化性溃疡

消化性溃疡（PU）指胃肠黏膜发生的炎性缺损，通常与胃液的胃酸和消化作用有关，病变穿透黏膜肌层或达更深层次。消化性溃疡常发

生于胃、十二指肠，可发生于食管-胃吻合口、胃-空肠吻合口或附近、含有胃黏膜的 Meckel 憩室等。

诊断要点

① 依据溃疡病的三大特点：慢性病程、节律性上腹痛和周期性发作的病史可作出初步诊断，但也有初次发作以黑便或呕血等症状为主；非甾体抗炎药（NSAIDs）服药史也是疑诊 PU 的重要病史。

② X 线钡餐检查发现溃疡龛影可确诊，或行内镜检查及黏膜活检可确诊。

治疗方案

PU 治疗目标为：去除病因，控制症状，促进溃疡愈合、预防复发和避免并发症。

① 一般治疗：生活规律，注意劳逸结合，避免过劳和精神紧张，改变不良的生活习惯（戒烟、戒酒及少饮浓茶、浓咖啡等），合理饮食，定时进餐，避免对胃有刺激的食物和药物，戒烟酒，停止服用非甾体抗炎药（NSAIDs）。

② 药物治疗

a. 根除 HP 治疗同"慢性胃炎"，抗 HP 治疗后 1 个月复查。

b. 抑制胃酸分泌的常用药物

预案 1： H_2 受体拮抗剂（H_2RA）

尼扎替丁 150mg，口服，每日 2 次；或

雷尼替丁 150mg，口服，每日 2 次；或

法莫替丁 20mg，口服，每日 2 次。

预案 2： 质子泵抑制剂（PPI）

奥美拉唑 20mg，口服，每日 1 次；或

泮托拉唑 40mg，口服，每日 1 次；或

埃索美拉唑 40mg，口服，每日 1 次。

如恶心、呕吐不能服药者，可静脉滴注 PPI 制剂，如奥美拉唑 40mg，静脉滴注，每日 1～2 次。

c. 保护胃黏膜常用药物

预案 1： 硫糖铝 1 袋，口服，每日 2 次，疗程 4～8 周。

预案 2： 枸橼酸铋钾 110mg，每日 3～4 次，疗程 4～6 周。

预案 3：替普瑞酮 50mg，口服，每日 3 次。

③ NSAIDs 所致溃疡的治疗和预防：对 NSAIDs 所致溃疡的预防及治疗应首选 PPI，通过它高效抑制胃酸分泌作用，显著改善患者的胃肠道症状、预防消化道出血、提高胃黏膜对 NSAIDs 的耐受性，并能促进溃疡愈合。PPI 疗程与剂量同"消化性溃疡"。H_2RA 仅能预防 NSAIDs 所致十二指肠溃疡的发生，但不能预防 NSAIDs 所致胃溃疡的发生。

④ 溃疡复发的预防：HP 感染、长期服用 NSAIDs 是导致消化性溃疡复发的主要原因，其他原因尚有吸烟、饮酒等不良习惯。对复发性溃疡的治疗，应首先分析其原因，作出相应的处理。对于 HP 感染者，应进行根除治疗。长期服用 NSAIDs 是导致消化性溃疡复发的另一重要因素，如因原发病需要不能停药者，可更换环氧合酶-2（COX-2）抑制剂，并同时服用 PPI。

⑤ 内镜治疗及外科手术

内镜治疗：根据溃疡出血病灶的内镜下特点选择治疗策略，包括溃疡表面喷洒蛋白胶、出血部位注射 1：10000 肾上腺素、出血点钳夹和热凝固术等，有时采取 2 种以上内镜治疗方法联合应用。PU 合并幽门变形或狭窄引起梗阻，可首先选择内镜下治疗，常用方法是内镜下可变气囊扩张术。

外科治疗：在下列情况需考虑手术治疗，即并发消化道大出血经药物、胃镜及血管介入治疗无效时；急性穿孔、慢性穿透溃疡；瘢痕性幽门梗阻，内镜治疗无效；胃溃疡（GU）疑有癌变。

说明

① 治疗目的：消除病因、解除症状、愈合溃疡、防止复发、避免并发症。

② 治疗策略：首先区分 HP 是阴性还是阳性，如 HP 阳性，抗 HP 治疗＋抑酸治疗；如 HP 阴性，常规抑酸治疗或加用黏膜保护剂。

③ 治疗疗程：抗 HP 治疗 10 天或 14 天，抑酸治疗则十二指肠溃疡（DU）4～6 周、胃溃疡（GU）6～8 周。

④ 维持治疗：根据溃疡复发频率、年龄、服用 NSAIDs、吸烟、合并其他严重疾病、溃疡并发症史等决定，一般 3～6 个月。

⑤ 关于消化性溃疡手术治疗应采取慎重态度，严格掌握适应证，

因部分患者手术后有远期并发症，如残胃炎、吻合口溃疡、术后营养不良、餐后综合征、残胃癌等。

（李丽）

第五节　肠结核和结核性腹膜炎

一、肠结核

肠结核是由结核分枝杆菌引起的肠道慢性特异性感染，常继发于肺结核。肠结核主要位于回盲部，也可累及结直肠。

诊断要点

① 青壮年患者有肠外结核史，主要是肺结核病史。

② 临床表现有大便习惯改变、腹痛、右下腹压痛，也可有腹部肿块、原因不明的肠梗阻，伴有发热、盗汗等结核毒血症症状。

③ X线检查发现回盲部有激惹、肠腔狭窄、肠段缩短变形等征象。

④ 结核菌素试验强阳性。

⑤ 结肠镜下取材活检或手术切除后标本病理检查有确诊价值。

治疗方案

治疗目的：消除症状，改善全身情况，促使病灶愈合，防治并发症。强调早期治疗，因为肠结核早期病变是可逆的。

预案1：休息与营养　活动性结核患者应卧床休息，积极改善营养，必要时可给静脉内高营养治疗。

预案2：抗结核化学药物治疗　是本病治疗关键。抗结核药物的选择、用法、疗程同"肺结核"。

预案3：腹痛的可用抗胆碱能药物，如阿托品、山莨菪碱（654-2）等，注意纠正水、电解质紊乱，对不完全性肠梗阻者，应进行胃肠减压以缓解症状。

预案4：手术治疗　其适应证为完全性肠梗阻或不完全性肠梗阻内科治疗无效者；急性肠穿孔或慢性肠穿孔内瘘经内科治疗未能闭合者；

肠道大出血经积极保守治疗无效者；诊断困难需开腹探查者。

（李丽）

二、结核性腹膜炎

结核性腹膜炎是由结核杆菌引起的慢性弥漫性腹膜感染。本病可见于任何年龄，以青壮年多见，男女发病比例为 1：2。

诊断要点

① 中青年病人，有结核病史，伴有其他脏器结核证据，长期发热原因不明，伴有腹痛、腹胀、腹腔积液、腹壁柔韧感或腹部包块。

② 腹腔积液为渗出液，以淋巴细胞为主。

③ 一般细菌培养阴性，腺苷脱氨酶（ADA，尤其是 ADA2）明显增高。

④ X 线胃肠钡餐检查发现肠粘连等征象及腹部平片有肠梗阻或散在钙化点。

⑤ 结核菌素试验或 γ-干扰素释放试验呈强阳性。

⑥ 不典型病例，在排除禁忌证后，可行腹腔镜检查并取活检。

治疗方案

本病治疗关键是及早给予合理、足够疗程的抗结核化疗药物，以达到早日康复、避免复发和防止并发症的目的。

预案 1： 对症治疗，注意休息和营养。

预案 2： 抗结核化疗

强调全程规则治疗，特别对粘连型、干酪型病例，由于大量纤维增生，药物不易进入病灶，应联合用药，适当延长疗程。治疗方案同"肺结核"。

预案 3： 如有大量腹腔积液，可适当放腹腔积液以减轻症状。

预案 4： 手术治疗 其适应证包括：并发完全性或不完全性肠梗阻，内科治疗无效者；急性肠穿孔或腹腔脓肿经抗生素治疗未见好转者；肠瘘经加强营养与抗结核化疗而未能闭合者；本病诊断有困难、不能排除恶性肿瘤时可开腹探查。

（李丽）

第六节　炎症性肠病

炎症性肠病（IBD）是一组病因尚未阐明的慢性非特异性肠道炎症性疾病，包括溃疡性结肠炎（UC）和克罗恩病（CD）。IBD病因未明，与环境、遗传及肠道微生态等多因素相互作用导致肠道异常免疫失衡有关。

一、溃疡性结肠炎

本病可发生在任何年龄，多见于 20～40 岁，亦可见于儿童或老年人。男女发病率无明显差别。近年来我国 UC 患病率明显增加，以轻中度病人占多数，但重症也不少见。

诊断要点

① 溃疡性结肠炎缺乏诊断的金标准，主要结合临床表现、内镜和病理组织学进行综合分析，在排除感染性和其他非感染性结肠炎的基础上作出诊断。

② 持续或反复发作的腹泻和黏液脓血便、腹痛、里急后重，伴（或不伴）不同程度的全身症状。需排除慢性细菌性痢疾、阿米巴痢疾、慢性血吸虫病、肠结核等感染性结肠炎及结肠克罗恩病、缺血性肠炎、放射性肠炎。

③ 结肠镜检查是本病诊断与鉴别诊断的最重要手段之一。内镜下所见黏膜改变有黏膜血管纹理模糊、紊乱或消失，以及充血、水肿、易脆、出血及脓性分泌物附着；病变明显处见弥漫性糜烂和多发性浅溃疡；慢性病变常见黏膜粗糙、呈细颗粒状，炎性息肉及桥状黏膜，结肠变形缩短，结肠袋变浅、变钝或消失。

④ 黏膜活组织检查可发现固有膜内弥漫性急慢性炎症细胞浸润，隐窝结构改变，黏膜糜烂、溃疡及肉芽组织增生。以上病理改变无特异性，各种病因均可引起类似的肠道炎症改变，故而需要认真排除各种可能有关的病因后才能做出本病诊断。

⑤ 疾病分型

a. 临床类型：可分为初发型和慢性复发型。初发型指无既往病史而首次发作。慢性复发型，临床上最多见，指缓解后再次出现症状，常表现为发作期与缓解期交替。

b. 疾病分期：分为活动期和缓解期，活动期按严重程度分为轻度、中度、重度。轻度：大便小于每日 4 次，便血轻或无，脉搏正常，体温正常，血红蛋白正常，红细胞沉降率（ESR）小于 20mm/h。重度：大便≥每日 6 次，明显血便，脉搏＞90 次/min，体温＞37.8℃，血红蛋白低于正常值的 75%，ESR＞30mm/h。中度：介于轻度、重度之间。

c. 病变范围：E1 直肠；E2 左半结肠（病变范围在结肠脾曲以远）；E3 广泛结肠（病变累及结肠脾曲以近或全结肠）。

治疗方案

治疗目标是诱导并维持症状缓解及黏膜愈合，防治并发症，改善病人生存质量。根据病情严重程度、病变部位选择合适的治疗药物。

预案 1： 对症治疗　及时纠正水、电解质平衡紊乱；严重贫血者可输血，低蛋白血症者应补充白蛋白。病情严重的应禁食，并予完全胃肠外营养治疗。对腹痛、腹泻对症治疗，慎重使用抗胆碱能药物或止泻药如地芬诺酯（苯乙哌啶）或洛哌丁胺；对于重症病人应禁用，因有诱发中毒性巨结肠的危险。抗生素治疗对一般病例并无使用指征；对重症有继发感染者，应积极抗菌治疗，静脉给予广谱抗生素。

预案 2： 氨基水杨酸制剂　5-氨基水杨酸（5-ASA）3～4g/d，分次口服，病情缓解后相同剂量或减量维持治疗。

预案 3： 糖皮质激素　泼尼松 0.75～1mg/(kg·d)，症状缓解后开始逐渐缓慢减量至停药，注意快速减量会导致早期复发。重症患者首选静脉用激素，甲泼尼龙 40～60mg/d，或氢化可的松 200～300mg/d，剂量再大不会增加疗效，但剂量不足亦会降低疗效。糖皮质激素只用于本病活动期的诱导治疗，症状缓解后应逐渐减量至停药，不宜长期使用。减量期间加用免疫抑制剂或 5-ASA 维持治疗。

预案 4： 免疫抑制剂　适用于 5-ASA 维持治疗疗效不佳、症状反复发作及激素依赖者的维持治疗。由于起效慢，不单独作为本病活动期诱导治疗。常用硫唑嘌呤 1.5～2.5mg/(kg·d)，分 2～3 次口服。该类药显效时间需 3～6 个月。

预案5：病人教育

活动期病人应充分休息，调节好情绪，避免心理压力过大。

急性活动期病人可给予流质或半流质饮食，病情好转后改为富营养、易消化的少渣饮食，不宜过早食用辛辣饮食。注意饮食卫生，避免肠道感染性疾病。

按医嘱服药及定期医疗随访，不要擅自停药。

预案6：手术治疗

紧急手术指征：并发大出血、肠穿孔、中毒性巨结肠经积极内科治疗无效者。

择期手术指征：并发结肠癌变、内科治疗效果不理想、药物不良反应大不能耐受者，以及严重影响病人生存质量者。

（李丽）

二、克罗恩病

克罗恩病（CD）是一种慢性炎性肉芽肿性疾病，多见于末段回肠和邻近结肠，但从口腔至肛门各段消化道均可受累，呈节段性分布。以腹痛、腹泻、体重下降为主要临床表现，常有发热、疲乏等全身表现，肛周脓肿或瘘管等局部表现，以及关节、皮肤、眼、口腔黏膜等肠外损害。

本病青少年多见，发病高峰年龄为18～35岁，男女患病率相近。

诊断要点

对慢性起病，反复腹痛、腹泻、体重下降，特别是伴有肠梗阻、腹部压痛、腹块、肠瘘、肛周病变、发热等表现者，临床上应考虑本病。世界卫生组织提出的CD诊断要点见表4-1，对初诊的不典型病例，应通过随访观察，逐渐明确诊断。

表4-1 CD诊断要点

	临床	影像	内镜	活检	切除标本
1. 非连续性或节段性病变		＋	＋		＋
2. 卵石样黏膜或纵行溃疡		＋	＋		＋
3. 全壁性炎症反应改变	＋（腹块）	＋（狭窄）	＋（狭窄）		＋

续表

	临床	影像	内镜	活检	切除标本
4. 非干酪性肉芽肿				＋	＋
5. 裂沟、瘘管	＋	＋			＋
6. 肛门部病变	＋			＋	＋

注：具有上述 1、2、3 者为疑诊；再加上 4、5、6 三者之一可确诊。具备第 4 项者，只要再加上 1、2、3 三者之二亦可确诊。

治疗方案

治疗目标：诱导和维持缓解，防治并发症，改善生存质量。治疗的关键环节是黏膜愈合。通常需要药物维持治疗以预防复发。

预案 1：一般治疗　必须要求患者戒烟，继续吸烟会明显降低药物疗效、增加手术率及术后复发率。患者常见营养不良，注意检查患者的体重及体重指数（BMI）。调理饮食和补充营养，病变活动期给予高营养低渣饮食，补充维生素 B_{12}、叶酸等多种维生素及微量元素。严重营养不良、肠瘘及短肠综合征者，可给予全胃肠外营养。病情重者可禁食，输注白蛋白，控制肠道继发感染，选用广谱抗生素。腹痛、腹泻患者给予对症治疗。对于常规药物治疗效果欠佳或不能耐受者，特别是青少年患者，全肠内要素饮食对控制症状、降低炎症反应有帮助。

预案 2：氨基水杨酸制剂

柳氮磺吡啶 4～6g/d，分 4 次口服，病情缓解后 2g/d，维持 1～2 年。

预案 3：糖皮质激素

泼尼松 0.75～1mg/(kg・d)，可口服，亦可静脉应用。

预案 4：免疫抑制剂

硫唑嘌呤 1.5～2.5mg/kg，分 2～3 次口服，疗程 1～2 年。

预案 5：生物制剂　近年针对 IBD 炎症通路的各种生物制剂在治疗 IBD 方面取得良好疗效。抗 TNF-α 的单克隆抗体如英夫利昔单抗及阿达木单抗对传统治疗无效的活动性 CD 有效，可用于 CD 的诱导缓解与维持治疗，另外维多珠单抗、尤特克单抗也被证实有良好疗效。

预案 6：抗生素（甲硝唑、环丙沙星）对肠道感染有控制作用。

预案7：手术治疗 手术后复发率高。手术适应证限于完全性肠梗阻、瘘管与脓肿形成、急性穿孔或不能控制的大量出血及癌变。

说明

① 氨基水杨酸制剂对 CD 疗效有限，仅适用于病变局限在回肠末段或结肠的轻症患者。柳氮磺吡啶胃肠道不良反应较大，有骨髓抑制作用。

② 糖皮质激素是目前控制病情活动的有效药物，适用于活动期患者，特别是对以小肠病变为主、有肠外表现者效果较好，但不能防止复发。长期大量用药，不良反应大，如消化道出血、血糖升高等，一般推荐病情缓解后递减药量，维持半年左右。

③ 免疫抑制剂适用于激素疗效不佳或有依赖的慢性活动性病例，可减少激素用量乃至停用，可使病情改善或缓解，严重不良反应是白细胞减少等骨髓抑制表现。

（李丽）

第七节 缺血性肠病

缺血性肠病是一组因小肠、结肠血液供应不足导致的肠壁局部组织坏死和一系列症状的疾病，分为急性肠系膜缺血、慢性肠系膜缺血和缺血性结肠炎。好发于中老年人，多见于左半结肠，尤其以脾曲、降结肠、乙状结肠为主。

诊断要点

① 中老年患者，具有易患因素，如高血压病、冠心病、心力衰竭和心房纤颤等疾病。

② 突发腹痛、腹胀、腹泻或便血等，外周血白细胞增多。纤维结肠镜表现为黏膜充血、水肿、瘀斑，可有部分黏膜下出血、坏死，重症患者可表现为黏膜脱落、溃疡形成，病变部位与正常肠段之间界限清晰，直肠极少受累。

③ CT 扫描可见受累肠段肠壁局限性或弥漫性增厚、腹水、肠系膜

动脉狭窄及阻塞、肠系膜上静脉血栓、门静脉积气等。

治疗方案

预案 1：原发病治疗　纠正心力衰竭和心律失常，补充血容量，避免使用血管收缩剂。

预案 2：禁食，胃肠减压，静脉补液维持水、电解质及酸碱平衡，应用血管扩张剂及广谱抗生素。

预案 3：抗凝及溶栓治疗　肠系膜血管血栓形成确诊后应立即予以抗凝治疗，可用肝素和尿激酶、链激酶溶栓，24h 后再次血管造影，如肠管血供已建立，可去除导管，继续使用抗凝剂和纤维蛋白溶解药等药物（如链激酶、尿激酶）治疗 7～10 天，再改为阿司匹林口服持续 3 个月。

预案 4：介入治疗　对于非闭塞性肠缺血，可经造影导管向动脉内灌注血管扩张剂，罂粟碱加生理盐水稀释至 1g/L，以 30～60mg/h 经肠系膜动脉插管泵入，不超过 5 天。对于血栓形成或栓塞者，可通过导管注入溶栓剂。

预案 5：手术治疗　保守治疗后病情无改善并且持续进展，或出现明显肠管缺血坏死征象或腹膜炎体征，或便血持续，或白细胞计数及体温持续上升，应手术治疗。

（李卉）

第八节　功能性胃肠病

一、功能性消化不良

功能性消化不良是指患者有起源于胃、十二指肠区域的症状，而生化学和内镜等检查无异常发现，主要症状包括餐后饱胀感、早饱、上腹痛和上腹烧灼感。

诊断要点

① 餐后饱胀不适、早饱感、上腹痛、上腹烧灼感、嗳气、恶心、呕吐等症状。

② 没有可以解释上述症状的器质性疾病的证据（包括上消化道内镜检查）。

③ 诊断前症状出现至少 6 个月，近 3 个月症状符合以上标准。

治疗方案

① 一般治疗。

② 提高患者对疾病的认识以及应对症状的能力，改善生活方式，调整饮食结构，有规律的饮食习惯，戒烟戒酒。

③ 药物治疗

预案 1：根除幽门螺杆菌（HP）治疗，同"慢性胃炎"。

预案 2：抑酸剂和制酸剂

奥美拉唑 40mg，每日 1 次，饭前 30min 口服；或

法莫替丁 20mg，每日 2 次，口服。

预案 3：促胃肠动力药物

甲氧氯普胺（胃复安）5～10mg，每天 3 次，饭前 30min 口服；或 10～20mg，肌内注射，每日 1 次；或

多潘立酮（吗丁啉）10mg，每日 3 次，饭前 30min 口服；或

莫沙比利 5～10mg，每日 3 次，饭前 30min 口服。

预案 4：抗抑郁药

盐酸帕罗西汀（塞乐特）20mg，每日 1 次，口服；或

氟西汀（百忧解）10mg，口服，每日 1 次。

失眠者可选用地西泮、阿普唑仑等。

说明

① 抑酸或促胃肠动力治疗 2～4 周，如无效，需进行细致检查以明确有无器质性疾病。对于有心理异常的患者，可进行适当检查以缓解患者的顾虑，并给予药物治疗。

② 功能性消化不良预后良好，约 1/3 患者症状可自行消失，但仍有相当比例患者症状会长期存在。

③ 甲氧氯普胺口服剂量一般不宜超过 0.5mg/(kg·d)，否则易引起锥体外系反应。大剂量或长期应用，可能阻断多巴胺受体，使胆碱能受体相对亢进而导致锥体外系反应（特别是年轻人），主要表现为帕金森综合征，可出现肌震颤、头向后倾、斜颈、阵发性双眼向上注视、发

音困难、共济失调等，可用苯海索等抗胆碱药治疗。甲氧氯普胺注射给药可能引起直立性低血压。严重呕吐不能口服的患者，可肌内注射。

二、肠易激综合征

肠易激综合征（IBS）是一种以腹痛或腹部不适伴排便习惯改变为特征的功能性肠病，该病缺乏可解释其临床症状的形态学改变和生化异常。

诊断要点

反复发作腹痛、腹胀、腹部不适，具备以下任意 2 项或 2 项以上：

① 与排便相关；

② 伴有排便频率改变；

③ 伴有粪便性状或外观改变，诊断前症状出现至少 6 个月，近 3 个月符合以上诊断标准。

治疗方案

① 一般治疗：向患者详细解释肠易激综合征的诊断及疾病的性质，以解除患者的顾虑和提高对治疗的信心，是治疗最重要的一步。调整饮食和生活方式，避免诱发或加重症状的因素。

② 药物治疗

预案 1：以腹痛为主要症状者

匹维溴铵（得舒特）50mg，口服，每日 3 次；或

马来酸曲美布汀 100～200mg，口服，每日 3 次。

预案 2：以腹泻为主要症状者

蒙脱石散（思密达）首剂 6g，之后 3g，口服，每日 3 次；或

洛哌丁胺（易蒙停）首次 4mg，每有腹泻加 2mg 至止泻，不超过16mg/d，慢性腹泻可用 4～8mg/d 长期维持。

预案 3：以便秘为主要症状者

聚乙二醇 4000（福松）10～20g，每日 1～2 次，口服；或

利那洛肽 290μg，每日 1 次，口服。

预案 4：伴有焦虑、抑郁症状者

帕罗西汀（赛乐特）10mg，每日 1 次，口服。

说明

① 蒙脱石散（思密达）具有不对称性，可以吸附病毒和细菌，通过与消化道黏膜糖蛋白结合使黏膜层增厚，加速黏膜的修复和再生；偶可引起便秘，便秘、腹胀、大便性状异常时应及时停用。

② 养成良好的排便习惯，多运动、多饮水，可服用蜂蜜等润肠食物，一般主张使用作用温和的轻泻药以减少不良反应和药物依赖性。尽量不服用番泻叶、酚酞片（果导片）等易产生依赖性的药物。

三、功能性便秘

便秘表现为排硬便或干球便、排便次数减少、排便困难。排便次数减少指每周排便少于 3 次。排便困难包括排便费力、排便不尽感、直肠肛门梗阻感/阻塞感、辅助排便。

诊断要点

① 必须包括下列 2 项或 2 项以上：至少 25％的排便为感到费力，至少 25％的排便为干粪球或硬粪，至少 25％的排便有不尽感，至少 25％的排便有肛门直肠梗阻感和（或）堵塞感，至少 25％的排便需手法辅助（如用手指协助排便、盆底支持），每周排便少于 3 次。

② 不用泻药时很少出现稀便。

③ 不符合肠易激综合征的诊断标准。

诊断前症状出现至少 6 个月，且近 3 个月症状符合以上诊断标准。

治疗方案

治疗的目的是缓解症状，恢复正常肠道动力和排便生理功能。

① 一般治疗：保持合理饮食和良好的生活习惯，增加膳食纤维和水分的摄入。推荐每日摄入膳食纤维 25～35g、每日至少饮水 1.5～2.0L。适当运动和锻炼。每日定时排便：建议患者在晨起或餐后 2h 内尝试排便，排便时集中注意力，减少外界因素的干扰，只有建立良好的排便习惯，才能真正完全解决便秘问题。

② 药物治疗

预案 1： 容积性泻剂和渗透性泻剂，前者如欧车前子、甲基纤维素，后者如聚乙二醇 4000（福松）（10g，每日 2 次，口服）。

预案 2：促动力药，如莫沙比利 5mg，每日 3 次，口服。

预案 3：促分泌药，如利那洛肽 90μg，日 1 次，口服。

预案 4：刺激性泻药，如大黄、番泻叶、麻仁丸等。

预案 5：粪便软化剂，如开塞露等。

预案 6：清洁灌肠或洗肠　对有粪便嵌塞或严重排便障碍型便秘可采用清洁灌肠。

预案 7：生物反馈治疗　适用于功能性出口梗阻型便秘，目的是教会患者在刺激排便时放松盆底肌群并有效地增加腹压。

预案 8：手术治疗　如果经过严格的非手术治疗后便秘症状仍不能改善，且各种特殊检查提示有明确的病理解剖和确凿的功能异常部位，可考虑手术治疗。外科手术适应证包括继发性巨结肠、部分结肠冗长、结肠无力、重度直肠前膨出、直肠内套叠、直肠黏膜内脱垂等。

（李卉）

第九节　肝脏和胆囊疾病

一、肝硬化

肝硬化是一种由不同病因长期作用于肝脏引起的慢性、进行性、弥漫性肝病的终末阶段。

诊断要点

① 病史：详细询问肝炎史、饮酒史、药物或毒物接触史、输血史以及家族遗传病史等。

② 症状：代偿期临床表现仅有轻度乏力、纳差、腹胀等，肝、脾轻度至中度肿大。失代偿期症状较多。全身症状：消瘦、疲乏、面色晦暗、尿少或下肢水肿。消化道症状：纳差、腹胀、恶心、呕吐、腹泻、腹痛。出血倾向及贫血：鼻出血、齿龈出血、紫癜和胃肠道出血及不同程度贫血。内分泌障碍：性功能障碍、睾丸萎缩、男性乳房发育、女性月经失调；皮肤出现蜘蛛痣、毛细血管扩张、肝掌及色素沉着。门脉高

压：脾轻度、中度肿大，脾功能亢进。侧支循环建立，以食管、胃底静脉曲张最常见，其次为腹壁、脐周静脉曲张及痔核形成。腹水，部分患者可合并肝性胸水。

③ 肝功能检查：血清白蛋白降低，胆红素升高，凝血酶原时间延长，提示肝功能失代偿。

④ 影像学检查（超声检查、CT 和 MRI）：超声可见肝表面不光滑、肝叶比例失调、肝实质回声不均匀增强等。此外，还可见门静脉高压改变，如脾肿大、门静脉增宽和腹水等。CT 和 MRI 的影像学表现与超声相似，还可见门静脉高压改变。

治疗方案

肝硬化的内科治疗目前只能恢复和保持肝功能，使活动性病变趋向静止，改善失代偿期症状。早期对因治疗，晚期对症治疗，必要时行肝移植治疗。

预案 1： 一般治疗　休息、饮食治疗，代偿期患者可参加轻工作，失代偿期出现并发症患者应卧床休息。无并发症肝硬化患者饮食热量为 $126\sim168kJ/(kg \cdot d)$，蛋白质 $1\sim1.5g/(kg \cdot d)$；营养不良者摄入热量为 $168\sim210kJ/(kg \cdot d)$，蛋白质 $1\sim1.8g/(kg \cdot d)$。推荐高维生素、易消化食物，严谨饮酒。食管静脉曲张者应禁食坚硬粗糙食物，肝性脑病患者应降低蛋白质摄入量。

预案 2： 保肝降酶治疗

甘草酸二钠（甘利欣或美能）150mg，口服，每日 3 次；或

10% 葡萄糖溶液 250ml＋甘草酸二钠 150mg，静脉滴注。

预案 3： 补充维生素

复合维生素（金施尔康或 21 金维他等）1 粒，口服，每日 2 次。

注意：有食管静脉曲张者应碾碎口服，以防引起食管静脉曲张破裂出血。

预案 4： 治疗腹水

限制钠、水的摄入。轻度钠潴留者，钠的摄入量限制在 88mmol/d，稀释性低钠血症（$<125mmol/L$）患者，应限制水的摄入（$800\sim1000ml/d$）。

保钾利尿剂螺内酯 $60\sim100mg$，早上顿服，根据利尿反应（体重、尿量）每 $4\sim5$ 日增加 $60\sim100mg$，至最大剂量 400mg/d。可联合呋塞

米，起始剂量 $20\sim40\text{mg/d}$，可增加到 160mg/d。

治疗原则为每日体重减轻不超过 0.5kg，剂量不宜过大，利尿速度不宜过猛以避免诱发肝性脑病，腹水消退后利尿剂减量。

白蛋白 10g，每日 1 次或隔日 1 次，静脉滴注，可有效提高胶体渗透压。

腹水浓缩回输：是治疗难治性腹水的好办法及治疗肝肾综合征的有效措施。其作用在于清除潴留的钠、水，提高血浆白蛋白浓度和有效循环血容量，改善肾血液循环，减轻或消除腹水。其副作用和并发症包括发热、感染、电解质紊乱。禁忌证包括腹水感染、癌性腹水、心肺功能不全。

预案 5：治疗自发性腹膜炎

如临床疑诊或腹水中性粒细胞数 $>0.25\times10^9/\text{L}$，应立即进行经验性治疗。抗生素首选头孢噻肟 2g，每 8 小时 1 次，或头孢曲松 2g，每天 1 次，用药后 48h 再次进行腹水检查，如中性粒细胞数减少一半，可认为抗生素治疗有效，疗程 $5\sim10$ 天。

预案 6：肝肾综合征

避免诱发肝肾衰竭因素，如感染、出血、离子紊乱、大量放腹水、过度利尿等，避免使用肾损伤药物，输注白蛋白 1g/(kg·d)，以后 $20\sim40\text{g/24h}$，持续 $5\sim10$ 天，使 $\text{Cr}<132.6\mu\text{mol/L}$，加用血管活性药特利加压素 $0.5\sim2\text{mg}$ 静脉注射、12h 1 次，或加奥曲肽 $300\sim600\mu\text{g/d}$。对药物治疗效果不佳者，可选择 TIPS 或肝移植。

预案 7：胃食管静脉破裂出血的治疗见"上消化道出血"。

二、药物性肝损伤

药物性肝损伤是指由药物和（或）其代谢产物引起的肝脏损害。常在用药后的 $5\sim90$ 天之间发生，以急性肝损伤最为常见，亦可见亚急性肝损伤或慢性肝损伤。

诊断要点

1. 详细询问用药史、停药后恢复情况以及再用药后的反应。

2. RUCAM 评分系统（>8，高度可能；$6\sim8$，可能性大；$3\sim5$，可能；$1\sim2$，不大可能；≤0，可除外）

（1）药物治疗与症状出现的时间关系

① 初次治疗 5～90 天，后续治疗 1～15 天。（＋2）

② 初次治疗＜5 天或＞90 天；后续治疗＞15 天。（＋1）

③ 停药时间≤15 天。（＋1）

（2）病程特点

① 停药后 8 天内 ALT 从峰值下降≥50％。（＋3）

② 停药后 30 天内 ALT 从峰值下降≥50％。（＋2）

③ 持续用药 ALT 下降水平不确定。（0）

（3）危险因素

① 饮酒或妊娠。（＋1）

② 无饮酒及妊娠。（0）

③ 年龄≥55 岁。（＋1）

④ 年龄＜55 岁。（0）

（4）伴随用药

① 伴随用药与发病时间符合。（－1）

② 已知伴随用药的肝毒性且与发病时间符合。（－2）

③ 有伴随药导致肝损伤的症状。（－3）

（5）除外其他非药物因素

甲型、乙型或丙型病毒性肝炎；胆道阻塞；酒精性肝病；近期高血压病或心脏病发作史；潜在其他疾病；CMV、EBV 或 HSV 感染。

① 除外以上所有因素。（＋2）

② 可除外 4～5 个因素。（＋1）

③ 可除外 1～4 个因素。（－2）

④ 高度可能为非药物因素。（－3）

（6）药物肝毒性的已知情况

① 在说明书中已注明。（＋2）

② 曾有报道但未在说明书中注明。（＋1）

③ 无相关报告。（0）

（7）再用药反应

① 阳性（单纯用药后 ALT 升高＞2 倍正常值）。（＋2）

② 可疑阳性（ALT 升高＞2 倍正常值，但同时伴有其他因素）。（＋1）

③ 阴性（ALT 升高＜2 倍正常值）。（－2）

④ 未再用药。（0）

治疗方案

① 一般疗法：停用和避免再次使用引起肝损伤的药物。有下列情况之一的应立即停药：a. 当 ALT 或 AST＞8ULN；b. ALT 或 AST＞5ULN 持续 2 周；c. ALT 或 AST＞3ULN 同时伴有胆红素＞2ULN 或凝血酶原时间延长 1.5 倍时；d. ALT 或 AST＞3ULN 并伴有进行性加重的乏力、发热、皮疹和（或）嗜酸性粒细胞增多＞5％时。注：ULN 为正常值上限。

② 药物治疗

预案 1： 乙酰半胱氨酸 8g，加入 5％葡萄糖溶液 250ml 中静脉滴注，每日 1 次。

预案 2： 还原型谷胱甘肽（阿拓莫兰）1200mg（2 支），静脉滴注，每日 1 次。

预案 3： S-腺苷蛋氨酸

腺苷蛋氨酸（思美泰）500～1000mg（1～2 支），静脉滴注或肌内注射，每日 1～2 次。

预案 4： 甘草甜素（强力宁或甘利欣或美能）40～80ml（2～4 支），加入 5％葡萄糖溶液中静脉滴注，每日 1 次。

预案 5： 熊去氧胆酸（优思弗）15mg/(kg·d)，分 3 次口服。

预案 6： 多烯磷脂酰胆碱（易善复）456mg，口服，每日 3 次。

预案 7： 其他治疗上目前尚无高质量研究来支持或反对应用糖皮质激素治疗，但对那些具有自身免疫性肝炎样表现的患者可考虑使用。

注意：对于常规药物治疗效果不佳者，可短程使用糖皮质激素改善胆汁淤积，使用激素治疗前需排除禁忌证，尤其是结核感染和肝外胆道梗阻。

预案 8： 人工肝支持治疗和肝移植　重症患者如出现肝衰竭或重度胆汁淤积，可采用血液/血浆灌流、血浆置换等人工肝支持治疗。终末期慢性肝病是肝移植的主要适应证。

三、自身免疫性肝病

(一) 自身免疫性肝炎

自身免疫性肝炎（AIH）是以自身免疫反应为基础、以血清 IgG 升高和存在多种自身抗体为特征的肝脏炎症性病变。

诊断要点

自身免疫性肝炎诊断要点详见表 4-2。

表 4-2 自身免疫性肝炎的简化诊断评分系统（国际 AIH 协作组，2008 年）

指标	评分	备注
ANA 或 SMA 阳性≥1∶40	+1*	
ANA 或 SMA 阳性≥1∶80		*同时具备多项条件最多计 2 分
或 LKM1≥1∶40	+2	
或 SLA 阳性(任何滴度)		
IgG 或免疫球蛋白水平		
＞正常值上限	+1	
＞1.1 倍上限	+2	
肝组织学		界面性肝炎、汇管区和小叶内淋巴浆细胞
符合 AIH	+1	浸润、肝细胞玫瑰样花结是 AIH 的特征性
典型 AIH 特征	+2	肝组织学改变,同时符合上述 3 项条件即
排除病毒性肝炎		为具备典型 AIH 特征
是	+2	
否	0	
总分		
≥6 分	AIH 可疑	
≥7 分	确诊 AIH	

治疗方案

预案 1： 糖皮质激素 血清氨基转移酶和 IgG 水平升高和（或）肝组织学炎症活动患者，应使用糖皮质激素联合硫唑嘌呤治疗。泼尼松龙 0.5～1mg/（kg·d），逐渐减量，加用硫唑嘌呤 1mg/（kg·d）。

预案 2： 自身免疫性肝炎相关肝硬化的治疗见肝硬化章节。

说明

① 硫唑嘌呤：硫唑嘌呤不良反应较多，常见的有骨髓抑制、肝损

伤、恶心呕吐、皮疹、关节痛、头痛等，因此服药期间需监测血常规、肝功能等。

② 免疫抑制剂治疗疗程在 3 年或获得生化缓解后 2 年以上，停药前应进行肝组织活检，并获得肝组织学缓解后方可考虑停药。

（二）原发性胆汁性胆管炎

原发性胆汁性胆管炎是一种慢性自身免疫性肝内胆汁淤积性疾病。多见于中老年女性，常见临床表现为乏力和皮肤瘙痒。

诊断要点

① ALP 和 GGT 升高，且影像学检查排除了肝外或肝内大胆管梗阻；

② 血清 AMAs/AMA-M2 阳性，或其他特异性抗体如抗 gp210 抗体、抗 sp100 抗体阳性；

③ 肝活检有非化脓性破坏性胆管炎和小胆管破坏的组织学证据。

符合以上 3 项中的 2 项即可诊断。

治疗方案

预案 1：熊去氧胆酸（UDCA）13～15mg/(kg·d)，分次或一次服用。

预案 2：UDCA 联合奥贝胆酸，奥贝胆酸 5～10mg/d。

UDCA 治疗 6～12 个月应答不佳者（疾病早期：UDCA 治疗 1 年后，ALP 及 AST≤1.5ULN，总胆红素正常；疾病中晚期：UDCA 治疗 1 年后，ALP≤3ULN，AST≤2ULN，胆红素≤1mg/dl），建议联合治疗。

预案 3：UDCA 联合苯扎贝特或非诺贝特　苯扎贝特 400mg/d，或非诺贝特 200mg/d。肝硬化失代偿期不推荐使用。

预案 4：肝移植　终末期肝病应进行肝移植手术，术后继续使用 UDCA 治疗，以预防和减少复发。

预案 5：瘙痒

考来烯胺 4～16g/d，可用于治疗瘙痒，需与 UDCA 间隔 4～6h 服用，如考来烯胺不耐受，可使用利福平 100～300mg/d。

（三）原发性硬化性胆管炎

原发性硬化性胆管炎是以肝内外胆管炎症及纤维化为特征的慢性胆汁淤积性疾病，多见于男性，常合并炎症性肠病如溃疡性结肠炎。

诊断要点

① 男性患者，出现胆汁淤积和肝功能异常表现，胆管影像（ERCP 或 MRCP）见枯树枝、串珠样典型改变。

② 排除继发性胆管炎，继发因素包括细菌/寄生虫性胆管炎、手术导致胆管狭窄、移植肝供血不足以及遗传、代谢性疾病或自身免疫病等因素。

治疗方案

预案 1：熊去氧胆酸 15mg/（kg·d）。

预案 2：内镜下球囊扩张或短期支架置入 当合并胆管显性狭窄时，可进行内镜下治疗。

预案 3：肝移植 终末期肝病患者需进行肝移植手术。

四、脂肪肝

脂肪肝指由于疾病或药物等因素导致肝细胞内脂质积聚超过肝湿重的 5%，包括脂肪变性、脂肪肝炎和肝硬化等病理改变。

诊断要点

① B 超脂肪肝诊断通用标准

a. 肝实质点状高回声（回声水平肝高于脾、肾）。

b. 回声衰减（＋）～（＋＋）。

c. 肝内脉管显示不清。

凡是具备 a 加 b、c 项之一者可确诊；仅具有 a 者可做疑似诊。

② 肝、脾 CT 值的比值小于 1 为诊断脂肪肝的标准。

治疗方案

去除病因、饮食控制、锻炼减重等对于轻度脂肪肝有一定的逆转作用。

预案 1：血脂调节药

非诺贝特 200mg，口服，每日 1 次；或

普伐他汀 10mg，口服，每日 1 次。

预案 2：腺苷蛋氨酸（思美泰）1000mg，饭后服，每日 2 次。

预案 3：熊去氧胆酸 250mg，口服，每日 3 次。

预案 4：多烯磷脂酰胆碱（易善复）456mg，口服，每日 3 次。

预案 5：还原型谷胱甘肽（古拉定）0.6～1.2g＋生理盐水 100ml，静脉滴注，每日 1 次。

五、胆囊炎

胆囊炎包括急性胆囊炎和慢性胆囊炎。急性胆囊炎多是由于胆囊管梗阻、化学性刺激和细菌感染等所致急性胆囊炎症性病变，临床表现为发热、右上腹痛，可伴有轻度黄疸和白细胞计数增高。慢性胆囊炎可由结石、慢性感染、化学刺激及急性胆囊炎反复迁延发作所致，临床表现为慢性反复发作性上腹部隐痛、消化不良等。

诊断要点

右上腹痛为主，有时伴有后背痛、恶心、呃逆等消化不良症状；当有急性炎症时，疼痛合并发热、黄疸，称为 Charco 三联征；可行 B 超检查以明确诊断；如果仍不能明确诊断，行 MRI 或内镜逆行胰胆管造影（ERCP）可确诊。

治疗方案

（1）急性胆囊炎

预案 1：休息、禁食，静脉补充水、电解质和营养等。

预案 2：解痉、镇痛治疗　可使用阿托品、硝酸甘油、哌替啶（杜冷丁）等。

预案 3：抗感染治疗　常用氨苄西林、克拉霉素、氨基糖苷类、第三代头孢菌素和喹诺酮类。

预案 4：利胆治疗　50％硫酸镁 10ml，口服，每日 3 次。

预案 5：手术治疗　适用于有急性胆囊炎并发症者；经积极内科治

疗，病情发展并恶化者；急性胆囊炎反复急性发作者；无手术禁忌证。

（2）慢性胆囊炎

预案1： 低脂饮食，可口服硫酸镁或中药利胆。

预案2： 熊去氧胆酸，8～10mg/(kg·d)。

预案3： 手术治疗 反复发作慢性胆囊炎，伴胆石、胆囊积水或胆囊壁钙化者，应行胆囊切除术。

（李卉）

第十节 消化道出血

一、上消化道出血

诊断要点

① 患者有呕血、黑便的病史，排除消化道以外的出血及进食和药物引起的黑便。

② 大便隐血阳性：出血量>5ml/d。黑便：出血量>50ml/d。胃内积血量>250ml 可呕血。

③ 根据患者既往病史及出血量大小区分出血为溃疡病、应激性溃疡、炎症等引起的非食管胃底静脉曲张破裂出血还是肝硬化门脉高压引起的静脉曲张破裂出血。

治疗方案

（1）非食管胃底静脉曲张破裂出血

预案1： 一般治疗 卧位，保持呼吸通畅，活动出血时禁食。记录呕血、黑便和便血的频次、颜色和总量，定期复查红细胞计数、血红蛋白、血细胞比容与血尿素氮等。监测意识状态、脉搏和血压、肢体温度、尿量等，老年患者常需心电、血氧饱和度和呼吸监护。应立即建立快速静脉通道，并选择较粗静脉以备输血，最好能留置导管。根据失血的多少在短时间内输入足量液体，以纠正循环血量的不足。在积极补液的前提下，可以适当选用血管活性药物以改善重要脏器的血液灌注。

预案 2： 内镜下止血　起效迅速、疗效确实，应作为治疗的首选。推荐对溃疡所致活动性出血和裸露血管病变行内镜下止血治疗，而内镜下发现血凝块者必要时行内镜下治疗。常用的内镜止血方法包括药物局部注射、热凝止血和机械止血 3 种。

药物局部注射：使用一次性注射器注射 1∶10000 肾上腺素溶液，于出血点周围的 4 个象限进行注射，共注射 4～16ml。这一方法可在 95% 的患者中达到初次止血，再出血率为 15%～20%。推荐药物局部注射联合其他如热凝或机械止血法。研究表明，注射硬化剂、无水乙醇，可能引起注射部位坏死或穿孔，但国际指南推荐采用内镜下热凝固术或硬化剂注射治疗有高危征象的急性溃疡出血者。注射可直接刺激血凝块形成的制剂如纤维蛋白胶和凝血酶是有效的。

热凝止血：可使用高频电、氩离子喷凝术（APC）、单极或双极电凝探头及热探头等进行止血治疗。止血效果可靠，但需要一定的设备与技术经验。

机械止血：主要采用各种止血夹，尤其适用于活动性出血，但对某些部位的病灶难以操作。

预案 3： 抑酸药物　推荐大剂量 PPI 治疗，如艾司奥美拉唑 80mg 静脉注射后，以 8mg/h 速度持续输注 72h，适用于大量出血患者；常规剂量 PPI 治疗，如艾司奥美拉唑 40mg 静脉滴注，每 12 小时一次，实用性强，适于基层医院开展。

预案 4： 血管介入治疗

内镜下治疗失败时，可行血管介入动脉栓塞：经导管动脉栓塞是指将某种固体或液体物质通过导管选择性注入某一血管并使其阻塞，以达到治疗目的的一项技术。栓塞材料主要有明胶海绵、弹簧圈、PVA 颗粒。栓塞术用于上消化道出血可达到止血目的，对于病因不明确的上消化道出血可作为应急止血措施。

预案 5： 手术治疗　药物、内镜和放射介入治疗失败或病情特别凶险者，可考虑手术治疗。

择期手术：大部分上消化道出血的病例经内科治疗，在出血停止或基本控制后，通过进一步检查明确病变的部位和性质，如有手术适应证，应择期手术。

急诊手术：急诊手术的适应证为保守治疗无效，出血速度快、大量出血危及生命者，或 24h 内输血量超过 1500ml，血流动力学仍不稳定者；或合并穿孔、幽门梗阻者。

预案 6：原发病的治疗　对出血病因明确者，为提高疗效、防止复发，应采取针对原发病的病因治疗，如幽门螺杆菌（HP）阳性的消化性溃疡患者，应予抗 HP 治疗及抗溃疡治疗。需要长期服用抗凝抗血小板药物、NSAID 者一般推荐同时服用抑酸药或黏膜保护剂，首选 PPI。但应注意药物与所选抑酸药的相互作用，定期筛查并根除 HP。

（2）静脉曲张性出血

预案 1：一般治疗　同"非食管胃底静脉曲张破裂出血"。但食管胃底静脉曲张破裂时须禁食。呕血停止后 2～3 天开始进流食。

预案 2：药物治疗

特利加压素：起始剂量为 1mg/4h 缓慢静脉注射，首剂可加倍，出血停止后可改为 1mg/12h。或垂体加压素 0.2U/min，连续静脉泵入，可逐渐加至 0.4U/min，常联合静脉输入硝酸酯类药物以减少不良反应。

生长抑素首剂负荷量 250μg 静脉注射后，持续进行 250μg/h 静脉滴注。奥曲肽起始缓慢注射 100μg，之后 25～50μg/h 静脉滴注。

PPI 可以提高胃内 pH 值，促进血小板聚集和纤维蛋白凝块的形成，避免血凝块过早溶解，有利于止血和预防再出血，临床常用。

活动性出血时常存在胃黏膜和食管黏膜炎性水肿，预防性使用抗生素有助于止血，并可减少早期再出血及预防感染。可使用第 3 代头孢菌素、喹诺酮类抗生素。

预案 3：内镜下治疗

套扎治疗：适应证为急性单纯食管静脉曲张破裂（不伴胃底静脉曲张）出血；外科手术后食管静脉曲张再发；中重度食管静脉曲张虽无出血史但存在出血危险倾向（一级预防）；既往有食管静脉曲张破裂出血史（二级预防）。

硬化治疗：适应证同套扎治疗。对于不适合套扎治疗的食管静脉曲张者，也可考虑应用硬化治疗。

组织黏合剂治疗：适应证为急性胃底静脉曲张出血；胃底静脉曲张有红色征或表面糜烂且有出血史（二级预防）。组织黏合剂疗法有效而经济，但组织黏合剂治疗后可发生排胶出血、败血症和异位栓塞等并发症，且有一定的操作难度及风险。

预案 4：介入治疗　经颈静脉肝内门体静脉支架分流术（TIPS）：能在短期内明显降低门静脉压力，因此推荐用于治疗门静脉高压和食管胃底静脉曲张破裂出血。

预案 5：气囊压迫止血

气囊压迫可使出血得到有效控制，但出血复发率高。当前只用于药物治疗无效、不具备内镜和 TIDS 操作的大出血病例暂时使用，作为确定性治疗前的过渡疗法。目前已很少应用单气囊止血。进行气囊压迫时，应根据病情 8～24h 放气一次，拔管时机在血止后 24h，一般先放气观察 24h，若仍无出血即可拔管。

预案 6：外科手术治疗　外科分流手术在降低再出血率方面非常有效，但可增加肝性脑病风险，且与内镜及药物治疗相比并未改善生存率。肝移植是可考虑的理想选择。

预案 7：药物预防

非选择性 β 受体阻滞剂：可预防食管胃底静脉曲张破裂首次出血，减少再出血，提高生存率。禁用于肝硬化合并顽固性腹水者的预防。

口服 PPI 或 H_2 受体拮抗剂：减少胃酸对曲张静脉的损伤。

二、中下消化道出血

诊断要点

中消化道出血为 Treitz 韧带至回盲部出血，下消化道出血为回盲部以远的出血。常以黑便或暗红色血便为主，偶有便隐血阳性或鲜血便。明确便血原因至关重要，病情许可时可行结肠镜、胶囊内镜或小肠镜检查以明确出血部位，也可行动脉造影或同位素扫描、CT 等影像学检查来判断出血部位。

治疗方案

预案 1：保守治疗　中下消化道出血一经查明原因多先行保守治疗，根据病因对症治疗以及应用缩血管药物等。除一般对症治疗外，对结肠良性出血病变还可采用冰盐水灌肠，一般将 8mg 去甲肾上腺素加入 200～300ml 生理盐水中保留灌肠，使局部血管收缩而止血。也可凝血酶保留灌肠。

预案 2：内镜治疗　内镜下止血可参照"消化道出血"。息肉，内镜下切除。

预案 3：介入治疗　中下消化道出血的介入治疗由于选择性动脉插

管的导管可以直达出血病灶的肠管边缘血管，局部用药及栓塞的安全性大为提高，且疗效确实，目前在临床应用较广。但对血管栓塞仍应持慎重态度，不可因误栓而导致肠管坏死。中消化道栓塞容易发生肠坏死，需用微导管超选出血灶，对弥漫性出血、未发现异常血管或不能超选择性插管治疗者，可导管注射止血药。对于存在活动性出血但消化道内镜检查未发现病变、血流动力学不稳定的患者可考虑进行介入治疗。

预案 4：手术治疗

择期手术：大部分中下消化道出血的病例经保守治疗，在出血停止或基本控制后，通过进一步检查明确病变的部位和性质，如有手术适应证，应择期手术。

急诊手术：急诊手术的适应证有以下几种。a. 急性大量出血合并肠梗阻、肠套叠、肠穿孔、腹膜炎者；b. 出现失血性休克，血流动力学不稳定，经药物、内镜及介入治疗仍不能纠正者；c. 反复多次不明原因出血导致患者贫血，再次复发出血者。对于出血难以控制且经过多种特检方法仍不能明确出血部位及病变性质的病例，应在抢救的同时，在病情尚能耐受手术的情况下，行急诊剖腹探查术。术中应从空肠起始段开始逐段顺序向远端检查，若借助无影灯或冷光源透照肠壁，能观察溃疡及血管病变，触摸可发现肠壁隆起性病变。若仍未能发现出血部位，可选择术中内镜检查、术中动脉造影、肠管分段钳夹和穿刺肠系膜上/下动脉注入亚甲蓝等方法进一步寻找出血部位。对于术前行动脉造影发现出血而定位不准确者，可留置血管导管，术中于导管内注入亚甲蓝，以准确、快速找出出血点，以便进一步治疗。术前确定出血部位十分重要，以避免盲目的结肠切除。急诊手术死亡率高，应慎重选择手术治疗。

（杜美琳）

第十一节 胰腺炎

一、急性胰腺炎

诊断要点

临床上符合以下 3 项特征中的 2 项，即可诊断急性胰腺炎（AP）。

① 与 AP 符合的腹痛（急性、持续的中上腹部疼痛，常向背部放射）。

② 血清淀粉酶和（或）脂肪酶至少＞3 倍正常上限值。

③ 增强 CT/MRI 或腹部超声呈 AP 影像学改变（超声、平扫 CT 有助于早期确诊；增强 CT 有助于确定胰腺坏死程度，除确诊需要，宜在起病 1 周左右进行）。

诊断应尽早，在就诊 48h 内明确诊断。

治疗方案

预案 1：发病初期的处理　主要目的是纠正水、电解质紊乱，支持治疗，防止局部及全身并发症。观察内容包括血、尿、凝血常规测定，粪便隐血、淀粉酶、肝肾功能，血糖、血钙测定，血气分析，血清电解质测定，CRP、IL-6、降钙素原，心电监护，血压监测，胸部 X 线摄片，中心静脉压测定。常规禁食，必要时行胃肠减压。重症急性胰腺炎（SAP）病情危重时，建议入重症监护病房密切监测生命体征，调整输液速度和液体成分。一经诊断应立即开始进行控制性液体复苏，主要分为快速扩容和调整体内液体分布两个阶段，必要时使用血管活性药物。液体治疗首选乳酸林格液、生理盐水，如蛋白丢失，补充白蛋白。补液量包括基础需要量和流入组织间隙的液体量，同时警惕负荷过重。复苏效果可参考尿量、中心静脉压、心率、血压。

预案 2：抑制胰腺外分泌和胰酶抑制剂应用　生长抑素及其类似物（奥曲肽）可以通过直接抑制胰腺外分泌而发挥作用，同时可缓解疼痛。

预案 3：营养支持　轻型急性胰腺炎（MAP）患者只需短期禁食，故不需肠内或肠外营养。中重症急性胰腺炎（MSAP）或重症急性胰腺炎（SAP）患者常先施行肠外营养，待患者胃肠动力能够耐受，及早实施肠内营养。肠内营养的最常用途径是鼻胃管、内镜引导或 X 线引导下放置鼻空肠管。

预案 4：抗生素应用　对于非胆源性 AP 不推荐预防性使用抗生素。对于胆源性 MAP 或伴有感染的 MSAP 和 SAP 应常规使用抗生素。推荐方案：碳青霉烯类；青霉素＋β-内酰胺酶抑制剂；第 3 代头孢菌素＋抗厌氧菌类药物；喹诺酮＋抗厌氧菌类药物。疗程 7～14 天，特殊情况下可延长应用时间。

预案 5：胆源性胰腺炎的内镜治疗　对于怀疑或已经证实的 AP 患

者（胆源性），如果符合重症指标和（或）有胆管炎、黄疸、胆总管扩张，或最初判断是 MAP 但在治疗中病情恶化者，应行鼻胆管引流或内镜下十二指肠乳头括约肌切开术。

预案 6：手术治疗　在 AP 早期腹腔高压无法控制，或后期进阶式微创引流失败时，可考虑外科手术。内镜下清创可使 90% 的坏死性 AP 得到完全缓解。在进阶式微创引流/清除术失败且坏死组织界限明确不再扩展时，或合并严重并发症如在 AP 早期阶段严重的、保守治疗无法缓解的腹腔间隔室综合征，或在 AP 后期阶段出现结肠瘘、肠壁坏死及多瘘口的患者，外科治疗为首选。

二、慢性胰腺炎

诊断要点

① 主要诊断依据：影像学典型表现；病理学典型改变。

② 次要诊断依据：反复发作上腹痛；血淀粉酶异常；胰腺外分泌功能不全表现；胰腺内分泌功能不全表现；基因检测发现明确致病突变；大量饮酒史（达到酒精性慢性胰腺炎标准）。

主要诊断依据满足一项可确诊；影像学或者组织学呈不典型表现，同时次要诊断依据至少满足 2 项可确诊。

治疗方案

预案 1：患者须禁酒、戒烟，避免过量高脂、高蛋白饮食。长期脂肪泻患者，应注意补充脂溶性维生素及维生素 B_{12}、叶酸，适当补充各种微量元素。

预案 2：胰腺外分泌功能不全的治疗

主要应用外源性胰酶制剂替代治疗并辅助饮食疗法。胰酶制剂对缓解胰源性疼痛也可能具有一定作用。

首选含高活性脂肪酶的肠溶包衣胰酶制剂，于餐中口服。可联合 PPI、H_2RA 抑酸剂。

预案 3：止痛治疗

轻症患者可经戒酒、戒烟、控制饮食缓解疼痛。胰酶制剂、抗氧化剂及生长抑素也可能有效。

止痛药：三阶梯治疗原则，第一阶梯治疗首选对乙酰氨基酚，第二阶梯治疗可选用弱阿片类镇痛药如曲马多，第三阶梯治疗为强阿片类镇痛药，但注意肠麻醉综合征的发生，尽量避免使用阿片类。

梗阻性疼痛可行内镜介入治疗。非梗阻性疼痛可行 CT、超声内镜（EUS）引导下的腹腔神经阻滞术。

药物及介入治疗无效时可考虑手术。

预案 4：内镜介入治疗　主要用于胰管减压和取石，缓解胰源性疼痛、提高生活质量，术式包括胰管扩张、支架置入、取石、碎石、囊肿引流等。

预案 5：外科治疗　手术治疗分为急诊手术和择期手术。

急诊手术适应证：慢性胰腺炎并发症引起的感染、出血、囊肿破裂等。

择期手术适应证：内科和介入治疗无效者；压迫邻近脏器导致胆道、十二指肠梗阻，内镜治疗无效者；胰源性门脉高压伴出血者；假性囊肿、胰瘘或胰源性腹水、假性动脉瘤，内科和介入治疗无效者；不能排除恶变者；多次内镜微创治疗失败。

（杜美琳）

第十二节　其他

一、肠梗阻

诊断要点

依据患者腹痛、腹胀、呕吐、停止排便等表现，腹平片可见肿大的肠袢及液平面，诊断较容易。

治疗方案

预案 1：非手术治疗

指征：单纯性粘连性不完全性肠梗阻、麻痹性肠梗阻或痉挛性肠梗阻、蛔虫或粪块堵塞性肠梗阻、肠结核炎症所致不完全性肠梗阻、肠套叠早期。治疗期间应严密观察，如症状、体征不见改善或反而加重，特别是疑有绞窄性肠梗阻的，应立即手术治疗。

目的：降低肠内压、促进肠功能恢复。

措施：禁食，鼻胃管、鼻肠管有效的胃肠减压，口服或胃肠道灌注植物油、中药，洗肠，空气灌肠复位，驱虫，软便等。

预案2：手术治疗

指征：各种类型的绞窄性肠梗阻、肿瘤、先天性肠道畸形引起的肠梗阻，以及非手术治疗无效的患者。

原则：选用简单、有效的方法恢复肠道的连续性。

具体术式视病因、性质、部位及患者全身情况而定。

二、放射性肠炎

放射性肠炎是盆腔、腹腔、腹膜后恶性肿瘤经放射治疗引起的肠道并发症。分别可累及小肠、结肠和直肠，故又称为放射性小肠炎、放射性结肠炎、放射性直肠炎。

诊断要点

本病的诊断一般不困难。有放疗史，结合临床表现和有关检查，可以确定病变的性质和部位，排除其他感染性和非感染性肠炎，即可明确诊断。

治疗方案

预案1：一般治疗　急性期应卧床休息。饮食以无刺激、易消化、营养丰富、多次少餐为原则。限制纤维素摄入。腹泻严重者可采用静脉高营养疗法。

预案2：收敛解痉　中医辨证下治疗，如石榴皮煎剂止泻。洛哌丁胺、生长抑素可止泻，柳氮磺吡啶、益生菌也可减轻腹泻症状。

预案3：局部镇痛剂和粪便软化剂　2％苯佐卡因棉籽油保留灌肠，或用温石蜡保留灌肠或温水坐浴（适用于有显著里急后重和疼痛者）。

预案4：激素灌肠　琥珀酰氢化可的松 500mg 加 200ml 温盐水保留灌肠。

预案5：骶前封闭疗法　0.5％普鲁卡因 40ml、维生素 B_6 100mg、维生素 B_1 200mg、糜蛋白酶 2～5mg、链霉素 0.5g，每隔 5～7 天封闭一次，治疗 1～3 次，可使肛周疼痛明显减轻。

预案6：止血

生长抑素可减少消化液分泌，控制出血。

低位肠出血：可在内镜直视下压迫止血或使用止血剂或出血点做8字缝合止血。但不能烧灼止血。

部位较高的出血点：去甲肾上腺素 4～6mg 或去甲肾上腺素 10～20mg 稀释于 200ml 温盐水中保留灌肠，或用凝血酶 100～1000U 加 200ml 温盐水保留灌肠，一般在 1～3min 内即可止血。大量难以控制的高位出血需做外科处理。

预案 7：抗感染　有继发性感染时，需用抗生素。一些患者口服甲硝唑也可起到止血、止泻作用。

预案 8：α_2 巨球蛋白 6ml，隔日肌内注射，或每日肌内注射 3ml。

注：α_2 巨球蛋白治疗放射性肠炎，用药后黏膜出血和疼痛明显好转，溃疡趋向愈合。其原理可能是通过抑制血浆激肽释放酶，使之减少，从而减轻毛细血管渗出和疼痛。同时 α_2 巨球蛋白可与多种蛋白水解酶结合抑制后者对肠壁的作用。

预案 9：手术治疗　肠狭窄、梗阻、瘘道等后期病变多需外科手术治疗。远端结肠病变，可做横结肠造口术，以达到永久性或暂时性大便改道，其结果常较单纯切开远端结肠病变为好。一般结肠造口，需经 6～12 个月，待结肠功能恢复再关闭。

预案 10：物理干预　精准放疗技术及物理防护可减少放射性肠炎的发生，如增加靶区精准性，应用腹带、膀胱充盈、手术悬吊肠管等可减少放射线暴露。

高压氧治疗也可能有帮助。

（杜美琳）

第五章 →→→→→
风湿免疫系统疾病

类风湿关节炎（rheumatoid arthritis，RA）是一种以侵蚀性关节炎为主要表现的全身性自身免疫病，我国 RA 患病率为 0.2%～0.4%，多见于中年女性，男女之比为 1∶3。临床表现为以双手和腕等小关节受累为主的对称性、持续性多关节炎，病理表现为关节滑膜的慢性炎症，并出现关节软骨和骨组织的破坏，最终导致关节畸形和功能丧失。可伴有关节外系统损害，血清中可出现类风湿因子（RF）及抗环瓜氨酸肽抗体（抗 CCP 抗体）等多种自身抗体阳性。

诊断要点

典型病例可参照 1987 年美国风湿病学会（ACR）分类诊断标准。

① 晨僵：关节及其周围僵硬感至少持续 1h（病程≥6 周）。

② 3 个或 3 个以上区域关节部位的关节炎：医师观察到下列 14 个关节区（两侧的近端指间关节、掌指关节、腕关节、肘关节、膝关节、踝关节及跖趾关节）中至少累及 3 个，且同时软组织肿胀或积液（不是单纯骨隆起）（病程≥6 周）。

③ 手关节炎：腕关节、掌指关节或近端指间关节区中，至少有一个关节区肿胀（病程≥6 周）。

④ 对称性关节炎：两侧关节同时受累（两侧近端指间关节、掌指关节及跖趾关节受累时，不一定绝对对称）（病程≥6 周）。

⑤ 类风湿结节：医师观察到在骨突部位、伸肌表面或关节周围有皮下结节。

⑥ 类风湿因子阳性：任何检测方法证明血清中类风湿因子含量升高，而该方法在健康人群中阳性率小于 5％。

⑦ 影像学改变：在手和腕的后前位相上有典型类风湿关节炎的放射学改变，必须包括骨质侵蚀或受累关节及其邻近部位有明确的骨质脱钙。

以上 7 条满足 4 条或 4 条以上并排除其他关节炎即可诊断为类风湿关节炎。

对早期或不典型 RA，易出现漏诊或误诊，可参照 2009 年 ACR/EULAR 的 RA 分类标准和评分系统，即至少 1 个关节肿痛，并有滑膜炎的证据（临床和超声或 MRI）；同时排除了其他疾病引起的关节炎，并有典型的常规放射学 RA 骨破坏的改变，可诊断为 RA。该标准对关节受累情况、血清学指标、滑膜炎持续时间和急性时相反应物 4 个部分进行评分，总得分 6 分以上也可诊断 RA（表 5-1）。

表 5-1　ACR/EULAR 2009 年 RA 分类标准和评分系统

关节受累情况	受累关节数	得分(0～5)
中大关节	1	0
	2～10 个	1
小关节	1～3 个	2
	4～10	3
至少 1 个小关节	＞10 个	5
血清学指标		得分(0～3)
RF 和抗 CCP 抗体均(－)		0
RF 和抗 CCP 抗体低滴度(＋)		2
RF 和抗 CCP 抗体高滴度(＋)		3
滑膜炎持续时间		得分(0～1)
＜6 周		0
≥6 周		1
急性时相反应(0～1)		得分(0～3)
CRP 和 ESR 正常		0
CRP 或 ESR 升高		1

注：1. 受累关节数——压痛和肿胀的关节数，不包括远指间关节、第 1 腕掌关节、第 1 跖趾关节。

2. 关节大小的定义：中大关节指肩关节、肘关节、髋关节、膝关节、踝关节；小关节指掌指关节、近指间关节、拇指指间关节、第 2～5 跖趾关节、腕关节。

3. 滴度的定义：高滴度阳性指 RF 或 CCP 抗体中至少 1 项高于正常上限 3 倍及以上；低滴度阳性指 RF 或抗 CCP 抗体中至少 1 项高于正常上限，但不超过 3 倍。

治疗方案

治疗目的在于控制病情，改善关节功能和预后，尽量减少致残率。应强调早期治疗、联合用药和个体化治疗的原则。

（1）一般治疗 强调患者教育及整体和规范治疗的理念。适当的休息、理疗、加强关节肌肉功能锻炼对缓解症状、改善功能有一定的作用。

（2）药物治疗

预案 1： 非甾体抗炎药（NSAID）＋甲氨蝶呤（MTX）或来氟米特（LEF） 适用于病情相对较轻的患者。

双氯芬酸（扶他林）25～50mg，口服，每日 3 次。或

萘普生 0.2～0.3g，口服，每日 2～3 次。或

布洛芬（芬必得）300～600mg，口服，每日 2 次。或

美洛昔康（莫比可）7.5mg，口服，每日 1～2 次。或

塞来昔布（西乐葆）100～200mg，口服，每日 2 次（磺胺过敏者慎用）。或

尼美舒利（普威）50～100mg，口服，每日 2 次。

加用：

甲氨蝶呤（MTX），开始 7.5mg，每周 1 次，口服、肌注、皮下注射、静脉注射及关节腔内注射均可，每周递增 2.5mg，至常用剂量每周 7.5～25mg，待临床症状控制满意后，可逐渐减量。或

来氟米特（LEF）10～20mg/d，口服（适用于不能耐受 MTX 者）。

预案 2： 非甾体抗炎药＋甲氨蝶呤（MTX）＋柳氮磺吡啶（SSZ）或羟氯喹（HCQ）或艾拉莫德（T-614） 适用于 MTX 单药疗效不佳、中到高疾病活动度且有预后不良因素的 RA。

预案 1 加用：

柳氮磺吡啶（SSZ）：一般从 0.25g，每日 3 次开始，以后每周递增 0.25g，至 2.0～3.0g/d，分 2～3 次服用（本品起效较慢，一般在用药后 4～8 周起效）。或

羟氯喹（HCQ）200mg，口服，每日 2 次（起效慢，2～3 月见效）。或

艾拉莫德（T-614）25～50mg/d，兼具 NSAID 和 csDMARDs 双重作用。

预案 3： 非甾体抗炎药＋甲氨蝶呤（MTX）＋来氟米特（LEF）或

非甾体抗炎药＋甲氨蝶呤（MTX）＋柳氮磺吡啶（SSZ）＋羟氯喹（HCQ） 适用于重症 RA 或血清中有高滴度自身抗体及多种自身抗体阳性者。

注意：MTX＋LEF 方案肝损害发生率高于其他联合治疗方案，需监测肝功能。

预案 4：糖皮质激素＋传统合成改变病情的抗风湿药（csDMARDs） 适用于抗风湿药单药或联合治疗效果不佳时，可短期使用小到中等剂量激素，要尽早尽快减药。

csDMARDs 为 MTX、LEF、SSZ、HCQ 中任意 2～3 种联合，加用：

泼尼松≤10mg/d 或甲泼尼龙≤8mg/d，晨起顿服，一般不超过 3 个月。

关节腔内注射激素：适合单关节炎和只有少数关节炎的患者，可选用复方倍他米松注射液 1ml 关节腔内注射，同一关节一年内不超过 3 次。

预案 5：生物制剂改变病情的抗风湿药（bDMARDs）＋传统合成改善病情的抗风湿药（csDMARDs） 适用于对传统 DMARDs 治疗失败的、伴有预后不良因素的、中重度病情活动度 RA。

抗风湿药中任意 2～3 种联合，加用：

英夫利昔单抗（Infliximab）3mg/kg，静脉滴注，第 0、第 2、第 6 周用药 1 次，其后每 8 周用药 1 次；或

阿达木单抗（Adalimumab）40mg，皮下注射，每 2 周 1 次。或

受体抗体融合蛋白：依那西普（Etanercept）25mg，皮下注射，每周 2 次。或

托珠单抗（Tocilizumab）8mg/kg，静脉滴注，每月 1 次。

预案 6：靶向合成改变病情的抗风湿药（tsDMARDs）单用或＋改变病情的抗风湿药（DMARDs） 适用于传统 DMARDs 治疗失败的、伴有预后不良因素的、中重度病情活动度 RA。可以与甲氨蝶呤或其他非生物制剂改变病情的抗风湿药联合使用。

托法替布 5～10mg/d，口服；或

巴瑞替尼 2～4mg/d，口服。

说明

① NSAID 药物种类较多，一般先选择一种，应用数日至 1 周无效，

应加至足量，如仍无效则再换另一种制剂，避免同时服用两种以上的NSAID。尽可能用最低有效量、短疗程。老年人可选用半衰期短或较小剂量的 NSAID。

② NSAID 药物的主要不良反应是胃肠道症状、肝肾功能损害、可能增加心血管不良事件等。对有消化性溃疡病史者，宜选用 COX-2 抑制剂或其他 NSAID＋质子泵抑制剂；肾功能不全者应慎用；心血管高危人群建议选用萘普生。

③ NSAID 外用制剂可缓解关节局部肿痛。

④ 甲氨蝶呤主要不良反应有恶心、胃肠不适、口腔溃疡、肝损害、肺间质病变、血白细胞减少、脱发等，应在用药前后注意血常规、肝功能和肺 CT。

⑤ 如长期应用 MTX，则在 MTX 用药 24h 后，给予单剂量叶酸每周 1mg 或 5mg，有助于减轻 MTX 的不良反应。

⑥ 来氟米特常见不良反应有腹泻、瘙痒、高血压、肝酶增高、皮疹、脱发和一过性白细胞下降等。服药期间监测血常规及肝肾功能。孕妇禁用，有生育意向的女性停药 1 年后方可妊娠。

⑦ 磺胺类过敏者禁用柳氮磺吡啶；本品主要不良反应包括消化道症状，如恶心、呕吐、转氨酶增高；皮疹；血细胞减少；男性精子减少及形态异常（停药可恢复）等。应定期复查血象、肝肾功能。

⑧ 羟氯喹主要不良反应有恶心、视物模糊、头痛、头晕、皮疹，个别病例可出现心律失常。有心动过缓或心脏传导阻滞者禁用。视网膜损害是其最值得重视的不良反应，其表现有复视、视网膜点状或团状色素沉着、视野缩小。应每半年检查眼底，一旦出现异常立即停药。

⑨ 托法替布及巴瑞替尼警告严重感染、恶性肿瘤和血栓形成风险，用药前应考虑治疗的风险和获益。

第二节　系统性红斑狼疮

系统性红斑狼疮（systemic lupus erythematosus，SLE）是一种累及多系统、多器官的自身免疫病，其主要临床特征为血清中出现以抗核抗体为代表的多种自身抗体和多系统受累，临床表现复杂多样。本病以生育年龄女性为多见，发病年龄 10～39 岁者占 73.3%，男女之比为 1∶(7～9)。

诊断要点

目前普遍采用美国风湿病学会（ACR）1997 年推荐的 SLE 分类标准，该分类标准的 11 项中，符合 4 项或 4 项以上者，在除外感染、肿瘤和其他结缔组织病后，可诊断 SLE。

美国风湿病学会（ACR）1997 年推荐的 SLE 分类标准如下。

① 颊部红斑——固定红斑，扁平或高起，在两颧突出部位。

② 盘状红斑——片状高起于皮肤的红斑，黏附有角质脱屑和毛囊栓；陈旧病变可发生萎缩性瘢痕。

③ 光过敏——对日光有明显的反应，引起皮疹，从病史中得知或医生观察到。

④ 口腔溃疡——经医生观察到的口腔或鼻咽部溃疡，一般为无痛性。

⑤ 关节炎——非侵蚀性关节炎，累及 2 个或更多的外周关节，有压痛、肿胀或积液。

⑥ 浆膜炎——胸膜炎或心包炎。

⑦ 肾脏病变——尿蛋白＞0.5g/24h 或（＋＋＋）或管型（红细胞、血红蛋白、颗粒或混合管型）。

⑧ 神经病变——癫痫发作或精神病，除外药物或已知的代谢紊乱。

⑨ 血液学疾病——溶血性贫血，或白细胞减少，或淋巴细胞减少，或血小板减少。

⑩ 免疫学异常——抗 dsDNA 抗体阳性，或抗 Sm 抗体阳性，或抗磷脂抗体阳性（包括抗心磷脂抗体、狼疮抗凝物、至少持续 6 个月的梅毒血清试验假阳性三者中具备一项阳性）。

⑪ 抗核抗体——在任何时候和未用药物诱发"药物性狼疮"的情况下，抗核抗体滴度异常。

亦可参照 2019 年欧洲抗风湿病联盟/美国风湿病学会制定的 SLE 分类标准（表 5-2）。

表 5-2　2019 年欧洲抗风湿病联盟/美国风湿病学会制定的 SLE 分类标准

SLE 分类标准的定义

标准	定义
ANA	至少 1 次人喉癌上皮细胞(Hep-2)上检测 ANA≥1∶80 或其他等效的阳性试验。高度推荐人喉癌上皮细胞免疫荧光法或固相 ANA 筛选免疫试验检测 ANA
发热	体温>38.3℃
白细胞减少	白细胞数目<4000/mm³
血小板减少	血小板数目<100000/mm³
自身免疫性溶血	存在溶血的证据,比如网织红细胞增多、结合珠蛋白减少、间接胆红素增多、乳酸脱氢酶(LDH)升高以及直接抗人球蛋白(Coombs,)试验阳性
谵妄	①意识或唤醒水平的改变,同时伴有注意力下降;②症状发展的时间从数小时到<2 天;③全天症状波动;④急性亚急性认知改变(如记忆缺失或定向障碍),或行为、情绪或情感上的变化(如躁动、睡眠/觉醒周期的逆转)
精神症状	①没有洞察力的妄想和(或)幻觉;②无谵妄
癫痫	原发性全身性发作或部分性/局灶性发作
非瘢痕性脱发	临床医生观察到的非瘢痕性脱发
口腔溃疡	临床医生观察到的口腔溃疡
亚急性皮肤性或盘状狼疮	临床医生观察到的亚急性皮肤性红斑狼疮:环状或丘疹性鳞状(银屑病样)皮疹,通常在光照部位;如果进行皮肤活检,必须出现典型的改变(界面空泡性皮炎,包括血管周围淋巴组织细胞浸润,常伴有真皮黏液)。或者临床医生观察到的盘状狼疮:继发于萎缩性瘢痕的红斑-紫红色皮肤病变,色素沉着,常为毛囊角化过度/堵塞,导致头皮上的瘢痕脱发;如果进行皮肤活检,必须出现典型的改变[界面空泡性皮炎,包括血管周围和(或)附属器周围淋巴组织细胞浸润]。在头皮,可以看到毛囊角蛋白塞。在长期病变中,可能会有黏蛋白沉积
急性皮肤性狼疮	临床医生观察到的蝴蝶斑或全身性斑丘疹。如果进行皮肤活检,必须出现典型的改变(界面空泡性皮炎,包括血管周围淋巴组织细胞浸润,伴有真皮黏液。血管周围中性粒细胞浸润可能在病程早期出现)

标准	定义
胸腔或心包积液	胸腔或心包积液的影像学证据（如超声、X 射线、CT 扫描、MRI），或两者兼有
急性心包炎	包含以下 4 点中的 2 点或 2 点以上：①心包性胸痛（剧痛，吸气相加重，身体前倾可改善）；②心包摩擦音；③心电图伴有新的广泛 ST 段抬高或 PR 压低；④影像学上发现新的或加重的心包积液（如超声、胸部 X 线片、CT 扫描、磁共振成像）
关节受累	涉及 2 个或 2 个以上关节的滑膜炎，特征为肿胀或渗出，或 2 个或 2 个以上关节压痛，晨僵至少 30min
蛋白尿定量（24h）>0.5g	尿蛋白（24h）>0.5g 或等效尿蛋白-肌酐比
根据 ISN/RPS 2003 分类进行肾活检的 Ⅱ 或 Ⅴ 型 LN	Ⅱ 型：系膜增生性 LN——单纯系膜细胞增生，任何程度或光镜下可见系膜基质扩张，伴有系膜免疫复合物沉积。免疫荧光或电子显微镜可见少数孤立的上皮下或内皮下免疫复合物沉积，但光学显微镜不可见 Ⅴ型：膜性 LN——通过光镜和免疫荧光或电子显微镜观察到的球性或节段性上皮下免疫复合物沉积，伴或不伴系膜改变
根据 ISN/RPS 2003 分类进行肾活检的 Ⅲ 或 Ⅳ 型 LN	Ⅲ型：局灶性 LN——活动性或非活动性局灶性、节段性或全身性毛细血管内或毛细血管外肾小球肾炎，累及 <50% 的肾小球，通常伴有局灶性内皮下免疫复合物沉积，伴或不伴系膜改变 Ⅳ型——弥漫性 LN——活动性或非活动性、节段性或球性毛细血管内或毛细血管外肾小球肾炎，累及 ≥50% 的肾小球，典型的弥漫性内皮下免疫复合物沉积，伴有或不伴系膜改变。此类包括弥漫"白金耳样"内皮下沉积而少或无肾小球增殖性病变
抗磷脂抗体（APL）阳性	抗心磷脂抗体（IgA、IgG 或 IgM）中或高滴度，或抗 β_2 糖蛋白 1 抗体阳性（IgA、IgG 或 IgM），或狼疮抗凝物阳性
低 C3 或低 C4	C3 或 C4 低于正常下限
低 C3 和低 C4	C3 和 C4 均低于其正常下限
抗 dsDNA 抗体或抗 Sm 抗体	免疫分析中的抗 dsDNA 抗体对 SLE 的特异性为 90%

入门标准

人喉癌上皮细胞上效价为≥1：80 的 ANA 或同等阳性试验

↓

如果不存在,不要归类为 SLE

如果存在,应用相加标准

相加标准

如果有比 SLE 更可能的解释,不要计算该标准

相关标准只要出现一次即可参与计算

SLE 的分类诊断至少需要一个临床标准和总得分≥10 分

相应标准无需同时出现

在每个评价象限内,只有加权最高的标准计入总分

临床领域和标准		权重	免疫领域和标准		权重
疾病症候	发热	2	抗磷脂抗体	抗心磷脂抗体	2
				或抗 β2 糖蛋白 1 抗体	
				或狼疮抗凝物	
血液学	白细胞减少	3			
	血小板减少	4	补体蛋白	低 C3 或低 C4	3
	自身免疫性溶血	4		低 C3 和低 C4	4
神经精神病学	谵妄	2	SLE 特异性抗体	抗 dsDNA 抗体	6
	精神症状	3		或抗 Sm 抗体	
	癫痫	5			
皮肤黏膜	非瘢痕性脱发	2			
	口腔溃疡	2			
	亚急性皮肤性或盘状狼疮	4			
	急性皮肤性狼疮	6			
浆膜	胸腔或心包积液	5			
	急性心包积液	6			
骨骼与肌肉	关节受累	6			

续表

临床领域和标准		权重	免疫领域和标准	权重
肾脏	蛋白尿定量(24h)＞0.5g	4		
	肾活检Ⅱ或Ⅴ型 LN	8		
	肾活检Ⅲ或Ⅳ型 LN	10		

总得分：

↓

如果符合入门标准,得分≥10 分则将其分类为 SLE

治疗方案

（1）一般治疗　除去各种诱因,对日光敏感的患者,应采取防护措施,注意避免暴晒或照射紫外线。

（2）药物治疗

预案 1: 非甾体抗炎药＋抗疟药（HCQ）　适用于轻型 SLE——患者虽有疾病活动,但症状轻微,仅表现光过敏、皮疹、关节炎或轻度浆膜炎,而无明显内脏损害。具体用法参见"类风湿关节炎"。

预案 2: 糖皮质激素＋甲氨蝶呤（MTX）或硫唑嘌呤（AZA）　适用于有明显重要脏器受累的中度活动型狼疮。

泼尼松 0.5～1mg/(kg·d),晨起顿服,4～6 周后以每 1～2 周减 10％的速度缓慢减量,维持治疗剂量尽量小于 10mg/d。

甲氨蝶呤（MTX）用法参见"类风湿关节炎"。

硫唑嘌呤（AZA）50～100mg/d,口服,维持用药,用药后需每周监测血常规。

预案 3: 糖皮质激素＋环磷酰胺（CTX）或霉酚酸酯（MMF）　适用于狼疮肾炎及重型 SLE,MMF 适用于 CTX 不能耐受或有生育要求的 SLE 患者。

泼尼松 1mg/kg,每日 1 次,口服,病情稳定后 2 周或疗程 8 周内,以每 1～2 周减 10％的速度缓慢减量,减至 0.5mg/(kg·d) 后,减药速度按病情适当调慢。

加用：

环磷酰胺冲击疗法：$0.5\sim1.0g/m^2$，加入生理盐水 250ml 中静脉滴注，每 3~4 周 1 次，个别难治、危重患者可缩短冲击间期。多数患者 6~12 个月后病情缓解，而在巩固治疗阶段，常需要继续环磷酰胺冲击治疗，延长用药间歇期至约 3 个月 1 次，维持 1~2 年。

注意：该药可导致白细胞减少和诱发感染，还可导致肝损害、胃肠道反应、出血性膀胱炎、脱发、性腺抑制，导致女性卵巢功能衰竭。

霉酚酸酯（MMF）：$1\sim2g/d$，分 2 次口服。

注意：该药尚不能代替环磷酰胺，用药期间需注意感染风险。

预案 4：大剂量甲泼尼龙（MP）冲击＋环磷酰胺（CTX） 适用于狼疮危象。

甲泼尼龙 500~1000mg，每天 1 次，加入 5％葡萄糖溶液 250ml 中，缓慢静脉滴注 1~2h，连续 3 天为 1 个疗程，疗程间隔期 5~30 天，冲击后需口服泼尼松 $1mg/(kg·d)$。

加用：

环磷酰胺（用法同预案 3）。

注意：用药期间及用药后均需密切观察有无感染发生。

预案 5：较大剂量泼尼松 $[1\sim2mg/(kg·d)]$＋静脉输注大剂量人静脉用免疫球蛋白（IVIG） 适用于重症血小板减少性紫癜的治疗。

静脉用免疫球蛋白，可按 $0.4g/(kg·d)$，静脉滴注，连续 3~5 天为 1 个疗程。主要的不良反应为过敏反应，对有免疫球蛋白 A 缺陷的患者禁用 IVIG。

糖皮质激素用法同预案 3。

预案 6：糖皮质激素和（或）环磷酰胺（CTX）和（或）霉酚酸酯（MMF）和（或）生物制剂

糖皮质激素、环磷酰胺（CTX）、霉酚酸酯（MMF）用法同前。

贝利尤单抗（倍力腾）：每 10 千克体重 120mg，每 120mg 用 1.5ml 注射用水复溶，最后使用生理盐水或 50％生理盐水或乳酸林格注射液稀释至 250ml（注意葡萄糖注射液与倍力腾不相容），静脉输液，前 3 次每 2 周一次，3 次后每 4 周一次。如果治疗 6 个月后疾病控制无改善，应考虑终止；或

泰它西普（泰爱）：80~160mg，每周一次皮下注射，为冻干粉，每支（80mg）用 1ml 灭菌注射用水复溶，复溶溶液浓度为每毫升含

80mg 泰它西普。

说明

① 贝利尤单抗及泰它西普未在下列患者中进行研究，不推荐应用于以下患者：重度活动性中枢神经系统狼疮，重度活动性狼疮肾炎，HIV、乙型肝炎或丙型肝炎感染，低丙球蛋白血症（IgG＜400mg/dl 或 IgA＜10mg/dl），重要器官移植或造血干细胞/细胞/骨髓移植或肾移植。

② 贝利尤单抗及泰它西普可能增加感染潜在风险。活动性感染或免疫应答严重损害的患者不应使用泰它西普。有复发性或慢性感染史，或有易引起严重感染的基础病的患者应慎用贝利尤单抗及泰它西普。治疗后发生严重感染的患者应立即停止用药，并进行适当的治疗。活动性或潜伏性结核患者使用风险尚不明确。

③ 目前尚无泰它西普在肝功能损害患者中使用的研究数据，因此肝功能损害患者不推荐使用本品。轻中度肾功能损害患者无需进行剂量调整。重度肾功能损害患者不推荐使用泰它西普。

第三节 强直性脊柱炎

强直性脊柱炎（ankylosing spondylitis，AS）是一种慢性炎症性疾病。病变主要累及骶髂关节、脊柱骨突、脊柱旁软组织和外周关节，可伴发关节外表现，严重者可发生脊柱畸形和强直。AS 的特征性标志和早期表现之一为骶髂关节炎，附着点炎为本病的特征性病理改变。我国 AS 患病率在 0.3% 左右，发病年龄 13~31 岁，40 岁以后及 8 岁以前发病者少见。男性患者多于女性，男女比为 5:1，男性患者症状重、病情进展快，而女性发病缓慢、病情较轻。本病有明显家族聚集倾向，与人类白细胞抗原（HLA）B27 密切相关。

诊断要点

1984 年修订的 AS 纽约标准如下。

① 下腰背痛持续至少 3 个月，疼痛随活动改善，但休息不减轻。

② 腰椎在前后和侧屈方向活动受限。

③ 胸廓扩展范围较同年龄、同性别的正常值减少。

④ 双侧骶髂关节炎 Ⅱ～Ⅳ 级，或单侧骶髂关节炎 Ⅲ～Ⅳ 级。

如果患者具备④加上①～③中的任何一条可确诊为强直性脊柱炎。脊柱关节炎（spondyloarthritis，SpA）分中轴型脊柱关节炎、外周型脊柱关节炎和混合型脊柱关节炎；其中中轴型脊柱关节炎又包括非放射学中轴型脊柱关节炎和强直性脊柱炎。对不符合上述标准者，可参考2009 年 ASAS 推荐的中轴型脊柱关节炎（SpA）的分类标准诊断，可以更早期诊断。

① 发病年龄＜40 岁；

② 隐匿起病；

③ 症状活动后好转；

④ 休息时加重；

⑤ 夜间痛（起床后好转）。

符合上述 5 项指标中的 4 项，诊断 AS 炎性背痛。

2009 年 ASAS 推荐的中轴型 SpA 的分类标准：起病年龄＜45 岁和炎性背痛≥3 个月的患者，加上符合下述中 1 种标准：

① 影像学提示骶髂关节炎加上≥1 个下述的 SpA 特征；

② HLA-B27 阳性加上≥2 个下述的 SpA 特征。

影像学提示骶髂关节炎指：

① MRI 提示骶髂关节活动性（急性）炎症，高度提示与 SpA 相关的骶髂关节炎；或

② 明确的骶髂关节炎影像学改变（根据 1984 年修订的 AS 纽约标准）。

SpA 特征包括：

① 炎性背痛；

② 关节炎；

③ 起止点炎（跟腱）；

④ 眼葡萄膜炎；

⑤ 指（趾）炎；

⑥ 银屑病；

⑦ 克罗恩病/溃疡性结肠炎；

⑧ 对非甾体抗炎药反应良好；

⑨ SpA 家族史；

⑩ HLA-B27 阳性

⑪ CRP 升高。

治疗方案

目前尚无根治的方法，合理的治疗可以控制症状并改善预后。

① 非药物治疗：加强疾病知识的教育，养成睡硬板床、用低枕等生活习惯，鼓励患者合理和坚持进行体育锻炼，保持良好的体姿，功能锻炼的重要性不亚于药物治疗，游泳是很好的有效辅助治疗方法。适当的理疗对缓解症状有一定的帮助。

② 药物治疗

预案 1: 非甾体抗炎药　为强直性脊柱炎（AS）的主要治疗用药，对早期或晚期 AS 患者的症状治疗都是首选的。它可迅速改善患者腰背部疼痛和僵硬感，减轻关节肿胀和疼痛及增加关节活动度。

具体用药及注意事项参见"类风湿关节炎"的治疗。

预案 2: 非甾体抗炎药＋柳氮磺吡啶（SSZ）　可改善 AS 患者的外周关节炎，可降低 IgA 水平。

非甾体抗炎药及 SSZ 的用量及注意事项见"类风湿关节炎"的治疗。

预案 3: 非甾体抗炎药＋柳氮磺吡啶（SSZ）＋甲氨蝶呤（MTX）或来氟米特（LEF）　适用于活动性 AS 患者经预案 2 治疗无效时。

非甾体抗炎药及 MTX、LEF、SSZ 的用量及注意事项见"类风湿关节炎"治疗。

预案 4: 非甾体抗炎药＋沙利度胺　适用于男性难治性强直性脊柱炎患者。

沙利度胺：初始剂量每晚 50mg，每 10～14 天递增 50mg，至 150～200mg/d 维持。

非甾体抗炎药的选择及注意事项见"类风湿关节炎"治疗。

预案 5: 糖皮质激素　对难治性虹膜炎可应用激素及免疫抑制剂，一般不主张口服或静脉全身使用，可以对肌腱端及顽固性外周关节炎行局部注射治疗。

预案 6: 生物制剂　适用于活动性或非甾体抗炎药治疗无效的 AS 患者。

英夫利昔单抗（Infliximab）5mg/kg，静脉滴注，第 0、第 2、第 6 周用药 1 次，其后每 6 周用药 1 次；或

阿达木单抗（Adalimumab）40mg，皮下注射，每2周1次。或

依那西普（Etanercept）25mg，皮下注射，每周2次。或

苏金单抗（Secukinumab）150mg，每周1次，皮下注射，连续5次后，每4周一次皮下注射。

第四节　干燥综合征

干燥综合征（Sjögren syndrome，SS）是一种以累及外分泌腺体为主的慢性炎症性自身免疫性疾病。临床除有唾液腺和泪腺受损功能下降而出现口干、眼干外，尚有其他外分泌腺及腺体外其他器官的受累而出现多系统损害的症状，血清中有多种自身抗体，以及高免疫球蛋白血症。它分为原发性和继发性两类：前者指不具有另一种诊断明确的结缔组织病的干燥综合征；后者指发生于另一种诊断明确的结缔组织病的干燥综合征。原发性干燥综合征在我国发病率为 $0.29\%\sim0.77\%$，女性多见，男女比例 1:（9~20），发病年龄多在 40~50 岁。

诊断要点

目前普遍采用的 2002 年干燥综合征国际分类标准如下。

Ⅰ. 口腔症状：3 项中有 1 项或 1 项以上。

① 每日感到口干持续 3 个月以上；

② 成年后腮腺反复肿大或持续肿大；

③ 吞咽干性食物时需用水帮助。

Ⅱ. 眼部症状：3 项中有 1 项或 1 项以上。

① 每日感到不能忍受的眼干持续 3 个月以上；

② 有反复的沙子进眼或沙磨感觉；

③ 每日需用人工泪液 3 次或 3 次以上。

Ⅲ. 眼部症状：下述检查有 1 项或 1 项以上阳性。

① Schirmer Ⅰ 试验（＋）（≤5mm/5min）；

② 角膜染色（＋）（≥4 分，Van Bijsterveld 计分法）。

Ⅳ. 组织学检查：下唇腺病理示淋巴细胞灶≥1（指 $4mm^2$ 组织内至少有 50 个淋巴细胞集聚于唇腺间质者为一灶）。

Ⅴ. 唾液腺受损：下述检查任 1 项或 1 项以上阳性。

① 唾液流率（＋）（≤1.5ml/15min）；

② 腮腺造影（＋）；

③ 唾液腺同位素检查（＋）。

Ⅵ. 自身抗体：抗 SSA 抗体或抗 SSB 抗体（＋）（双扩散法）。

① 原发干燥综合征：无任何潜在疾病的情况下，有下述 2 条则可诊断。a. 符合 4 条或 4 条以上者，但必须含有条目Ⅳ（组织学检查）和（或）条目Ⅵ（自身抗体）；b. 条目Ⅲ、Ⅳ、Ⅴ、Ⅵ中任意 3 条阳性。

② 继发干燥综合征：患者有潜在的疾病（任何一种结缔组织病），而符合Ⅰ和Ⅱ中任意 1 条，同时符合条目Ⅲ、Ⅳ、Ⅴ中任意 2 条。

③ 必须除外：头部、面部放疗史，丙肝病毒感染，AIDS，淋巴瘤，结节病，Graves 病，抗乙酰胆碱药的应用（如阿托品、莨菪碱、溴丙胺太林、颠茄等）。

治疗方案

预案 1： 人工泪液　适用于单纯干燥性角结膜炎患者。

预案 2： 正瑞片 1～2 片，口服，每日 3 次。适用于单纯口干患者。停止吸烟、饮酒及避免服用引起口干的药物，保持口腔清洁，常漱口。

预案 3： 非甾体抗炎药＋硫酸羟氯喹（HCQ）　适用于以肌肉痛、关节痛为主要表现者。

非甾体抗炎药及 HCQ 用法与注意事项参见"类风湿关节炎"的治疗。

预案 4： 糖皮质激素＋硫唑嘌呤（AZA）或环磷酰胺（CTX）　适用于合并神经系统损害、肾小球肾炎、肺间质病变、肝损害、血小板降低及肌炎等重要脏器受累的患者。

轻症和慢性病程者，应用小量至中等量激素，如泼尼松，每日 10～30mg，晨起顿服。

急性起病和重症患者，应用泼尼松，每日 60～100mg，晨起顿服。6～8 周后以每 1～2 周减 10％ 的速度缓慢减量，减至泼尼松 0.5mg/（kg·d）后，减药速度按病情适当调慢。维持治疗的泼尼松剂量尽量小于 10mg/d。

AZA、CTX 用药及注意事项参见"系统性红斑狼疮"的治疗。

预案 5： 糖皮质激素＋生物制剂（CD20 单抗）　适用于对常规治疗效果不佳且有严重的关节炎、严重血细胞减少、周围神经病变及有相关的淋巴瘤的原发性干燥综合征（PSS）患者。

利妥昔单抗（Rituximab）$375mg/m^2$，每周 1 次，静脉滴注。

糖皮质激素用法及注意事项同预案 4。

第五节　多发性肌炎和皮肌炎

多发性肌炎和皮肌炎是一组横纹肌非化脓性炎症性疾病，可累及肢带肌、颈肌、咽肌。它以对称性的四肢近端肌无力、血清肌酶升高、肌电图出现肌源性损害、病理示肌肉不同程度的炎症和坏死为临床特征。可累及多个系统和器官，亦可伴发肿瘤。多发性肌炎指无皮肤损害的肌炎，皮肌炎指伴有皮疹的肌炎，特征性皮疹包括向阳性紫红斑、Gottron征、技工手及暴露部位皮疹等。该病女性多于男性，可发生在任何年龄，在 5～14 岁和 45～60 岁有高峰发病倾向。

诊断要点

1975 年 Bohan-Peter 建议的诊断标准如下。

① 对称性近端肌无力，伴或不伴吞咽困难和呼吸肌无力；

② 血清肌酶升高，特别是 CK 升高；

③ 肌电图有肌源性损害表现；

④ 肌活检异常；

⑤ 特征性皮肤损害。

具备上述①、②、③、④者可诊断多发性肌炎，具备①～④项中的 3 项可能为多发性肌炎，只具备 2 项者为可疑多发性肌炎。

具备⑤，再加上③或④者，可确诊为皮肌炎；具备⑤，加上 2 项可能为皮肌炎；具备⑤，加上一条者为可疑皮肌炎。

2014 年儿童和风湿病协会修订的诊断标准：

① 对称性、进行性肌无力；

② 血清肌酶升高；

③ 肌电图有肌源性损害表现；

④ 肌活检符合典型炎性肌病；

⑤ 肌肉 MRI 显示有肌炎证据。

除皮损外加上上述 5 项中的 2 项为可疑皮肌炎。

特发性炎性肌病（idiopathic inflammatory myopathies，IIM）也被统称为肌炎，以皮肌炎（dermatomyositis，DM）、多发性肌炎（polymyositis，PM）、包涵体肌炎（inclusion body myositis，IBM）和儿童皮肌炎（juvenile DM，JDM）最为常见。

目前临床中诊断 IIM 最常用的仍然是 1975 年 Bohan-Peter 分类标准，然而该标准存在一些缺陷：①没有详细说明如何排除其他类型的肌病；②可能将 IBM 或伴有炎症的肌萎缩误归类于 PM；③每条标准都没有明确定义。为了区分 IIM 和其他模拟肌炎的疾病，提高敏感性及特异性，同时更好地区分 IIM 的主要亚型，2017 年欧洲抗风湿病联盟（EULAR）/美国风湿病学会（ACR）联合提出了新的炎性肌病分类标准（表 5-3）。

表 5-3　EULAR/ACR 提出的成人和儿童 IIM 分类标准

变量	分值（活肉活检）		定义
	无肌	有肌	
起病年龄			出现与本病相关的首发症状时年龄
≥18 岁，<40 岁	1.3	1.5	18 岁或以上，但<40 岁
≥40 岁	2.1	2.2	40 岁或以上
肌无力			
客观存在对称性上肢近端肌无力，通常呈进展性	0.7	0.7	徒手肌力检查或其他客观的肌力检查：双上肢近端肌无力，通常随时间推移进展
客观存在对称性下肢近端肌无力，通常呈进展性	0.8	0.5	徒手肌力检查或其他客观的肌力检查：双下肢近端肌无力，通常随时间推移进展
颈屈肌比颈伸肌相对力弱	1.9	1.6	徒手肌力检查或其他客观的肌力检查：颈屈肌比颈伸肌相对力弱
下肢，近端比远端相对力弱	0.9	1.2	徒手肌力检查或其他客观的肌力检查：下肢近端较远端力弱
皮疹			
向阳性皮疹	3.1	3.2	上眼睑或眶周分布的紫色、紫丁香色或红色斑疹，通常与眶周水肿伴随出现

续表

变量	分值(活肉活检)		定义
	无肌	有肌	
Gottron 疹	2.1	2.7	关节伸侧红色至紫红色丘疹,有时伴脱屑,可分布于手指关节及肘、膝、踝和足趾关节
Gottron 征	3.3	3.7	关节伸侧红色至紫红色斑疹,而非丘疹
其他临床表现			
吞咽困难或食管运动功能障碍	0.7	0.6	吞咽困难或食管运动异常的客观证据
实验室检查			
抗 Jo-1 抗体阳性	3.9	3.8	标准试验和验证试验检测血清学抗体阳性
血清肌酸激酶(CK)或 LDH 或 AST 或 ALT 升高	1.3	1.4	病程中最异常的检测值(最高绝对值)高于正常值上限
肌肉活检——存在以下病变			
肌内膜单核细胞浸润,单核细胞分布于肌纤维周围,但不侵入肌纤维		1.7	肌内膜单核细胞浸润,毗邻健康、无肌纤维坏死的肌纤维膜,但没有明显的肌纤维受累
肌束膜和(或)血管周围单核细胞浸润		1.2	单核细胞位于肌束膜和(或)位于血管周围(肌束膜或肌内膜血管)
束周萎缩		1.9	肌肉活检显示束周区域的肌纤维较靠近中央的肌纤维
镶边空泡		3.1	苏木精和伊红染色镶边空泡呈现蓝色,改良的 Gomori 三色染色呈红色

若总分≥7.5（无肌肉活组织检查）或≥8.7（有肌肉活组织检查）则确诊 IIM（诊断可能性 90%）；若总分≥5.5（无肌肉活组织检查）或≥6.7（有肌肉活组织检查）则拟诊 IIM（诊断可能性≥55%，<90%）；若总分≥5.3（无肌肉活组织检查）或≥6.5（有肌肉活组

检查）则为可疑 IIM（诊断可能性≥50％，＜55％）；若总分＜5.3（无肌肉活组织检查）或＜6.5（有肌肉活组织检查）则诊断为 IIM 的可能性低于 50％。国际肌炎分类标准工作组推荐将诊断可能性≥55％［即总分≥5.5（无肌肉活组织检查）或≥6.7（有肌肉活组织检查）］定义为诊断 IIM 的界值。

治疗方案

① 一般治疗：急性期卧床休息，并适当进行肢体被动运动，预防肌肉萎缩，控制症状后可适当锻炼。给予高热量、高蛋白饮食，避免感染。

② 药物治疗

预案 1：糖皮质激素（首选）　适用于轻度、中度多发性肌炎和皮肌炎患者。

泼尼松 1～2mg/(kg·d)，晨起顿服，多数患者于治疗 1～2 个月后肌酶下降，肌力明显恢复。泼尼松减量应缓慢，一般为 1 年左右，减量至 5～10mg/d，后继续服药，持续 2 年以上。

预案 2：大剂量糖皮质激素　适用于病情发展迅速的患者，或伴有严重吞咽困难、心肌受累或有进展型肺间质病变的患者。

甲泼尼龙 0.5～1g/d 静脉冲击治疗，连用 3 天，然后改为 60mg/d，口服，余同预案 1。

预案 3：糖皮质激素＋甲氨蝶呤（MTX）或硫唑嘌呤（AZA）　适用于激素治疗无效者。

甲氨蝶呤每周 7.5～20mg，对肌炎及皮疹均有益处，注意事项见"类风湿关节炎"治疗。

硫唑嘌呤 1～2mg/(kg·d)，口服，起效慢，至少 6 个月才能判断是否有效，注意事项见"系统性红斑狼疮"治疗。

预案 4：糖皮质激素＋环孢素（CSA）　适用于 MTX 或 AZA 治疗无效的难治性病例。

环孢素：常用剂量 3～5mg/(kg·d)，口服，用药期间主要监测血压及肾功能，当血肌酐增加大于 30％时需停药。可导致青光眼及牙龈增生、多毛症。

糖皮质激素用法同预案 1。

预案 5：糖皮质激素＋环磷酰胺（CTX）　主要用于伴有肺间质病变的肌炎及皮肌炎患者。

环磷酰胺 50～100mg/d，口服。重症者环磷酰胺 0.8～1g 加入生理盐水 250ml 中，静脉滴注，每 3～4 周 1 次，个别难治、危重患者可缩短冲击间期。多数患者 6～12 个月后病情缓解，而在巩固治疗阶段，常需要继续环磷酰胺冲击治疗，逐渐延长用药间歇期，至约 3 个月一次维持数年。

糖皮质激素用法同预案 1。

预案 6：糖皮质激素＋静脉注射免疫球蛋白（IVIG）　适用于复发性和难治性肌炎及皮疹病例。

静脉注射免疫球蛋白，常规治疗剂量 0.4g/（kg·d），静脉滴注，每月用 5 天，连续 3～6 个月以维持疗效；对于难治性皮肌炎的皮疹，可加用小剂量 IVIG，剂量为 0.1g/（kg·d），每月 5 天，共应用 3 个月。

糖皮质激素用法同预案 2。

预案 7：生物制剂

英夫利昔单抗（Infliximab）5mg/kg，静脉滴注，第 0、第 2、第 6 周用药 1 次，其后每 6 周用药 1 次；或

依那西普（Etanercept）25mg，皮下注射，每周 2 次。或

利妥昔单抗（Rituximab）375mg/m^2，每周 1 次，静脉滴注。

说明

① 合并恶性肿瘤的肌炎或皮肌炎患者，在切除肿瘤后，肌炎症状可自然缓解。其预后取决于恶性肿瘤的预后。

② 对并发肺间质病变者，需警惕感染的反复发生，可因反复感染导致呼吸衰竭；对并发心肌受累者，可出现心力衰竭及致死性心律失常，必要时需安装心脏起搏器。

第六节　IgG4 相关性疾病

IgG4 相关性疾病（IgG4-related disease，IgG4-RD）是一种自身免疫介导的炎性纤维化疾病。主要组织病理表现为以 IgG4$^+$ 浆细胞为主的淋巴细胞、浆细胞浸润，并伴有席纹状纤维化、闭塞性静脉炎和嗜酸性粒细胞浸润。该病几乎可累及身体的各个部位，少数患者仅有单个器官受累，而大多数患者则同时或先后出现多个器官病变。显著升高的血清

IgG4 水平和肿块样病灶是本病最常见的临床表现，肿块样病变和持续性免疫炎症反应导致的纤维化可对受累脏器及其周围组织造成压迫和不可逆的损伤，甚至器官功能衰竭。

诊断要点

2011 年日本制定的 IgG4-RD 综合诊断标准如下。

（1）临床检查显示 1 个或多个脏器特征性的弥漫性或局限性肿大或肿块形成。

（2）血清 IgG4 升高（＞1350mg/L）。

（3）组织病理学检查显示：

① 大量淋巴细胞和浆细胞浸润，伴纤维化；

② 组织中浸润的 $IgG4^+$ 浆细胞/IgG^+ 浆细胞比值＞40％，且每高倍镜视野下 $lgG4^+$ 浆细胞＞10 个。

符合上述 3 条标准，可确诊；符合上述标准（1）＋（3）为可能诊断；符合上述标准（1）＋（2）为可疑诊断。

IgG4-RD 必须与累及脏器的肿瘤相鉴别（如癌、淋巴瘤），与类似疾病相鉴别（如干燥综合征、原发性硬化性胆管炎、Casdeman 病、继发性腹膜后纤维化、肉芽肿性多血管炎、结节病、变应性肉芽肿性血管炎）等。

如果根据本标准不能确诊，亦可结合脏器特异性诊断标准（IgG4相关性自身免疫性胰腺炎、IgG4 相关性米库利兹病、IgG4 相关性肾脏疾病等的诊断标准）进行诊断。

2019 年公布的 ACR/EULAK 的 IgG4-RD 分类标准与 2011 年诊断标准相比，其优势在于，即使在缺乏病理诊断或血清 IgG4 不升高时仍可以将患者分类为 IgG4-RD。

2019 年 ACR/EULAK 制定的 IgG4-RD 分类标准如下。

应用该分类标准进行诊断共 4 步：①必须符合纳入标准；②不能符合任何一项排除标准；③包含项目逐一评分；④总分≥20 分可诊断。

步骤 1：

纳入标准：包含以下典型器官的临床或影像学特征[1]，如胰腺、唾液腺、胆管、眼眶、肾脏、肺脏、主动脉、腹膜后、硬脊膜或甲状腺[里德尔（Riedel）甲状腺炎]，或以上器官不明原因的炎症伴淋巴细胞、浆细胞浸润的病理证据。

是或否（如果不符合纳入标准，则该患者不能进一步考虑为符合

IgG4-RD 分类标准）。

注：1—受累器官肿大或肿瘤样肿块，但以下器官受累常为非肿块病变。①胆管，更倾向发生狭窄；②主动脉，典型特征是管壁增厚或动脉瘤形成；③肺部，常见支气管血管束增厚。

步骤 2：

排除标准

① 临床：发热；对激素治疗无客观反应。

② 血液学：不明原因的白细胞减少症和血小板减少症；外周血嗜酸性粒细胞增多；抗中性粒细胞质抗体（ANCA）阳性（特异性针对蛋白酶 3 或髓过氧化物酶）；抗 SSA 抗体或抗 SSB 抗体阳性；抗 dsDNA 抗体、抗核糖核蛋白抗体或抗 Sm 抗体阳性；其他疾病特异性自身抗体阳性；冷球蛋白血症。

③ 影像学：怀疑恶性肿瘤或感染，尚未充分证实；影像学进展迅速；长骨病变符合 Erdheim-Chester 病；脾肿大。

④ 病理学：细胞浸润提示恶性肿瘤，尚未充分评估；符合炎性肌纤维母细胞瘤的标记；突出的中性粒细胞炎症；坏死性血管炎；显著的坏死改变；原发性肉芽肿性炎症；巨噬细胞/组织细胞病的病理特征。

⑤ 已知的以下诊断：多中心型 Castleman 病；克罗恩病或溃疡性结肠炎（如果只存在胰胆病变）；桥本甲状腺炎（如果只有甲状腺受累）。

是或否（如果符合排除标准，则该患者不能进一步考虑为符合 IgG4-RD 分类标准）。

如果符合纳入标准，同时不符合任何一项排除标准，进行步骤 3。

步骤 3：

① 病理学：权重（每项中只计入最高权重分数）

无病理信息　+0

密集淋巴细胞、浆细胞浸润　+4

密集淋巴细胞、浆细胞浸润和闭塞性静脉炎　+6

密集淋巴细胞、浆细胞浸润和席纹状纤维化伴或不伴闭塞性静脉炎　+13

免疫组化染色（淋巴结、胃肠道黏膜表面和皮肤的病理检查不计入免疫组化染色评分）。

0～16 分计分如下：

0 分：IgG4+ 浆细胞/IgG+ 浆细胞比值为 0～40% 或不确定[1]，且

$IgG4^+$ 浆细胞数/高倍视野为 0～9。

7 分：a. $IgG4^+$ 浆细胞/IgG^+ 浆细胞比值≥41%，且 $IgG4^+$ 浆细胞数/高倍视野为 0～9 或不确定；b. $IgG4^+$ 浆细胞/IgG^+ 浆细胞比值 0～40% 或不确定[1]，且 $IgG4^+$ 浆细胞数/高倍视野≥10 或不确定[1]。

14 分：a. $IgG4^+$ 浆细胞/IgG^+ 浆细胞比值为 41%～70%，且 $IgG4^+$ 浆细胞数/高倍视野≥10；b. $IgG4^+$ 浆细胞/IgG^+ 浆细胞比值≥71%或不确定[1]，且 $IgG4^+$ 浆细胞数/高倍视野为 10～50。

16 分：$IgG4^+$ 浆细胞/IgG^+ 浆细胞比值≥71%，且 $IgG4^+$ 浆细胞数/高倍视野≥51。

注：1—在某些特殊情况下，无法清楚地量化染色阳性细胞浸润，似仍可确定细胞数至少 10 个/高倍视野。由于多种原因，通常与免疫染色质量有关，无法精确计算 $IgG4^+$ 浆细胞数，但仍可以将结果分组到适当的免疫染色类别中。

② 血清 IgG4 水平

正常或未检查　+0

正常～<2 倍参考值上限　+4

2～5 倍参考值上限　+6

≥5 倍参考值上限　+11

③ 双侧泪腺、腮腺、舌下腺和颌下腺

无任何一组腺体受累　+0

一组腺体受累　+6

两组或更多腺体受累　+14

④ 胸部

未检查或下列项目均未出现　+0

CT 示支气管血管（束）周围及间隔线增厚　+4

影像学显示胸椎旁带状软组织　+10

⑤ 胰腺及胆管系统

未检查或下列项目均未出现　+0

影像学显示弥漫性胰腺增大（无分叶）　+8

影像学显示弥漫性胰腺增大和包膜样低强化带　+11

影像学显示胰腺（上述任意一种）和胆管受累　+19

⑥ 肾脏

未检查或下列项目均未出现　+0

低补体血症　+6

影像学显示肾盂增厚/软组织　+8

增强 CT 示双侧肾皮质低密度区　+10

⑦ 腹膜后

未检查或下列项目均未出现　+0

影像学显示腹主动脉壁弥漫性增厚　+4

影像学显示肾动脉以下的主动脉或髂血管周围或前外侧软组织　+8

总分符合纳入标准，同时不符合任何一项排除标准，累积权重分数≥20 分可诊断。

治疗方案

① 药物治疗

预案 1：糖皮质激素（首选）

诱导缓解：泼尼松 0.6mg/(kg·d)，晨起顿服，每 1～2 周减 5mg。

维持治疗：泼尼松 2.5～5mg/d，维持 1～3 年。

预案 2：糖皮质激素＋传统合成改善病情的抗风湿药（cs DMARDs）

糖皮质激素用法同预案 1。

吗替麦考酚酯（MMF）推荐剂量：750～1000mg，每日 2 次，口服。或

硫唑嘌呤（AZA）2～2.5mg/(kg·d)，口服。或

环磷酰胺（CTX），诱导缓解：50～100mg/d，口服。重症者环磷酰胺 0.8～1g 加入生理盐水 250ml 中，静脉滴注，每 3～4 周 1 次；或

来氟米特（LEF）10～20mg/d，口服；或

甲氨蝶呤（MTX），开始 7.5mg，每周 1 次，口服、肌注、皮下注射及静脉注射均可，每周递增 2.5mg，至常用剂量每周 7.5～25mg，待临床症状控制满意后，可逐渐减量。

预案 3：生物制剂　适用于疾病复发、激素抵抗、激素副作用明显或传统合成的 DMARDs 效果不佳者；激素治疗无效。

利妥昔单抗，诱导缓解 375mg/m² （体表面积），每周 1 次，静脉注射，疗程 4 周；或者 1000mg/次，隔 2 周 1 次，共 2 次。

② 手术与介入治疗：药物治疗效果不佳，为求减少并发症或恶性疾病不能排除时，推荐手术或介入治疗。

（付文轶　姜洪芳）

第六章

血液系统疾病

第一节 缺铁性贫血

缺铁性贫血是体内铁的存储不能满足正常红细胞生成的需要而发生的贫血，是由于机体对铁的摄入量不足、吸收量减少、需要量增加、利用障碍或丢失过多所致。症状与贫血程度和发生速度有关。典型形态学表现为小细胞低色素性贫血。治疗上首先查明原因，去除诱因，对症补铁。

诊断要点

① 症状为疲乏、心悸、气短、头晕、注意力不集中。少数严重患者可出现吞咽困难、口角炎和舌炎。体征除贫血外貌外，毛发干枯易脱落。指甲不光滑，易碎裂，甚至呈匙状甲。

② 小细胞低色素性贫血，血清铁、铁蛋白降低，总铁结合力升高。骨髓铁染色显示细胞内外铁均减少。

治疗方案

预案 1：硫酸亚铁（福乃得）1 片，饭后口服，每日 1 次，连服 4～6 周后复查。

预案 2：多糖铁复合物（力蜚能）

预防贫血：每日 50mg，口服，足以满足儿童生长和成人的基本需求。

治疗贫血：6 岁以上儿童及成人 100～150mg/d，6 岁以下儿童

50mg/d，每日 1 次。

预案 3：右旋糖酐铁（科莫非）

右旋糖酐铁溶液可肌内注射、静脉注射或静脉滴注。每天补铁100～200mg，根据补铁总量确定，一周 2～3 次。

右旋糖酐铁 100～200mg 用 0.9％氯化钠溶液或 5％葡萄糖溶液稀释至 100ml，静脉滴注。给予首次剂量时，应先缓慢滴注 25mg，至少 15min，如无不良反应发生，可将剩余剂量在 30min 内滴注完毕。

预案 4：蔗糖铁注射液

本品的首选给药方式是滴注（为了减少低血压发生和静脉外注射的危险）。1ml 本品最多只能稀释到 20ml 0.9％生理盐水中，稀释液配好后应立即使用（如 5ml 本品最多稀释到 100ml 0.9％生理盐水中，而 25ml 本品最多稀释到 500ml 0.9％生理盐水中）。药液的滴注速度应为：100mg 铁滴注至少 15min；200mg 铁至少滴注 30min；300mg 铁至少滴注 1.5h；400mg 铁至少滴注 2.5h；500mg 铁至少滴注 3.5h。

说明

① 尽可能查明病因，针对病因治疗。成人最为常见的病因是偏食、女性月经量过多和慢性消化道出血。

② 铁剂应整片吞服，不得咬碎。本品与制酸药如碳酸氢钠、磷酸盐类、鞣酸盐类及含鞣质的药物或饮料同用，易产生沉淀而影响吸收。服药期间不要喝浓茶及食用含鞣酸过多的食物。妊娠期补充铁剂以在妊娠中期、后期最为适当，由于此时铁摄入量减少而需要量增加。

③ 多糖铁复合物（力蜚能）对胃肠黏膜无刺激和腐蚀作用，耐受性、安全性好，特别适用于孕妇、老年人和儿童。

④ 治疗有效的可见网织红细胞于 4～5 天内开始升高，血红蛋白正常后继续补铁 2～3 个月。

第二节 巨幼细胞贫血

叶酸或维生素 B_{12} 缺乏或某些影响核苷酸代谢的药物导致细胞核脱氧核糖核酸（DNA）合成障碍所致的贫血称巨幼细胞贫血。本病的特点是呈大红细胞性贫血，骨髓内出现巨幼红细胞、粒细胞及巨核细胞系列。此类贫血的幼红细胞 DNA 合成障碍，故又有学者称之为幼红细胞增殖异常性贫血。

诊断要点

① 维生素 B_{12} 缺乏和叶酸缺乏的临床表现基本相似，可引起一系乃至三系减少，表现为消化道症状，如食欲减退、腹胀、腹泻及舌炎等。以舌炎最为突出，表现为舌质红、舌乳头萎缩、表面光滑，俗称"牛肉舌"，伴疼痛。

② 维生素 B_{12} 缺乏时常伴神经系统表现，如乏力、手足麻木、感觉障碍、行走困难等周围神经炎及亚急性或慢性脊髓后侧索联合变性，后者多见于恶性贫血。小儿和老年患者常出现精神症状，如无欲、嗜睡或精神错乱。

③ 实验室检查：维生素 B_{12} 和叶酸减少。

治疗方案

（1）叶酸缺乏

预案 1： 叶酸，成人每次 5～10mg，口服，每日 3 次；儿童每次 5mg，口服，每日 3 次。用药至贫血完全消失，若无原发病，不需维持治疗。

预案 2： 叶酸，成人每次 10～20mg，肌内注射，每日 1 次，20～30天为 1 个疗程。小儿每次 15mg，肌内注射，每日 1 次。

（2）维生素 B_{12} 缺乏

预案 1： 维生素 B_{12}，成人每次 250～500μg，口服，每日 1～3 次；或者 500～1000μg，肌内注射，每周 3 次。

预案 2： 甲钴胺（弥可保），成人每次 1 安瓿（含甲钴胺 0.5mg），每周 3 次，肌内注射或静脉注射。给药约 2 个月后，作为维持治疗每隔 1～3 个月可给予 1 安瓿。

说明

① 叶酸缺乏好发于妊娠期和婴儿期。1/3 的妊娠妇女有叶酸缺乏，妊娠期营养不良性巨幼细胞贫血常发生于妊娠中期、末期和产后，感染、饮酒、妊娠高血压综合征以及合并溶血、缺铁及分娩时出血过多均

可诱发本病。

② 对慢性溶血性贫血或长期服用抗癫痫药者应给予叶酸预防性治疗，全胃切除者应每月预防性肌内注射维生素 B_{12} 一次。

③ 严重巨幼细胞贫血在给予叶酸和或维生素 B_{12} 治疗时应适当补充钾。

第三节　自身免疫性溶血性贫血

自身免疫性溶血性贫血（AIHA）是由于免疫调节功能异常所产生的自身抗体结合在红细胞表面或游离在血清中，使红细胞致敏或激活补体，红细胞过早破坏而发生的溶血性贫血。

诊断要点

① 症状：乏力、头昏、心悸、气短，可伴有寒战、发热、腰痛、胸闷。

② 体征：贫血外貌，皮肤、巩膜黄染，脾轻至中度肿大。

③ 辅助检查。

a. 血象：多数呈正细胞正色素性贫血，血红蛋白减少；网织红细胞增高，小球形红细胞增多，可见幼红细胞。白细胞、血小板正常。

b. 骨髓象：以幼红细胞为主的红系细胞增生活跃。粒系、巨核细胞系正常。

c. 血生化检查：血总胆红素及间接胆红素增高，血清结合珠蛋白减少或消失。

d. 直接抗人球蛋白试验（Coomb's 试验）阳性，间接抗人球蛋白试验阳性或阴性（温抗体型自身免疫性溶血性贫血），冷凝集素试验阳性（冷凝集素综合征）。

治疗方案

预案 1：积极寻找引起 AIHA 的原因　约 50% 的患者为继发性 AIHA，病因明确者，应积极治疗原发病。

预案 2：糖皮质激素

急性溶血危象者可用甲泼尼龙 500～1000mg 静脉滴注，3～5 天后改用泼尼松 1mg/(kg·d)，口服，7～10 天内病情改善；

当血红蛋白接近正常时，每周渐减泼尼松用量 10～15mg，直至泼尼松 20mg/d；

定期查血红蛋白及网织红细胞计数 2～3 周，若稳定，每周减泼尼松 2.5mg，至 5～10mg/d，或隔日应用泼尼松 10～20mg，总疗程 6～12 个月。若治疗 3 周无效，则快速减量停药。

预案 3：脾切除　应用大剂量糖皮质激素治疗 2 周后溶血和贫血无改善；或每日需较大剂量泼尼松（>1510mg）以维持血液学的改善；或不能耐受泼尼松以及有禁忌证者，应考虑脾切除治疗。

预案 4：利妥昔单抗 375mg/m^2 或者 100mg，静脉滴注，每周 1 次，连续 4 周，有效率在 83%～87%。

预案 5：免疫抑制剂　大剂量泼尼松（>15mg）不能维持血液学改善者，应用硫唑嘌呤 50～200mg/d 或环磷酰胺 50～150mg/d。血液学缓解后，先减少糖皮质激素剂量，后减少免疫抑制剂至维持剂量，维持治疗 3～6 个月。用药期间注意观察骨髓抑制等不良反应。

预案 6：大剂量静脉注射人免疫球蛋白 0.4g/(kg·d)，连用 5 天，可有一定疗效，但疗效短暂。

预案 7：血浆置换　适用于抗体滴度高、糖皮质激素治疗效果差的患者。

预案 8：输血　溶血危象或贫血严重的患者可适量输注全血或洗涤红细胞。

第四节　再生障碍性贫血

再生障碍性贫血，简称再障，是一种可能由不同病因和机制引起的骨髓造血功能衰竭症。主要表现为骨髓造血功能低下、全血细胞减少、贫血、出血、感染等临床综合征。

诊断要点

① 全血细胞减少，网织红细胞百分数<0.01%，淋巴细胞比例

增高；

② 一般无肝大、脾大；

③ 骨髓多部位增生减低（＜正常的 50％）或重度减低（＜正常的 25％），造血细胞减少，非造血细胞比例增高，骨髓小粒空虚（有条件者做骨髓活检可见造血组织均匀减少）；

④ 除外引起全血细胞减少的其他疾病，如阵发性睡眠性血红蛋白尿、Fanconi 贫血、Evans 综合征、免疫相关性全血细胞减少等。

治疗方案

预案 1： 支持疗法　血小板数＜20×10^9/L 伴有出血倾向者，宜输入浓缩血小板，采用单采血小板或与人类白细胞抗原（HLA）相合的血小板输注可提高疗效。贫血严重者，一般以输入浓缩红细胞为妥。反复输血者宜应用去铁胺排铁治疗。

注意：凡有可能引起骨髓损害的物质均应设法去除，禁用一切对骨髓有抑制作用的药物。积极做好个人卫生和护理工作。对粒细胞缺乏者宜保护性隔离，积极预防感染。

预案 2： 雄激素　为治疗慢性再障首选药物。雄激素必须在残存一定量的造血干细胞基础上才能发挥作用，起效相对较慢。慢性再障有一定的疗效，但用药剂量要大，持续时间要长。丙酸睾酮 50～100mg/d，肌内注射；司坦唑醇（康力龙）6～12mg/d，口服；十一酸睾酮（安雄）120～160mg/d，分次口服，疗程至少 6 个月。

预案 3： 骨髓移植　骨髓移植是重型再障的最佳疗法，且能达到根治的目的。一旦确诊重型再障或极重型再障、年龄＜40 岁、有 HLA 配型相符同胞供髓者，在有条件的医院应首选异基因骨髓移植。

预案 4： 免疫抑制剂　适用于年龄大于 40 岁或无同胞供髓者的重型再障。

常用的有抗胸腺球蛋白（ATG）和抗淋巴细胞球蛋白（ALG）。

环孢素也是治疗重型再障的常用药物。由于应用方便、安全，因此比 ALG/ATG 更常用，ALG 剂量为 10～15mg/(kg·d)，ATG 剂量为 3～5mg/(kg·d)。对重型再障有效率也可达 50％～60％，起效较慢，一般至少要观察至用药后 3～6 个月。

预案 5： 造血细胞因子和联合治疗

采用大剂量重组人促红细胞生成素（EPO）治疗再障。

粒细胞集落刺激因子（G-CSF）、粒细胞-巨噬细胞集落刺激因子（GM-CSF）或白细胞介素 3（IL-3），对提高中性粒细胞、减少感染可能有一定效果。

说明

① 丙酸睾酮的男性化副作用较大，出现痤疮、毛发增多、声音变粗、女性闭经、儿童骨成熟加速及骨骺早期融合，且有一定程度的水钠潴留。丙酸睾酮肌内注射多次后局部常发生硬块，宜多处轮换注射。

② 环孢素的不良反应：较常见的有厌食、恶心、呕吐等胃肠道反应；牙龈增生伴出血、疼痛；约 1/3 用药者有肾毒性，可出现血清肌酐、尿素氮增高、肾小球滤过率减低等肾功能损害以及高血压等。牙龈增生一般可在停药 6 个月后消失。慢性、进行性肾中毒多于治疗后约 12 个月发生。为保证用药安全宜进行血药浓度检测，安全有效血药浓度范围为 300～500ng/ml。

第五节　粒细胞减少症和粒细胞缺乏症

诊断要点

① 白细胞减少指外周血白细胞绝对计数持续低于 $4.0\times10^9/L$。粒细胞减少症是指中性粒细胞绝对计数在成人低于 $2.0\times10^9/L$，儿童≥10 岁时低于 $1.8\times10^9/L$ 或 <10 岁时低于 $1.5\times10^9/L$。中性粒细胞绝对计数低于 $0.5\times10^9/L$ 时，称为粒细胞缺乏症。

②中性粒细胞减少的临床表现常随其减少程度及原发病而异。根据中性粒细胞减少的程度分为轻度（≥$1.0\times10^9/L$）、中度 $[(0.5～1.0)\times10^9/L]$ 和重度（<$0.5\times10^9/L$）。轻度减少的病人，机体的中性粒细胞吞噬防御功能基本不受影响，临床上不出现特殊症状，多表现为原发病症状。中度和重度减少者易出现疲乏、无力、头晕、食欲减退等非特异性症状。中度减少者，除存在其他合并因素，感染风险仅轻度增加。粒细胞缺乏者，感染风险极大。常见的感染部位是呼吸道、消化道及泌尿生殖道，重者可出现高热、感染性休克。中性粒细胞严重缺乏时，感染

部位不能形成有效的炎症反应，常无脓液或仅有少量脓液，如肺部感染X线检查可无炎症浸润阴影。

治疗方案

对于有病因可寻的患者，应去除诱因，如停用可疑药物、脱离有害因素、控制感染等，继发于其他疾病者应积极治疗原发病。

（1）粒细胞减少症的治疗

① 中性粒细胞计数在 $(1.0 \sim 1.5) \times 10^9 / L$ 的患者，感染风险低，一般不需要药物治疗。

② 中性粒细胞计数在 $(0.5 \sim 1.0) \times 10^9 / L$ 的患者，感染危险轻度增加，当出现发热或存在感染时，应予处理。

预案 1：应用有效抗生素控制感染，如头孢菌素、碳青霉烯类、大环内酯类、喹诺酮等抗生素，如考虑真菌感染可应用棘白菌素类或三唑类抗真菌药物。

预案 2：维生素 B_6、维生素 B_4、鲨肝醇、利血生等。一般 2～3 种合用，疗效不确定。

预案 3：对于免疫因素引起中性粒细胞减少的患者，可试用泼尼松10～20mg，口服，每日 3 次，但不宜长期应用。也可静脉应用人免疫球蛋白，以提高中性粒细胞计数和改善感染并发症。

预案 4：粒细胞集落刺激因子（G-CSF）和粒细胞-巨噬细胞集落刺激因子（GM-CSF），短期应用多有确切疗效。

（2）粒细胞缺乏症的治疗　粒细胞缺乏时极易发生严重的细菌感染和真菌感染，危及生命，应及早治疗。

预案 1：宜及早使用集落刺激因子治疗，如 G-CSF 或 GM-CSF，剂量 2～5μg/（kg·d），皮下注射。大多数患者反应良好，中性粒细胞很快上升。

预案 2：应采取严密消毒隔离措施，有条件的可将患者置于"无菌室"中。

预案 3：作为经验治疗应及时给予足量广谱抗生素，常用碳青霉烯类，或头孢吡肟、哌拉西林钠他唑巴坦钠治疗，疑有真菌感染时可使用三唑类、棘白菌素类或两性霉素B治疗，然后再根据微生物学依据进行调整。

说明

对于粒细胞减少症患者的诊治，首先必须明确减少程度的轻重，其次患者是否有发热或存在感染灶。对于中性粒细胞严重减少并且怀疑存在感染的患者，应在取得适当供培养的标本后，不待结果回报，立即结合当地具体情况，静脉注射抗生素进行治疗。同时做到：鉴定患者可能接触到的药物和毒素；尽可能确定中性粒细胞减少已历时多久；确定有无复发性感染；检查有无可能为其病因的系统性病变；复查血常规，末梢血涂片，进行骨髓穿刺，以确定最可能的病理生理机制。

第六节　脾功能亢进

脾功能亢进简称脾亢，是一种临床综合征，其共同表现为脾大，一系或多系血细胞减少而骨髓造血细胞相应增生；脾切除后血象可基本恢复，症状缓解。根据病因明确与否，脾亢分为原发性和继发性。

诊断要点

① 脾大：绝大多数病人根据体检即可确定，少数体检未扪及或仅于肋下刚扪及脾大者，还需经过超声和 CT 等确定。

② 外周血细胞减少：可一系或多系血细胞同时减少。

③ 骨髓造血细胞增生：呈增生活跃或明显活跃，部分病人出现轻度成熟障碍。

④ 脾切除后外周血象接近或恢复正常。

⑤ ^{51}Cr 标记的红细胞或血小板注入人体内后行体表放射性测定，脾区体表放射性为肝区的 2～3 倍。

治疗方案

① 原发性脾亢可采取脾区放射治疗、脾部分栓塞术或脾切除术。

② 对继发性脾亢者，应首先治疗原发病，有时脾功能亢进可以减轻甚至消失。若治疗后脾亢无改善且原发疾病允许，可在治疗原发病的同时采取脾部分栓塞术或脾切除治疗，以脾切除采用最多。

说明

① 脾切除术的适应证：脾大明显，造成严重压迫症状；有门脉血栓形成者；因显著的血小板减少而导致出血者；有严重的贫血，尤其溶血性贫血者；白细胞极度减少伴有反复感染者；原发性脾功能亢进者。

② 脾切除的并发症：血栓形成和栓塞；感染（尤在 5 岁以下儿童，发病率更高，易致致死性败血症）；原发病恶化。

③ 对于脾肿大患者的处理，首先询问病史，了解患者是否患有已知的可以引发脾肿大的疾病，而后寻找有无感染、肝病、自身免疫病、血液系统疾病等。若全身症状提示恶性肿瘤或影像学检查提示脾占位性病变，可考虑行脾切除术。若无上述情况发生，可严密随访观察。

第七节　过敏性紫癜

过敏性紫癜是一种常见的血管变态反应性疾病，因机体对某些致敏物质产生变态反应，导致毛细血管脆性及通透性增加，血液外渗，产生紫癜、黏膜及某些器官出血，可同时伴发血管神经性水肿、荨麻疹等其他过敏表现。本病多见于青少年，男性发病率多于女性，春、秋季节发病较多。

诊断要点

① 发病前 1～3 周常有低热、咽痛、全身乏力或上呼吸道感染史。

② 典型四肢皮肤紫癜，可伴腹痛、关节肿痛及血尿。

③ 血小板计数、功能及凝血相关检查正常。

④ 排除其他原因所致的血管炎及紫癜。

治疗方案

① 去除致病因素：包括防治上呼吸道感染，清除局部病灶，避免摄入可能致敏的食物或药物。

② 一般治疗：对于轻症患者，支持治疗即可，包括卧床休息，注意水、电解质平衡及营养；便隐血为阳性者，可给予流质食物。

③ 药物治疗

预案 1： 对症治疗

有荨麻疹或血管神经性水肿者，可用氯苯那敏，每次 4mg，每日 3 次；10％氯化钙 10ml，静脉注射，每日 1 次，连续 7～10 天；同时可用维生素 C、芦丁。

腹痛可用阿托品或山莨菪碱解痉止痛。

消化道出血者用质子泵抑制剂治疗。

预案 2： 对于胃肠道血管炎和重症过敏性紫癜患者，可用糖皮质激素。口服泼尼松 0.5～1mg/(kg·d)，总疗程 2～3 周，有一定效果，注意逐渐减量。对于有肾脏病变者，糖皮质激素效果不明显。

预案 3： 对于肾型患者，可用免疫抑制剂。硫唑嘌呤 2～3mg/(kg·d) 或环磷酰胺 2～3mg/(kg·d)，服用数周或数月。应密切注意血象变化及其他不良反应。

说明

① 本病须与特发性血小板减少性紫癜、风湿性关节炎、系统性红斑狼疮、肾小球肾炎、IgA 肾病等鉴别。腹部症状明显或为初发表现时还应注意与外科急腹症鉴别。

② 本病缺乏特异性实验室检查：血小板计数正常，出血、凝血时间正常，部分病例毛细血管脆性试验阳性。

③ 若有肾脏受累，可表现为血尿、蛋白尿、管型尿。肾活检显示肾小球系膜有 IgA 沉积。

④ 有消化道症状者大多便隐血试验阳性。

第八节　原发免疫性血小板减少症

原发免疫性血小板减少症（ITP），既往也称为特发性血小板减少性紫癜，是一种复杂的多种机制共同参与的获得性自身免疫性疾病。该病的发生是由于病人对自身血小板抗原免疫失耐受，产生体液免疫和细胞免疫介导的血小板过度破坏与血小板生成受抑，导致血小板减少，伴或不伴皮肤黏膜出血。

诊断要点

① 皮肤黏膜可见瘀点、瘀斑，严重者呈大片瘀斑或血肿；口腔黏膜可有血泡，牙龈渗血；颅内出血者可有神经系统体征。

② 至少2次检查血小板计数减少，血细胞形态无异常。

③ 体检脾脏一般不增大。

④ 骨髓检查巨核细胞数正常或增多，有成熟障碍。

⑤ 排除其他继发性血小板减少症。

治疗方案

预案1：一般治疗 出血严重者应注意休息，血小板低于 $20\times10^9/L$ 者应避免活动，严格卧床。

预案2：糖皮质激素

泼尼松 $1mg/(kg\cdot d)$，1次顿服或分3次口服，待血小板正常并稳定后，逐渐减为维持剂量，疗程6个月。若3周无效，则迅速减量停用激素。

甲泼尼龙 1000mg，静脉滴注，共用3天（用于急症患者的处理），然后改用泼尼松口服。

预案3：人免疫球蛋白 血小板低于 $20\times10^9/L$、伴有危及生命的出血或需接受较大手术的患者用人免疫球蛋白 $0.4g/(kg\cdot d)$，连用3~5天。

预案4：血小板输注 血小板低于 $20\times10^9/L$、有出血者或需要近期手术者，需给予单采血小板输注。

预案5：脾切除 适应证：存在服用激素禁忌证者；激素治疗无效者；需服较大剂量激素维持治疗者。

预案6：其他药物 利妥昔单抗、促血小板生成素受体激动剂重组人血小板生成素注射液（特比澳）、艾曲波帕及白介素-11（IL-11）对难治性ITP均有较好疗效。免疫抑制剂长春新碱、环孢霉素等亦有一定疗效。

第九节 血友病

血友病是一组因遗传性凝血活酶生成障碍引起的出血性疾病，包括血友病 A 和血友病 B，其中以血友病 A 较为常见。血友病以阳性家族史、幼年发病、自发或轻度外伤后出血不止、血肿形成及关节出血为特征。

诊断要点

（1）血友病 A

① 男性病人，有或无家族史，有家族史者符合 X 连锁隐性遗传规律。

② 关节、肌肉、深部组织出血，可呈自发性，或发生于轻度损伤、小型手术后，易引起血肿及关节畸形。

③ 实验室检查：出血时间、血小板计数及 PT 正常；APTT 延长；FⅧ：C 水平明显低下；vWF：Ag 正常。

（2）血友病 B

① 临床表现：基本同血友病 A，但程度较轻。

② 实验室检查：出血时间、血小板计数及 PT 正常；APTT 重型延长，轻型可正常；FⅨ抗原及活性减低或缺乏。

治疗方案

预案 1：适用于血友病 A　人凝血Ⅷ因子用量视病情而定，一般出血轻的用 5～10U/kg，每日 2 次，共用 3～5 天，大出血的则剂量加倍，并应配合伤口止血措施。

预案 2：输冷沉淀物、新鲜冰冻血浆

轻度关节积血、深部血肿的血友病患者：Ⅷ因子活性应提高到 15%～30%，需输注 10～15U/kg（1UⅧ因子相当于正常血浆 1ml 所含的浓度）。

严重关节积血和深部血肿的血友病患者：Ⅷ因子活性应提高到 40%～50%，需输注 15～25U/kg。

需做大手术者：Ⅷ因子活性应提高到 60%～70% 以上，需输注 30～50U/kg，而且常需每隔 12h 反复输入，以维持Ⅷ因子在患者血液中的浓度。

预案 3：适用于血友病 B　输新鲜冰冻血浆、Ⅸ因子浓缩物，开始剂量 40～60U/kg，维持量 20U/kg，每日 1 次。血友病 B 患者可输储存 5 天以内的血浆，一次输入量不宜过多，一般 10ml/kg。

预案 4：无氨加压素（DDAVP） 有提高血浆内Ⅷ因子活性和抗利尿作用，可用于治疗轻型血友病 A 患者，减轻其出血症状，剂量为 $0.2 \sim 0.3 \mu g/kg$，溶于 20ml 生理盐水中缓慢静脉注射。此药能激活纤溶系统，故需与氨基己酸或氨甲环酸联用。

预案 5：手术治疗 关节严重畸形，影响正常活动者，在严格替代治疗情况下，可行矫形手术。

预案 6：局部出血 以压迫止血为主。

预案 7：减少和避免外伤出血 如因患外科疾病需手术治疗，应注意在术前、术中和术后输新鲜、冰冻血浆或补充所缺乏的凝血因子。

说明

① 血友病和获得性抗血友病球蛋白缺乏症（获得性抗血友病球蛋白缺乏者和部分反复输用本品的血友病患者），可因血中出现抗Ⅷ因子抗体使疗效降低，可换用从猪血浆中精制的Ⅷ因子制剂或与泼尼松等同时使用。

② 凝血因子每日用量超过 20U/kg 可能引起肺水肿，因此心脏病患者慎用。输注速度过快时可发生头痛、心动过速、心衰、血压下降、呼吸困难及发绀等。输凝血因子可引起变态反应，并有可能成为病毒性肝炎和艾滋病的传染源。

第十节 血液系统恶性肿瘤

一、急性白血病

急性白血病是造血干祖细胞的恶性克隆性疾病，发病时骨髓中异常的原始细胞及幼稚细胞（白血病细胞）大量增殖并抑制正常造血，可广泛浸润肝、脾、淋巴结等各种脏器。表现为贫血、出血、感染和浸润等征象。

诊断要点

① 临床症状：急性起病，出现贫血症状（如乏力、心悸等）；鼻出

血、牙龈出血或消化道出血；感染发热，可有骨痛、关节痛等；中枢神经系统受累可出现头痛、恶心、呕吐、抽搐、大小便失禁，甚至昏迷。

② 体征：贫血外貌、结膜苍白，皮肤黏膜可见瘀点、瘀斑，牙龈出血或伴牙龈增生，淋巴结肿大，胸骨、胫骨压痛，肝脾轻度、中度肿大。

③ 辅助检查

a. 血象：血红蛋白、血小板减少，白细胞计数可增高或减少，分类可见原始细胞、幼稚细胞。

b. 骨髓象：增生活跃至极度活跃，原始细胞和（或）幼稚细胞大于 20%。结合化学染色和流式细胞术用于白血病的分型，并常规进行染色体、融合基因和基因突变的检测，用于分型和评估预后。

治疗方案

预案 1： 化疗　化疗是治疗急性白血病的主要手段，具体方案参见相关专业书籍。

预案 2： 造血干细胞移植。

说明

① 控制出血：白血病患者因血小板减少而出血者，每次输机器单采血小板 1U，可用酚磺乙胺（止血敏）1.5～2.0g/d 静脉滴注。

② 注意休息，高热、严重贫血或有明显出血时，应卧床休息。

③ 进食高能量、高蛋白质食物，维持水、电解质平衡。

④ 感染的防治：严重感染是导致患者死亡的主要原因，因此防治感染尤为重要。对进行化疗的患者隔离，化疗后患者白细胞最低点在化疗后 10 天左右，可持续 1 周左右。注意口腔、鼻咽部、肛门周围皮肤卫生。食物和食具应先灭菌。口服不吸收的抗生素（如庆大霉素、多黏菌素）和抗真菌药（唑类、棘白菌素类、两性霉素 B）以杀灭或减少肠道的细菌和真菌。对已存在感染的患者，治疗前做细菌培养及药敏试验，选择有效抗生素进行经验治疗。注意有无真菌、病毒的混合感染。

⑤ 纠正贫血：显著贫血者可酌情输注悬浮红细胞，使血红蛋白达到 80g/L 以上。

二、慢性髓细胞性白血病

慢性髓细胞性白血病，俗称慢粒，是一种发生在多能造血干细胞的恶性骨髓增殖性肿瘤（为获得性造血干细胞恶性克隆性疾病），主要涉及髓系。外周血粒细胞显著增多，在受累的细胞系中，可找到 Ph 染色体和（或）Bcr-Abl 融合基因。病程发展缓慢，脾脏多肿大。慢性髓系白血病自然病程分为慢性期、加速期和急变期。

诊断要点

① 起病缓慢，最早出现的自觉症状往往是乏力、低热、多汗或盗汗、体重减轻等代谢亢进表现。脾肿大可引起左季肋区或左上腹沉重不适。

② 体征：脾肿大（一般患者初次就诊时常常已达脐平面以下）、坚实、无压痛，但如有新近发生的脾梗死则有明显的局部压痛，并可以听到摩擦音。

③ 血常规检查：白细胞计数高达 $100 \times 10^9/L$ 以上，血涂片中大多以中性杆状核细胞、晚幼粒细胞及中幼粒细胞为主。易见嗜酸性粒细胞及嗜碱性粒细胞。

④ 骨髓象：骨髓呈增生明显至极度活跃，细胞分类与外周血相似。

⑤ 中性粒细胞碱性磷酸酶活性明显降低。

⑥ 染色体检查：Ph 染色体见于 90% 以上的慢粒患者。Bcr/Abl 融合基因阳性。

治疗方案

预案 1： 化学治疗　具体方案参考相关专业书籍。

预案 2： 分子靶向治疗　酪氨酸激酶抑制剂（TKI）伊马替尼、达沙替尼、尼洛替尼为首选药物。

预案 3： 骨髓移植　适应证：TKI 治疗失败或不耐受者；高危患者或新诊断的儿童和青少年，与亲兄弟姐妹 HLA 相同，可作异基因造血干细胞移植；移植成功者，一般能获得长期生存或治愈。

预案 4： 干扰素　仅用于不能接受 TKI 和造血干细胞移植的患者。

三、淋巴瘤

淋巴瘤起源于淋巴结和淋巴组织，其发生大多与免疫应答过程中淋巴细胞增殖分化产生的某种免疫细胞恶变有关，是免疫系统的恶性肿瘤。按组织病理学改变，淋巴瘤可分为霍奇金淋巴瘤和非霍奇金淋巴瘤两大类。

诊断要点

① 淋巴结肿大是本病最常见的表现。60%～70%的患者因淋巴结肿大就诊。主要症状或体征是浅表淋巴结进行性、无痛性肿大。霍奇金淋巴瘤通常有颈或锁骨上淋巴结受累，非霍奇金淋巴瘤除横膈上/下淋巴结受累外，经仔细临床检查可发现其他淋巴样组织部位如滑车、腋窝淋巴结和韦氏环受侵。部分患者出现淋巴结肿大引起的压迫、梗阻表现。

② 可有发热、盗汗或体重减轻等症状。

③ 血常规检查：部分患者伴有淋巴细胞升高、贫血和血小板减少。

④ 生化与免疫学检查：可有乳酸脱氢酶升高，出现 β_2 微球蛋白、C反应蛋白等升高。

⑤ 淋巴结、皮肤活检病理学检查及必要时肝脏穿刺活检确定诊断。影像学及骨髓检查等有助于分期。

治疗方案

具体请参考相关专著。

说明

① 霍奇金淋巴瘤及非霍奇金淋巴瘤对放疗及化疗敏感，是可治愈性肿瘤。治疗应根据其肿瘤类型结合预后因素制订合理的个体化治疗方案。

② 难治及复发病例，特别是化疗尚敏感者，可进行大剂量化疗/放疗联合自体造血干细胞移植。

③ 因淋巴瘤是化疗敏感肿瘤，化疗时注意肿瘤溶解综合征的发生。如患者肿瘤负荷大、乳酸脱氢酶高、有高尿酸血症等则容易出现肿瘤溶

解综合征，在治疗时应充分补液，尿量应在 3000ml/24h 以上，碱化尿液应用别嘌呤醇 0.1～0.2g，口服，每天 3 次。注意离子紊乱及肾功能，每 12 小时复查一次，直至病情稳定。

四、多发性骨髓瘤

多发性骨髓瘤（MM）是浆细胞恶性增殖性疾病。其特征为骨髓中克隆性浆细胞异常增生，绝大部分病例存在单克隆免疫球蛋白或其片段（M 蛋白）的分泌，导致相关器官或组织损伤。常见临床表现为骨痛、贫血、肾功能损害、血钙增高和感染等。

诊断要点

① 临床表现除乏力、头晕及贫血等一般表现外，有骨骼疼痛，背痛最常见，如并发急性感染及肾功能不全，可有相应症状。

② 体征：皮肤、黏膜苍白，局限性骨骼压痛，有病理性骨折者可见骨骼畸形。

③ 辅助检查

a. 贫血（血红蛋白低于正常下限 20g/L 或＜100g/L）。

b. 骨髓单克隆浆细胞比例≥10％和（或）组织活检证明有浆细胞瘤。

c. 血清和（或）尿出现单克隆 M 蛋白。

d. 溶骨性破坏，通过影像学检查（X 线片、CT 或 PET/CT）显示一处或多处溶骨性病变。

e. 血钙增高；肾功能衰竭时，尿素氮、肌酐增高。

治疗方案

多发性骨髓瘤患者多年老体弱，目前以硼替佐米为基础的方案为治疗首选，其他新药包括沙利度胺、来那度胺、卡非佐米、CD38 单抗、苯达莫司汀也有很好的疗效。嵌合抗原受体 T 细胞免疫治疗（CAR-T 治疗）、自体干细胞移植等在多发性骨髓瘤的治疗中有广泛的应用。

五、骨髓增生异常综合征

骨髓增生异常综合征（MDS）是一组起源于造血干细胞，以血细胞病态造血、高风险向急性髓系白血病转化为特征的异质性髓系肿瘤性疾病。

诊断要点

① 临床表现：贫血、感染、出血及脾大等。

② 辅助检查

a. 血象和骨髓象：持续一系或多系血细胞减少（血红蛋白＜100g/L、中性粒细胞＜$1.8×10^9$/L、血小板＜$100×10^9$/L）。骨髓增生度多在活跃以上，少部分呈增生减低。

b. 细胞遗传学检查：40％～70％的 MDS 有克隆性染色体核型异常。

c. 病理检查：骨髓病理活检可提供病人骨髓内细胞增生程度、巨核细胞数量、原始细胞群体、骨髓纤维化及肿瘤骨髓转移等重要信息，有助于排除其他可能导致血细胞减少的因素或疾病。

d. 免疫学检查：流式细胞术可检测到 MDS 病人骨髓细胞表型存在异常。

治疗方案

① 支持治疗：严重贫血和有出血症状者可输注红细胞和血小板，粒细胞减少和缺乏者应注意防治感染。

② 促造血治疗：EPO、雄激素等。

③ 生物反应调节剂：沙利度胺、来那度胺。

④ 去甲基化药物：阿扎胞苷、地西他滨。

⑤ 联合化疗：对体能状况较好、原幼细胞偏高的 MDS 病人可考虑联合化疗。

⑥ 异基因造血干细胞移植：是目前唯一可能治愈 MDS 的疗法。

注：目前 BCL-2 抑制剂可用于治疗 MDS。

第十一节　真性红细胞增多症

真性红细胞增多症（PV）简称真红，是一种以获得性克隆性红细胞异常增多为主的慢性骨髓增殖性肿瘤。其外周血血细胞比容增加，血液黏稠度增高，常伴有白细胞和血小板增高、脾大，病程中可出现血栓和出血等并发症。

诊断要点

① 临床表现：神经系统表现为头痛、眩晕、多汗、疲乏、健忘、耳鸣、眼花、视力障碍、肢端麻木与刺痛等症状；多血质表现为皮肤和黏膜红紫，眼结膜充血；伴血小板增多时，可有血栓形成和梗死等。

② 实验室检查

a. 红细胞增高至 $(6\sim10)\times10^{12}/L$，血红蛋白增高至 $170\sim240g/L$，血细胞比容增高至 $0.6\sim0.8$。

b. 骨髓活检：全髓细胞高增生，包括显著的红系、粒系增生和多形性、大小不等的成熟巨核细胞增殖。

c. 存在 $JAK2V617F$ 突变或者 $JAK2$ 外显子 12 的突变。

治疗方案

① 静脉放血：每隔 $2\sim3$ 天放血 $200\sim400ml$，直至血细胞比容 <0.45。

② 血栓形成的预防：口服小剂量阿司匹林 $50\sim100mg/d$ 长期预防治疗。

③ 降细胞治疗：对年龄 >40 岁者可考虑使用羟基脲 $10\sim20mg/(kg\cdot d)$；而对于年龄 <40 岁或妊娠期应使用干扰素 300 万单位$/m^2$，每周 3 次，皮下注射。

④ $JAK2$ 抑制剂。

说明

① 放血后红细胞及血小板可能会反跳性增高，需用药物。

② 反复放血可加重缺铁。

③ 老年及有心血管病者，放血后有诱发血栓形成的可能。

第十二节　弥散性血管内凝血

弥散性血管内凝血（DIC）是在许多疾病基础上，致病因素损伤微血管体系，导致凝血活化，全身微血管血栓形成，凝血因子大量消耗并继发纤溶亢进，引起以出血及微循环衰竭为特征的临床综合征。

诊断要点

根据病程长短分为急性型 DIC 和慢性型 DIC。急性型发病快，数小时或 1~2 天，出血重，病情凶险。慢性型病程可达数月，多表现为实验室异常，如血小板计数减少、纤维蛋白（原）降解产物（FDP）增高、3P 试验阳性等。DIC 为一个动态发展过程，在不同阶段，临床表现存在很大差异。根据机体凝血和溶血系统的不同状态可分为 3 期。

① 高凝期：往往仅在实验室检查时发现血液凝固性增高，急性型很难发现，慢性型较明显。

② 消耗性低凝期

a. 由于血浆凝血因子和血小板被大量消耗，临床上表现为出血症状明显，特征是出血的广泛程度和严重程度不能用原发病解释。

b. 微血管栓塞。因受累血管不同而症状各异，常见肾、肺、脑、皮肤受累。

c. 休克。往往用原发病难以解释，抗休克治疗效果差。

d. 微血管病性溶血。

③ 继发纤溶期：出血广泛且严重。主要是大量凝血因子被消耗，血液低凝，兼继发纤溶亢进，FDP 抑制血小板聚集并有抗凝作用，加重出血，而休克、酸中毒等也使疾病恶化。

治疗方案

预案 1： 原发病的处理是终止 DIC 的主要措施。

预案 2：支持治疗　包括补充凝血因子和血小板输注。补充新鲜血浆为改善凝血因子缺乏的首选治疗，建议每次输注量在 10~15ml/kg。出血患者建议血小板计数维持在 $50\times10^9/L$ 以上，无出血患者若血小板低于 $20\times10^9/L$，可予预防性输注。低纤维蛋白原患者（$<1.0g/L$）可补充纤维蛋白原 2~4g，静脉滴注。

预案 3：抗凝治疗　使用抗凝剂可以阻断 DIC 的病理过程，减轻器官损伤并改善其功能，适用于疾病早期、无活动性出血的患者。

（张国君　张毅）

第七章
内分泌及代谢性疾病

第一节 内分泌疾病

一、泌乳素瘤

泌乳素瘤起自垂体泌乳素细胞，是垂体瘤的一种，占功能性垂体瘤的 40%～60%。

诊断要点

① 临床表现由泌乳素升高所致，女性表现为月经减少或闭经、溢乳、不孕。男性表现为性功能低下、阳痿，个别患者有乳房发育和溢乳。部分患者有肿瘤压迫症状，如头痛、视野缺损等。

② 实验室检查：血泌乳素（PRL）浓度显著升高，如果 PRL>100～200μg/L，并排除其他特殊原因引起的高泌乳素血症，则支持泌乳素瘤的诊断。如 PRL<100μg/L，须结合具体情况谨慎诊断。

③ 鞍区影像学检查：鞍区 MRI 增强影像有助于垂体腺瘤的发现，动态增强成像有助于垂体微腺瘤的发现。

治疗方案

预案 1： a. 溴隐亭（2.5mg/片）。首选药物，建议从 0.625～1.25mg/d 顿服开始，每周间隔增加 1.25mg 直至每日 3 片。b. 卡麦角林（0.5mg/片），对溴隐亭耐药的患者可选用。每周 0.25～0.5mg 起始，直到 PRL 正常，很少需要超过每周 3mg。c. 喹高利特：成人应用时最初 3 天 $25\mu g/d$，第 $4\sim 6$ 天 $50\mu g/d$，第 7 天起 $75\mu g/d$，维持量为 $75\sim 150\mu g/d$，睡前顿服。

预案 2：手术治疗 药物治疗效果不佳或药物不耐受者，巨大肿瘤有压迫，或出现脑脊液鼻漏者，可考虑手术治疗。绝大多数可采用经鼻蝶窦入路。

预案 3：放射治疗 药物无效、不耐受，手术后残留、复发，或一些侵袭性、恶性腺瘤患者可选择放射治疗。

说明

① 对于大多数垂体瘤来说，溴隐亭 7.5mg/d 为有效治疗剂量，如果肿瘤体积和 PRL 控制不理想，则可以逐步加量至 15mg/d。不建议 15mg/d 以上的大剂量，而是建议改为卡麦角林治疗。

② 溴隐亭的不良反应主要有胃肠道反应和直立性低血压，多发生于起始治疗阶段，可通过降低起始剂量（如 0.625mg/d）、缓慢增加剂量、药物与食物同服等措施减少不良反应的发生率。

③ 卡麦角林的不良反应同溴隐亭，消化道不良反应比溴隐亭轻，其他包括精神疾病、潜在的心脏瓣膜病。

（于婉）

二、巨人症和肢端肥大症

由于腺垂体生长激素细胞腺瘤或增生而持久地分泌过多的生长激素（GH），引起软组织、骨骼及内脏增生、肥大及内分泌代谢紊乱。青少年骨骼未闭合时发病形成巨人症，青春期后继续发展或青春期后起病则形成肢端肥大症。

诊断要点

① 临床表现：有特殊外貌，青春期前起病者身材高大，青春期后继续发展或青春期后起病者面部增长变阔、眉弓颧骨突出、下颌突出伸长、鼻大耳阔、厚唇肥舌、牙疏语浊、面容粗陋，指趾增粗、肥大，掌阔趾厚，皮肤粗厚，毛孔粗大多油，心、肝、肾等内脏器官呈肥大性改变。可伴有糖耐量异常或糖尿病。部分患者有肿瘤压迫症状。

② 血 GH 水平升高且不被高糖抑制，血胰岛素样生长因子 I（IGF-I）水平升高。

③ 垂体 CT 及 MRI 可证实垂体瘤的存在。

治疗方案

预案 1： 腺垂体生长激素细胞腺瘤所致者首选手术治疗。对存在手术禁忌证及手术切除不彻底或术后复发的患者也可以考虑放射治疗。

预案 2： 生长抑素受体配体（SRLs），为首选治疗药物。

奥曲肽（善得定）100μg，皮下注射，每 8 小时一次。

长效奥曲肽（善龙）起始剂量 20mg，每月肌注 1 次，以后根据 IGF-I 水平调整剂量（多为 10～40mg）。

醋酸兰瑞肽缓释注射液（索马杜林）：90mg 为起始治疗剂量，深部皮下注射，每 4 周给药 1 次，连续给药 3 个月。

预案 3： 多巴胺受体激动剂 作为轻度 GH 和 IGF-I 水平升高患者的一线药物治疗。国内目前主要应用溴隐停较多，每 6～12 小时口服一次，每日剂量为 20mg 左右，但其治疗效果较卡麦角林差。

预案 4： 生长激素（GH）受体拮抗剂 培维索盂：用于降低肢端肥大症患者的 IGF-I 浓度。负荷剂量 40mg，维持剂量从 10mg 开始，每 4～6 周依据血浆 IGF-I 浓度调整剂量，最大维持剂量不得超过 30mg/d。

说明

① SRLs 主要不良反应为注射部位反应和胃肠道症状，一般为轻至中度。腹部痉挛、胃肠胀气和腹泻常见，多随着治疗持续而减轻。长期使用 SRLs 可使胆囊淤泥或胆结石发病率增加，通常无症状，一般不需手术干预，可定期超声检测。

② 联合使用作用机制不同的药物，可能会起到协同作用。对 SRLs 治疗有部分应答的患者，联合多巴胺受体激动剂可进一步降低 GH 和 IGF-I 水平。对 SRLs 治疗不能充分控制且基线 IGF-I 水平轻度升高的患者，采用 SRLs 联合卡麦角林能使 IGF-I 水平正常化＞50%。

（于婉）

三、垂体前叶功能减退症

垂体前叶功能减退症又称腺垂体功能减退症，乃腺垂体激素分泌不足所致的临床综合征，多由垂体或下丘脑区肿瘤、炎症、手术、创伤、放疗等引起。妇女产后大出血所致的垂体前叶功能减退症称为席汉（Sheehan）综合征。

诊断要点

① 相关病史，如垂体瘤手术史、垂体瘤放射治疗史、产后大出血史等。

② 垂体或下丘脑区肿瘤压迫表现，如头痛、视野缺损等。

③ 腺垂体激素分泌不足及其所致靶腺功能减退表现：妇女产后无乳伴乳房萎缩和毛发脱落；性腺功能减退表现，如月经减少或闭经、性欲减退伴阴毛及腋毛脱落；甲状腺功能减退表现，如厌食、乏力、淡漠、水肿等；肾上腺皮质功能减退表现，如纳差、乏力、血压降低等。

④ 腺垂体激素水平降低或刺激试验显示其储备功能下降。

⑤ 靶腺激素水平降低。

⑥ 垂体 CT、MRI 等影像学检查有相关发现。

治疗方案

① 肾上腺皮质激素替代治疗

预案 1：氢化可的松，早 8 点 20mg，16 点 10mg，口服。

预案 2：泼尼松，早 8 点 5mg，16 点 2.5mg，口服。

② 甲状腺激素替代治疗

预案 1：左甲状腺素钠 50μg，口服，每日 1 次，开始每周增加 25μg，逐渐增加至 100～200μg。

预案 2：甲状腺片 10～20mg，口服，每日 1 次，开始每周增加 10mg，逐渐增加至 40～120mg。少数病人需每日 160mg。由于本品 T_3、T_4 的含量及二者比例不恒定，在治疗中应根据临床症状及 T_3、T_4、TSH 检查结果调整剂量。

③ 性激素替代治疗

预案 1：女性患者应用（人工月经周期）

己烯雌酚 0.5～1.0mg，口服，每日 1 次，连用 25 天，停 5 天后开始下一周期。黄体酮 10mg，每日 1 次，于周期的第 21～25 天肌内注射。有生育要求者：尿促性素 75U，每日 1 次，肌内注射，直至血浆雌二醇增至 600pg/ml，或连用 9～12 天。之后绒促性素 5000U，每日 1 次，肌内注射，用 2～3 天。

预案 2： 男性患者应用

十一酸睾酮 80～160mg，口服，每日 2～3 次；或丙酸睾酮 25～50mg，肌内注射，每 1～2 周一次。有生育要求者：绒促性素 1000U，每周 2～3 次，肌内注射，4～6 周后加用尿促性素 75～150U，隔日 1 次，肌内注射。

④ 垂体危象处理

a. 50％葡萄糖溶液 40～60ml 快速静脉注射，继以 5％葡萄糖，每分钟 20～40 滴静脉滴注，不可骤停，以防止继发性低血糖。

b. 大剂量肾上腺皮质激素应用：补液中加入氢化可的松，200～300mg/d，分次应用，或地塞米松 5～10mg/d，分次应用。

c. 低钠血症，一般在补充糖皮质激素后能纠正，如系失盐性低钠血症补钠不宜过快，以防渗透压急剧升高引起脑桥脱髓鞘改变。

d. 纠正休克：经过以上治疗多数患者血压逐渐回升。在一些严重患者，需要使用升压药和综合抗休克治疗。

e. 低温者，可用电热毯等将患者体温回升至 35℃ 以上，并开始用小剂量甲状腺素制剂。

f. 高热者用物理和化学降温法，并及时去除诱发因素。

g. 去除诱因，如因垂体瘤卒中所致宜钻洞减压等。

说明

① 不同患者各靶腺激素缺乏的程度可有较大差异，故不同患者激素替代治疗的剂量亦可有很大不同，应根据患者具体情况调节剂量。

② 甲状腺素制剂要在应用糖皮质激素后 2～3 天开始服用。

③ 应激情况下糖皮质激素应适当加量，必要时需要静脉使用氢化可的松。

④ 肾上腺皮质激素替代治疗不可以血皮质醇水平作为剂量调整的依据，可根据患者症状或 24h 尿游离皮质醇调整剂量。甲状腺激素替代治疗剂量可根据血游离三碘甲状腺原氨酸（FT_3）和游离甲状腺素

（FT_4）水平调整。

⑤ 对于下丘脑性性腺功能减退的治疗可应用促性腺激素释放素（GnRH）治疗，现已有 GnRH 泵通过脉冲释放方式给药。

⑥ 对无生育要求者可单用靶腺性激素治疗。中年以上妇女甚至无需性激素治疗。部分女患者行人工月经周期后性欲仍差，可予小剂量丙酸睾酮肌内注射。

⑦ 有些垂体前叶功能减退症的病因是可以治疗的，如下丘脑肿瘤、垂体肿瘤可进行手术或放疗。

（于婉）

四、多囊卵巢综合征

多囊卵巢综合征（PCOS）是生育年龄妇女常见的一种复杂的内分泌及代谢异常所致的疾病，以慢性无排卵（排卵功能紊乱或丧失）和高雄激素血症（妇女体内男性激素产生过剩）为特征，主要临床表现为月经周期不规律、不孕、多毛和（或）痤疮，是最常见的女性内分泌疾病。

诊断要点

① 稀发排卵或无排卵。

② 高雄激素的临床表现和（或）高雄激素血症。

③ 超声表现为多囊卵巢［一侧或双侧有 12 个以上直径为 $2\sim9mm$ 的卵泡和（或）卵巢体积大于 10ml］。

④ 上述 3 条中符合 2 条，并排除其他疾病如先天性肾上腺皮质增生、库欣综合征、分泌雄激素的肿瘤。

治疗方案

① 调整月经周期

预案 1： 周期性使用孕激素

a. 地屈孕酮，$10\sim20mg/d$；

b. 微粒化黄体酮，$100\sim200mg/d$；

c. 醋酸甲羟孕酮，$10mg/d$；

d. 黄体酮，$20mg/d$，每月 $3\sim5$ 天，肌内注射。

预案 2：短效复方口服避孕药（COC）

作为育龄期无生育要求患者的首选，3～6 个周期后可停药观察，症状复发后可再用药。

预案 3：雌孕激素周期序贯治疗 雌二醇 1～2mg/d（每月 21～28 天），周期的后 10～14 天加用孕激素，孕激素的选择和用法同上述"周期性使用孕激素"。

②高雄激素治疗

预案 1：COC 治疗痤疮，一般用药 3～6 个月可见效。

预案 2：螺内酯 50～200mg/d，推荐剂量为 100mg/d，至少使用 6 个月才见效。

③代谢调整：调整生活方式、减少体脂。

预案：缓解胰岛素抵抗药物，如二甲双胍、吡格列酮、阿卡波糖。

④促进生育：孕前咨询，确认和尽量纠正可能引起生育失败的危险因素。

预案 1：诱导排卵

枸橼酸氯米芬：从自然月经或撤退性出血的第 2～5 天开始，50mg/d，共 5 天；如无排卵则每周期增加 50mg，直至 150mg/d。

来曲唑：从自然月经或撤退性出血的第 2～5 天开始，2.5mg/d，共 5 天；如无排卵则每周期增加 2.5mg，直至 5.0～7.5mg/d。

促性腺激素：适用于枸橼酸氯米芬抵抗和（或）失败的无排卵不孕患者。

预案 2：腹腔镜卵巢打孔术 适于体质指数（BMI）≤34kg/m^2、基础 LH>10U/L、游离睾酮水平高的患者。

预案 3：体外受精-胚胎移植技术 经上述治疗均无效或者合并其他不孕因素（如高龄、输卵管因素或男性因素等）时可采用。

预案 4：体外成熟培养。

说明

①周期性使用孕激素，作为青春期、围绝经期患者的首选，也可用于育龄期有妊娠计划的患者。推荐首选口服药物，如天然孕激素或地屈孕酮，用药时间一般为每周期 10～14 天。

②雌孕激素周期序贯治疗，适于雌激素水平偏低、有生育要求或有围绝经期症状的患者。

③ COC 在治疗性毛过多时，服药至少需要 6 个月才显效，这是由于体毛生长有固有的周期；停药后可能复发。中重度痤疮或性毛过多，有治疗需求的患者也可到皮肤科就诊，配合相关的药物局部治疗或物理治疗。

④ 螺内酯用药期间应定期复查血钾，育龄期患者在服药期间建议采取避孕措施。

⑤ 使用枸橼酸氯米芬时，如卵泡期长或黄体期短提示剂量可能过低，可适当增加剂量；如卵巢刺激过大可减量至 25mg/d。单独用药建议不超过 6 个周期。

（王涤非　于婉）

五、尿崩症

尿崩症是由于下丘脑或垂体疾病使抗利尿激素分泌不足或肾脏对抗利尿激素不敏感而使得机体持续排出大量稀释尿的综合征。临床上表现为多尿、烦渴、多饮、低比重尿。病变在下丘脑及垂体者称为中枢性尿崩症，病变在肾脏者称为肾性尿崩症，多为先天遗传性疾病，部分为后天获得。

诊断要点

① 有典型的多尿、烦渴、多饮症状，24h 尿量可达 5～10L。

② 尿比重通常在 1.005 以下，禁饮试验阳性（禁饮后尿量无明显减少、尿比重无明显上升、尿渗透压低于血渗透压）。

③ 在充分禁饮的情况下皮下注射加压素 5U 后尿量明显减少、尿比重明显上升、尿渗透压升高大于 50% 且高于血渗透压者为中枢性尿崩症；若尿量、尿比重、尿渗透压无改善，则为肾性尿崩症。

④ 蝶鞍 CT、MRI 等影像学检查显示垂体后叶高信号消失、垂体柄增粗，有助于中枢性尿崩症的诊断。

治疗方案

（1）中枢性尿崩症

① 抗利尿激素替代治疗

预案 1： 去氨加压素（DDAVP，商品名弥柠）　用量视病情而定。

初始适宜剂量为 0.1mg/次，每日 3 次。再根据患者的疗效调整剂量。每天的总量在 0.2～1.2mg 之间。

预案 2： 鞣酸加压素（长效尿崩停）　深部肌内注射，从 0.1ml 开始，可根据每日尿量情况逐步增加到 0.5～0.7ml/次，注射一次可维持 3～5 天。

预案 3： 水剂加压素　作用仅维持 3～6h，皮下注射，每次 5～10U，每日需多次注射，长期应用不便。主要用于脑损伤或神经外科术后尿崩症的治疗。

② 非激素类药物

预案 1： 氢氯噻嗪，每次 25mg，每日 2～3 次，可使尿量减少约一半。

预案 2： 卡马西平，每次 0.2g，每日 2～3 次。

预案 3： 氯磺丙脲，每日剂量不超过 0.2g，早晨一次口服。

（2）肾性尿崩症

预案 1： 补充水分，限制饮食中的盐和蛋白质，纠正病因。

预案 2： 有时予以噻嗪类利尿剂、NSAID 或阿米洛利。

说明

① 中枢性尿崩症可为某些肿瘤的首发表现，故首次发现的中枢性尿崩症应随访鞍区 MRI，这在儿童和青少年尤其重要。

② 激素替代疗法的常见副作用是水中毒，用最小的剂量使尿量降至 2500ml 左右，使尿比重趋于正常即可。

③ 部分尿崩症表现常不典型，轻症如能正常饮水、无明显不适感可不予治疗。

④ 氢氯噻嗪可引起低钾，长期服用或药量大时注意补钾。卡马西平的不良反应有头疼、恶心、眩晕、疲乏、肝损害及白细胞减少，注意监测。氯磺丙脲可引起严重低血糖，也可引起水中毒。

（于婉）

六、单纯性甲状腺肿

单纯性甲状腺肿是由多种原因引起的甲状腺非炎症性、非肿瘤性肿大，不伴甲状腺功能减退或亢进表现。根据疾病的流行情况可分为地方性与散发性，以前者多见，多因缺碘所致，又称为地方性甲状腺肿。女性多于男性。单纯性甲状腺肿腺体增大而柔软，有时体积甚大，边缘不明显。单纯性甲状腺肿初期甲状腺为弥漫性肿大，称为非毒性弥漫性甲状腺肿，随着病程发展，各部分腺体的增生可不均匀，产生一个或数个结节，即形成非毒性结节性甲状腺肿。

诊断要点

① 甲状腺弥漫性肿大。

② 甲状腺功能（T_3、T_4、TSH）正常。

③ 甲状腺自身抗体阴性，甲状腺吸碘率正常或轻度升高。

④ 检测尿碘可了解碘营养水平。尿碘中位数（MUI）$<100\mu g/L$为碘缺乏。

治疗方案

预案 1： 缺碘者予以补碘，食用加碘盐并且进食含碘丰富的食物如海带等，必要时可予碘化钾。

预案 2： 左甲状腺素 $25\sim50\mu g$，口服，每日 1 次，每隔 $2\sim3$ 周增加 $25\mu g/d$，以达最适剂量。

预案 3： 甲状腺片 $10\sim20mg$，口服，每日 1 次，每隔 $2\sim3$ 周增加 $10\sim20mg/d$ 以达最适剂量。

预案 4： 甲状腺肿大产生压迫症状者可行手术治疗。

说明

① 单纯性甲状腺肿的治疗主要取决于病因。缺碘所致者，应补碘剂，地方性甲状腺肿应用碘剂进行防治，故适用预案 1。

② 青春期、发育期或妊娠期的生理性甲状腺肿，可以不给药物，应多食含碘丰富的海带、紫菜等。

③ 对于年轻患者的弥漫性单纯性甲状腺肿，为了减少甲状腺肿大，应给予足量的甲状腺激素以抑制促甲状腺激素（TSH）分泌而又不引起甲状腺功能亢进，故适用预案 2。

④ 对于巨大甲状腺肿即胸骨后甲状腺压迫气管、食管或喉返神经而影响生活或工作者，宜手术治疗。

（申明惠）

七、甲状腺功能亢进症

甲状腺功能亢进症（简称甲亢）是指由多种病因导致甲状腺功能增强，从而分泌甲状腺激素（TH）过多所导致的临床综合征。其特征有甲状腺肿大、突眼征、基础代谢率增加和自主神经系统功能失常。各种病因所致的甲亢中，以 Graves 病最多见。Graves 病（GD）又称毒性弥漫性甲状腺肿或 Basedow 病，是一种伴 TH 分泌增多的器官特异性自身免疫病。临床表现除甲状腺肿大和高代谢综合征外，尚有突眼以及较少见的胫前黏液性水肿或指端粗厚等。

诊断要点

（1）甲亢诊断标准

① 高代谢症状和体征。

② 甲状腺肿大。

③ 血清甲状腺激素水平（FT_4、FT_3）升高，TSH 水平降低。

④ 除外非甲亢性甲状腺毒症（如外源性甲状腺素摄入过量、甲状腺炎）。

⑤ 淡漠型甲亢患者的高代谢症状可以不明显，少数患者可以无甲状腺肿大。

（2）Graves 病诊断标准

① 甲亢诊断成立。

② 甲状腺弥漫性肿大（触诊和超声检查证实）。

③ 眼球突出和其他浸润性眼征。

④ 胫前黏液性水肿。

⑤ TSH 受体抗体（TRAb）、甲状腺过氧化物酶抗体（TPOAb）阳性。

以上标准中，①②为诊断必备条件，③④⑤为诊断辅助条件。

治疗方案

预案 1：

①初治阶段

甲巯咪唑（MMI，他巴唑）20～40mg/d，分 1～2 次口服。

起始量也可参照患者的 FT_4 水平：

如超过正常上限1.0～1.5倍：5～10mg/d；

　　　　　　1.5～2.0倍：10～20mg/d；

　　　　　　2.0～3.0倍：30～40mg/d。

②减量阶段：每2～4周甲巯咪唑每次减少5mg，此阶段需2～3个月。

③维持阶段：甲巯咪唑5～10mg/d（以最小剂量维持甲状腺功能正常）。

预案2：

①初治阶段

丙硫氧嘧啶（PTU）300～450mg/d，最大量600mg/d，分2～3次口服。

②减量阶段：每2～4周丙硫氧嘧啶（PTU）每次减少50mg，此阶段需2～3个月。

③维持阶段：丙硫氧嘧啶（PTU）50～100mg/d（以最小剂量维持甲状腺功能正常）。

预案3： 放射性^{131}I治疗。

预案4： 手术治疗。

说明

① β受体阻滞剂可阻断靶器官的交感神经肾上腺能受体的活性，抑制儿茶酚胺升高的作用，改善烦躁、怕热、多汗、心动过速、肌肉震颤等症状，还能抑制外周组织T_4转换为T_3，阻断甲状腺素对心肌的直接作用。老年患者、静息心率＞90次/min或合并心血管疾病的患者可应用。首选普萘洛尔，10～40mg/d，每6～8小时口服1次（支气管哮喘禁用）；或美托洛尔25～50mg，每日2～3次。可在2～6周内停用。如不能耐受β受体阻滞剂，可选用非二氢吡啶类钙通道阻滞剂（如地尔硫䓬）控制心率。

② 焦虑、失眠者可给予镇静、催眠药物。

③ 甲巯咪唑（MMI）、丙硫氧嘧啶（PTU）和卡比马唑均为抗甲状腺药物，通过抑制甲状腺过氧化物酶减少甲状腺素的合成，其中丙硫氧嘧啶（PTU）还有减少T_4向T_3转化的作用。故在甲亢危象时丙硫氧嘧啶（PTU）为首选。但在非甲亢危象患者，近年倾向于选择甲巯咪唑（MMI）。在早孕阶段（1～3个月）如需使用抗甲状腺药物，优选丙硫

氧嘧啶（PTU）；妊娠＞3个月，选择甲巯咪唑（MMI）。

④ 抗甲状腺药物治疗分为初治期、减量期和维持期三个阶段，为期1～2年。初治阶段剂量较大，用药4周复查甲状腺功能；一般2～3周症状减轻，4～6周代谢状态可恢复正常。至症状控制或血甲状腺激素水平降至正常或接近正常时即可减量，一般每2～4周复查甲状腺功能、减量一次，直至最小维持量；减量阶段需2～3个月。如减量后出现病情反复，需要重新增加剂量并维持一段时间。维持阶段以最小剂量维持正常甲状腺功能，每2个月复查甲状腺功能。疗程中除非有较严重的反应，一般不宜中断药物治疗，并定期随访甲状腺功能。

⑤ 不同个体初治剂量和维持量可有较大差异。一些患者对抗甲状腺药物不敏感，甲巯咪唑（MMI）和卡比马唑的初治剂量可高达60mg/d，丙硫氧嘧啶（PTU）的初治剂量可高达120mg/d。有些患者维持量很小，甲巯咪唑（MMI）和卡比马唑可低至隔日2.5mg，丙硫氧嘧啶（PTU）可低至隔日25mg。

⑥ 抗甲状腺药物最主要的不良反应为粒细胞减少，严重者可引起粒细胞缺乏，可发生于用药的任何阶段，包括剂量较小的维持阶段。轻度的粒细胞减少患者可无症状，只有在检查血常规时才能发现，可给予利可君、鲨肝醇等药物。如白细胞总数低于$3×10^9$/L或中性粒细胞计数低于$1.5×10^9$/L应停药。严重的粒细胞缺乏起病凶险，发展快，可出现严重的乏力、发热、咽痛等症状，应立即给予粒细胞集落刺激因子。肝功能损害和药疹也是抗甲状腺药物常见的不良反应，可分别给予保肝药物及抗组胺药物。肝功能损害或药疹显著者宜停用抗甲状腺药物，改为放射性^{131}I治疗或手术治疗。

⑦ 停药指征：甲状腺功能正常、疗程足够、促甲状腺激素受体抗体（TRAb）阴性可以考虑停药。抗甲状腺药物停药后甲亢复发率约为50%。停药后建议随访初期每个月复查甲状腺功能，每3个月复查TRAb，如病情稳定，随访间隔逐步延长至3～12个月。

⑧ 抗甲状腺药物、^{131}I治疗及手术治疗是三种最主要的甲亢治疗方法，每一种治疗均有其优点，亦有其缺点，可根据患者具体情况予以选择。如选择抗甲状腺药物治疗，一定要向患者及其家属说明抗甲状腺药物的不良反应及其注意事项。

⑨ 亚临床甲亢，如TSH持续＜0.1mIU/L，强烈推荐存在下列情况的患者接受抗甲状腺药物治疗：年龄≥65岁；存在心脏病危险因素

或合并心脏病；合并骨质疏松症；未行雌激素/双磷酸盐治疗的绝经女性；有甲亢临床表现。

⑩ ^{131}I治疗后，建议1～2个月内复查甲状腺功能，之后6个月内每4～6周复查甲状腺功能，以及早发现甲减并予以治疗，病情稳定后随访间隔可逐渐延长至6～12个月。手术治疗后，建议每6～8周复查甲状腺功能，至病情平稳后逐渐延长随访间隔。

（申明惠）

八、甲状腺危象

甲状腺危象是指甲亢未能得到有效控制，在某种诱因作用下病情急剧恶化，危及生命的状态。

诊断要点

① 有甲亢病史，且未得到很好的控制。

② 发热，体温可达39℃，大汗淋漓，脱水明显。

③ 心动过速，心率≥140次/min，并可出现室上性心动过速、房扑、房颤及心衰、休克等。

④ 神经精神系统：可出现烦躁、焦虑、幻觉，甚至谵妄、昏迷等。

⑤ 消化系统：可出现恶心、呕吐、腹痛、腹泻、黄疸及肝功能障碍。

⑥ 实验室检查示FT$_3$、FT$_4$升高而TSH降低。

治疗方案

预案1：丙硫氧嘧啶（PTU），首次500～1000mg，口服或胃管注入，以后250mg，每4小时一次，待甲状腺危象恢复后改为常规剂量。

预案2：复方碘溶液（SSPI），服用PTU后1h开始服用，每次5滴（0.25ml或者250mg），每6小时一次，一般使用3～7天。或碘化钠0.5～1.0g加入5％葡萄糖溶液500ml中缓慢静脉滴注12～24h，病情好转则逐渐减量，危象消除则可停用。

预案3：普萘洛尔（心得安）60～80mg/d，每4小时一次口服。

预案4：高热或休克的患者，氢化可的松100mg加入5％葡萄糖溶液500ml中静脉滴注，每天2～3次。或地塞米松2mg，每6小时一次静注。

预案5：上述处理疗效不显著者，可选用血液透析、腹膜透析后血浆置换，迅速清除血中过多的甲状腺激素。但血浆置换疗法有效作用仅能维持 24～48h。

说明

① 视病情需要给予吸氧、物理降温等，若存在明显脱水可每日补液 3000～6000ml，同时注意纠正水、电解质紊乱，加强营养支持疗法，同时积极控制诱因，对症抗感染。

② 有明显的兴奋、躁动症状时可选用镇静药物，如地西泮 5～10mg，肌内注射或静脉注射；或苯巴比妥 0.1～0.2mg，肌内注射。也可以选用 10%水合氯醛 10～15ml 保留灌肠。

③ 个别患者应用普萘洛尔可诱发心肺功能衰竭，故而伴有低输出量性心力衰竭的甲亢患者禁用；如必须使用，可慎用超短效的选择性 β_1 受体阻滞剂艾司洛尔，或非二氢吡啶类钙通道阻滞剂（如地尔硫䓬）控制心率。

④高热者积极物理降温，必要时可用中枢性解热药（如扑热息痛），避免使用水杨酸类解热药（如阿司匹林）。高热严重者可用人工冬眠（哌替啶 100mg＋氯丙嗪 50mg＋异丙嗪 50mg，混合后持续静脉泵入）。

（申明惠）

九、甲状腺功能减退症

甲状腺功能减退症（简称甲减）是由多种原因引起的甲状腺激素（TH）合成、分泌或效应不足所致的一组内分泌疾病。按起病年龄可分为三型：呆小病、幼年型甲减、成年型甲减。病情严重时各型均可表现为黏液性水肿。本节主要介绍成年型甲减。多见于中年女性，男女之比为 1:(5～10)。主要病因包括自身免疫损伤、甲状腺破坏、碘过量、抗甲状腺药物治疗。除手术切除或放疗损毁腺体者外，多数患者起病隐匿，发展缓慢，有时长达 10 余年后始有典型表现。

诊断要点

① 典型临床表现为畏寒、少汗、体温偏低、乏力少言、动作缓慢、厌食而体重不减或增加。另可有记忆力减退、智力低下、反应迟钝、嗜睡、精神抑郁、神经质表现等精神神经系统表现。

② 血清 TSH 增高，TT_4、FT_4 降低，即可诊断原发性甲减。

③ 血清 TSH 增高，TT_4、FT_4 和 TT_3、FT_3 正常，诊断亚临床性甲减。

④ 血清 TSH 减低或正常，TT_4、FT_4 降低，考虑中枢性甲减，需进一步寻找垂体和下丘脑的病变。

⑤ 如 Anti-TPOAb 和（或）抗甲状腺球蛋白抗体（Anti-TgAb）阳性，可考虑甲减的病因为自身免疫性甲状腺炎。

⑥ 早期轻型甲减多不典型，需与贫血、特发性水肿、肾病综合征、肾小球肾炎及冠心病等鉴别，同时还应排除甲状腺功能正常的病态综合征（ESS，也称低 T_3 综合征）。

治疗方案

对症治疗，有贫血者补充铁剂、维生素 B_{12}、叶酸等。胃酸低者补酸，与甲状腺激素合用疗效好。各种类型的甲减，均需用甲状腺激素替代，永久性甲减者需终身服用。

预案 1： 左甲状腺素（$L-T_4$），$25\sim50\mu g/d$ 起始，每日 1 次，早餐前 1h 或睡前口服。每 $1\sim2$ 周增加 $25\mu g$，每 $4\sim6$ 周测定甲状腺功能，根据血 FT_3、FT_4 及 TSH 水平调整剂量，直到达到治疗目标。

预案 2： 黏液性水肿昏迷的治疗

① 碘塞罗宁（T_3）首次 $40\sim120\mu g$ 静脉注射，以后每 6 小时 $5\sim15\mu g$，至患者清醒改为口服。

② $L-T_4$ 首次 $200\sim400\mu g$ 静脉注射，以后每日注射 $1.6\mu g/kg$，待患者清醒改为口服。

③ 碘塞罗宁片剂（$20\sim30\mu g/次$，每 $4\sim6$ 小时一次）鼻饲，或 $L-T_4$ 片剂（$200\sim400\mu g/d$）或干甲状腺片（每次 $30\sim60mg$，每 $4\sim6$ 小时一次）鼻饲，患者清醒则改为口服。

④ 氢化可的松 $200\sim400mg/d$ 静脉滴注，待患者清醒及血压稳定后减量。

说明

常规替代治疗药物仅考虑用左甲状腺素口服。治疗的目标是用最小剂量纠正甲减而不产生明显不良反应，使血 TSH 值恒定在正常范围（$0.5\sim5.0mU/L$）内，但应注意以下几点。

① 应用左甲状腺素，起始剂量和完全替代剂量所需时间要根据患者年龄、心脏状态、特定状态确定。必须从小剂量开始，逐渐加量，尤其有甲状腺功能减退性心脏病者或老年人、有冠心病者更应慎重，以免诱发心律失常、心绞痛。可从 $12.5\mu g/d$ 起始，缓慢加量，每 $1\sim2$ 周增加 $12.5\mu g$。

② 必须定期监测 TSH 值。

③ 必须强调基础替代治疗用量的个体化，遇有青春发育、应激、腹泻、吸收不良及使用某些药物（如糖皮质激素、利福平、卡马西平等）时应适当增加用量。L-T_4 替代剂量按照体重计算的剂量：成人 $1.6\sim1.8\mu g/(kg\cdot d)$，儿童 $2.0\mu g/(kg\cdot d)$，老年人 $1.0\mu g/(kg\cdot d)$，甲状腺癌术后患者 $2.2\mu g/(kg\cdot d)$，妊娠时需要增加 $20\%\sim30\%$。

④ 重度亚临床甲减（TSH$\geq$10.0mIU/L）患者，建议给予 L-T_4 治疗，治疗目标与临床甲减一致。轻度亚临床甲减（TSH$<$10.0mIU/L）患者，如伴有甲减症状、Anti-TPOAb 阳性、血脂异常或动脉粥样硬化性疾病，应予 L-T_4 治疗。老年亚临床甲减患者的治疗目前存在争议，治疗应谨慎。

⑤ 接受长期替代治疗要注意监测体重、心功能等，防止因甲状腺激素过量引起的骨质疏松、心脏肥大、心律失常。

⑥ 对计划妊娠并应用 L-T_4 治疗的甲减患者，应调整 L-T_4 剂量，使 TSH$<$2.5mIU/L 后妊娠。妊娠期期初诊的甲减患者，应立即予以 L-T_4 治疗。妊娠期初诊的亚临床甲减患者要根据 TSH 升高的程度决定治疗剂量：TSH$>$妊娠特异参考值上限，L-T_4 起始剂量 $50\mu g/d$；TSH$>$8.0mIU/L，L-T_4 起始剂量 $75\mu g/d$；TSH$>$10.0mIU/L，L-T_4 起始剂量 $100\mu g/d$。TSH 控制目标为妊娠期特异参考范围下限的 1/2 或$<$2.5mIU/L。产后及哺乳期继续服用 L-T_4 治疗。

（申明惠）

十、甲状腺炎

（一）急性化脓性甲状腺炎

急性化脓性甲状腺炎是指甲状腺的化脓性感染。

诊断要点

① 局部可表现为颈前甲状腺部位皮肤红、肿、热、痛。周围组织

水肿，可有淋巴结肿大及压痛。吞咽时甲状腺疼痛加重。后期脓肿形成，甲状腺部位可有波动感。全身症状可有发热、寒战、食欲不振等症状。严重者可有呼吸困难等压迫症状。

② 实验室检查血白细胞及中性粒细胞可增高，C 反应蛋白升高；甲状腺功能检查示 FT_3、FT_4、TSH、甲状腺自身抗体、吸碘试验均可正常；甲状腺扫描提示相应部位的放射性碘缺损。

③ 脓肿形成后甲状腺穿刺可抽出脓液。

④ 超声检查可见小液平面。

治疗方案

预案 1：青霉素 800 万单位加入生理盐水 250ml 中静脉滴注，每天 2 次。

预案 2：哌拉西林钠他唑巴坦 4.5g 加入生理盐水 100ml 中静脉滴注，每日 2～3 次。

预案 3：脓肿形成后应切开引流，以免脓肿破入气管、食管、纵隔内。

说明

① 适当休息，给予高能量、高营养、流质饮食。

② 局部早期可用冷敷，晚期用热敷。

③ 脓肿形成后可根据脓液细菌培养及药敏试验结果选择抗菌药物。

④ 急性化脓性甲状腺炎反复发作者或者儿童患者，特别是左侧发病的患者，应高度怀疑先天性梨状窝瘘的存在，炎症消退后 6～8 周行食管吞钡造影或咽喉部内镜检查以明确诊断。

（二）亚急性甲状腺炎

亚急性甲状腺炎又称德奎尔万（de Quervain）甲状腺炎、肉芽肿性甲状腺炎或巨细胞性甲状腺炎，其发病原因是病毒感染甲状腺，是一种可以自行恢复的甲状腺病毒感染性疾病。有报道，本病有季节性发病倾向，以春秋季多见，发病还有地区性集聚现象。临床上本病不常见，有不少轻型患者可能误诊为咽炎，临床表现不典型未能检出者估计不在少数。本症女性患者较男性患者多 3～6 倍，以 40～50 岁女性多见，儿童少见。

诊断要点

① 甲状腺肿大、疼痛，触摸甲状腺疼痛加重。发热，部分患者有高热。

② 有轻度甲状腺毒症表现，如心悸、手抖等。

③ 发病前往往有上呼吸道感染史。

④ 实验室检查血白细胞及中性粒细胞升高，红细胞沉降率增加（常大于 50mm/h），C 反应蛋白升高。血清 FT_3、FT_4 升高，TSH 降低。甲状腺吸碘率显著降低，与血清 FT_3、FT_4 升高形成"分离"现象。

⑤ 甲状腺穿刺细胞学检查显示淋巴细胞和多形核白细胞浸润，胶质减少乃至消失，并有多核巨细胞出现及肉芽肿形成。

治疗方案

预案 1：（轻型）双氯芬酸钠（扶他林）25mg，每日 3 次口服。

预案 2：（中、重型）泼尼松 10mg，每日 3 次口服，症状控制后逐渐减量。

说明

① 本病不可与亚急性淋巴细胞性甲状腺炎混淆，后者也称为沉寂性甲状腺炎或无痛性甲状腺炎，如发生于产后则称为产后甲状腺炎，属于自身免疫性甲状腺炎，可视为桥本甲状腺炎的一个临床亚型。

② 对轻型病例，采用非甾体抗炎药控制症状即可，无须使用糖皮质激素。病情较重者或非甾体抗炎药疗效不佳者需应用糖皮质激素，如泼尼松，剂量一般为 20～40mg/d，个别患者需要更大剂量。糖皮质激素可迅速缓解疼痛等症状，持续用药 1～2 周后减量，可每周减量 5mg/d，总疗程 6～8 周。治疗中复查红细胞沉降率可指导用药。如病情反复，加大剂量仍然有效。糖皮质激素如剂量太小，反应不佳，减量过快则会使病情反复。也有人提出，如果糖皮质激素连续使用，所用剂量使患者不出现症状，直至其放射性碘摄取率恢复正常，可以避免复发。

③ 应注意糖皮质激素的副作用，必要时可加用抑酸药。

④ 患者伴有甲状腺毒症时，此种甲状腺毒症为一过性，一般不需用抗甲状腺药物治疗，通常采用 β 受体阻滞剂（如普萘洛尔，每日

30mg）控制甲状腺毒症症状即可，如使用抗甲状腺药物则迅速出现甲减。

⑤ 有甲状腺功能减退而病情轻者，无须处理；较重者，可用甲状腺激素替代一段时间。少数患者出现永久性甲状腺功能减退则需长期甲状腺激素替代，可用左甲状腺素或甲状腺片，剂量个体差异较大，可根据患者情况决定，一般小剂量起始，根据用药后血 FT_3、FT_4 及 TSH 水平调整剂量。

⑥ 在中医学中，亚急性甲状腺炎属于"瘿病"的一种，糖皮质激素联合夏枯草口服液、普济消毒饮的中西医结合治疗，能够改善患者的实验室指标和甲状腺功能，降低复发率。

（三）桥本甲状腺炎

桥本甲状腺炎又称慢性淋巴细胞性甲状腺炎、淋巴性甲状腺肿，为最常见的自身免疫性甲状腺炎，也是导致甲减的最主要病因。本病好发年龄为 30～50 岁，90%以上发生于女性。起病隐匿，发展缓慢，病程较长。目前研究显示，其致病因素与遗传、细菌及病毒等微生物感染、肠道菌群失调、碘摄入过量、锂剂或抗癌药物、年龄与激素水平、种族、维生素 D 水平、吸烟、饮酒，以及精神环境等多种因素相关。

诊断要点

① 典型的临床表现：为中年女性，病程较长，甲状腺呈弥漫性、质地硬韧、无痛性轻度或中度肿大。发展慢，可有轻压痛，颈部局部压迫和全身症状不明显，常有咽部不适感（这比甲状腺肿大更常见）。

② 甲状腺功能正常或偏低。疾病初期可有一过性甲状腺毒症，表现为血 FT_3、FT_4 升高而 TSH 降低，一般不需抗甲状腺药物治疗，血 FT_3、FT_4、TSH 水平会逐渐恢复正常并维持多年。随后出现亚临床甲减，表现为血 FT_3、FT_4 正常而 TSH 升高，最后缓慢发展为临床甲减。

③ 甲状腺自身抗体测定对诊断本病有重要意义。大多数患者血中抗甲状腺过氧化物酶抗体（Anti-TPOAb）及抗甲状腺球蛋白抗体（Anti-TgAb）阳性，且滴度逐渐升高，并长期维持于高水平。

④ 甲状腺超声检查：早期患者甲状腺弥漫性增大，回声不均匀，甲状腺内血流较丰富，有时呈"火海"征，但动脉流速和阻力指数明显低于甲亢，晚期患者血流减少。

治疗方案

预案 1：仅有甲状腺肿、无甲减者一般不需要治疗，限制碘摄入量，定期随访。

预案 2：左甲状腺素 $25\mu g$，口服，每日 1 次，以后根据血激素测定结果调整剂量。

预案 3：甲状腺片 20mg，口服，每日 1 次，以后根据血激素测定结果调整剂量。

说明

① 预案 1 适用于甲状腺功能正常者，预案 2 和预案 3 适用于伴有甲状腺功能减低者，药物治疗方案的调整同甲状腺功能减退症患者。

② 甲状腺功能正常的桥本甲状腺炎患者如甲状腺肿明显、年龄较轻且血 TSH 水平不在正常参考范围低限也可使用小剂量左甲状腺素或甲状腺片以抑制 TSH，达到使甲状腺缩小或减慢甲状腺增大的目的。

③ 对于甲状腺肿已经压迫了邻近组织或明显影响了颈部正常外观的患者，即使无甲减亦可使用甲状腺激素，如甲状腺激素治疗无效，可考虑手术治疗。

④ 糖皮质激素可以使肿大的甲状腺缩小，并可使甲状腺自身抗体的滴度降低，但弊大于利，故不建议使用。但如果甲状腺迅速肿大、伴局部疼痛或压迫症状时，可给予糖皮质激素治疗（泼尼松 10mg/d，日3 次口服，症状缓解后减量）。

⑤ 有甲状腺毒症者可给予 β 受体阻滞剂，一般不需抗甲状腺药物。如与 Graves 病共存，须用抗甲状腺药物治疗，但易出现甲减，故抗甲状腺药物剂量不要太大，并密切观察甲状腺功能。合并 Graves 病者除非有抗甲状腺药物严重不良反应，否则不采用放射性碘或手术治疗，因可出现严重甲减。

⑥ 硒剂可降低桥本甲状腺炎患者甲状腺自身抗体水平，但能否改变自然病程尚不清楚。

⑦ 桥本甲状腺炎合并甲状腺癌的发病率为 $0.5\%\sim30.0\%$，以乳头状癌最为常见。对疑难病例及疑似肿瘤者，建议行细针穿刺细胞学活检，明确诊断。

十一、甲状腺结节

甲状腺结节是指各种原因导致甲状腺内出现一个或多个组织结构异常的团块。甲状腺结节是一种常见病，近年患病率呈上升趋势，在中老年人中发生率很高，女性多于男性。据报道，一般人群中用触诊法查出甲状腺结节的患病率为 $3\%\sim7\%$，用超声的方法则高达 $20\%\sim70\%$。

诊断要点

① 甲状腺触诊时扪及肿块。
② 甲状腺超声检查发现结节。

治疗方案

预案 1：随访。

预案 2：甲状腺细针穿刺细胞学检查（FANC）。

预案 3：左甲状腺素 $25\mu g$，口服，每日 1 次，以后根据血激素测定结果调整剂量。

预案 4：甲状腺片 20mg，口服，每日 1 次，以后根据血激素测定结果调整剂量。

预案 5：手术治疗。

预案 6：放射碘治疗。

说明

① 虽能触及"结节"，但在超声检查中未能证实的不能诊断为甲状腺结节。体检未能触及，而在影像学检查偶然发现的结节称作"甲状腺意外结节"。

② 发现甲状腺结节后应作全面评估，包括血甲状腺激素水平测定、甲状腺超声检查等。

③ 诊治中最重要的是确定结节的良恶性。超声检查对结节良恶性的鉴别价值优于 CT、MRI。提示结节恶性的征象包括：实质性、低回声结节、微小钙化、结节纵横比＞1、边缘不规则、甲状腺外浸润、颈部淋巴结肿大等。超声发现的结节采用超声甲状腺影像报告和数据系统（TI-RADS）分类：TI-RADS1（阴性，无恶性可能）、TI-RADS2（良性

病变，无恶性可能）、TI-RADS3（无可疑超声表现，恶性率 1.7%）、TI-RADS4［可分为 TI-RADS4a（1 个可疑超声表现，恶性率 3.3%）、TI-RADS4b（2 个可疑超声表现，恶性率 44.4%）、TI-RADS4c（3 或 4 个可疑超声表现，恶性率 72.4%）］、TI-RADS5（5 个可疑超声表现，恶性率 87.5%以上）和 TI-RADS6（病理学检查确定为恶性）6 类。超声提示 TI-RADS3 以上分类的结节，建议行细胞病理学诊断。

④ 临床难以判断良恶性的结节，推荐以下情况行 FANC：a. 高风险甲状腺病变≥10mm；b. 中等风险甲状腺病变>20mm；c. 甲状腺病变>20mm，超声显示风险较低，体积增大或伴有风险病史，甲状腺手术或微创消融治疗前；d. 包膜下或气管旁病变；e. 可疑淋巴结或甲状腺组织扩散；f. 甲状腺癌个人或家族史阳性；g. 共存的可疑临床表现（例如发音困难）。

⑤ 细胞学结果为不确定或可疑恶性的结节，可以通过分子检测进行鉴别，以减少患者不必要的手术。

⑥ 多数甲状腺结节不需要特殊治疗，每年复查甲状腺超声及甲状腺功能 1~2 次，如结节无恶变证据且甲状腺功能正常可继续随访，不予处理。

⑦ 预案 3 和预案 4 为甲状腺激素抑制治疗，于部分患者可使结节生长速度减慢乃至使结节缩小。年龄较轻、血 TSH 在正常参考范围中位以上者可试用；年龄较大、血 TSH 在正常参考范围中位以下者则不主张甲状腺激素抑制治疗。

⑧ 结节较大出现压迫症状或怀疑为恶性结节者建议采取预案 5。良性结节的手术治疗适应证：出现与结节明显相关的局部压迫症状；合并甲状腺功能亢进，内科治疗无效者；肿物位于胸骨后或纵隔内；结节进行性生长，临床考虑有恶变倾向或合并甲状腺癌高危因素。因外观或思想顾虑过重影响正常生活而强烈要求手术者，可作为手术的相对适应证。

⑨ 高功能结节的治疗可采取预案 5 或预案 6。

（申明惠）

十二、甲状腺肿瘤

（一）甲状腺腺瘤

甲状腺腺瘤是常见的颈部良性肿瘤，多见于 40 岁以下的女性。甲状腺腺瘤病理上分为六种类型：滤泡状腺瘤、胚胎型腺瘤、胎儿型腺瘤、嗜酸性腺瘤、乳头状腺瘤和不典型腺瘤，其中以滤泡状腺瘤最常见。乳头状腺瘤可发生囊变，形成乳头状囊腺瘤。

诊断要点

① 颈部出现的圆形或椭圆形结节，多为单发，直径从几毫米至数厘米不等，生长缓慢，少有压迫症状，表面光滑，无压痛，随吞咽上下移动。肿瘤一般较软，如钙化则质地变硬。

② 大部分患者无任何症状，少数患者的腺瘤分泌较多甲状腺激素（高功能腺瘤），可出现甲亢症状，偶可因腺瘤较大而出现压迫症状。囊性腺瘤囊壁血管破裂发生囊内出血时，肿瘤可在短期内迅速增大，局部出现胀痛，并可有压迫症状。血液吸收后肿瘤可缩小甚至消失。

③ 甲状腺核素显像时以"有功能结节"多见，且随着腺瘤的功能自主性不断增加，甲状腺激素合成与分泌增多，可表现为"热结节"。甲状腺 B 超检查可显示腺瘤。

治疗方案

预案 1： 较小的腺瘤如没有症状可随访。

预案 2： 左甲状腺素 $50\mu g$，每日 1 次口服。

预案 3： 甲状腺片 20mg，每日 1 次口服。

预案 4： 甲巯咪唑 $10\sim30mg/d$，分 $1\sim3$ 次口服。

预案 5： 放射性[131]I 治疗。

预案 6： 手术治疗。

说明

① 预案 1 适用于较小的无症状甲状腺腺瘤，一般每半年复查一次甲状腺 B 超，每年复查血甲状腺功能 $1\sim2$ 次。

② 预案 2 和预案 3 为甲状腺激素抑制治疗，利用甲状腺激素抑制垂体 TSH 的分泌以达到使腺瘤缩小的目的。如患者用药前 TSH 已偏低，则疗效不佳。用药过程中应密切观察腺瘤大小变化及患者是否有胸闷、心悸等症状以调整剂量，如用药后腺瘤不缩小而患者出现胸闷、心悸等症状则宜停药。

③ 高功能腺瘤引起的甲亢可采用预案 4、预案 5 和预案 6。一般来

说，高功能腺瘤对抗甲状腺药物不敏感，较适合放射性^{131}I治疗和手术治疗。如有放射性^{131}I治疗和手术治疗禁忌证，则采取抗甲状腺药物治疗。

④ 如腺瘤较大出现压迫症状，宜采用预案6。

(二) 甲状腺囊肿

甲状腺囊肿临床发病率较高，占甲状腺结节的5%～20%。

诊断要点

① 甲状腺囊肿患者无任何不适，往往是在无意中发现颈前部肿物，也有的有甲状腺结节病史。囊肿壁血管破裂发生囊内出血时，囊肿可在短期内迅速增大，局部出现胀痛，并可有压迫症状。

② 只靠触诊难以做出诊断，此时超声检查可准确判定肿块为囊性还是实性，并可区分是薄壁囊肿还是厚壁囊肿。超声检查可见肿块内有液性暗区，可与实性结节区别。

③ 放射性核素显像多为"冷结节"。甲状腺功能检查多在正常范围。

④ 甲状腺囊肿一般为良性，偶可为恶性。囊肿穿刺囊液细胞学检查有助于鉴别囊肿的良恶性。

治疗方案

预案1： 较小的囊肿如没有症状可随访。

预案2： 手术治疗。

预案3： 穿刺抽液并注射硬化剂。

说明

① 甲状腺囊肿多为良性。甲状腺癌伴囊肿者少见，为1%～2%。

② 囊肿穿刺抽液并注射硬化剂具有良好的疗效。常用的硬化剂包括无水酒精、聚桂醇等，可使囊壁发生无菌性坏死、粘连、纤维化、囊腔闭塞，达到治疗囊肿的目的。

③ 如果为血性囊肿，反复抽吸后又迅速积聚者，应警惕癌变的可能，最好采用手术治疗。

④ 上述治疗后，给予口服甲状腺激素制剂，可减少囊肿复发，促

进残留硬结的吸收。

(三) 甲状腺癌

甲状腺癌约占所有恶性肿瘤的 1%。甲状腺癌包括甲状腺乳头状癌、甲状腺滤泡状癌、甲状腺未分化癌、甲状腺髓样癌，其中前三者起源于滤泡上皮细胞，后者起源于滤泡旁细胞。甲状腺乳头状癌和甲状腺滤泡状癌统称为分化型甲状腺癌，占全部甲状腺癌的 90% 以上。

诊断要点

① 甲状腺结节，且超声等检查示恶性征象。
② 甲状腺穿刺细胞病理提示恶性。
③ 髓样癌有血降钙素水平升高。

治疗方案

预案 1：手术治疗。
预案 2：术后放射性碘治疗。
预案 3：TSH 抑制治疗。

说明

① 微小癌 (直径<1cm) 且无腺外浸润、无转移者术后可不做放射性碘治疗。

② TSH 抑制治疗需权衡获益与副作用。TSH 抑制治疗的目的是满足术后机体对甲状腺激素的生理需求，并减少肿瘤复发风险。合理的目标是在病人不出现甲状腺毒症表现 (如房颤、骨量减少、焦虑等) 情况下，尽可能抑制 TSH 水平。对复发风险高危者，血清 TSH 尽量维持< 0.1mU/L；复发风险中危者，血清 TSH 控制在 0.1~0.5mU/L；复发风险低危者，血清 TSH 控制在 0.5~2.0mU/L。

③ 所有病人至少每年进行一次颈部超声和甲状腺球蛋白 (Tg) 水平测定 (TSH 抑制状态下)；复发高危者至少每年 2 次。初次随访常在术后 2~4 个月。

(申明惠)

十三、皮质醇增多症

皮质醇增多症又称库欣综合征，是由于各种原因使肾上腺皮质分泌过多的糖皮质激素而致的一组临床症状群，分为促肾上腺皮质激素（ACTH）依赖性皮质醇增多症和非 ACTH 依赖性皮质醇增多症。垂体 ACTH 分泌增加引起的库欣综合征称为库欣病。长期大量应用外源性糖皮质激素引起类似库欣综合征的临床表现称为医源性皮质醇增多症。

诊断要点

① 满月脸、向心性肥胖、皮肤宽大紫纹、多血质、高血压、低血钾、糖尿病或糖耐量异常等临床表现。垂体促肾上腺皮质激素瘤所致者可有垂体瘤的一般表现，如血 PRL 升高、压迫症状等。异位促肾上腺皮质激素综合征者可有皮肤色素沉着、低钾血症、代谢性碱中毒及原发肿瘤的表现。肾上腺癌所致者可有低钾血症、代谢性碱中毒等表现。

② 血皮质醇水平升高，昼夜节律紊乱，尿游离皮质醇升高，尿 17-羟皮质类固醇和 17-酮皮质类固醇升高。小剂量地塞米松抑制试验阳性（即小剂量地塞米松不能有效降低血皮质醇、尿游离皮质醇及尿皮质醇代谢产物）。

③ 库欣病者血 ACTH 升高，小剂量地塞米松抑制试验阳性，大剂量地塞米松抑制试验阴性。肾上腺腺瘤及肾上腺癌所致者，血 ACTH 降低，小剂量和大剂量地塞米松抑制试验均呈阳性。异位促肾上腺皮质激素综合征者血 ACTH 显著升高。

④ 库欣病者垂体 CT 及 MRI 可显示垂体微腺瘤或大腺瘤，双侧肾上腺均增生。肾上腺腺瘤及肾上腺癌所致者肾上腺 B 超、CT 及 MRI 可显示肾上腺占位，垂体 CT 及 MRI 则无阳性发现。异位促肾上腺皮质激素综合征者可有原发肿瘤的表现。

⑤ 岩下窦血样 ACTH 测定有助于鉴定库欣病和异位促肾上腺皮质激素综合征。

治疗方案

预案 1： 经蝶手术，为库欣病的一线治疗方案。

预案2：经颅手术。

预案3：垂体放射治疗。

预案4：肾上腺手术。

预案5： 肾上腺类固醇生成抑制剂

a. 酮康唑：400mg～1.6g/d，分2～3次口服。

b. Osilodrostat：4～14mg/d，分2次口服。

c. 美替拉酮（甲吡酮）：500mg～6g/d，分3～4次口服。

d. 米托坦：500mg～4g/d，库欣病时5g/d，分3次口服。

e. 依托咪酯：超适应证用药，用于严重高皮质醇血症的急性治疗。

预案6： 生长抑素受体配体

用于不能垂体手术或无法治愈的库欣病患者。

a. 帕瑞肽：0.6～1.8mg/ml，每日2次，皮下注射。

b. 长效释放帕瑞肽：每月10～30mg，肌内注射。

预案7： 多巴胺受体激动剂

a. 卡麦角林：每周口服0.5～7mg（总量）。

b. 米非司酮：300～1200mg/d，每日1次口服。

说明

① 在病因治疗之前，对临床症状较重者最好采取对症措施改善其并发症。对糖尿病或糖耐量异常者要进行饮食控制和口服降糖药或应用胰岛素治疗，对有感染者应适当应用抗生素控制感染，有低钾血症和严重负氮平衡的也要对症治疗。

② 皮质醇增多症的病因不同，治疗方法和预后也不同。

③ 接受垂体手术的患者需要终生监测复发情况。

（于婉）

十四、原发性醛固酮增多症

原发性醛固酮增多症乃因肾上腺皮质球状带分泌过多醛固酮而致的以水、电解质紊乱及高血压为主要表现的临床症状群。本病多数由肾上腺皮质腺瘤引起，常为一侧性；少数由肾上腺癌肿或增生引起。儿童极少发生腺瘤，但原发性醛固酮增多症有时发生肾上腺癌肿或增生。肾上腺增生多见于老年男性，两侧肾上腺均可累及，但无腺瘤。

诊断要点

① 高血压伴低血钾，高血压一般为轻中度，低血钾早期不明显，随病程进展逐渐显著，可出现肌无力、周期性麻痹、肢端麻木、夜尿增多等表现。

② 实验室检查显示低血钾、代谢性碱中毒，血钠在正常高限或略高于正常。尿钾排出增多（在低血钾的情况下 24h 尿钾仍超过 25mmol）。血醛固酮水平及尿醛固酮排量升高。血肾素水平及血管紧张素Ⅱ水平降低。血浆醛固酮/肾素比值（ARR）升高，如血浆醛固酮以纳克/分升（ng/dl）为单位，血浆肾素活性以纳克/（毫升·小时）[ng/(ml·h)]为单位，ARR 值超过 30 应疑诊原发性醛固酮增多症，超过 50 则具有诊断意义。

③ 心电图有 U 波及其他低钾表现。

④ ARR 值测定为原发性醛固酮增多症良好的筛查手段，但不据此诊断原发性醛固酮增多症。原发性醛固酮增多症的证实试验包括口服钠负荷试验、静脉生理盐水试验、氟氢可的松抑制试验和卡托普利激发试验，其中以静脉生理盐水试验最简便易行。有高血压且静脉生理盐水试验（4h 内输注生理盐水 2L）血醛固酮水平不能抑制到 10ng/dl 以下则可诊断原发性醛固酮增多症，5～10ng/dl 则应高度怀疑原发性醛固酮增多症（可通过其他试验予以证实）。

⑤ 肾上腺影像学（B 超、CT 及 MRI）对原发性醛固酮增多症分型有重要帮助。

⑥ 肾上腺静脉插管采血（AVS）可判断过度分泌的醛固酮是单侧来源还是双侧来源。

治疗方案

预案 1： 根据患者血清钾情况适当补钾，氯化钾 3～6g/d，不超过 16g/d。

预案 2： 螺内酯（安体舒通）为原发性醛固酮增多症治疗首选药物，120～480mg/d，分 3～4 次口服。

预案 3： 依普利酮，每次 50mg，每日 1 次，到每次 200mg，每日 2 次，口服。因为它不会阻止雄激素受体（导致男性乳房发育），是男性长期治疗的首选药物。

预案 4：氨苯蝶啶 100～300mg/d，分次口服。

预案 5：卡托普利 12.5～25mg，口服，每日 3 次。

预案 6：氯沙坦 50～100mg/d，顿服。

预案 7：硝苯地平 10mg，口服，每日 3 次。

预案 8：肾上腺手术。

说明

① 治疗方法主要依据病因诊断，若为肾上腺腺瘤或肾上腺癌，应手术治疗，术后电解质紊乱多得到纠正，多尿、多饮症状消失，多数人血压降至正常。若为双侧肾上腺增生则手术疗效不佳，现主张以药物治疗为主。

② 补钾时应注意尿量，保证尿量在 500ml/d 以上。

③ 预案 2、预案 3 和预案 4 不仅可降低血压，还有助于升高血钾，适用于特发性醛固酮增多症及不能手术的肾上腺肿瘤患者。螺内酯有引起性欲下降、阳痿、男性乳房发育等不良反应。

④ 预案 5、预案 6 和预案 7 均为降压治疗，适用于特发性醛固酮增多症及不能手术的肾上腺肿瘤患者。也可选用其他血管紧张素转化酶抑制剂（ACEI）、血管紧张素 Ⅱ 受体阻滞剂及钙通道阻滞剂。其中 ACEI 类药物可使患者的螺内酯用量降至最低。

⑤ 预案 8 适用于肾上腺肿瘤所致者。

（于婉）

十五、原发性慢性肾上腺皮质功能减退症

本病又称 Addison 病，是指由于双侧肾上腺本身病变导致皮质激素分泌不足而引起的一组临床症状群，多由自身免疫、结核、肿瘤破坏等原因所致。

诊断要点

① 典型的临床表现为皮肤黏膜色素沉着、乏力、疲倦、纳差、恶心、呕吐、体重减轻、低血压、低血糖、贫血等。

② 原发病和合并疾病的表现，如结核引起者可有低热、盗汗，合并其他自身免疫病时有相应表现。

③ 低血钠，高血钾，血皮质醇水平降低，尿游离皮质醇和尿 17-羟皮质类固醇降低，血 ACTH 水平升高。

④ ACTH 兴奋试验有助于鉴别原发性肾上腺皮质功能减退症和继发性肾上腺皮质功能减退症。

治疗方案

预案 1：氢化可的松，早 8 点 20mg，16 点 10mg，口服。

预案 2：醋酸可的松，早 8 点 25mg，16 点 12.5mg，口服。

预案 3：泼尼松，早 8 点 5mg，16 点 2.5mg，口服。

预案 4：醋酸去氧皮质酮，每日 1～2mg 或隔日 2.5～5.0mg 肌内注射。适用于不能口服的患者。开始宜小剂量，可根据症状逐渐加量。

预案 5：氟氢可的松，若患者在经糖皮质激素替代治疗并且予足够食盐摄入后，仍有头晕、乏力、血压偏低等血容量不足表现的，可予加用盐皮质激素：氟氢可的松每日早 8 点 0.05～0.20mg 一次顿服，是替代醛固酮作用的首选制剂。

说明

① 糖皮质激素替代是本病的治疗基础。根据身高、体重、性别、年龄、劳动强度等，生理替代量应个体化，并模拟皮质醇的昼夜分泌规律，清晨醒后服全日量的 2/3，下午 16 点服 1/3。应激状态时酌情增至 3～5 倍甚至 10 倍进行应激替代。给药时间以饭后为宜，可避免胃肠刺激。糖皮质激素的主要不良反应之一是失眠，所以下午用药时间一般不晚于 19 点。儿童皮质醇用量一般为 20mg/m²；或 5 岁以下 10～20mg/d，6～13 岁 20～25mg/d，14 岁以上 30～40mg/d。氢化可的松作为生理性糖皮质激素应为首选药物。

② 血皮质醇水平不能作为药物剂量调整的依据。

③ 患者应明确疾病的性质及终生治疗的必要性。需长期坚持激素生理替代治疗。在手术前、严重感染及发生并发症等应激情况下，应及时将糖皮质激素增至 3～5 倍甚至 10 倍以上，学会注射地塞米松或氢化可的松以应付紧急情况。随身携带疾病卡片，标明姓名、地址、亲友、姓名、电话和疾病诊断。尽量让周围人知晓自己的病情和注意事项，告之遇病情危急或意识不清立即送往医院，应随身携带强效糖皮质激素（如地塞米松等）。

④ 饮食中食盐的摄入量应多于正常人，每日 10～15g。遇大量出汗、呕吐、腹泻等情况应及时补充盐分。另外，保证膳食中有丰富的碳水化合物、蛋白质和维生素。

⑤ 心肾功能不全、高血压、肝硬化患者慎用盐皮质激素。

⑥ 病因是肾上腺结核者应抗结核治疗。活动性结核应在全量（生理需要量）应用糖皮质激素的同时充分系统地抗结核治疗，这样不会造成结核的扩散，也会改善病情。陈旧性结核在应用糖皮质激素替代时有可能引起结核活动，应于初诊后常规用半年的抗结核药物。

⑦ 当发生希恩综合征时，易出现低血糖昏迷、感染性昏迷和镇静剂使用后昏迷，此时应先补充糖皮质激素，1 周后补充甲状腺激素。反之则会加重病情。

（于婉）

十六、肾上腺危象

肾上腺危象是指各种原因导致肾上腺皮质激素分泌不足或缺如而引起的一系列临床症状，可累及多个系统。若怀疑肾上腺危象，应立即开始治疗。

诊断要点

① 诱因：感染、创伤、手术、分娩、呕吐、腹泻或突然中断治疗。

② 临床表现：恶心、呕吐、腹痛、腹泻、严重脱水、血压降低、心率加快、脉搏细弱、精神失常、高热、低血糖，如不及时抢救，可出现休克、昏迷乃至死亡。

③ 血钠降低，血糖降低。

治疗方案

预案 1： 氢化可的松 100mg 静脉注射 30s 以上，第 1 个 24h 内每6～8 小时重复 1 次。在给予大剂量氢化可的松时，不需要再用盐皮质激素。病情稍缓后氢化可的松可改由肌内注射，每 6 小时 50mg 或100mg。如病情有明显好转，在第 2 个 24h 内通常给总量为 150mg 的氢化可的松，第 3 天给 75mg。此后口服维持剂量，每天氢化可的松 15～30mg、氟氢可的松 0.1mg。

预案2：在1～2h内静脉输入5％葡萄糖配0.9％生理盐水1L，立刻膨胀血管内体积。另外再用0.9％生理盐水静脉滴注，直至低血压、脱水和低钠血症得到纠正。在补液过程中血钾可能下降，因而需补钾。

说明

① 在抢救肾上腺危象的同时应积极寻找导致危象的诱因并及时消除。

② 感染为诱因或合并感染者，应积极抗感染。

③ 对于有严重脏器功能障碍的应积极治疗。

④ 有休克者应给予升压药。

⑤ 呕吐停止、可进食者可改为口服糖皮质激素。

⑥ 有明显低血糖者先给予50％葡萄糖溶液40ml或25％葡萄糖溶液60ml静脉注射，然后以葡萄糖盐水维持。

⑦ 有高血糖者（如合并糖尿病）只补给生理盐水。

⑧ 补液时应根据患者的失水、失钠程度，血压、尿量情况和患者年龄、心功能、肾功能等情况予以调整。

⑨ 心脏功能较差不能耐受大量输液时可鼻饲。

（于婉）

十七、嗜铬细胞瘤

嗜铬细胞瘤起源于肾上腺髓质、交感神经节或其他部位的嗜铬组织。此种肿瘤间歇性或持续性分泌大量儿茶酚胺，引起阵发性或持续性高血压以及多个器官功能和代谢紊乱。该肿瘤男性略多于女性，以20～50岁最多见。

诊断要点

① 血压异常：高血压为突出的临床表现，可表现为阵发性高血压，也可为持续性高血压。阵发性高血压者平时血压不高，发作时血压猛升至（200～300）/（130～180）mmHg，伴剧烈头痛、面色苍白、大汗淋漓、心动过速，可有焦虑、恐惧、心前区疼痛、恶心、呕吐、皮肤潮红、瞳孔缩小等表现。部分患者出现低血压乃至休克。

② 基础代谢率升高，并可有糖耐量减低或糖尿病。

③ 血、尿儿茶酚胺及其代谢产物升高，尤其是肾上腺素和去甲肾上腺素升高的诊断价值较大。

④ 激发试验：对观察期间无发作者可进行激发试验，血压过高者禁用。检查前必须停用降压药和镇静剂 7～10 天。方法：患者平卧安静休息，静脉注射组胺 0.025～0.05mg（相当于磷酸组胺 0.069～0.138mg）或胰高血糖素 0.5～1mg，每 30 秒测血压一次，5min 后每分钟测一次，血压升高 45/20mmHg 以上则为阳性。

⑤ 酚妥拉明试验：准备情况同激发试验，适用于血压高于 180/110mmHg 者。将酚妥拉明 5mg 稀释于生理盐水 10～20ml 内，缓慢静脉注射，每 30 秒测血压一次，5min 后每分钟一次。如果血压下降不明显，可以加快注射速度。血压下降超过 36/25mmHg 者为阳性。注意，可能发生血压显著降低，血容量不足，呈休克状态，引起心肌梗死和脑血管意外。

⑥ 定位检查：如 B 超检查、CT、MRI 等。

治疗方案

预案 1： 手术治疗。

预案 2： 高血压危象时立刻静注酚妥拉明 1～5mg，监测血压至 160/100mmHg 左右停止推注，继之酚妥拉明 10～15mg＋5％葡萄糖氯化钠 500ml 缓慢静点或舌下含服 10mg 硝苯地平。

预案 3： 酚苄明 10mg，口服，每日 2 次，根据用药后血压情况每 2～3 天调整剂量一次，直至血压得到控制。

预案 4： 哌唑嗪 1mg，口服，每日 3 次，根据用药后血压情况每 2～3 天调整剂量一次，直至血压得到控制。

预案 5： 多沙唑嗪缓释片（可多华）4mg，口服，每日 1 次。

预案 6： 美托洛尔 25～50mg，口服，每日 2 次。

预案 7： 卡托普利 12.5～25mg，口服，每日 3 次。

预案 8： 氯沙坦 50～100mg/d，顿服。

预案 9： 硝苯地平 10mg，口服，每日 3 次。

预案 10： 硝普钠 50mg＋5％葡萄糖溶液 250～1000ml，避光输液瓶中静脉滴注。成人起始剂量为 0.5μg/(kg·min)，根据治疗反应逐渐调整剂量。常用剂量为 3μg/(kg·min)，极量为 10μg/(kg·min)。

预案 11： 放射性核素治疗。

说明

① 定位明确的患者应尽可能手术治疗。

② 预案 2 和预案 10 适用于嗜铬细胞瘤引起的高血压危象或手术中血压持续升高者。

③ 预案 3、预案 4 和预案 5 所用药物均为 α 受体阻滞剂，其中酚苄明为长效非选择性 α 受体阻滞剂，哌唑嗪和多沙唑嗪为选择性突触后 α_1 受体阻滞剂，均适用于手术前准备及不能手术的患者。

④ 嗜铬细胞瘤手术前 α 受体阻滞剂应用不短于 2 周。术中如出现血压急骤升高可用预案 2 和预案 10。

⑤ β 受体阻滞剂不必常规使用，有心动过速或心律失常者可使用。在使用 β 受体阻滞剂之前必须先用 α 受体阻滞剂，否则因 β 受体介导的舒血管作用被阻断可使血压升高，甚至诱发肺水肿。

⑥ 预案 7、预案 8 和预案 9 分别以 ACEI、ARB 和钙通道阻滞剂协助控制血压，也可选择其他 ACEI、ARB 和钙通道阻滞剂，剂量根据血压调整。

⑦ 肿瘤被切除后部分患者出现低血压，可补充血容量。如不能判断是否有血容量不足，可在监测中心静脉压的情况下补液。必要时可滴注去甲肾上腺素。

⑧ 预案 11 适用于无法手术或有转移的恶性嗜铬细胞瘤。

（于婉）

十八、原发性甲状旁腺功能亢进症

原发性甲状旁腺功能亢进症是由甲状旁腺分泌过多的甲状旁腺素（PTH）引起的全身性疾病，表现为骨吸收增加的骨骼病变、肾结石、高钙血症和低磷血症等。

诊断要点

① 高钙血症的表现，如乏力、倦怠、抑郁、食欲减退、腹胀、消化不良、便秘、恶心等。

② 骨病表现，如骨痛。骨痛主要位于腰背部、髋部、肋骨和四肢，局部可有压痛。可出现病理性骨折。

③ 泌尿系统表现，如多尿、夜尿增多、口渴等，还可出现肾结石和肾实质钙化。

④ 血钙升高，血磷降低，血 PTH 升高，尿钙增加。

⑤ 影像学检查显示甲状旁腺腺瘤。

治疗方案

预案 1：手术治疗。

预案 2：鲑降钙素（密盖息）5～10U/(kg·d)，分 1～2 次皮下注射或肌内注射（如注射体积超过 2ml，应在不同部位注射）。

预案 3：鳗降钙素（依降钙素、益盖宁）40U，皮下注射或肌内注射，每日 2 次。

说明

① 预案 1 为首选。

② 高钙血症者常有失水，应保证足够量的饮水和活动。忌用噻嗪类利尿剂，因它会加重高钙血症。

③ 预案 2 和预案 3 适用于手术前准备。

④ 无症状而仅有轻度高钙血症的甲状旁腺功能亢进症患者可随访。

⑤ 甲状旁腺瘤可和其他内分泌肿瘤合并存在，构成多发性内分泌腺瘤（MEN）。甲状旁腺瘤如与垂体瘤和胰岛素瘤同时存在，即 MEN1；与嗜铬细胞瘤和甲状腺髓样癌同时存在，即 MEN2。

（于婉）

十九、甲状旁腺功能减退症

甲状旁腺功能减退症（简称甲旁减）是由于甲状旁腺分泌 PTH 不足或靶组织对 PTH 不敏感而产生的一组临床症状群。PTH 不足的原因有时非常清楚，如手术、肿瘤浸润等因素均可引起 PTH 不足，有人将此种甲旁减称为继发性甲旁减；有时并不清楚 PTH 不足的原因，此种甲旁减称为特发性甲旁减。靶组织对 PTH 不敏感而引起类似 PTH 不足的表现，称为假性甲旁减。

诊断要点

① 有甲状腺或甲状旁腺手术史。

② 低钙血症的表现，如指端或口部麻木、刺痛、手足搐搦等。

③ 血钙降低，血磷升高，血 PTH 降低。

④ 假性甲旁减者可有智力发育迟缓、体态矮胖、脸圆、掌骨缩短等表现，其血钙降低但血 PTH 不低反高。

治疗方案

预案 1：10％葡萄糖酸钙 10～20ml 加入 50％葡萄糖溶液 20～40ml 立即静脉注射，持续 10min 以上，必要时 4～6h 可重复注射。

预案 2：葡萄糖酸钙 6～12g/d，分 3～4 次口服。

预案 3：乳酸钙 4～8g/d，分 3～4 次口服。

预案 4：碳酸钙/维生素 D_3（钙尔奇 D，每片含维生素 D_3 125IU、碳酸钙 1.5g，相当于元素钙 600mg）1～2 片，口服，每日 2 次。

预案 5：醋酸钙颗粒，每日 3 次，每次 2～3 包（每包含醋酸钙 0.6g，相当于元素钙 152.1mg）。或醋酸钙，每日 3 次，每次 2～3 片（每片含醋酸钙 667mg，相当于元素钙 167mg）。

预案 6：骨化三醇 0.25μg/d 起始，根据血钙调节剂量，一般剂量为 0.25～1.5μg/d，分 1～2 次口服。

预案 7：阿法骨化醇 0.5～3.0μg/d，分 1～2 次口服。

说明

① 应给予高钙低磷饮食。

② 预案 1 适用于搐搦发作期的治疗，预案 2～7 适用于间歇期的治疗。

③ 多数患者需钙剂和维生素 D 制剂联合治疗。一般每日补充元素钙 1.0～1.5g。可根据具体情况选择钙剂。

④ 甲旁减患者因缺乏 PTH 致使维生素 D 难以在肾脏羟化，故补充普通维生素 D 疗效不佳。肝功能正常者，可补给骨化三醇或阿法骨化醇，肝功能不佳者则补给骨化三醇。

⑤ 治疗时应密切观察血钙变化，初治 1～2 周测血钙一次，剂量稳定后 2～3 个月测血钙一次，使血钙维持在接近正常水平（2.13～2.25mmol/L）为宜。治疗过程中应避免维生素 D 中毒，如出现高血钙，立即停药，复查血钙低于正常后重新开始治疗。

⑥ 治疗期间避免使用加重低血钙的药物（苯妥英钠、地西泮、呋

塞米、吩噻嗪类等）。

⑦ 钙剂和维生素 D 制剂联合治疗效果不佳者应该查血镁，如血镁降低应补镁。

⑧ 从理论上说，本病最适合的治疗是补给甲状旁腺素。目前已可获得甲状旁腺素制剂，如特立帕肽（重组人甲状旁腺素 1-34），但因价格昂贵，用药经验尚少。

（于婉）

第二节　代谢性疾病

一、糖尿病

糖尿病是一组由于胰岛素分泌和（或）作用缺陷而引起的以慢性高血糖为特征的代谢性疾病，分为 1 型糖尿病、2 型糖尿病、特殊类型糖尿病和妊娠糖尿病（GDM）四种临床类型。高血糖的主要危害表现在它可引起各种急性、慢性并发症。

诊断要点

① 有典型糖尿病症状（多食、多饮、多尿、体重减轻）且随机血糖≥11.1mmol/L 或空腹血糖≥7.0mmol/L 或口服葡萄糖耐量试验（OGTT）2h 血糖≥11.1mmol/L，可诊断糖尿病。

② 如无典型"三多一少"的症状，需改日重复检查，仍达到上述标准，则诊断糖尿病。

③ 空腹血糖 6.1～6.9mmol/L，为空腹血糖受损（IFG）；OGTT 2h 血糖 7.8～11.0mmol/L，为糖耐量减退（IGT）。IFG 或 IGT 的诊断应根据 3 个月内的两次 OGTT 结果，用其平均值来判断。严重疾病或应激情况下的血糖不能成为诊断的依据。

④ 妊娠糖尿病（GDM）的诊断标准与 1 型糖尿病、2 型糖尿病、特殊类型糖尿病不同，且诊断标准尚不统一，有"一步法"和"二步法"。目前多数医院采取较简便的"一步法"，即在孕 24～28 周行 75g 无水葡萄糖耐量试验，空腹血糖≥5.1mmol/L 或 1h 血糖≥10.0mmol/L

或 2h 血糖≥8.5mmol/L 即可诊断 GDM（三项条件只要具备一项即可）。此外，WHO 有关指南规定，如空腹血糖≥7.0mmol/L 或 2h 血糖≥11.1mmol/L，应视为妊娠期间糖尿病，而非 GDM。此种"妊娠期间糖尿病"指的是妊娠前已有糖尿病（只是当时没有发现），亦即糖尿病合并妊娠。

⑤ 儿童糖尿病诊断标准与成人相同。

治疗方案

预案 1： 盐酸二甲双胍 0.25～1.0g，每日 2～3 次，饭前、饭中或饭后服用。

预案 2： 格列齐特缓释片（达美康）30～120mg/d，口服，每日 1 次。

预案 3： 瑞格列奈 0.5～4.0mg，每日 3 次，饭前服用。

预案 4： 格列美脲 1～6mg，口服，每日 1 次。

预案 5： 阿卡波糖 25～100mg，每日 1～3 次，餐时嚼服。

预案 6： 伏格列波糖 0.1～0.3mg，每日 1～3 次，餐时嚼服。

预案 7： 吡格列酮 15～45mg，口服，每日 1 次。

预案 8： 西格列汀 100mg，口服，每日 1 次。

预案 9： 利格列汀 5mg，口服，每日 1 次。

预案 10： 达格列净 5～10mg，口服，每日 1 次。

预案 11： 恩格列净 10～25mg，口服，每日 1 次。

预案 12： 卡格列净 100～300mg，每日 1 次，第一次正餐前口服。

预案 13： 利拉鲁肽 0.6mg，皮下注射，每日 1 次。

预案 14： 艾塞那肽 5μg，皮下注射，每日 2 次。

预案 15： 度拉糖肽 0.75～1.5mg，皮下注射，每周 1 次。

预案 16： 司美格鲁肽 0.25～0.5mg，皮下注射，每周 1 次。

预案 17： 甘精胰岛素 10U，皮下注射，每日 1 次（睡前）。

预案 18： 地特胰岛素 10U，皮下注射，每日 1 次（睡前）。

预案 19： 预混人胰岛素 30R，12U/10U，皮下注射，早晚餐前 30min。

预案 20： 预混门冬胰岛素 30，12U/10U，皮下注射，早晚餐前 5min。

预案 21： 预混赖脯胰岛素 25，12U/10U，皮下注射，早晚餐前

5min。

预案 22：人胰岛素 R，6U/6U/6U，皮下注射，三餐前 30min；甘精胰岛素 10U，皮下注射，每日 1 次（睡前）。

预案 23：人胰岛素 R，6U/6U/6U，皮下注射，三餐前 30min；地特胰岛素 10U，皮下注射，每日 1 次（睡前）。

预案 24：门冬胰岛素，6U/6U/6U，皮下注射，三餐前 5min；甘精胰岛素 10U，皮下注射，每日 1 次（睡前）。

预案 25：门冬胰岛素，6U/6U/6U，皮下注射，三餐前 5min；地特胰岛素 10U，皮下注射，每日 1 次（睡前）。

预案 26：赖脯胰岛素，6U/6U/6U，皮下注射，三餐前 5min；甘精胰岛素 10U，皮下注射，每日 1 次（睡前）。

预案 27：赖脯胰岛素，6U/6U/6U，皮下注射，三餐前 5min；地特胰岛素 10U，皮下注射，每日 1 次（睡前）。

预案 28：胰岛素泵治疗。

说明

① 不论何种糖尿病，也不论采取何种药物治疗方案，生活方式干预（包括饮食控制和运动）都是基础。只有在生活方式干预的基础上，药物治疗才能获得良好的效果。

② 预案 1～12 都为口服药治疗，其中预案 1 为双胍类，预案 2～4 为胰岛素促泌剂，预案 5 和预案 6 为 α-糖苷酶抑制剂，预案 7 为格列酮类胰岛素增敏剂，预案 8 和预案 9 为 DPP4 抑制剂，预案 10～12 为钠-葡萄糖共转运蛋白 2（SGLT-2）抑制剂；预案 13～16 为胰高血糖素样肽-1（GLP-1）类似物，需注射给药，其中度拉糖肽和司美格鲁肽为周制剂。预案 17～27 皆为胰岛素治疗，也需注射给药。同一类降糖药物有多种，这里只择其常用者予以介绍。

③ 不同类型糖尿病药物治疗方案也不同。1 型糖尿病必须给予胰岛素治疗。2 型糖尿病在早期可采用口服药物治疗，在口服药联合治疗不能达标的情况下也需胰岛素治疗。GDM 在国外可以采用二甲双胍等口服药予以治疗，但在国内一般也用胰岛素治疗。特殊类型糖尿病既可以口服药治疗，也可以胰岛素治疗，可根据患者具体情况决定。

④ 二甲双胍目前是 2 型糖尿病首选的口服药物，对肥胖或超重的患者尤为适用（对正常体重的患者也有相同疗效）。该药不仅可有效控

制血糖，还有助于减少心血管事件、减少肿瘤风险。二甲双胍有胃肠道反应，宜小剂量起始，逐渐加量。在缺氧、肾功能不全的情况下，二甲双胍则不宜使用。二甲双胍可餐前、餐中或餐后服用，为减少胃肠道反应常常于餐中或餐后服用。二甲双胍有三种剂型：速释剂型、缓释剂型和肠溶剂型，疗效无明显差别，但缓释剂型维持时间长，可减少用药次数，肠溶剂型则胃肠道反应较少。对于临床需要进行静脉注射碘造影剂检查的患者，GFR＞60ml/(min·1.73m^2)者检查时停药；GFR在45～60ml/(min·1.73m^2)者在检查前48h停用。所以患者在检查完成48h后复查肾功能无恶化的可恢复服用。

⑤ SGLT-2抑制剂（预案10～12）还具有减轻体重、降压、降低尿酸水平、减少尿蛋白排泄、降低总胆固醇（TG）、升高高密度脂蛋白胆固醇（HDL-C）和低密度脂蛋白胆固醇（LDL-C）的作用，对于合并心血管疾病的2型糖尿病病人更具有优势。但由于尿糖排泄增多，增加了泌尿系感染风险，用药时需嘱患者增加饮水，并定期复查尿常规。

⑥ 目前多主张联合治疗，可以是不同种类的口服药联合，也可以是口服药和胰岛素联合治疗。但是，不主张同一类口服药联合，如不同的胰岛素促泌剂之间进行联合。

⑦ 口服降糖药二联治疗是临床上经常采用的方案，有多种组合，如二甲双胍＋胰岛素促泌剂、二甲双胍＋α-糖苷酶抑制剂、二甲双胍＋吡格列酮、二甲双胍＋DPP4抑制剂、二甲双胍＋SGLT-2抑制剂、胰岛素促泌剂＋α-糖苷酶抑制剂等。二联治疗如不能使患者血糖达标，可采用胰岛素治疗或三联口服药治疗，如二甲双胍＋胰岛素促泌剂＋α-糖苷酶抑制剂、二甲双胍＋胰岛素促泌剂＋DPP4抑制剂等。如果三联口服药治疗仍不能达标，则应尽早启动胰岛素治疗。

⑧ 对于2型糖尿病，起始胰岛素治疗方案常用的有三种：基础胰岛素每日1次；预混人胰岛素或人胰岛素类似物每日1次；预混人胰岛素或人胰岛素类似物每日2次。如果采用的是前两种方案，则口服药（包括胰岛素促泌剂）仍然保留；如果采用的是后一种方案，则口服药中的胰岛素促泌剂不再使用，但二甲双胍等仍可保留。

⑨ 胰岛素治疗方案是复杂的。预案17和预案18为基础胰岛素治疗方案，常需联合口服降糖药，口服降糖药一般在白天给药。预案19～21为预混胰岛素方案，可联合口服降糖药，也可不联合口服降糖药，不过近年主张与二甲双胍联合。这几种预混胰岛素方案的缺点是午

餐后血糖可能控制不佳，如果是这样的话，可以在午餐时联合 α-糖苷酶抑制剂。

⑩ 预案 22～27 为多次胰岛素注射的强化方案，适用于 1 型糖尿病或 2 型糖尿病胰岛素需要量很大的患者。

⑪ 所有降糖药物均有引起不良反应的可能，在使用时应掌握好指征，并注意防治不良反应。胰岛素促泌剂和胰岛素的最主要副作用是低血糖，在开处方时应做好低血糖教育。尤其要强调的是，如患者进食量减少则不能按原量使用胰岛素促泌剂或胰岛素。

⑫ 糖尿病慢性并发症是病人致残、致死的主要原因，因此糖尿病的治疗应遵循综合管理的原则，除降糖外，还应予以控制血压、调节血脂水平及抗血小板治疗。每年进行慢性并发症的筛查，及早进行相关疾病的干预管理，提高病人的生存质量。

（申明惠）

二、糖尿病酮症酸中毒

糖尿病酮症酸中毒（DKA）是糖尿病最常见的急性并发症，系体内胰岛素严重缺乏及升糖激素增加，引起糖、蛋白质、脂肪代谢紊乱及水、电解质、酸碱失衡，以严重高血糖、高血酮及代谢性酸中毒为主要表现的一组临床症状群。

早期表现为糖尿病症状加重，继而出现食欲减退、恶心、呕吐、头昏、头痛、烦躁、呼吸深快、呼气中有烂苹果味。随着病情进展，患者可出现严重脱水，如抢救不及时，可因低容量性休克、昏迷而死亡。部分患者可误诊为急腹症，应予以注意。常见的诱因有感染、胰岛素治疗中断或不适当减量、饮食不当、创伤、手术、妊娠和分娩，有时亦可无明显诱因。糖尿病酮症酸中毒是糖尿病最常见的急性并发症之一。

诊断要点

① 有停用胰岛素、感染等诱因存在。

② 口渴、多饮、多尿症状加重。

③ 酸中毒和严重失水表现，如呼吸深大、呼气中带烂苹果味、血压下降等。

④ 胃肠道症状及中枢神经功能障碍症状。

⑤ 血糖＞11mmol/L，伴有酮尿和酮血症，血 pH＜7.3 及（或）血碳酸氢根＜15mmol/L。

治疗方案

预案 1： 生理盐水 500ml＋正规胰岛素 8～20U，静脉滴注。

预案 2： 生理盐水 500ml＋正规胰岛素 8～20U＋10％氯化钾溶液 5～10ml，静脉滴注。

预案 3： 5％葡萄糖溶液＋正规胰岛素 8～20U，静脉滴注。

预案 4： 5％葡萄糖溶液＋正规胰岛素 8～20U＋10％氯化钾溶液 5～10ml，静脉滴注。

预案 5： 5％碳酸氢钠溶液 84ml＋注射用水 252ml，静脉滴注。

说明

① DKA 患者有显著失水，应积极补液。起始阶段可补给生理盐水，待血糖＜13.9mmol/L 时给予 5％葡萄糖液＋胰岛素（按每 3～4g 葡萄糖加 1U 正规胰岛素计算）。如无心力衰竭，补液速度应快，开始时补液速度应较快，在开始的 2h 内输入 1000～2000ml 液体，第 3～5h 输入 1500～2000ml，第一个 24h 输液总量 4000～5000ml，严重失水者可达 6000～8000ml。有心力衰竭者，应在中心静脉压监护下调节输液速度和输液量，同时给予鼻饲补液更安全。

② DKA 应给予小剂量胰岛素（每小时 0.1U/kg）治疗。输液中所加胰岛素必须为正规胰岛素，剂量根据输液速度及患者体重（每小时 0.1U/kg 体重）算出。如治疗 2h 血糖无明显下降，说明所用胰岛素剂量不够，可加大胰岛素输注速度。

③ 补钾。如治疗前血钾水平已低于正常，开始治疗时即应补钾。一般前 2～4h 通过静脉输液每小时补钾 13～20mmol（相当于 10％氯化钾溶液 10～15ml）。如治疗前血钾正常，且每小时尿量＞40ml，亦可在开始治疗时补钾。如治疗前有高血钾，则暂不静脉补钾，待血钾降至正常时再静脉补钾。一般 24h 补钾量 3～12g。

④ 预案 5 适用于血 pH＜7.1，HCO_3^-＜5mmol/L 者。

⑤ 预案 1 适用于不需补钾患者的起始治疗，预案 2 适用于需补钾患者的起始治疗，预案 3 适用于血糖已降至 13.9mmol/L 以下且不需补钾的患者，预案 4 适用于血糖已降至 13.9mmol/L 以下且需补钾的患

者，预案 5 适用于需补碱的患者。

⑥ 应积极监测血糖、血钾、血 pH 值、尿量，有条件者最好给予心电监护。一般每 1～2 小时测血糖、电解质一次。补液速度、胰岛素剂量、补钾速度、是否补碱则根据监测结果及时调整。

⑦ 血糖下降速度不宜过快，一般以每小时下降 3.9～6.1mmol/L 为宜。

⑧ 积极处理其他合并症和并发症，如合并感染者积极抗感染、休克患者使用升压药。

⑨ DKA 患者抢救时需静脉使用胰岛素。待尿酮体消失后，根据患者血糖及进食情况调整为皮下注射胰岛素，所用方案由患者具体情况决定。

（申明惠）

三、高血糖高渗综合征

高血糖高渗综合征（HHS）是糖尿病另一严重的急性并发症，以严重高血糖但无明显酸中毒、血浆渗透压显著升高为特点。HHS 较 DKA 脱水更显著，且常出现昏迷，故既往曾称为高渗性非酮症糖尿病昏迷。现已清楚，不少高渗透患者并未出现昏迷，故目前多称为高血糖高渗综合征。HHS 患者发病前可无糖尿病病史，死亡率高于糖尿病酮症酸中毒。

诊断要点

① 严重的口渴、多饮、多尿症状，严重失水，可有意识障碍。

② 血糖≥33.3mmol/L，血钠≥155mmol/L，血浆有效渗透压≥320mOsm/L，血 pH≥7.33，血酮正常或轻度升高，尿酮阴性或微阳性。

治疗方案

预案 1：生理盐水 500ml＋正规胰岛素 8～20U，静脉滴注。

预案 2：0.45％氯化钠溶液＋正规胰岛素 8～20U，静脉滴注。

预案 3：5％葡萄糖溶液＋正规胰岛素 8～20U，静脉滴注。

说明

① 血浆总渗透压(mOsm/L)＝2×(血钠浓度＋血钾浓度)(mmol/L)＋

（血糖＋尿素氮）（mmol/L）；血浆有效渗透压（mOsm/L）＝2×（血钠浓度＋血钾浓度）（mmol/L）＋血糖（mmol/L）。

② HHS 患者脱水较 DKA 更为严重，如心功能允许，可在 1h 内输入 1000～2000ml 液体。第一个 24h 输液总量 6000～10000ml。有心力衰竭者，应在中心静脉压监护下调节输液速度和输液量，同时给予鼻饲补液更安全。

③ 起始阶段可补给生理盐水。补给 0.45％氯化钠溶液可快速降低血浆渗透压，但也容易因血浆渗透压下降过快而诱发脑水肿，故目前国内多数单位在起始阶段补给生理盐水。

④ 待血糖＜16.7mmol/L 时给予 5％葡萄糖溶液＋胰岛素（按每 3～4g 葡萄糖加 1U 正规胰岛素计算）。

⑤ HHS 亦应给予小剂量胰岛素治疗，方案同 DKA。血糖下降速度不宜过快，一般以每小时下降 3～5mmol/L 为宜。

⑥ HHS 亦应补钾，方案同 DKA。

⑦ 应积极监测血糖、血钾、尿量，有条件者最好予心电监护。一般每 1～2 小时测血糖、电解质一次。补液速度、胰岛素剂量、补钾速度根据监测结果及时调整。

⑧ 积极处理其他合并症和并发症，如合并感染者积极抗感染、休克患者使用升压药。

⑨ HHS 患者抢救时需静脉使用胰岛素。高渗纠正后根据患者血糖及进食情况调整为皮下注射胰岛素，所用方案由患者具体情况决定。

（申明惠）

四、低血糖症

一般将静脉血浆葡萄糖浓度低于 2.8mmol/L 的状态称为低血糖症。

诊断要点

确定低血糖症可依据惠普尔（Whipple）三联症。

① 低血糖症状，包括交感神经兴奋症状（如出汗、颤抖、心悸、饥饿、焦虑等）和神经缺糖症状（如头晕、视物不清、昏迷、惊厥等）。

② 发病时血糖低于 2.8mmol/L。

③ 供糖后低血糖症状迅速缓解。

治疗方案

预案 1： 50％葡萄糖溶液 30～60ml，静脉注射。

预案 2： 25％葡萄糖溶液 60～120ml，静脉注射。

预案 3： 10％葡萄糖溶液 500ml，静脉滴注。

预案 4： 10％葡萄糖溶液 500ml＋氢化可的松 100mg，静脉滴注。

预案 5： 0.1％肾上腺素 0.5ml，皮下注射。

预案 6： 胰高糖素 1～5mg，肌内注射或皮下注射。

预案 7： 针对病因的治疗。

说明

① 应尽可能找出病因，病因明确后消除致病因素，如胰岛素瘤所致者行手术治疗。

② 预案 1～6 均为低血糖发作时的处理措施，其中预案 1 和预案 2 为紧急补糖措施。一般经高渗糖处理后患者血糖多能迅速恢复正常，神志转清。但静脉注射高渗糖维持血糖的时间较短，故应以预案 3 或预案 4 维持。预案 3 单用 10％葡萄糖溶液静脉滴注，必要时可加入 50％葡萄糖溶液配成 20％葡萄糖溶液静脉滴注，以利维持血糖。

③ 预案 4 联合应用 10％葡萄糖溶液和升糖的氢化可的松，更能维持血糖。预案 5 和预案 6 分别使用肾上腺素和胰高糖素帮助维持血糖。临床上一般不需使用这三种预案，但在某些特殊情况下可能会使用，如肾上腺皮质功能不全者可能需使用预案 4。

④ 低血糖不严重者可能不需要静脉补给葡萄糖，口服葡萄糖溶液或糖类食物即可。低血糖较重者静脉补充葡萄糖后如能进食亦应口服葡萄糖溶液或糖类食物。

⑤ 应不断复查血糖，根据复查血糖结果决定后续治疗方案。第一次复查一般在处理后 15min。

⑥ 糖尿病患者低血糖诊断标准为血糖低于 3.9mmol/L。

⑦ 降糖药所致低血糖在处理时应考虑降糖药的半衰期。

（申明惠）

五、糖尿病足

糖尿病足是指糖尿病患者因下肢远端神经异常和不同程度的血管病

变导致的足部感染、溃疡和（或）深层组织破坏。临床上，患者可有神经病变表现（肢端刺痛、灼痛、麻木、感觉减退或缺失，呈袜套样改变，行走时脚踩棉絮感等）和下肢缺血表现（肌肉萎缩、皮温下降、色素沉着、动脉搏动减弱或消失、间歇跛行、静息痛、趾端坏疽、受压部位溃疡、感染等）。糖尿病足的表现为感染、溃疡和坏疽。溃疡依据病因可分为神经性溃疡、缺血性溃疡和混合性溃疡；坏疽的性质可分为干性坏疽、湿性坏疽和混合性坏疽3种类型。糖尿病足的主要不良结局为截肢和死亡，是导致糖尿病患者致残、致死的严重慢性并发症之一，发病率高，治疗困难，花费巨大。

诊断要点

（1）糖尿病下肢血管病变（LEAD）的诊断

①符合糖尿病诊断。

②具有下肢缺血的临床表现。

③辅助检查提示下肢血管病变：静息时踝肱指数（ABI）<0.9；或静息时 ABI>0.9，但运动时出现下肢不适症状，行踏车平板试验后 ABI 降低 $15\%\sim20\%$；或影像学提示血管存在狭窄。

（2）糖尿病周围神经病变（DPN）的诊断

① 明确的糖尿病病史。

② 在诊断糖尿病时或之后出现的神经病变。

③ 临床症状和体征与 DPN 的表现相符。

④ 以下5项检查中如果有2项或2项以上异常再诊断为 DPN：a. 温度觉异常；b. 尼龙丝检查，足部感觉减退或消失；c. 振动觉异常；d. 踝反射消失；e. 神经传导速度（NCV）有2项或2项以上减慢。

⑤ 排除其他病变：如颈腰椎病变、脑梗死、格林-巴利综合征、严重动静脉血管性病变（静脉栓塞、淋巴管炎）、化疗药物引起的神经毒性作用以及肾功能不全引起的代谢毒物对神经的损伤等。

（3）糖尿病足感染（DFI）的诊断　下列症状存在2项及以上：

① 局部肿胀或硬结；

② 红斑延伸>0.5cm（创面周围）；

③ 局部压痛或疼痛；

④ 局部发热；

⑤ 脓性分泌物。

治疗方案

预案 1：首选胰岛素积极控制血糖，使糖化血红蛋白＜7.0%，同时减少低血糖发生；血压控制在 140/85mmHg；给予他汀类药物调脂治疗，使 LDL-C＜1.8mmol/L；戒烟；对于足部皮肤完整的缺血性或神经缺血性患者，进行步行锻炼，提高运动耐受性，改善运动功能。

预案 2：阿司匹林 0.1g，日 1 次口服。

预案 3：氯吡格雷 75mg，日 1 次口服。

预案 4：利伐沙班 2.5mg，日 2 次口服。

预案 5：西洛他唑 50～100mg，日 2 次口服。

预案 6：生理盐水 10ml＋前列地尔注射液 10μg，每日 1～3 次，静脉推注，疗程 14～21 天；然后序贯给予贝前列腺素钠 20～40μg，每日 2～3 次口服。

预案 7：盐酸沙格雷酯 100mg，每日 2～3 次，口服。

预案 8：生理盐水 250ml＋硫辛酸注射液 600mg，日 1 次，静脉滴注 2～4 周，其后 600mg，日 3 次口服，疗程 3 个月。

预案 9：甲钴胺针剂 500～1000μg，日 1 次，肌内注射 2～4 周，其后甲钴胺片 500μg，日 3 次口服，疗程 3 个月。

预案 10：度洛西汀 60mg/d 起始口服，逐渐增量至有效，最大剂量 120mg/d，餐食口服，疗程 12 周。

预案 11：加巴喷丁 900mg/d 起始口服，逐渐增量至有效，最大剂量 3600mg/d。

预案 12：生理盐水 50ml＋哌拉西林钠他唑巴坦钠 4.5g，每 6～8 小时一次，静脉滴注。

预案 13：生理盐水 50ml＋头孢哌酮钠舒巴坦钠 3.0g，每 8 小时一次，静脉滴注。

预案 14：糖尿病足创面处理，即清创、换药、引流及减压术。

预案 15：手术治疗。

说明

① 糖尿病足的药物治疗要重视综合治疗。预案 1～3 适用于所有糖尿病足患者，是内科治疗的基础。预案 2、3 均为抗血小板治疗，通常选择予以小剂量阿司匹林继续抗血小板治疗，对于不能耐受阿司匹林副

作用和对阿司匹林过敏的患者，可选择预案 3 进行替代。对于股腘动脉支架置入的患者应给予阿司匹林和氯吡格雷联合治疗至少 1 个月。

② 预案 4 为抗凝治疗，主要用于血运重建如腔内治疗或旁路术、房颤抗栓评分（CHA2DS2-VASc）积分＞2，或合并房颤的患者。如果出血风险较低而存在支架或移植物闭塞风险者，应给予口服抗凝药物（如华法林、利伐沙班）联合阿司匹林或氯吡格雷，至少 1 个月。

③ 预案 5～7 为扩血管药物治疗，可以改善下肢动脉缺血的情况，减轻疼痛、麻木、感觉异常等主观症状，以及改善运动功能。不仅对缺血型糖尿病足患者有效，对于混合型患者，如果血流得到改善，其神经病变也可得到部分缓解。

④ 预案 8、9 是针对周围神经病变的治疗，硫辛酸为强抗氧化剂，甲钴胺为活性维生素 B_{12} 制剂，二者皆有改善神经感觉症状和神经传导速度的作用。尤其与前列腺素 E_1 脂微球载体制剂联合应用时，对临床症状及神经传导速度的改善优于单一药物治疗。

⑤ 预案 10、11 为针对神经性疼痛的治疗，其中加巴喷丁的疗效及安全性均优于度洛西汀。其不良反应包括头晕、下肢乏力、走路不稳等。如患者不能耐受其不良反应，也可选择阿片类镇痛药、非甾体抗炎药物或局部止痛药物。目前常用的局部止痛治疗药物为 8％辣椒素贴片，每日 4 次，局部外敷。其不良反应有皮肤烧伤、红斑及打喷嚏。

⑥ 糖尿病足感染（DFI）是导致糖尿病患者病情恶化、截肢和死亡的最重要原因之一，40％～70％的糖尿病足溃疡患者就医时已经发生感染。如处理不当，会增加患者截肢概率，甚至死亡。DFI 均需抗菌药物治疗，根据足病感染严重程度选择静脉或口服给药途径。推荐轻度、部分中度 DFI 患者可予口服抗菌药物治疗，大部分中、重度感染患者给予静脉抗菌药物治疗，待感染症状缓解后序贯口服抗菌药物。

⑦ 初始经验性抗菌药物的选择要综合考虑感染的严重程度、先前抗菌药物治疗效果及感染创面特征。轻度感染者应选择主要针对需氧革兰阳性菌的药物，大部分中度和重度感染者需选择针对需氧革兰阳性和（或）阴性菌和（或）厌氧菌的药物，甚至联合使用。DFI 中，化脓链球菌较常见，对青霉素族及第三代头孢菌素耐药较少（预案 12、13）。后期需结合创面细菌培养及药敏试验的结果选择抗菌药物。对于 MRSA 感染，可选择万古霉素，如存在肾功能减退者可选择利奈唑胺；产 ESBL 的肠杆菌属细菌及耐碳青霉烯的铜绿假单胞菌，对哌拉西林钠他唑

巴坦钠、碳青霉烯类和阿米卡星具有较高的敏感性。疗程上，轻度感染一般为 1～2 周，中、重度感染一般为 2～4 周，糖尿病足骨髓炎至少使用 6 周。一般来说，临床感染症状及脓性分泌物消失、足分泌物培养阴性可作为停药指征。

⑧ 所有糖尿病足感染患者，常规进行足部 X 线平片检查，用以明确是否存在骨异常（畸形、破坏）、软组织气体或异物。气体的出现常提示存在严重的、威胁肢体的感染，需及时给予外科干预。

⑨ 抗菌药物治疗不能替代彻底的清创处理，充分清创引流是抗感染有效治疗的基础。创面换药需根据创面感染程度和渗出量决定换药频次。优先选择具有杀菌、吸附渗液、保持创面适度湿度、防粘连等复合功能的创口敷料（如含银离子敷料）。不推荐在 DFI 创面上局部直接应用抗菌药物。

⑩ 对于缺血严重、系统药物治疗效果不理想的患者，手术血流重建是必要的措施，包括下肢动脉腔内介入治疗和下肢动脉旁路移植。对坏死肢体感染危及生命、血供无法重建、创面难以愈合、因疼痛难以忍受、经济状态难以坚持长期非手术治疗而强烈要求手术者，可进行截肢/趾术治疗。

（申明惠）

六、糖尿病肾病

糖尿病肾病（DKD）是由慢性高血糖所致的肾损害，是糖尿病慢性并发症中微血管病变的一种重要类型，病变可累及全肾，包括肾小球、肾小管、肾间质及肾血管等。典型的病理改变包括肾小球基底膜增厚、系膜基质增宽及肾小球硬化。临床上以持续性白蛋白尿和（或）估算的肾小球滤过率（eGFR）进行性下降为主要特征，可进展为终末期肾病（ESRD）。

诊断要点

① 明确糖尿病作为肾损害的病因，并排除其他原因引起慢性肾脏病（CKD）的情况。

② 排除干扰因素的情况下，在 3～6 个月内的 3 次检测中至少 2 次尿白蛋白/肌酐比值（UACR）≥30mg/g 或 24h 尿白蛋白排泄率

UAER）≥30mg/24h（≥20μg/min）。

③ eGFR<60ml/(min·1.73m^2) 持续 3 个月以上。

④ 肾活检符合 DKD 的病理改变。

⑤ 合并增殖期视网膜病变，对于 DKD 的诊断更具特异性。

治疗方案

预案 1： 生活方式干预，以优质动物蛋白饮食为主，限制蛋白摄入，未进行透析治疗的 DKD 患者，蛋白质摄入量为 0.8g/(kg·d)，透析患者为 1.0～1.2g/(kg·d)；每日氯化钠摄入量低于 6.0g；戒烟；每周至少 150min 的与心肺功能相匹配的运动，控制体重，避免超重或肥胖。

预案 2： 控制血糖，同糖尿病血糖控制方案。

预案 3： 控制血压，同高血压控制方案，首选 ACEI 或 ARB。

预案 4： 阿托伐他汀 20mg，每晚 1 次，口服。

预案 5： 非诺贝特（力平之）200mg，每日 1 次，与餐同服。

预案 6： 依折麦布 10mg，每日 1 次，口服。

预案 7： 贝前列腺素钠 40μg，每日 3 次，口服。

预案 8： 血液透析治疗。

说明

① DKD 的防治强调早期筛查、早期诊断、早期治疗、综合管理。对尚未发生 DKD 的患者应特别注意危险因素的管理，包括高血糖、高血压、血脂代谢异常、超重或肥胖等。推荐病程 5 年以上的 1 型糖尿病患者及 2 型糖尿病患者在确诊时进行 UACR 检测和 eGFR 评估，以早期发现 DKD，以后每年至少筛查 1 次。

② 2 型糖尿病患者使用口服降糖药物时应根据 eGFR 调整降糖药物的剂量。若 eGFR≥45ml/(min·1.73m^2)，推荐使用 SGLT-2 抑制剂以延缓 DKD 进展；对于无法使用 SGLT-2 抑制剂或使用后血糖仍不达标的 2 型糖尿病患者，推荐使用 GLP-1 受体激动剂。合并甲状腺髓样癌、多发性内分泌腺瘤病 2 型及急性胰腺炎病史的患者禁用 GLP-1 受体激动剂。应用胰岛素治疗的 DKD 患者需警惕胰岛素体内蓄积，一般在 CKD G3～4 期胰岛素用量减少 25%，CKD G5 期需进一步减少 50%，以减少低血糖发生风险。

③ DKD（特别是伴有白蛋白尿）患者的血压控制目标为＜130/80mmHg，首选 ACEI 或 ARB 类药物治疗，但应定期监测 UACR、血清肌酐及血钾；如 2 个月内血肌酐升高幅度＞30％，应停用 ACEI 或 ARB 类药物。如血压控制不理想，可加用钙通道阻滞剂（CCB）、利尿剂，以及 α 受体阻滞剂。

④ 预案 4～6 为调脂治疗方案，将低密度脂蛋白胆固醇（LDL-C）作为主要目标，对 DKD 患者进行动脉粥样硬化性心脏病（ASCVD）危险分层，高危患者（无 ASCVD 病史）的 LDL-C 水平应＜2.6mmol/L，极高危患者（有明确 ASCVD 病史）的 LDL-C 水平应＜1.8mmol/L，起始方案首选他汀类（预案 4）；若 DKD 患者的甘油三酯＞5.6mmol/L时，首选贝特类药物（预案 5）；若使用他汀类药物出现不良反应或降脂效果不佳，可减少他汀类药物用量并联合使用依折麦布（预案 6）。

⑤ 前列腺素 E_1 或前列腺素衍生物（预案 7）可减少 DKD 患者的尿白蛋白，延缓 eGFR 进展。

⑥ 随着 eGFR 下降，还需补充复方 α-酮酸，应用促红细胞生成素（EPO）纠正贫血，纠正维生素 D-钙磷失衡等。相比于非糖尿病肾病患者，DKD 患者应更早启动肾脏替代治疗。

（申明惠）

七、高尿酸血症和痛风

高尿酸血症和痛风是嘌呤代谢紊乱所引起的疾病。非同日 2 次空腹血尿酸水平＞420μmol/L 为高尿酸血症。并非所有的高尿酸血症患者均发生痛风，只有当过量的尿酸结晶形成尿酸钠晶体在关节、肌腱、肾脏等处沉积时方可引起痛风，临床上以单个关节或多个关节红、肿、热、痛以及功能障碍的急性关节炎、尿酸性肾病、肾功能损害为特征。

诊断要点

① 日常饮食下，非同日 2 次空腹血尿酸水平＞420μmol/L。同时出现特征性关节表现、尿路结石或肾绞痛发作，考虑痛风诊断。

② 急性关节炎表现（红、肿、热、痛）及功能障碍，第 1 跖趾关节最易受累。

③ 皮下可见痛风石（皮下灰白色结节，表皮薄，血供丰富，破溃

后可排出粉笔屑样尿酸盐结晶），典型部位为关节、耳郭、鹰嘴滑囊、手指、肌腱。

④ 痛风性肾病表现（如蛋白尿、血尿等）及尿路结石。

⑤ 关节炎期滑囊液在旋光显微镜下见具双折光的尿酸盐结晶。

⑥ 关节超声可见双轨征或不均匀低回声与高回声混杂团块影。

⑦ 受累关节 X 线检查的特征性改变为穿凿样、虫蚀样骨质缺损。

治疗方案

预案 1： 生活方式干预　低嘌呤饮食；减重；戒酒；多饮水（2000ml/d 以上）；避免劳累、受凉、受湿及关节受损等诱因；关节炎发作期制动。

预案 2： 碳酸氢钠 3～6g/d，分 3～4 次口服。

预案 3： 别嘌醇 0.1～0.2g，每日 3 次口服；或别嘌醇缓释片 0.25g，每日 1 次口服；或别嘌醇缓释胶囊 0.25g，每日 1 次口服。

预案 4： 非布司他，20～40mg 起始，每日 1 次口服；根据血尿酸水平，每 2～4 周增加 20mg，最大剂量 80mg/d。

预案 5： 苯溴马隆，25～50mg 起始，每日 1 次口服；根据血尿酸水平，每 2～4 周增加 25mg，最大剂量 100mg/d。

预案 6： 秋水仙碱，首剂 0.5～1.0mg，口服，以后每小时 0.5mg 直至疼痛缓解，每日总量 4～6mg。

预案 7： 吲哚美辛（消炎痛）25～50mg，每日 3 次口服。

预案 8： 双氯芬酸钠（扶他林）25～50mg，每日 3 次口服。

预案 9： 依托考昔（安康信）120mg，每日 1 次口服。

预案 10： 泼尼松 10mg，每日 3 次口服。症状缓解后逐渐减量直至停药。

预案 11： 曲安西龙 5～20mg，关节腔内注射。

预案 12： 手术治疗，即剔除痛风石，对残毁关节进行矫形手术。

说明

① 改变生活方式（预案 1）是治疗的核心，适用于所有患者。

② 预案 2 碱化尿液，使尿酸不易在尿中形成结晶，尤其在应用促尿酸排出药物时（预案 5），维持晨尿 pH 在 6.2～6.9 之间，减少尿酸性肾结石的发生，并有利于尿酸性肾结石的溶解。

③ 预案 3～5 为降尿酸治疗，其中预案 3 和预案 4 为抑制尿酸生成药物，预案 5 为促进尿酸排出药物。适用于急性关节炎发作间歇期的治疗，一般选择一种即可。

④ 预案 3 和预案 4 所用均为黄嘌呤氧化酶抑制剂，其中别嘌醇有引起严重过敏性药疹的危险。此种过敏性药疹与人类白细胞抗原 HLA-B5801 有关。中国汉族人群 HLA-B5801 阳性率高，发生别嘌醇相关严重过敏性药疹的风险高，在使用别嘌醇前宜做 HLA-B5801 快速 PCR 检测，如为阳性则不宜使用别嘌醇。非布司他副作用较小，用前不需检测 HLA-B5801，但禁用于 eGFR＜20ml/(min·1.73m^2) 或尿酸性肾结石患者。

⑤ 高尿酸血症患者，无合并症，血尿酸≥540μmol/L，予以降尿酸治疗；建议血尿酸控制在＜420μmol/L。

⑥ 高尿酸血症患者，伴下列合并症之一者，血尿酸≥480μmol/L，予以降尿酸治疗。合并症包括高血压、血脂异常、糖尿病、肥胖、脑卒中、冠心病、心功能不全、尿酸性肾结石、肾功能损害（≥CKD2 期）。建议血尿酸控制在＜360μmol/L。

⑦ 痛风患者，无合并症，血尿酸≥480μmol/L，予以降尿酸治疗；建议血尿酸控制在＜360μmol/L。

⑧ 痛风患者，伴下列合并情况之一者，血尿酸≥420μmol/L，予以降尿酸治疗。合并情况包括痛风发作次数≥2 次/年、痛风石、慢性痛风性关节炎、肾结石、慢性肾脏疾病、高血压、血脂异常、糖尿病、脑卒中、缺血性心脏病、心力衰竭、发病年龄＜40 岁。建议血尿酸控制在＜300μmol/L。

⑨ 预案 6～11 为急性关节炎期的止痛治疗，包括秋水仙碱、非甾体抗炎药和糖皮质激素。一般先采用非甾体抗炎药，此类药物有很多种，可根据情况选用。如非甾体抗炎药疗效不佳，可选用秋水仙碱。上述两类药物若不能缓解疼痛或有禁忌证，则可试用糖皮质激素。

（申明惠）

八、骨质疏松症

骨质疏松症是一种以低骨量和骨组织微结构破坏为特征，导致骨质脆性增加和易于骨折的代谢性疾病。骨质疏松症可分为原发性和继发性两类，原发性者又可分为绝经后骨质疏松症（Ⅰ型骨质疏松症）和老年性骨质疏松症（Ⅱ型骨质疏松症）。凡是可使骨的净吸收增加，促进骨微结构紊乱的因素都会促进骨质疏松症的发生。骨质疏松症可表现为腰背疼痛或全身骨痛、肌无力、身材缩短及易骨折。

诊断要点

① 有骨质疏松症的诱因。

② 有脆性骨折史或身材变矮或脊椎畸形。

③ X线显示骨质疏松。

④ 骨密度降低大于等于同性别、同种族健康成人骨峰值 2.5 个标准差。

⑤ T值≤-2.5。

治疗方案

预案 1： 高钙膳食，有骨折者同时给予足量蛋白质。多运动，戒烟忌酒，多晒太阳。防外伤、摔倒。

预案 2： 碳酸钙/维生素 D_3（钙尔奇 D，每片含维生素 D_3 125IU、碳酸钙 1.5g，相当于元素钙 600mg）1～2 片，口服，每日 2 次。

预案 3： 葡萄糖酸钙 6～12g/d，分 3～4 次口服。

预案 4： 醋酸钙颗粒，每日 3 次，每次 2～3 包（每包含醋酸钙 0.6g，相当于元素钙 152.1mg）；或

醋酸钙片，每日 3 次，每次 2～3 片（每片含醋酸钙 667mg，相当于元素钙 167mg）。

预案 5： 维生素 D 滴剂胶囊（每粒含维生素 D_3 400U）1 粒，口服，每日 2 次。

预案 6： 骨化三醇 0.25μg，口服，每日 1 次。

预案 7： 阿法骨化醇 0.25μg，口服，每日 1 次。

预案 8： 替勃龙 1.25～2.5mg/d，口服。

预案 9： 尼尔雌醇（戊炔雌醇）5mg，口服，每月 1 次；或 2mg，口服，每 2 周一次。

预案 10： 雌二醇贴皮剂 0.05～0.1mg/d，贴皮。

预案 11： 甲睾酮 5～10mg/d。

预案 12： 苯丙酸诺龙 25～50mg，每周 1 次。

预案 13：鲑降钙素（密盖息）50～100U/d，分 1～2 次皮下注射或肌内注射，有效后减为每周 2～3 次，每次 50～100U。

预案 14：鳗降钙素（依降钙素，益盖宁）20U，皮下注射或肌内注射，每周 2 次。

预案 15：依替膦酸二钠 400mg/d，于清晨空腹时口服，服药 1h 后方可进餐或饮用含钙饮料，一般连服 2～3 周，通常需隔月 1 个疗程。

预案 16：阿仑膦酸钠 10mg，口服，每日 1 次；或 70mg，口服，每周 1 次。

预案 17：吲哚美辛（消炎痛）25mg，每日 3 次，口服。

说明

① X 线片检查是最早用于诊断骨质疏松症的方法之一，但要到骨矿物质丢失到相当程度后（＞30％）才可观察到骨质疏松的影像，故普通 X 线片敏感性差、特异性低，不能早期诊断骨质疏松症。

② 骨密度降低达到骨质疏松症标准伴一处或多处骨折为严重骨质疏松松症。

③ T 值＝（实际测定值－同种族同性别正常人群骨峰值)/正常人群骨密度标准差。T 值用于表示绝经后妇女和大于 50 岁男性的骨密度水平。对于儿童、绝经前妇女及小于 50 岁的男性，其骨密度水平建议用 Z 值表示，Z 值＝（实际测定值－同种族同年龄人群骨密度均值)/同年龄人群骨密度标准差。Z 值≤－2.0，视为"低于同年龄段预期范围"或低骨量。

④ 预案 1 为生活方式干预，适用于所有骨质疏松症患者。

⑤ 预案 2～4 为补钙治疗。钙剂种类众多，酌情选用。

⑥ 预案 5～7 补充维生素 D，注意避免维生素 D 中毒。

⑦ 预案 8～10 补充雌激素，主要用于绝经后女性骨质疏松症患者，应注意其副作用及禁忌证，必要时选用选择性雌激素受体调节剂（SERM）。不宜使用雌激素的情况：子宫内膜癌和乳腺癌患者；子宫内膜异位症患者；不明原因阴道出血者；活动性肝炎或其他肝病伴肝功能明显异常者；系统性红斑狼疮患者；活动性血栓栓塞性病变者。

⑧ 预案 11 和预案 12 补充雄激素，主要适用于男性患者的治疗，应注意其副作用及禁忌证。

⑨ 预案 13 和预案 14 为降钙素制剂，适用于高转换型骨质疏松症。

有骨痛者也可选用。

⑩ 预案 15 和预案 16 为双膦酸盐制剂，主要用于骨吸收明显增强的患者，一般主张低剂量间歇给药。双膦酸盐制剂有多种，可酌情选用，用药期间需补充钙剂。消化道反应多见，血栓栓塞性疾病、肾功能不全者禁用。

⑪ 预案 17 为非甾体抗炎药，用于有疼痛者。此类药物有多种，可酌情选用。

⑫ 有骨折者给予固定、复位或手术治疗等。

⑬ 继发性骨质疏松症，主要是积极治疗原发病，可同时酌情采取上述措施。

（申明惠）

九、水、电解质紊乱和酸碱平衡失调

（一）低钾血症和钾缺乏

低钾血症是指血清钾浓度低于 $3.5mmol/L$，钾缺乏是指机体总钾量的不足。血清钾大多时候能反映机体总钾量的情况，但有时两者并不平行，如体内总钾量不缺乏，也可因稀释或转移到细胞内引起血清钾降低，酮症酸中毒时虽有钾缺乏，但钾从细胞内转移到细胞外加上血液浓缩，血清钾可以在正常范围内甚至有高血钾。

诊断要点

① 低血钾表现，如肌无力、肌麻痹等。

② 血清钾浓度低于 $3.5mmol/L$。

③ 心电图 T 波低平或倒置、Q-T 间期延长、U 波出现及出现心律失常。

治疗方案

预案 1： 10％氯化钾溶液 10～20ml，口服，每日 3 次。

预案 2： 氯化钾缓释片 1～2g，口服，每日 3 次。

预案 3： 10％氯化钾溶液 10～15ml＋生理盐水 500ml，静脉滴注。

预案 4： 10％氯化钾溶液 10～15ml＋5％葡萄糖溶液 500ml，静脉滴注。

说明

① 给予富钾食物（如香蕉等）。

② 在处理低血钾的同时应积极治疗原发病。

③ 轻度低钾血症（血 K^+ 浓度在 $3.0\sim3.5mmol/L$）补钾总量约 100mmol（相当于氯化钾 8g），中度低钾血症（血 K^+ 浓度在 $2.5\sim3.0mmol/L$）补钾总量约 300mmol（相当于氯化钾 24g），重度低钾血症（血 K^+ 浓度在 $2.0\sim2.5mmol/L$）补钾总量约 500mmol（相当于氯化钾 40g），但一般每日补钾总量不超过 200mmol（相当于氯化钾 16g）。

④ 预案 1 和预案 2 为口服补钾，适用于轻度低钾血症；预案 3 和预案 4 为静脉补钾，适用于中度、重度低钾血症。预案 3 适用于一般患者，尤其是合并糖尿病的患者；预案 4 适用于合并高钠血症或不适宜用生理盐水的低钾血症患者。

⑤ 一般在静脉补钾的同时也给予口服补钾，不能口服补钾者可给予连续输注含钾液体。静脉补钾时氯化钾浓度一般不超过 0.3%，每小时补氯化钾量不超过 1.5g，严重者可每小时补氯化钾 2g。

⑥ 禁止以 10% 氯化钾直接静脉注射。

⑦ 每日尿量 700ml 以上或每小时尿量 30ml 以上开始补钾较为安全；肾功能不全而必须补钾者应密切监测。

⑧ 氯化钾味苦，片剂易引起肠溃疡出血和狭窄，可溶于冷水或橘汁中服用。

⑨ 细胞内缺钾恢复较慢，在停止静脉补钾后，还应继续口服补钾 1 周，才能使细胞内缺钾得到纠正。

⑩ 其他补钾药物：枸橼酸钾和醋酸钾适用于伴高氯血症者（如肾小管酸中毒）的治疗；谷氨酸钾适用于肝衰竭伴低钾血症者的治疗；门冬氨酸钾镁溶液中含钾 3.0mmol/10ml、镁 3.5mmol/10ml，门冬氨酸和镁有助于钾进入细胞内。

（二）水过多和水中毒

在病理和（或）人为治疗因素的作用下，水在体内潴留过多，称为水过多，若过多的水进入细胞内导致细胞内水过多则称为水中毒。临床表现受水过多的速度和程度的影响，而表现为急性水中毒和慢性水中毒。

诊断要点

根据有引起水过多或水中毒的病因（如抗利尿激素分泌过多、急性肾功能衰竭及输入过多的液体）结合临床表现及必要的实验室检查（如血浆渗透压、血清钠、血浆蛋白、血红蛋白、红细胞、血细胞比容、平均红细胞血红蛋白浓度降低，平均红细胞体积增大）一般可以作出诊断。

治疗方案

预案 1： 限制入水量，600～700ml/d。
预案 2： 呋塞米（速尿）20～40mg，静脉注射。
预案 3： 3‰～5‰氯化钠 5～10ml/kg，于 2～4h 内分次静脉滴注。
预案 4： 透析。

说明

① 应积极治疗原发病。

② 急性水中毒起病急，精神神经症状突出（如头痛、精神错乱、嗜睡、躁动、惊厥），甚至昏迷。病情进一步发展则有脑疝可能，以致心跳、呼吸停止。

③ 慢性水中毒病情发展缓慢，常被原发病所掩盖。血钠 125mmol/L 时，有疲倦、淡漠、恶心、食欲减退等表现；血钠 115mmol/L 时出现头痛、嗜睡、精神错乱等精神神经症状；血钠 110mmol/L 时，可发生抽搐或昏迷。

④ 重症患者给予 3‰～5‰的氯化钠时，应先给 100ml（2～3ml/kg）于 1h 内缓慢静脉滴注，在滴注时应观察患者精神症状、心肺功能、尿钠及血钠的变化，滴完后观察 1～2h，如病情需要，可把余下的 1/3～1/2 量分次补给。

（三）代谢性酸中毒

代谢性酸中毒是由于体内酸性物质过多或碱性物质丢失过多或肾功能不全导致的血 pH 值下降的病理生理过程。代偿期可无症状，失代偿期突出的表现为呼吸加深、加快；随着病情加重，进而出现恶心、呕吐、心率加快、血压下降，甚至嗜睡、昏迷等。

诊断要点

① 呼吸加深、加快等表现。

② 血 pH 值降低，血碳酸氢根（HCO_3^-）、实际碳酸氢盐（AB）、标准碳酸氢盐（SB）、缓冲碱（BB）减少，出现碱缺失（BD）。

治疗方案

预案 1： 碳酸氢钠 $1\sim2g$，口服，每日 3 次。

预案 2： 1.5% 碳酸氢钠，静脉滴注。

预案 3： $4\%\sim5\%$ 碳酸氢钠，静脉滴注（需限制补液量时）。

说明

① 预案 1 适用于轻症患者，预案 2 和预案 3 适用于重症患者。

② 静脉补碱用量计算方法：所需补碱量（mmol）＝碱丢失（mmol/L）× 0.3 体重（kg）。需要补充 1.5% 碳酸氢钠量（ml）＝所需补碱量/178×1000。

③ 应积极给予病因治疗。

④ 乳酸性酸中毒的重点在治疗原发病，纠正休克、缺氧，补以碳酸氢钠，不用乳酸钠；苯乙双胍所致者应停用该药，并可采用血液透析或腹膜透析治疗。

⑤ 糖尿病酮症酸中毒主要是补液和小剂量胰岛素治疗，仅在 pH 降至 6.9 或血碳酸氢根降至 5mmol/L 时方适量补碱。

⑥ 饥饿所致者应补充葡萄糖，严重脱水所致者补液，酒精性酸中毒所致者补充等渗盐水和葡萄糖等。

⑦ 纠正酸中毒的同时应注意防治低钾血症。

⑧ 纠正酸中毒时，速度不宜过快，更不能矫枉过正，严重酸中毒者一般把血 pH 纠正至 7.20，二氧化碳结合力（CO_2CP）升至 20mmol/L 为宜。纠正酸中毒过快可导致 $PaCO_2$ 升高，二氧化碳通过血脑屏障，致脑脊液 pH 下降，加重神经损害；氧离曲线左移，加剧组织缺氧；$HCO_3^-/PaCO_2$ 平稳时间需 $12\sim24h$，过快可致一过性代谢性碱中毒，加重心脏负荷。

（四）代谢性碱中毒

代谢性碱中毒是由于各种原因致 H^+ 丢失过多或 HCO_3^- 含量增加所

致的碱中毒。临床表现轻者常被原发病掩盖，严重者呼吸浅慢、面部及四肢肌肉抽动、手足搐搦、口周及手足麻木，并可有头昏、躁动乃至昏迷等。

诊断要点

① 呼吸浅慢、面部及四肢肌肉抽动、手足搐搦、口周及手足麻木等表现。

② 血 pH 值升高，血 HCO_3^-、AB、SB、BB 增加，CO_2CP 升高。

治疗方案

预案 1：氯化铵 1～2g，口服，每日 3 次。

预案 2：0.9% 氯化铵（2% 氯化铵用 5% 葡萄糖溶液稀释成），分 2～3 次静脉滴注，按每降低 CO_2CP 0.45mmol/L 补给 2% 氯化铵 1ml/kg 计算。

预案 3：精氨酸 20g，静脉滴注。

说明

① 轻度、中度代谢性碱中毒者，主要是治疗原发病。

② 氯化铵不能用于肝功能障碍、心力衰竭和伴呼吸性酸中毒的患者。

③ 使用排钾利尿剂治疗充血性心力衰竭患者的代谢性碱中毒可给予乙酰唑胺 0.25g，口服，每日 2 次。

④ 肺心病合并呼吸衰竭的患者，常有呼吸性酸中毒合并代谢性碱中毒倾向，若给患者补碱，很容易引起呼吸性酸中毒合并代谢性碱中毒，使死亡率明显增高，故这类患者补碱应慎重。

⑤ 同时注意防治低钾血症、低氯血症及低钙血症。

(申明惠)

第八章 ⇢⇢⇢
传染性疾病

一、病毒性肝炎

病毒性肝炎是由多种肝炎病毒引起的，以肝脏损害为主的一组全身性传染病。目前按病原学分类，已确定的有甲型、乙型、丙型、丁型、戊型五型肝炎病毒。各型病毒性肝炎临床表现相似，以疲乏、食欲减退、厌油、肝功能异常为主，部分病例出现黄疸。甲型和戊型肝炎主要表现为急性感染，经粪-口途径传播；乙型、丙型、丁型肝炎多呈慢性感染，少数病例可发展为肝硬化或肝细胞癌，主要经血液、体液等胃肠外途径传播。

（一）急性病毒性肝炎

诊断要点

起病较急，常有畏寒、发热、乏力、食欲减退、恶心、呕吐等急性感染症状。肝大，质偏软，ALT 显著升高。黄疸型肝炎血清胆红素正常或 >17.1μmol/L，尿胆红素阳性。黄疸型肝炎可有黄疸前期、黄疸期、恢复期三期经过，病程不超过 6 个月。

治疗方案

急性病毒性肝炎治疗原则相同，以对症支持治疗为主，急性期患者应进行隔离、卧床休息，保护肝细胞，促进黄疸消退，防止乙肝、丙肝、丁肝慢性化。

预案1： 10％葡萄糖溶液　　　　　　250ml　　┃静脉滴注，每日
　　　　　异甘草酸镁（天晴甘美）　100～200mg┃1次。

如果黄疸较重，可与熊去氧胆酸胶囊（优思弗）、丁二磺酸腺苷蛋氨酸（思美泰）等同用。

10％葡萄糖溶液　　　　　　　　250ml　　┃静脉滴注，每日1次；
丁二磺酸腺苷蛋氨酸（思美泰）　1000mg ┃

熊去氧胆酸胶囊（优思弗）500～1000mg/d，分2～3次服用。

预案2： 10％葡萄糖溶液　250ml　┃
　　　　　水溶性维生素　　0.5g　　┃静脉滴注，每日1次。
　　　　　葡醛酸钠　　　　0.266g ┃

预案3： 多烯磷脂酰胆碱（易善复）2粒，口服，每日3次。

预案4： 水飞蓟素胶囊1粒，口服，每日3次。

说明

① 葡醛酸钠进入机体后在酶的作用下转变为葡萄糖醛酸，能阻止肝糖原分解，增加肝糖原含量。

② 除急性丙型肝炎外，急性肝炎治疗一般不采用抗病毒治疗，因急性丙型肝炎易转为慢性，早期应用抗病毒药物，可减少转为慢性的概率，治疗方案见慢性丙型肝炎抗病毒治疗。

③ 水飞蓟素可增强肝细胞膜稳定性，并促进肝细胞再生。

（二）慢性病毒性肝炎

诊断要点

病程超过半年或发病日期不明确而有慢性肝炎症状、体征、实验室检查改变者。常有乏力、厌油、肝区不适等症状，可有肝病面容、肝掌、蜘蛛痣、胸前毛细血管扩张、肝大质偏硬、脾大等体征。

治疗方案

在综合治疗的同时，凡是符合抗病毒治疗适应证者应尽可能进行规范化的抗病毒治疗。

预案 1： 保肝治疗（同急性病毒性肝炎）。

预案 2： 核苷（酸）类似物抗病毒治疗

初治患者应首选强效低耐药药物（ETV、TDF、TAF）治疗。不建议阿德福韦酯（ADV）和拉米夫定（LAM）用于乙型肝炎病毒（HBV）感染者的抗病毒治疗。

恩替卡韦（ETV）0.5mg，口服，每日 1 次；或

富马酸替诺福韦酯（TDF）300mg，口服，每日 1 次；或

富马酸丙酚替诺福韦（TAF）30mg，口服，每日 1 次，以减少耐药发生率。

预案 3： 干扰素抗病毒治疗

a. 慢性乙型肝炎：对于血清总胆红素升高在检测值上限 2 倍以下的患者，主张应用干扰素 α 治疗。

我国已批准 Peg-IFN-α 和干扰素 α 用于治疗。

聚乙二醇化干扰素 α：Peg-IFN-α-2a 180μg，或 Peg-IFN-α-2b 1.5μg/kg，每周 1 次，皮下注射，疗程 48 周；治疗期间严格监测不良反应。

普通干扰素 α：5MIU 皮下注射，隔日 1 次（成人剂量）；儿童按体表面积 6MIU/m^2（每周 3 次，最大 5MIU）皮下注射，隔日 1 次。通常是 1～3 岁 2MIU，3 岁以上 3MIU，12 岁以上 5MIU。一般疗程至少 48 周，如有应答者可延长疗程。

具体疗程：HBeAg 阳性慢性乙型肝炎（CHB）患者采用 ETV、TDF 或 TAF 治疗。治疗 1 年若 HBV DNA 低于检测下限、ALT 复常和 HBeAg 血清学转阴后，再巩固治疗至少 3 年（每隔 6 个月复查 1 次）仍保持不变，可考虑停药，延长疗程可减少复发；HBeAg 阴性 CHB 患者采用 ETV、TDF 或 TAF 治疗，建议 HBsAg 消失且 HBV DNA 检测不到后停药随访；Peg-IFN-α 有效患者的疗程为 48 周，可以根据病情需要延长疗程；对于停止治疗后不能获得持久病毒学应答者，需要长期用药，核苷类似物应用期间应监测耐药发生。停药后应继续监测病毒学指标，防止病毒反弹。

b. 慢性丙型肝炎：所有 HCV RNA 阳性的患者，不论是否有肝硬

化、合并慢性肾脏疾病或者肝外表现，均应接受抗病毒治疗。

泛基因型药物索磷布韦/维帕他韦（丙通沙），400mg/100mg，每日1次，治疗基因1～6型初治或者索磷布韦（PRS）经治患者，无肝硬化或代偿期肝硬化疗程12周，针对基因3型代偿期肝硬化或者3b型患者可以考虑增加利巴韦林（RBV），失代偿期肝硬化患者联合RBV疗程12周。

① 使用直接抗病毒药物（DAAs）治疗，特别应了解药品说明书中指出的具有相互作用的其他药物，如果可能的话，HCV治疗期间应停止有相互作用的合并用药，或者转换为具有较少相互作用的合并用药。

②育龄期女性在DAAs治疗前先筛查是否已经妊娠，已经妊娠者，可在分娩后哺乳期结束后给予抗病毒治疗。如果妊娠试验排除妊娠，则应告知，避免在服用DAAs期间妊娠。

③利巴韦林用药期间少数病例发生溶血性贫血，应定期监测血常规、尿常规及网织红细胞计数。

（三）重型肝炎（肝衰竭）

诊断要点

重型肝炎（肝衰竭）主要有肝衰竭综合征表现。急性黄疸型肝炎病情迅速恶化，2周内出现Ⅱ度以上肝性脑病或其他重型肝炎表现者，为急性肝衰竭；15天至26周出现上述表现者为亚急性肝衰竭；在慢性肝病基础上出现的急性肝功能失代偿为慢加急性（亚急性）肝衰竭；在慢性肝炎或肝硬化基础上出现的重型肝炎为慢性肝衰竭。

治疗方案

预案1： 10%葡萄糖溶液　250ml ｜ 每日1次，静脉滴注。
　　　　促肝细胞生长素　100mg

预案2： 10%葡萄糖溶液　250ml ｜ 每日1次，静脉滴注。
　　　　葡糖醛酸钠　　　0.266g

预案3: 10%葡萄糖溶液　　250ml ｜ 每日1次，静脉滴注。
　　　　苦参碱　　　　　150mg ｜

预案4: 10%葡萄糖溶液　　250ml ｜ 每日1次，静脉滴注。
　　　　还原型谷胱甘肽　1.2g ｜

预案5: 0.9%氯化钠溶液　　10ml ｜ 每日1次，缓慢静脉注射。
　　　　前列地尔注射液　5～10μg ｜

预案6: 补充血制品

20%人血白蛋白10～20g，每日1次，静脉滴注。

新鲜血浆400ml，每日1次，静脉滴注（与白蛋白交替应用）。

预案7: 补充能量

50%高张葡萄糖溶液静脉滴注［1g葡萄糖相当于16.7kJ（约4kcal）能量，正常成年人卧床每日需要5026kJ（1200kcal）能量］。

预案8: 胸腺肽α 1.6mg，每周3次，皮下注射。

预案9: 少尿患者可应用利尿剂

呋塞米（速尿）20～40mg，每日2次，口服。

螺内酯60～80mg，每日2次，口服。

预案10: 防治各种并发症

a. 治疗感染（自发性细菌性腹膜炎）

0.9%氯化钠溶液　　100ml ｜ 间隔12h，静脉滴注。
头孢哌酮舒巴坦钠　3.0g ｜

头孢菌素过敏者，可应用莫西沙星（拜复乐）0.4g，日1次，静脉滴注；感染重者可用人免疫球蛋白2.5～5.0g，每日1次，静脉滴注。

b. 防治肝性脑病

门冬氨酸鸟氨酸　　5～10g ｜ 每日1～2次，静脉滴注。
10%葡萄糖溶液　　250ml ｜

复方氨基酸500ml，每日1次，静脉滴注。

c. 防治脑水肿

20%甘露醇　250ml，每4～8小时一次，加压静脉滴注。

d. 防治出血

生理盐水　250ml ｜ 每日1次，静脉滴注。
奥美拉唑　40mg ｜

凝血酶原复合物400血浆当量单位，每日1次，静脉滴注。

巴曲酶1U静脉注射，同时1U肌内注射。

严重上消化道出血者给予生长抑素 $250\mu g$ 加入 1ml 生理盐水中缓慢静脉注射作为负荷剂量，而后立即进行以每小时 0.25mg 的速度持续静脉滴注给药。

生理盐水　48ml
生长抑素　3mg　} 匀速静脉泵入 12h，持续 48～72h。

e. 防治电解质紊乱

口服或静脉补钾：氯化钾缓释片（补达秀）1.0g，每日 3 次，口服；或

10%氯化钾，每日 2.0～3.0g，以 0.3%浓度静脉滴注。

口服或静脉补钙：碳酸钙/维生素 D_3（钙尔奇 D）1 片，每日 3 次，口服。或

10%葡萄糖溶液　20ml
10%葡萄糖酸钙　10ml　} 每日 1 次，缓慢静脉滴注。

f. 防治肝肾综合征

呋塞米（速尿）　60～100mg
生理盐水　　　　10ml　} 缓慢静脉注射。

前列地尔注射液（前列腺素 E_1）5～10μg，每日 1 次，缓慢静脉注射。

预案 11： 条件允许的情况下尽早进行人工肝血浆置换治疗。

预案 12： 由乙肝病毒所致重型肝炎尽早选用核苷类似物，原则同慢性乙肝抗病毒治疗。

二、疱疹病毒感染

（一）水痘和带状疱疹

水痘和带状疱疹是由同一种病毒即水痘-带状疱疹病毒感染所引起的、临床表现不同的两种疾病。水痘为原发性感染，多见于儿童，临床特征是全身出现丘疹、水疱及结痂。带状疱疹是潜伏于感觉神经节的水痘-带状疱疹病毒再激活后发生的皮肤感染，以沿身体一侧周围神经出现呈带状分布的、成簇出现的疱疹为特征，多见于成人，尤其是老年人和免疫功能低下者。

诊断要点

①　水痘临床主要特征为分批出现的皮肤黏膜斑疹、丘疹，然后迅速（数小时）转化成疱疹并结痂。几种皮疹同时存在，呈向心性分布。全身症状较轻、2~3 周内有与水痘或带状疱疹患者接触史而既往又未患过水痘，即可作出临床诊断。

②　带状疱疹临床特征为沿身体单侧周围神经支配范围出现成簇的疱疹，常伴有神经痛、皮肤感觉过敏。愈后可有色素改变或瘢痕。

治疗方案

①　抗病毒治疗

预案 1： 阿昔洛韦 200~400mg，口服，每日 4 次，疗程 10 天（首选）。

预案 2： 阿昔洛韦 10~20mg/kg，静脉滴注，每 8 小时一次，疗程 7~10 天。

预案 3： 阿糖腺苷 10mg/kg，静脉滴注，每日 1 次，疗程 5~7 天。

预案 4： 泛昔洛韦 500~750mg，口服，每日 3 次，疗程 7 天。

②　应用人免疫球蛋白等免疫制剂，可提高细胞免疫功能，缩短病程。

预案： 人免疫球蛋白 400mg/(kg·d)，静脉滴注，每日 1 次，连续应用 4~5 天。

③　皮肤外用药物

可用炉甘石洗剂涂抹止痒或局部涂抹 1% 甲紫溶液防治感染。

说明

①　阿昔洛韦可与食物同服以减轻胃部刺激；肾功能减退的患者应降低用量，因为阿昔洛韦可进入胎儿血液循环，孕妇慎用；阿昔洛韦在乳汁浓度是血药浓度 4 倍以上，故哺乳妇女应用时应暂停补乳，使用母乳代用品。

②　疱疹局部瘙痒，可涂 5% 碳酸氢钠溶液，口服抗组胺药；疱疹破溃可涂 1% 孔雀绿或抗生素软膏。

③　带状疱疹伴神经痛者可口服镇静止痛药，如地西泮（安定）5mg/d；或对乙酰氨基酚 1.5~5g/d；或曲马多 200~400mg/d；或可待因 120mg/d；或丁丙诺啡 1.5~1.6mg/d；或吗啡 30~360mg/d 等。采

用氦氖激光照射与皮疹有关脊髓后根、神经节或疼痛区，具有显著镇痛作用。

④ 一般禁用糖皮质激素，如患水痘前已长期使用激素，应尽快减为生理剂量（为治疗量的 $1/15\sim1/10$）或停用。

⑤ 对免疫功能低下或病情严重者如新生儿，有肺、脑等脏器严重损伤的患者，应于起病 4 日内及早给予抗病毒治疗。

（二）传染性单核细胞增多症

传染性单核细胞增多症是主要由 EB 病毒原发感染所致的急性传染病。典型临床三联征为发热、咽峡炎和淋巴结肿大，可合并肝脾肿大，外周淋巴细胞及异型淋巴细胞比例增高。病程常呈自限性。多数预后良好。

诊断要点

① 传染性单核细胞增多症是 EB 病毒（EBV）感染所致的急性淋巴细胞增生性传染病。好发于儿童及青少年。

② 依据典型综合征（发热、咽痛、肝脾及淋巴结肿大）、外周血异常淋巴细胞＞10％、嗜异性凝集试验阳性及 EBV 抗体、EBV-DNA 检测进行诊断。

③ 当出现局部流行时，流行病学资料有重要参考价值。

治疗方案

① 对症治疗：有心肌炎、喉头水肿、溶血性贫血、脑炎、重症肝炎伴重度黄疸等并发症时可短期使用肾上腺皮质激素，使高热及淋巴组织增生消退。

预案： 10％葡萄糖溶液　250ml ｜ 静脉滴注，每日 1 次，
　　　　氢化可的松 100mg 或地塞米松 10mg ｜ 用药 3～5 天。

如发生脾破裂，及时行脾切除，并迅速补充血容量。

② 抗病毒治疗

预案 1： 更昔洛韦 5mg/kg，静脉滴注，每 12 小时一次，疗程 7～10 天。

预案 2： 阿昔洛韦（无环鸟苷）200mg，口服，每日 5 次，连服 7 天。

③ 应用人免疫球蛋白：早期应用可改善症状，缩短病程。

预案：人免疫球蛋白 400mg/（kg•d），静脉滴注，每日 1 次，连用 4～5 天。

说明

① 本病为自限性疾病，预后一般良好，一般无须特殊治疗，主要为对症治疗。急性期应卧床休息，有肝损伤可按急性肝炎治疗。

② 抗生素对本病无效，但在咽及扁桃体继发细菌感染时应选用，如感染为 β 型链球菌 A 组，可用青霉素或红霉素。忌用氨苄西林和阿莫西林，因出现多形性皮疹的机会显著增加。

③ 抗病毒制剂可能有效，但确切疗效尚待证实。

三、登革热

登革热是由登革病毒引起的由伊蚊传播的急性传染病，广泛流行于全球热带及亚热带地区。

诊断要点

① 在登革热流行区的居住史或近期旅游史，尤其是夏秋雨季。

② 起病急、高热、全身疼痛、明显乏力、皮疹、出血、淋巴结肿大、束臂试验阳性。

③ 血常规白细胞总数减少，血小板减少。

④ 血清学检测可采集急性期及恢复期血液标本送检。初次感染患者，发病后 3～5 天可检出 IgM 抗体，发病 2 周后达到高峰，可维持 2～3 个月；发病 1 周后可检出 IgG 抗体，IgG 抗体可维持数年甚至终生。

⑤ 反转录聚合酶链反应（RT-PCR）：检测急性期血清，可用于早期快速诊断及血清型鉴定。

治疗方案

（1）登革热

① 一般治疗

急性期应卧床休息，给予清淡饮食，保证足够能量。

防蚊隔离至退热及症状缓解。

监测神志、生命体征、尿量、血小板、血细胞比容等。

② 对症治疗

a. 降温：发热时以物理降温为主，头枕冰袋、25％～50％酒精溶液擦浴、降温毯等，慎用退热药以免引起大量出汗，加重血液浓缩和诱发休克。

对于高热、中毒症状明显的患者在输液中可酌情静脉滴注氢化可的松 100～200mg，或地塞米松 5～10mg，或口服泼尼松 5mg，每日 3 次，疗程一般 2～3 天。

b. 补液：以口服补液为主，对高热、大汗、呕吐不能进食者，应及时给予补液，维持良好的组织器官灌注，防止滥用静脉补液，以免诱导脑水肿的发生。

c. 镇静、止痛

预案 1： 地西泮 10mg，肌内注射。

预案 2： 罗通定 30～60mg，口服。

（2）重型登革热治疗

① 补液原则：重型登革热补液原则是维持良好的组织器官灌注。可给予平衡盐等晶体液，渗出严重者应及时补充白蛋白等胶体液。

② 纠正休克：应尽快进行液体复苏治疗，给予平衡盐等晶体液，渗出严重者补充白蛋白等胶体液。补液原则是先多后少、先快后慢、先盐后糖，同时积极纠正酸碱失衡。液体复苏治疗无法维持血压时，应使用血管活性药物；严重出血引起的休克，应及时输注红细胞悬液或全血等。进行血流动力学监测并指导治疗。

③ 出血的治疗

a. 出血部位明确者，如严重鼻出血给予局部止血。胃肠道出血者给予抑酸剂。可用各种止血药物，如酚磺乙胺（止血敏）、安络血、云南白药及维生素 C 和维生素 K_1 等。

b. 严重出血者，根据病情及时输注红细胞。

c. 严重出血伴血小板显著减少者应输注血小板。

说明

① 发热时多用物理降温，但出血症状明显的患者，应避免酒精擦浴；解热镇痛药对本病效果不理想，且可诱发葡萄糖-6-磷酸脱氢酶

（G-6-PD）缺乏患者发生溶血，应谨慎应用。

② 有腹痛者可给予山莨菪碱注射液，成人每次肌内注射 5～10mg，小儿 0.1～0.2mg/kg，每日 1～2 次。

③ 重型登革热的预警指征：高危人群为二次感染患者、伴有基础疾病者、老人或婴幼儿、肥胖或严重营养不良者及孕妇；临床指征为退热后病情恶化、腹部剧痛、持续呕吐、血浆渗漏表现、嗜睡、烦躁、明显出血倾向、肝肿大＞2cm 或少尿；实验室指征为血小板快速下降或血细胞比容升高。

四、流行性乙型脑炎

流行性乙型脑炎是由乙型脑炎病毒引起的以脑实质炎症为主要病变的中枢神经系统急性传染病。本病经蚊传播，常流行于夏秋季，主要分布于亚洲。临床上以高热、意识障碍、抽搐、病理反射及脑膜刺激征为特征，病死率高，部分病例可留有严重后遗症。

诊断要点

① 经蚊等吸血昆虫传播，流行于夏秋季，多发生于儿童。

② 临床上以高热、意识障碍、惊厥、呼吸衰竭及脑膜刺激征为特征。

③ 血象中白细胞总数及中性粒细胞常升高。

④ 脑脊液检查压力增高，白细胞计数多在 $(0.5～1.0)\times10^9/L$，早期以中性粒细胞为多，后期以淋巴细胞为主，蛋白增高。

⑤ 血清学检查在早期乙脑病毒抗体检测和乙脑病毒抗原检测阳性，补体结合试验特异性较高。

治疗方案

（1）一般治疗

① 病室应安静，对患者要尽量避免不必要的刺激。

② 注意口腔及皮肤的清洁，防止发生褥疮；监测精神、意识、体温、呼吸、脉搏、血压以及瞳孔的变化；意识障碍和抽搐患者加床栏以防坠床，并防止咬舌。

③ 补充足够的营养及维生素，注意水、电解质平衡，重症患者应静脉补液，成人每日 1500～2000ml，小儿每日 50～80ml/kg，酌情补

钾，纠正酸中毒，但静脉补液不宜过多，以防止脑水肿，昏迷者可鼻饲，高热期以碳水化合物为主。若高热期长、消耗多、消化功能尚好时，可鼻饲高能量流质食物。

（2）高热的治疗 物理降温为主，药物降温为辅，同时降低室温，应用空调降温，使肛温控制在 38℃ 左右。

① 物理降温：冰敷额部、枕部和体表大血管部位（腋下、颈部及腹股沟等）；酒精擦浴；冷盐水灌肠；有条件的可使用降温毯。

② 药物降温：适当应用退热药，应防止用药过量致大量出汗而引起的循环衰竭。

③ 高热伴抽搐者可用亚冬眠疗法。

预案：以氯丙嗪和异丙嗪每次各 $0.5 \sim 1 mg/kg$，肌内注射，每 4～6 小时一次，配合物理降温。用药过程要注意呼吸道通畅。

（3）惊厥或抽搐的治疗 其处理包括去除病因及镇静、止痉。

① 脑水肿所致者以脱水为主

预案 1：20% 甘露醇 250ml，快速静脉滴注或静脉注射（20～30min 内滴完），每次 $1 \sim 2 g/kg$，每 4～6 小时一次。

必要时可加用肾上腺皮质激素、呋塞米、50% 高渗葡萄糖溶液静脉注射。

预案 2：氢化可的松 $5 \sim 10 mg/(kg \cdot d)$ 或地塞米松 $10 \sim 20 mg/d$（儿童酌量）加入生理盐水或葡萄糖溶液中静脉滴注。

预案 3：呋塞米 20～40mg，静脉注射。

预案 4：50% 高渗葡萄糖溶液 40～60ml，静脉注射。

② 因呼吸道分泌物堵塞致脑细胞缺氧者，应以吸痰、给氧为主，保持呼吸道通畅，必要时行气管切开，加压呼吸。

③ 因高热所致者则以降温为主。

④ 因脑实质病变引起的抽搐，可使用镇静剂。

预案 1：首选地西泮，成人每次 10～20mg，小儿每次 $0.1 \sim 0.3 mg/kg$（每次不超过 10mg），肌内注射或缓慢静脉注射。

预案 2：水合氯醛鼻饲或灌肠，成人每次 1～2g，小儿每次 60～80mg/kg（每次不超过 1g）。

预案 3：也可用亚冬眠疗法（用法见前述）。

预案 4：肌内注射苯巴比妥钠可用于预防抽搐，成人每次 0.1～0.2g，小儿每次 5～8mg/kg，但有蓄积作用，不宜久用。

（4）呼吸衰竭的治疗

① 呼吸道分泌物堵塞所致者，采用吸痰和加强翻身引流等，若痰液黏稠可雾化吸入糜蛋白酶。

糜蛋白酶　5mg（小儿 0.1mg/kg）	雾化吸入。
生理盐水　　10ml	

伴有支气管痉挛者可用 0.25%～0.5% 异丙肾上腺素雾化吸入，并适当用抗菌药物防治细菌感染等。

② 由脑水肿所致者运用脱水剂治疗。

③ 气管插管。

④ 气管切开。

⑤ 中枢性呼吸衰竭有呼吸表浅、节律不整或发绀时，可用呼吸兴奋剂。

预案 1： 首选洛贝林，成人每次 3～6mg，小儿每次 0.15～0.2mg/kg，静脉注射或静脉滴注。

预案 2： 亦可用尼可刹米 0.375g（小儿每次 10mg/kg），静脉注射或静脉滴注。亦可交替使用。

⑥ 若缺氧较明显时，可经鼻导管使用高频呼吸器治疗（送氧压力 0.4～0.8kgf/cm^2，频率 80～120 次/min），临床试验和动物实验证明此措施能明显改善缺氧。

⑦ 改善微循环，减轻脑水肿，可用血管扩张剂，能活跃微循环，并有兴奋呼吸中枢和解痉作用。

预案 1： 东莨菪碱，成人每次 0.3～0.5mg，小儿每次 0.02～0.03mg/kg，稀释于葡萄糖液溶液中，静脉注射或静脉滴注，15～30min 重复使用，连用 1～5 天。

10% 葡萄糖溶液　20ml	静脉注射。
东莨菪碱　　　　0.5mg	

预案 2： 山莨菪碱，成人每次 20mg，小儿每次 0.5～1mg/kg，稀释后静脉注射，每 15～30 分钟一次，至病情稳定。

10% 葡萄糖溶液　20ml	静脉注射。
山莨菪碱　　　　20mg（小儿 0.5～1mg/kg）	

（5）恢复期及后遗症的处理　应加强护理，防止压疮和继发感染的发生；进行语言、智力、吞咽和肢体的功能锻炼，还可结合理疗、针灸、推拿按摩、高压氧、中药等治疗。

说明

① 乙脑病情重，变化快，高热、抽搐、呼吸衰竭是本病的三个重要症状，可互相因果，形成恶性循环，因此必须及时发现，抓住主要矛盾以利康复。

② 应用脱水疗法注意水与电解质平衡。

③ 糖皮质激素多用于中重型患者，有抗炎、减轻脑水肿、解毒、退热等作用。

④ 气管插管指征为突发呼吸衰竭或呼吸突停，来不及做气管切开或上呼吸道梗阻可望 2～3 天内解除者。

⑤ 气管切开指征为呼吸道阻塞短期内无法解除，或需用人工呼吸通气者。如脑干型呼吸衰竭或呼吸肌麻痹；深昏迷者经一般吸痰、雾化吸入等不能改善通气状态者；假性球麻痹，吞咽功能不全，唾液不能排出者；年老体弱者，有心血管功能不全，病情发展快，或有肺不张缺氧时，应适当放宽气管切开的指征。

五、流行性感冒

流行性感冒是由流感病毒引起的急性呼吸道传染病。流感病毒的传染性强，主要是通过呼吸道传播，流感病毒特别是甲型流感病毒易发生变异，而使人群普遍易感，发病率高，已多次引起全世界的暴发流行。

诊断要点

在流行季节短时间内有一定数量的患者突然起病，临床特点为上呼吸道卡他症状较轻，而高热、头痛、乏力等全身中毒症状较重。少数患者可有腹泻、水样便。

治疗方案

磷酸奥司他韦，成人剂量 75mg，口服，每日 2 次。

儿童体重 15kg 者推荐剂量 30mg，15～23kg 者为 45mg，24～40kg 者为 60mg，大于 40kg 者可用 75mg，1 岁以下儿童不推荐使用。

说明

① 如果并发细菌性感染首选青霉素或大环内酯类药物。

② 接种疫苗是预防流感的基本措施，每年秋季注射一次。不宜接种人群：对卵清蛋白、多黏菌素和新霉素过敏者；过敏体质者；妊娠前3 个月或习惯性流产的孕妇；年龄小于 6 个月的幼儿；急性发热患者；精神病患者；慢性病发作期患者；有格林-巴利综合征病史者。

③ 如并发流感病毒性肺炎，应及早加强治疗，酌情输液、吸氧，甚至正压间歇吸氧，防治心力衰竭，酌情应用抗生素，防治继发细菌感染。

六、甲型 H_1N_1 流感

甲型 H_1N_1 流感是由变异后的新型甲型流感病毒 H_1N_1 亚型所引起的急性呼吸道传染病。

甲型 H_1N_1 流感患者为主要传染源，无症状感染者也有一定的传染性，主要通过飞沫经呼吸道传播，人群普遍易感，易成为重症病例的高危人群包括妊娠期妇女、慢性全身系统疾病患者、19 岁以下长期服用阿司匹林者、肥胖者、年龄 5 岁以下的儿童和年龄 65 岁以上的老年人。

诊断要点

（1）疑似病例　符合下列情况之一即可诊断为疑似病例。

① 发病前 7 天内与传染期甲型 H_1N_1 流感确诊病例有密切接触，并出现流感样临床表现。

② 出现流感样临床表现，甲型流感病毒检测阳性，尚未进一步检测病毒亚型。

对上述两种情况，在条件允许的情况下，可安排甲型 H_1N_1 流感病原学检查。

（2）临床诊断病例　同时期甲型 H_1N_1 流感暴发疫情中，未经实验室确诊的流感样症状病例，在排除其他致流感样症状疾病时，可诊断为临床诊断病例。

在条件允许的情况下，临床诊断病例可安排病原学检查。

（3）确诊病例　出现流感样临床表现，同时有以下一种或几种实验室检测结果。

① 甲型 H_1N_1 流感病毒核酸检测阳性。

② 分离到甲型 H_1N_1 流感病毒。

③ 双份血清甲型 H_1N_1 流感病毒的特异性抗体水平呈 4 倍或 4 倍以上升高。

治疗方案

① 一般治疗：休息，多饮水，密切观察病情变化，对高热病例可给予退热治疗（18 岁以下患者避免应用阿司匹林）。

② 抗病毒治疗（首选神经氨酸酶抑制剂）

预案 1：奥司他韦，成人 75mg，口服，每日 2 次，疗程 5 天。

1 岁及以上的儿童患者应根据体重给药，体重不足 15kg 的患儿，给予 30mg，口服，每日 2 次；体重 15～23kg 的患儿，给予 45mg，口服，每日 2 次；体重 23～40kg 的患儿，给予 60mg，口服，每日 2 次；体重大于 40kg 的患儿，给予 75mg，口服，每日 2 次。

预案 2：扎那米韦，用于成人及 7 岁以上的儿童。成人用量为 10mg，吸入，每日 2 次，疗程为 5 天。7 岁及以上儿童用法同成人。

③ 重症病例和危重病例的治疗：可以考虑使用甲型 H_1N_1 流感近期康复者恢复期血浆或疫苗接种者免疫血浆进行治疗。

④ 对症治疗

a. 如出现低氧血症或呼吸衰竭，应及时给予相应的治疗措施，包括氧疗或机械通气等。

b. 合并休克时给予相应抗休克治疗。

c. 出现其他脏器功能损害时，给予相应支持治疗。

d. 出现继发感染时，给予相应抗感染治疗。

e. 18 岁以下患者避免应用阿司匹林类药物退热。

f. 妊娠期甲型 H_1N_1 流感危重病例，应结合患者的病情严重程度、并发症和合并症发生情况、妊娠周数及患者和家属的意愿等因素，考虑终止妊娠的时机和方式。

说明

① 密切接触是指在未采取有效防护的情况下，诊治、照看传染期甲型 H_1N_1 流感患者；与患者共同生活；接触过患者的呼吸道分泌物、体液等。

② 对于发病时即病情严重、发病后病情呈动态恶化的病例以及感染甲型 H_1N_1 流感的高危人群应及时给予神经氨酸酶抑制剂进行抗病毒

治疗。开始给药时间应尽可能在发病48h以内。对于较易成为重症病例的高危人群，一旦出现流感样症状，不一定等待病毒核酸检测结果，即可开始抗病毒治疗。

③ 孕妇在出现流感样症状之后，宜尽早给予神经氨酸酶抑制剂治疗。避免使用妊娠禁忌药，治病与安胎并举，以防流产。

七、人感染 H_7N_9 禽流感

人感染 H_7N_9 禽流感是由 H_7N_9 禽流感病毒引起的急性呼吸道传染病。这种病毒是一种新的甲型流感病毒，属于新型重配病毒。大部分病例曾直接或间接暴露于受感染活禽或带毒禽类污染的环境。肺炎为主要临床表现，患者病情发展迅速，常快速进展为急性呼吸窘迫综合征、感染性休克和多器官功能障碍综合征。仅少数患者表现为轻症。 H_7N_9 病例早期发病无特异性表现，后期重症病例治疗效果差，病死率高。

诊断要点

① 发病前1周内接触禽类及其分泌物、排泄物或者到过活禽市场，或者与人感染 H_7N_9 禽流感病例有流行病学联系。

② 疑似病例：发病前1周内接触禽类及其分泌物、排泄物或者到过活禽市场，出现流感样临床症状者；与人感染 H_7N_9 禽流感病例有流行病学联系并出现流感样临床症状者；出现流感样症状，甲型流感病毒检测阳性，尚未进一步检测病毒亚型者。对于上述3种情况，应安排 H_7N_9 禽流感病原学检查。

③ 确诊病例：符合上述临床表现，或有流行病学接触史，并且在呼吸道分泌物标本中分离出病毒；或病毒核酸检测阳性；或双份血清特异性抗体水平呈4倍或以上升高。

④ 重症病例：符合下列1项主要标准或≥3次要标准者可诊断为重症病例。

主要标准：

a. 需要气管插管行机械通气治疗。

b. 脓毒性休克经积极液体复苏后仍需要血管活性药物治疗。

次要标准：

a. 呼吸频率≥30次/min。

　　b. 氧合指数≤250mmHg。

　　c. 多肺叶浸润。

　　d. 意识障碍和（或）定向障碍。

　　e. 血尿素氮≥7.14mmol/L。

　　f. 收缩压<90mmHg需要积极的液体复苏。

治疗方案

　　① 隔离治疗：对疑似病例和确诊病例应尽早隔离治疗。

　　② 对症治疗

　　a. 吸氧，采用鼻导管、开放面罩及储氧面罩进行氧疗。

　　b. 发热者进行物理降温，或应用解热药物。

　　c. 止咳祛痰，给予复方甘草片、盐酸氨溴索、乙酰半胱氨酸、可待因等药物。

　　③ 抗病毒治疗：先留取呼吸道标本，应尽早应用，尽量在发病48h内使用。

　　预案1：奥司他韦。成人75mg，每日2次，疗程5～7天，重症病例剂量可加倍，疗程可延长1倍以上。儿童体重不足15kg者，给予30mg，每日2次；体重15～23kg者，给予45mg，每日2次；体重23～40kg者，给予60mg，每日2次；体重大于40kg者，给予75mg，每日2次。对于吞咽胶囊有困难的儿童，可选用奥司他韦混悬液。

　　预案2：帕拉米韦。重症病例或无法口服者可用帕拉米韦氯化钠注射液，成人300～600mg，静脉滴注，每日1次，用1～5天，重症病例疗程可适当延长。

　　预案3：扎那米韦，用于成人及7岁以上的儿童。成人用量为10mg，吸入，每日2次，疗程为5天。7岁及以上儿童用法同成人。

　　④ 加强支持治疗和预防并发症：注意休息、多饮水、增加营养，给予易消化的饮食，维持水、电解质平衡。监测并预防并发症。抗菌药物应在明确继发细菌感染时或有充分证据提示继发细菌感染时使用。

说明

　　① 早发现、早报告、早诊断、早治疗，加强重症病例救治，注意中西医并重，是有效防控、提高治愈率、降低病死率的关键。

　　② 抗病毒治疗前，先留取呼吸道标本，应尽早应用，尽量在发病

48h 内使用。

八、严重急性呼吸综合征

严重急性呼吸综合征（SARS），又称传染性非典型性肺炎，是一种因感染 SARS 相关冠状病毒而导致的以发热、乏力、头痛、肌肉关节酸痛等全身表现，以及干咳、胸闷、呼吸困难为主要症状的一种新的呼吸道传染病，严重者出现快速进展的呼吸系统衰竭。主要特点是极强的传染性、人群普遍易感、病情快速进展、预后较差和危害大。

诊断要点

① 疑似病例：对于缺乏明确流行病学依据，但具备其他 SARS 支持证据者，可以作为疑似病例，需进一步进行流行病学追访，并安排病原学检查以求印证。

对于有流行病学依据、有临床症状，但尚无肺部 X 线影像学变化者，也应作为疑似病例。对此类病例，需动态复查 X 线胸片或胸部 CT，一旦肺部病变出现，在排除其他疾病的前提下，可以作出临床诊断。

② 临床诊断：对于有 SARS 流行病学依据，有症状，有肺部 X 线影像学改变，并能排除其他疾病诊断者，可以作出 SARS 临床诊断。

③ 确定诊断：在临床诊断的基础上，若分泌物 SARS-CoV RNA 检测阳性，或血清 SARS-CoV 特异性 IgM 抗体阳性，或特异性 IgG 抗体急性期和恢复期抗体滴度升高 4 倍或以上时，则可作出确定诊断。

治疗方案

① 一般治疗与病情监测：卧床休息，注意维持水、电解质平衡，避免用力和剧烈咳嗽。密切观察病情变化（不少患者在发病后的 2～3 周内都可能属于进展期）。定时或持续监测脉搏、体温、呼吸频率、血氧饱和度或动脉血气分析。定期复查血常规、尿常规、血电解质、肝肾功能、心肌酶谱、T 淋巴细胞亚群（有条件时）和 X 线胸片等。

② 氧疗

预案 1：一般早期给予持续鼻导管或鼻塞吸氧（吸氧浓度一般为 1～3L/min）。可选鼻罩持续气道正压通气（CPAP）[面罩和呼吸末正压＋压力支持通气（PEEP＋PSV）]。应用指征：呼吸次数＞30 次/min；吸氧，

$3\sim5L/min$，$SaO_2<93\%$；有明显的胸闷和呼吸困难。应用注意事项：适当的鼻面罩；持续应用（包括睡眠时间），间歇$<30min$，直到病情缓解。

预案2： 有创机械通气。指征（符合下列3个条件者）：严重呼吸困难；低氧血症（吸氧$5L/min$条件下$SaO_2<90\%$或氧合指数$<200mmHg$）；经过无创正压通气治疗无改善，或者不能耐受无创正压通气。

③ 对症治疗

发热$>38.5℃$，或全身酸痛明显者，可使用解热镇痛药。

高热者给予冰敷、酒精擦浴、降温毯等物理降温措施。儿童禁用水杨酸类解热镇痛药。

咳嗽、咳痰者可给予镇咳、祛痰药。

有心、肝、肾等器官功能损害者，应采取相应治疗。

腹泻患者应注意补液及纠正水、电解质失衡。

④ 糖皮质激素

预案： 成人推荐剂量相当于甲泼尼龙$80\sim320mg/d$，静脉给药。当临床表现改善或胸片显示肺内阴影有所吸收时，逐渐减量停用。一般每$3\sim5$天减量$1/3$，通常静脉给药$1\sim2$周后可改为口服泼尼松或泼尼松龙。一般不超过4周。

⑤ 抗病毒治疗：目前尚无针对SARS-CoV的特异性抗病毒药物。

预案： 利托那韦$600mg$，口服，每日2次。

儿童患者利托那韦$400mg/m^2$，每日2次，口服，不应超过$600mg$，每日2次。

⑥ 免疫治疗

预案： 胸腺肽α_1，$1.6mg$加入$1ml$注射用水，皮下注射，每周2次。

干扰素、静脉用人免疫球蛋白等不推荐常规使用。SARS恢复期血清的临床疗效尚有待评估。

⑦ 抗菌药物的使用：主要用于治疗和控制继发细菌、真菌感染。

说明

① 本病为传染性极强的呼吸道传染病，一旦发现，应做好个人防护，并且及时向当地疾病预防控制机构报告。

② 密切接触指治疗或护理、探视患者，与病患共同生活，以及通过其他方式直接接触患者的呼吸道分泌物、体液和排泄物。

③ 糖皮质激素的应用指征为有严重中毒症状；高热3天不退；48h

内肺部阴影进展超过 50%，有急性肺损伤或出现急性呼吸窘迫综合征（ARDS）。大剂量应用时间不宜过长。具体剂量及疗程根据病情来调整，待病情缓解或胸片上阴影有所吸收后逐渐减量停用。

九、新型冠状病毒感染

新型冠状病毒感染，原名"新型冠状病毒肺炎（COVID-19）"，是由新型冠状病毒（SARS-COV-2）引起的一种新发急性传染性疾病。传染源主要是新型冠状病毒感染的患者和无症状感染者，在潜伏期即有传染性。经呼吸道飞沫和密切接触传播是主要的传播途径，接触病毒污染的物品也可造成感染，人群普遍易感。以发热、干咳、乏力为主要表现，部分患者以嗅觉、味觉减退或丧失等为首发症状，可伴有鼻塞、流涕、咽痛、结膜炎、肌痛和腹泻等症状。重症患者多在发病 1 周后出现呼吸困难和（或）低氧血症，严重者可快速进展为急性呼吸窘迫综合征、多器官功能衰竭等。

诊断要点

（1）新型冠状病毒感染　有明确流行病学史，出现发热和（或）呼吸道症状等相关临床症状，新型冠状病毒核酸或抗原阳性。

（2）临床分型

① 轻型：以上呼吸道感染为主要表现，如咽干、咽痛、咳嗽、发热等。

② 中型：持续高热＞3 天或（和）咳嗽、气促等，但呼吸频率（RR）＜30 次/min、静息状态下吸空气时指氧饱和度＞93%。影像学可见特征性新冠病毒感染肺炎表现：早期呈现多发小斑片影及间质改变，以肺外带明显，进而发展为双肺多发磨玻璃影、浸润影。

③ 重型

a. 成人：符合下列任何一条且不能以新冠病毒感染以外其他原因解释。

出现气促，RR≥30 次/min；

静息状态下，吸空气时指氧饱和度≤93%；

动脉血氧分压（PaO_2）/吸氧浓度（FiO_2）≤300mmHg；

临床症状进行性加重，肺部影像学显示 24～48h 内病灶明显进展＞50％。

b. 儿童：符合下列任何一条。

超高热或持续高热超过3天；

出现气促；

静息状态下，吸空气时指氧饱和度≤93％；

出现鼻翼扇动、三凹征、喘鸣或喘息；

出现意识障碍或惊厥；

拒食或喂养困难，有脱水征。

④ 危重型：符合以下情况之一者。

a. 出现呼吸衰竭，且需要机械通气；

b. 出现休克；

c. 合并其他器官功能衰竭需ICU监护治疗。

（3）易进展为重型和危重型的高危因素包括：

a. 年龄≥65岁；

b. 心脑血管疾病（含高血压）、慢性肺部疾病、糖尿病、慢性肝脏和肾脏疾病、肿瘤、恶性血液病、血液透析等基础疾病者；

c. 免疫功能缺陷；

d. 肥胖（BMI≥30kg/m^2）；

e. 晚期妊娠和围产期女性；

f. 重度吸烟者；

g. 儿童合并有某些基础疾病（先天性心脏病、支气管肺发育不良、慢性肺病、呼吸道畸形、神经系统发育落后、神经肌肉疾病、异常血红蛋白病、重度营养不良等）或免疫缺陷或低下患儿、肥胖症儿童及早产新生儿；

h. 未全程以及未加强接种新冠疫苗者。

治疗方案

① 一般治疗。应用解热镇痛药等药物进行对症治疗，保证充分的热量摄入、营养均衡，摄入优质蛋白质食物；注意水、电解质平衡，维持内环境稳定；充分休息，睡眠支持；密切观察生命体征和氧饱和度等。

② 抗病毒药物治疗

预案1： 奈玛特韦/利托那韦片300mg/100mg，每12小时1次，整片吞服，连续 5 天；适用人群为发病 5 天以内的轻、中型且伴有进展为重症高风险因素的成年患者。

预案 2： 阿兹夫定片 5mg，每日 1 次，空腹整片吞服，疗程多不超过 14 天；适用于治疗中型新冠病毒感染的成年患者。

预案 3： 莫诺拉韦胶囊 800mg，每 12 小时 1 次，整粒吞服，连续 5 天；适用人群为发病 5 天以内的轻、中型且伴有进展为重症的高风险因素的成年患者。

③ 糖皮质激素应用

预案 1： 地塞米松 5～10mg/d，口服或静脉注射。

预案 2： 甲泼尼龙 20～60mg/d，口服或静脉注射。

④ 氧疗和呼吸支持。采取鼻导管、面罩或者高流量等无创呼吸机支持氧疗，维持氧饱和度 93% 以上。

⑤ 其他改善预后的治疗

a. 抗凝治疗：低分子肝素，60～100U/(kg·d)，分 1～2 次，皮下注射。

b. 俯卧位通气。

c. 心理干预。

d. 中西医结合治疗：普通发热病例，宜疏风清热、解毒利咽为主；重症病例，应重视肠道管理，肺肠同治，如采用生大黄、宣白承气汤、大承气汤等进行口服、鼻饲或灌肠，保持大便通畅，日 2～3 行糊状便。

⑥ 对症治疗

a. 退热及缓解肌肉酸痛：可选择对乙酰氨基酚、布洛芬、洛索洛芬等，按照药品说明规范剂量服用，避免多种药物重叠服用。

b. 止咳化痰：若痰多或痰不易咳出，可服用乙酰半胱氨酸、盐酸氨溴索、桉柠蒎胶囊、羧甲司坦等祛痰药。如咳嗽以干咳为主，可服用右美沙芬、复方甲氧那明胶囊、抗组胺药等。

c. 腹泻的治疗：可适当加用蒙脱石散止泻。如腹泻量大，可予口服补液盐。腹泻可导致肠道菌群紊乱，可口服肠道益生菌调节肠道菌群。

说明

① 奈玛特韦/利托那韦片使用前应详细阅读说明书，不得与哌替啶、雷诺嗪等高度依赖 CYP3A 进行清除且其血浆浓度升高会导致严重

和（或）危及生命的不良反应的药物联用。只有母亲的潜在获益大于对胎儿的潜在风险时，才能在妊娠期间使用。不建议在哺乳期使用。中度肾功能损伤者应将奈玛特韦减半服用，重度肝、肾功能损伤者不应使用。

② 阿兹夫定片使用前应详细阅读说明书，注意与其他药物的相互作用、不良反应等问题。不建议在妊娠期和哺乳期使用，中重度肝、肾功能损伤患者慎用。

③ 莫诺拉韦胶囊不建议在妊娠期和哺乳期使用。

④ 糖皮质激素适用于氧合指标进行性恶化、影像学进展迅速、机体炎症反应过度激活的重型和危重型病例，酌情短期内（不超过 10 日）使用糖皮质激素，避免长时间、大剂量使用糖皮质激素，以减少副作用。

⑤ 抗凝治疗适用于具有重症高风险因素、病情进展较快的中型病例，以及重型和危重型病例，无禁忌证情况下可给予治疗剂量的低分子肝素或普通肝素。

⑥ 新型冠状病毒感染诊治方案持续更新，以最新诊治指南为准。

十、副黏病毒感染

（一）流行性腮腺炎

流行性腮腺炎是由腮腺炎病毒引起的急性呼吸道传染病。以腮腺非化脓性炎症、腮腺区肿痛为临床特征。主要发生在儿童和青少年。腮腺炎病毒除侵犯腮腺外，尚能侵犯神经系统及各种腺体组织，引起儿童脑膜炎、脑膜脑炎，青春期后可引起睾丸炎、卵巢炎和胰腺炎等。

诊断要点

① 发热。

② 以耳垂为中心的腮腺非化脓性炎性肿大，结合流行病情况和发病前 2～3 周有流行性腮腺炎病例接触史即可诊断。

③ 脑膜炎者常有头痛、嗜睡和脑膜刺激征。

④ 脑膜脑炎者常有高热、谵语、抽搐、昏迷，重症者可致死亡。

⑤ 睾丸炎者常见腮腺肿大消退时再次出现发热，多数伴单侧睾丸肿大。

⑥ 卵巢炎多见于育龄女性，可有下腹痛。

⑦ 胰腺炎者可有恶心、呕吐、中/上腹痛和压痛，脂肪酶检测具有诊断特异性。

治疗方案

5％葡萄糖溶液	500ml	静脉滴注，每日 2 次，
利巴韦林（病毒唑）	0.5g	

说明

① 发病早期可试用利巴韦林，每日 1g，儿童 15mg/kg，静脉滴注，疗程 5～7 天；也可试用干扰素。

② 流行性腮腺炎合并脑膜炎或脑膜脑炎有颅内高压者用 20％甘露醇 200ml 快速静脉滴注，每日 2～4 次；重症也可应用肾上腺皮质激素，如地塞米松 5～10mg/d，连用 3～5 天。

③ 合并睾丸炎者可应用己烯雌酚（乙底酚）1mg，口服，每天 3 次，睾丸用棉花或丁字带托起。

④ 头痛和腮腺痛可应用止痛药。

⑤可用紫金锭、如意金黄散、青黛散等任选一种，用食醋调成糊状，每日 1～2 次腮腺局部涂敷。

（二）麻疹

麻疹是由麻疹病毒引起的急性呼吸道传染病。主要临床表现为发热、咳嗽、流涕等上呼吸道卡他症状及眼结膜炎、口腔麻疹黏膜斑、皮肤斑丘疹。

诊断要点

① 冬春季节流行，10～14 天内有麻疹患者接触史。

② 发热伴有上呼吸道卡他症状，眼结合膜充血、畏光，口腔两侧颊黏膜可见麻疹黏膜斑，在发热 3～4 天出现皮肤充血性斑丘疹。

③ 血清麻疹特异性 IgM 抗体阳性，即可确诊。

④ 并发症有支气管肺炎、喉炎、心肌炎、麻疹脑炎；远期可并发亚急性硬化性全脑炎。

治疗方案

（1）一般治疗 卧床休息，保持室内安静、通风，温度、湿度适宜，眼、鼻、口腔保持清洁，鼓励多饮水，给易消化和营养丰富的饮食。

（2）对症治疗

预案 1：10％葡萄糖溶液　　250ml ⎱ 静脉滴注，每日 1 次。
　　　　　喜炎平　　　　　　10ml ⎰

预案 2：静脉用人免疫球蛋白 2.5～5g/d，静脉滴注。

（3）并发症的治疗

① 支气管肺炎

预案 1：首选一代头孢菌素或二代头孢菌素，静脉滴注，过敏者可用红霉素。疗程为体温正常后 5～7 天。

预案 2：高热中毒症状重者可用氢化可的松 5～10mg/kg，静脉滴注，2～3 天好转后停用。

② 心肌炎：心衰者及早应用毒毛花苷 K 0.007mg/kg，加入 50％葡萄糖溶液 20ml 中静脉注射（注射时间大于 5min），每 6～8 小时给药一次。

③ 喉炎

预案 1：使用抗生素及激素，剂量同支气管炎。

预案 2：雾化吸入抗炎、排痰

0.9％氯化钠溶液　　50ml ⎤
庆大霉素　　　　　(4～8)×10⁴U ⎥ 雾化吸入，每日 2 次。
糜蛋白酶　　　　　5mg ⎥
地塞米松　　　　　5～10mg ⎦

预案 3：氧气吸入，喉梗阻严重者及早气管切开。

④ 脑炎：20％甘露醇 250～500ml，加压快速静脉滴注防治脑水肿。如有休克可用林格液及人血白蛋白、血浆适量扩容。

说明

① 高热时可酌情应用小量退热剂以防急剧退热致虚脱。

② 烦躁不安者可用镇静剂。

③ 有维生素缺乏者可用相应的维生素，有角膜干燥或混浊者应肌内注射维生素 A。

十一、肾综合征出血热

肾综合征出血热，又称流行性出血热，是由汉坦病毒属的各型病毒引起的，以鼠类为主要传染源的一种自然疫源性疾病。本病的主要病理变化是全身小血管和毛细血管广泛性损害，临床上以发热、低血压休克、充血出血和肾损害为主要表现。

诊断要点

① 流行病学资料：包括发病季节，病前 2 个月内进入疫区并有与鼠类或其他宿主动物接触史。

② 临床特征：早期三种主要表现和病程的五期经过，前者为发热中毒症状，充血、出血、外渗征，肾损害。患者热退后症状反而加重。典型病例有发热期、低血压休克期、少尿期、多尿期和恢复期。不典型者可越期或前三期之间重叠。

③ 实验室检查：血液浓缩、血红蛋白和红细胞增高、白细胞计数增高、血小板减少。尿蛋白大量出现和尿中带膜状物有助于诊断。血清、血细胞和尿中检出肾综合征出血热病毒抗原和血清中检出特异性 IgM 抗体可以明确诊断。特异性 IgG 抗体需双份血清效价升高 4 倍以上者才有诊断意义。反转录聚合酶链反应（RT-PCR）检测汉坦病毒的 RNA 有助于早期和非典型患者的诊断。

治疗方案

由于每期表现不同，具体治疗方案也不同，总的治疗原则为"三早一就"，即早发现、早休息、早治疗和就近治疗。同时要把好"四关"，即休克、出血、肾功能衰竭与继发感染。

（1）发热期

① 对症治疗

a. 早期卧床休息，进食高能量、高维生素的半流食。

b. 消化道症状严重者，可静脉补液，一般每日补液 2500～3000ml，维持尿量在 1500ml 左右。输液种类为 10% 葡萄糖溶液、平衡盐液，可加用极化液和能量合剂。

c. 高热者应予以物理降温，禁用退热剂。

d. 中毒症状重时可短期（3～5天）应用肾上腺皮质激素，氢化可的松100～200mg或地塞米松5～10mg，静脉滴注，每日1次。

e. 本病DIC高凝阶段多发生于发热晚期以至休克、少尿之初，故在发热晚期应检测凝血时间，如为高凝状态，给以小剂量肝素。肝素0.5～1mg/kg，稀释后缓慢静脉滴注，每6～12小时一次。

f. 发热末期渗出体征明显时应及早应用低分子右旋糖酐或输新鲜全血、冻干血浆等。

② 抗病毒治疗

预案1： 5%葡萄糖溶液　500ml｜静脉滴注，每日2次，疗程3～
利巴韦林　0.5g｜5天。

预案2： 干扰素α 300万～500万单位，肌内注射，每日1次，疗程3～5天。

（2）低血压休克期

① 一般治疗

a. 平卧，必要时头低足高位。

b. 迅速建立静脉通路，密切观察体温、脉搏、血压、呼吸与瞳孔变化并监测休克时五项指标变化（血压下降，脉搏增快，意识障碍，外周微循环障碍，少尿或无尿，中心静脉压低于$6cmH_2O$）。

② 补充血容量：以早期、快速、适量为原则，补液种类与速度、补液量多少应视病情而定。

平衡盐液（复方醋酸钠溶液、复方乳酸钠溶液或5%葡萄糖盐水等）加低分子右旋糖酐（或血浆、白蛋白等）。

③ 纠正酸中毒：5%碳酸氢钠5ml/kg或11.2%乳酸钠3ml/kg，静脉滴注。

④ 血容量基本补足，心率在140次/min以上，应考虑给毛花苷C或毒毛花苷K，但近1～2周内用过洋地黄制剂者，不宜应用，否则易中毒，不宜与碱性溶液配伍，且用药期间忌用钙注射剂；若肾功能异常，用量可酌减。

预案1： 5%葡萄糖注射液　20～40ml｜静脉缓慢注射（时间不少于5min），1～2h后重复一次，总量每
毒毛花苷K　0.125～0.25mg｜天0.25～0.5mg。儿童用量0.007～0.01mg/kg。

预案2：5％葡萄糖注射液　　　20ml

毛花苷C首次剂量　0.4～0.6mg

缓慢静脉注射（时间不少于5min）。2～4h后可再给予0.2～0.4mg。总量每天1.0～1.2mg。

⑤ 若扩容纠酸后血压仍不稳定，可应用血管活性药，如阿拉明、多巴胺等静脉滴注。

预案：10％葡萄糖溶液　250ml

多巴胺　　　　　　40mg　静脉滴注，至血压稳定。

阿拉明　　　　　　20mg

（3）少尿期　治疗原则为"稳、促、导、透"，即稳定机体内环境、促进利尿、导泻和透析治疗。

① 稳定内环境

a. 如为器质性少尿应限制输液量，即日输液量等于前一日尿量及吐泻量加500～700ml，以高渗葡萄糖为主，不能进食者每日静脉注射葡萄糖不少于200g，并加入适量胰岛素。

b. 同时还应限制钠盐摄入和钾盐摄入，血压过高者可给予降压药。

② 利尿

预案1：呋塞米（速尿）20～100mg，静脉注射，每6～8小时重复一次。无尿者，呋塞米200～400mg，可重复1～2次，每日总量≤800mg为宜，无效者不宜再用。

预案2：20％甘露醇125～250ml，与呋塞米合用有协同作用，用后利尿效果明显者可重复应用一次，但不宜长期、大量应用。若出现尿蛋白≥（＋＋＋）或血尿、膜状物等严重肾损害或高血容量综合征时慎用，以免发生"甘露醇肾"，加重肾衰或促发心衰、肺水肿。

③ 导泻：利尿效果不佳，可考虑应用导泻剂。此方法现已少用。若有胃肠道出血者禁用导泻疗法。

预案1：20％甘露醇100ml，口服，每日2～3次。

预案2：硫酸镁25g，口服，每日2次。

预案3：大黄粉20g，或加芒硝15g，开水冲服。

④ 放血疗法：若利尿、导泻无效，且有高血容量综合征引起急性心衰、肺水肿先兆又缺乏透析条件者，可考虑放血疗法。一次放300～400ml（放血疗法一定要把握时机）。

⑤ 透析疗法：降低氮质血症、迅速消除体内水潴留，对于急性充

血性心衰与急性肺水肿先兆或高血容量综合征以及高钾血症是最为有效的方法。凡高分解代谢型肾衰确定肾衰 2 日内即进行透析，非高分解代谢型肾衰透析指征为：少尿超过 4 日或无尿超过 24h；血钾高于 6.0mmol/L；高血容量综合征或出现心衰、肺水肿先兆者。

（4）多尿期 移行阶段和多尿早期治疗原则与少尿期相同。多尿期治疗主要以补充水和电解质为主，保持出入平衡。口服补液盐为主，若不能口服则静脉补液。若 24h 尿量多于 5000ml，补液量一般为尿量的 75%，中药可用金匮肾气汤、六味地黄汤等。

（5）恢复期 应补充高蛋白、高能量、高维生素饮食，补肾中药金匮肾气汤、六味地黄汤等继续服用 30 天左右，同时监测尿常规、尿比重、肾功能以及其他血、尿生化指标，同时监测血压和垂体功能。患者应休息 1～3 个月，病重者需休息更长时间。

说明

① 多巴胺在大剂量时可使呼吸加速、心律失常，停药后即迅速消失，过量可致快速型心律失常，使用前应补充血容量及纠正酸中毒。静脉滴注时应观察血压、心率、尿量和一般状况。

② 补液原则

a. 于最初半小时内输注液体 500ml 以上，1h 内达 1000ml 左右，血压达到 100mmHg 以上可减慢输液速度。

b. "先晶后胶，晶三胶一"，即晶体液与胶体液比例为 3∶1，渗出严重时比例可为 2∶1 或 1∶1，否则晶体液过多，易造成组织水肿，尤其易促发高血容量综合征或急性心力衰竭、肺水肿。

c. "胶不过千"，24h 内胶体液（主要指低分子右旋糖酐）不超过 1000ml，否则易加重心脏及肾脏负荷。

③ 疾病早期血液浓缩，故不宜输全血。

十二、艾滋病

艾滋病是获得性免疫缺陷综合征（AIDS）的简称，系由人免疫缺陷病毒（HIV）引起的慢性传染病。本病主要经性接触、血液及母婴传播。HIV 主要侵犯、破坏 CD_4^+ T 淋巴细胞，导致机体免疫细胞功能受损乃至缺陷，最终并发各种严重机会性感染和肿瘤。具有传播迅速、发病缓慢、病死率高的特点。

诊断要点

① 有不安全性生活史、静脉注射毒品史、输入未经抗人免疫缺陷病毒（HIV）抗体检测的血液或血液制品、HIV 抗体阳性者所生子女或职业暴露史等流行病学资料。

② 存在或暂无艾滋病相关的临床表现。

③ 经确认试验证实 HIV 抗体阳性（必备指标）。

治疗方案

① 抗病毒治疗

预案1： 司他夫定（D4T）（体重≥60kg）40mg，口服，每日2次。或齐多夫定300mg，口服，每日2次。

预案2： 拉米夫定（3TC）150mg，口服，每日1次。

预案3： 替诺福韦300mg，与食物同服，每日1次。

预案4： 依非韦伦600mg，睡前口服，每日1次。或奈韦拉平（NVP）200mg，每日1次，口服，共服14天，然后200mg，每日2次，口服。

鉴于仅用一种抗病毒药物易诱发 HIV 变异，目前主张联合用药。成人以及青少年初治患者抗病毒治疗方案如下：

一线推荐治疗方案：替诺福韦＋拉米夫定＋基于非核苷类反转录酶抑制剂；依非韦伦或基于蛋白酶抑制剂；洛匹那韦/利托那韦或阿扎那韦或其他；拉替拉韦。

替代方案：齐多夫定＋拉米夫定＋依非韦伦或奈韦拉平或利匹韦林。

② 并发症的治疗

a. 卡氏孢子虫肺炎（PCP 肺炎）：首选复方磺胺甲噁唑（SMZ-TMP），轻度至中度患者口服 TMP $15\sim20$mg/(kg·d)、SMZ $75\sim100$mg/(kg·d)，分 $3\sim4$ 次用，疗程 $2\sim3$ 周，重症患者可用静脉用药，剂量和疗程与口服相同。

b. 肺结核

预案： $2H_3R_3Z_3E_3S_3/4H_3R_3$

（H：异烟肼；R：利福平；E：乙胺丁醇；Z：吡嗪酰胺；S：链霉

素）

如果体重≥50kg，（口服）异烟肼 600mg，每周 3 次；吡嗪酰胺 2.0g，每周 3 次；乙胺丁醇 1.0～1.2g，每周 3 次。

如果体重≤50kg，（口服）异烟肼 500mg，每周 3 次；吡嗪酰胺 2.0g，每周 3 次；乙胺丁醇 0.75～1.0g，每周 3 次。

链霉素不分体重均给予 0.75g，每周 3 次，肌内注射。

c. 弓形虫脑病：磺胺嘧啶 1000～1500mg，每日 4 次，加用乙胺嘧啶 200mg，口服（负荷量），后改为 50～75mg，每日 1 次，应用 3～6 周；必须与叶酸 10～20mg 合用，每日 1 次，3～6 周，口服。治疗效果好者，则磺胺嘧啶减量至 500～1000mg，每日 4 次，加用乙胺嘧啶 50～25mg，每日 1 次，应用 6 周；叶酸 10～20mg，每日 1 次，合用 3～6 周，加用克林霉素 900mg，静脉滴注，每 8 小时一次，或 600mg 口服或静脉滴注，每 6 小时一次，应用 3～6 周改为 300～450mg、每日 2～4 次。

③ 主要机会性感染的预防见表 8-1。

表 8-1　主要机会性感染的预防

CD_4 计数/L	疾病	预防用药	替代预防用药
任意值	结核（皮试阳性）	异烟肼 300mg，每日 1 次，12 个月	利福平 600mg，每日 1 次，12 个月
$<200\times10^6$	卡氏孢子虫肺炎	复方磺胺甲噁唑 2 片，每周 3 次；或 1 片，每日 1 次	氨苯砜 100mg，每日 1 次；戊烷脒每周 300mg
$<100\times10^6$	弓形虫脑病（抗体阳性）	复方磺胺甲噁唑 1 片，每周 3～7 次	氨苯砜 100mg，每日 1 次；乙胺嘧啶每周 50mg
$<75\times10^6$	鸟分枝杆菌感染	利福布汀 300mg，每日 2 次	阿奇霉素每周 1200mg
$<50\times10^6$	CMV（抗体阳性）隐球菌病；组织胞浆菌病；球孢子菌病	更昔洛韦 1000mg，每日 3 次；氟康唑 100～200mg，每日 1 次	氟康唑 200mg，每日 1 次；伊曲康唑 200mg，每日 1 次

④ 医务人员被污染针头刺伤或实验室意外者，在 2h 内进行治疗。

预案 1：双汰芝（每片含齐多夫定 300mg＋拉米夫定 150mg）1 片，

每日 2 次，28 天停药。

预案 2：预案 1 加用茚地那韦 800mg，口服（空腹），每 8 小时一次，28 天停药。

⑤ 预防母婴传播

预案 1：齐多夫定 300mg，口服，每日 2 次（从妊娠 28 周直至婴儿出生 3 天），婴儿用量 1mg/kg。

预案 2：奈韦拉平 200mg，分娩时一次性口服，婴儿 2mg/kg，则出生后 72h 内一次性口服。

说明

① 急性期通常发生在初次感染 HIV 后 2～4 周。部分感染者出现 HIV 病毒血症和免疫系统急性损伤所产生的临床症状；无症状期可从急性期进入此期，或无明显急性期症状而直接进入此期，持续时间一般为 6～8 年；艾滋病期是感染 HIV 后最终阶段，患者 CD_4^+ T 淋巴细胞计数明显下降，多少于 200 个/mm^3，HIV 血浆病毒载量明显升高，此期主要临床表现为 HIV 相关症状、各种机会性感染及肿瘤。

② HIV-RNA 和 P24 抗原的检测能缩短抗体"窗口期"和帮助早期诊断新生儿的 HIV 感染。

③ 服药注意事项：严格按量服药，不能漏服，不能擅自减量或停药；如漏服，尽快服用下一次药物，但不要加倍服用。服用期间不要用其他药物，如确实需要，应与医生联系后再服用；尽量在每天同一时间服药，要忌酒。

④ 药物的主要不良反应

a. 核苷类逆转录酶抑制剂（包括司他夫定、齐多夫定、拉米夫定、去羟肌苷等）：线粒体毒性、骨髓抑制。

b. 周围神经病变、乳酸酸中毒合并肝脏脂肪变性、胰腺炎。

c. 非核苷类逆转录酶抑制剂（奈韦拉平）：超敏反应、皮疹、肝功能损害。

d. 蛋白酶抑制剂（茚地那韦、依非韦伦等）：脂肪代谢异常、糖代谢异常。

⑤ 出现不良反应时的处理

a. 骨髓抑制：（齐多夫定最易出现）用药最初 3 个月最少每 2 周查一次血常规，以后每个月查一次，当血红蛋白低于 90g/L 或中性粒细胞

低于 1×10^9/L 时需要调整剂量，而血红蛋白低于 75g/L 或中性粒细胞低于 0.75×10^9/L 时，应停药，必要时输血，禁止与更昔洛韦及其他对骨髓有抑制作用的药物合用，与氨苯砜、复方磺胺甲噁唑、氟胞嘧啶、干扰素、磺胺嘧啶、两性霉素 B 合用时应谨慎并且监测血常规。

b. 周围神经病变：司他夫定最易出现。发生于治疗几周至几个月后，表现为手足感觉异常、麻木、疼痛等，预先告知患者其表现并予警惕，避免与引起周围神经病变的其他药物合用，必要时减量或停药。

c. 胰腺炎：去羟肌苷最易出现，发生于治疗几周至几个月后，注意监测淀粉酶，淀粉酶＞正常值的 1.5～2 倍时停药，避免与羟基脲、利巴韦林、司他夫定合用。

d. 乳酸酸中毒合并肝脏脂肪变性（司他夫定最易出现）：发生于治疗几个月后，表现为恶心、呕吐、厌食、腹痛、体重下降、乏力；严重者可发生心动过速、呼吸急促、过度换气、黄疸、肌力弱、呼吸困难等，若出现呼吸急促、呼吸困难、碳酸氢根离子下降时，待酸中毒纠正后再用药。

e. 过敏反应：其特征有发热、皮疹、疲劳、不适、胃肠道症状和关节痛，通常发生在治疗后 6 周内，发生过敏两次可能是致命的。如果患者出现皮疹＋发热、典型的胃肠道症状或全身症状，应停药。

f. 皮疹：服药后几天至几周，多发生于头一个月，通常为伴或不伴瘙痒的斑丘疹，位于躯干、面部和四肢，轻/中度皮疹可继续用药，严重皮疹需停药。停药的指征是严重的皮疹，皮疹伴有发热、水疱、结膜炎、水肿、关节痛。

g. 肝功能损害：当肝功能中度至重度损害时，应停止用药，并应用保肝药物，肝功能恢复后也不得重复使用。

h. 脂肪代谢异常、糖代谢异常：前者主要表现为长期应用使 TG、TC、LDL 增高，脂肪重新分布，水牛背，腹部脂肪堆积，四肢、面部脂肪减少；后者可有新的糖尿病或高血糖，或原有糖尿病加重。用药期间严密监测肝功能、血糖、血脂变化，调节饮食，低脂、低糖饮食。

i. 依非韦伦主要不良反应是中枢神经毒性，表现为头晕、失眠、做噩梦，可有自杀倾向等，建议睡前口服。

⑥ 艾滋病期主要表现

a. 原因不明的持续不规则发热（38℃以上）＞1 个月。

b. 慢性腹泻次数多于每日 3 次，＞1 个月。

c. 6 个月之内体重下降 10％以上。

d. 反复发作的口腔白色念珠菌感染。

e. 反复发作的单纯疱疹病毒感染或带状疱疹病毒感染。

f. 肺孢子虫肺炎。

g. 反复发生细菌性肺炎。

h. 活动性结核或非结核分枝杆菌病。

i. 深部真菌感染。

j. 中枢神经系统占位性病变。

k. 中青年人出现痴呆。

l. 活动性巨细胞病毒感染。

m. 弓形虫脑病、青霉菌感染。

n. 反复发生的败血症。

o. 皮肤黏膜或内脏卡波西肉瘤、淋巴瘤。

十三、新型肠道病毒感染

（一）急性出血性结膜炎

诊断要点

多由肠道病毒 70 型引起，急性起病，先有眼部灼热及摩擦感，而后眼痛、羞明、有水样分泌物、眼睑水肿、视物不清。2 天后出现典型表现——结膜下出血。

治疗方案

预案 1：0.1％利巴韦林眼药水，滴眼，每小时 1 次。

预案 2：重组人干扰素 α 滴眼液，每次 1～2 滴，每日 6 次，滴后闭眼 1～2min。

说明

治疗主要以对症治疗为主，要隔离患者。预防细菌感染用 0.5％新霉素或 1％氯霉素眼药水滴双眼。

（二）手足口病

手足口病是由肠道病毒引起的急性传染病，其中以柯萨奇病毒 A 组 16 型（CoxA16）和肠道病毒 71 型（EV71）感染最常见。主要通过消化道、呼吸道和密切接触传播，一年四季都可发病，以夏秋季节最多。多发生于学龄前儿童，尤其以 3 岁以下儿童发病率最高。临床表现以手、足、口腔等部位皮肤黏膜的皮疹、疱疹、溃疡为典型表现，多数症状轻，病程自限，1 周左右自愈，部分 EV71 感染者可引起无菌性脑膜炎、脑干脑炎、脑脊髓炎、神经源性肺水肿、心肌炎、循环障碍等严重并发症导致死亡。

诊断要点

① 流行病学资料：好发于 5～7 月；常见于学龄前儿童，婴幼儿多见；常在婴幼儿聚集场所发生，发病前有直接或间接接触史。

② 临床表现：典型病例表现为口痛、厌食、低热或不发热；口腔、手、足皮肤斑丘疹及疱疹样损害，臀部也可有类似表现。同一患者皮肤黏膜病损不一定全部出现，可仅出现皮疹或疱疹性咽峡炎。病程短，多在 1 周内痊愈。

③ 确诊病例：临床诊断病例具有下列之一者即可确诊。a. 病毒特异性核酸检测阳性。b. 分离出可引起手足口病的病毒。c. 血清学检测血清中特异性 IgM 抗体阳性，或急性期与恢复期血清 IgG 抗体有 4 倍以上的升高。

治疗方案

① 一般治疗：注意隔离，避免交叉感染。适当休息，清淡饮食，做好口腔和皮肤护理。

② 对症治疗

a. 低热或中度发热，可以让患儿多饮水，如体温超过 38.5℃，可使用解热镇痛药，高热者给予头部冷敷和温水擦浴等物理降温。

b. 有咳嗽、咳痰者给予镇咳、祛痰药。

c. 呕吐、腹泻者给予补液，纠正电解质、酸碱平衡紊乱。

d. 注意保护心、肝、肺、脑重要脏器的功能。

③ 抗病毒治疗：目前还缺乏特异、高效的抗病毒药物，可采用广

谱抗病毒药物进行治疗，如利巴韦林、干扰素 α。

说明

无皮疹病例，临床不宜诊断为手足口病。

第二节　细菌感染

一、猩红热

猩红热是 A 组 β 型溶血性链球菌引起的急性呼吸道传染病。其临床特征为发热、咽峡炎、全身弥漫性鲜红色皮疹和疹退后明显脱屑。少数患者病后可出现变态反应性心、肾、关节损害。

诊断要点

① 发热、咽峡炎、皮疹（多于发热后第 2 天出现），始于耳后、颈部及上胸部，典型疹型为针尖大小的丘疹，压之褪色伴瘙痒。

② 初期舌被白苔称草莓舌，苔脱落后舌面光滑呈绛红色，称杨梅舌。

③ 血常规白细胞多在 $(10\sim20)\times10^9/L$，中性粒细胞升高。

④ 咽拭子、脓液培养获得 A 组链球菌。

治疗方案

预案 1：

0.9% 氯化钠溶液　250ml

青霉素　　　　　$(2\sim4)\times10^6\,U$（儿童 $10\times10^4\,U/kg$）　静脉滴注，每日 2 次。

预案 2：

5% 葡萄糖溶液　250ml

红霉素　　　　　$0.6\sim1.2g$（儿童 $10\sim15mg/kg$）　静脉滴注，每日 2 次。

说明

① 青霉素为首选，疗程 7 天；预案 2 适用于青霉素过敏者，疗程

10 天。

② 如果患者为脓性型或中毒型，青霉素剂量可加大到 6×10^6 U，每日 2~3 次，静脉滴注。如果患者中毒症状较重，在应用抗生素基础上可短期给予肾上腺皮质激素。

③ 青霉素治疗 2 天后病情无好转，应考虑为金黄色葡萄球菌或耐药菌感染，可按金黄色葡萄球菌用药。如苯唑西林钠（苯唑青霉素、新青霉素Ⅱ）每日 4~6g，儿童每日 50~100mg/kg，分 3~4 次静脉滴注。

二、流行性脑脊髓膜炎

流行性脑脊髓膜炎简称为流脑，是由脑膜炎奈瑟菌引起的急性化脓性脑膜炎。其主要临床表现是突发高热、剧烈头痛、频繁呕吐，皮肤黏膜瘀点、瘀斑及脑膜刺激征，严重者可有败血症休克和脑实质损害，常可危及生命。部分患者暴发起病，可迅速致死。

诊断要点

① 冬春季多见。1 周内有与流脑患者密切接触史，或当地有本病发生或流行；既往未接种过流脑疫苗。突发高热，剧烈头痛，频繁呕吐，皮肤黏膜瘀点、瘀斑及脑膜刺激征，严重者可有败血症休克和脑实质损伤，脑脊液呈化脓性改变。

② 化验血常规，白细胞在 20×10^9/L 左右，脑脊液外观混浊，白细胞明显升高（在 1000×10^6/L 以上），以分叶核粒细胞升高为主。皮肤瘀点、瘀斑或脑脊液涂片要查到病原菌，或血、脑脊液、尿培养发现病原菌等任何一项阳性可确诊。

③ 根据病情分为普通型、暴发型、轻型。暴发型又分为休克型、脑膜脑炎型。

治疗方案

（1）普通型

① 一般治疗：卧床休息，给予流质饮食。加强昏迷患者护理，防止呼吸道感染及褥疮发生。注意水、电解质平衡，保持每日尿量在 1000ml 以上，高热时用物理方法（如酒精擦浴）降温，小儿可口服小剂量布洛芬混悬液（美林），惊厥可适当用镇静药，剂量不宜大，以免

影响病情观察。

② 病原治疗

预案 1:

0.9％氯化钠溶液	250ml	
青霉素	8×10^6 U	每 8 小时一次，静脉滴注。
	[儿童 $2 \sim 4 \times 10^5$ U/(kg·d)]	

预案 2:

0.9％氯化钠溶液	250ml	每 6 小时一次，
头孢噻肟	2.0g（儿童 50mg/kg）	静脉滴注。
0.9％氯化钠溶液	250ml	每 12 小时一次，
头孢曲松	2.0g（儿童 $50 \sim 100$ mg/kg）	静脉滴注。

③ 降颅压

预案: 20％甘露醇 250ml，加压静脉滴注，每 $4 \sim 6$ 小时 1 次。

（2）暴发型

① 休克型

a. 尽早应用有效抗菌药物，可联合用药，用法同普通型。

b. 纠正休克：补充血容量，最初 1h 内成年人 1000ml，儿童 $10 \sim 20$ ml/kg，快速静脉滴注。输注液体为 5％碳酸氢钠液 5ml/kg 和低分子右旋糖酐液。

继续补液根据病情可选用低分子右旋糖酐、生理盐水、葡萄糖、血浆等，24h 总入量成人 $2000 \sim 3000$ ml、儿童 $50 \sim 80$ ml/kg。

c. 纠正酸中毒：5％碳酸氢钠，成人 $200 \sim 250$ ml，儿童 5ml/kg，静脉滴注。

d. 以上治疗休克仍无好转，选用血管活性药。山莨菪碱改善微循环，每次 $0.3 \sim 0.5$ mg/kg，重症增加剂量 1mg/kg，每 $10 \sim 15$ 分钟静脉注射一次，出现面色转红、四肢温暖、血压上升时，减少剂量或延长注射间隔时间。一般需维持 6h，待病情稳定后逐渐停药。

e. 肾上腺皮质激素：氢化可的松，成人每天 $300 \sim 500$ mg，儿童 $8 \sim 10$ mg/(kg·d)，休克纠正后立即停药，一般不超过 3 天。

f. DIC 的治疗：如皮肤瘀点、瘀斑较多，或迅速增加，融合成片；休克或休克早期病例，血小板明显下降者，应及早应用肝素治疗。

预案 1: 6％低分子右旋糖酐	$20 \sim 40$ ml	缓慢静脉注射。
肝素	1mg/kg	

预案2： 0.9％氯化钠　　20～40ml

肝素　　　　　　1mg/kg ｝缓慢静脉注射。

预案3： 10％葡萄糖溶液　　100ml

肝素　　　　　　0.5～1.0mg/kg ｝静脉滴注。

肝素应用时4～6h可重复一次，多数患者应用1～2次即可见效（瘀斑停止发展），见效后即可停用。

g. 保护重要脏器功能：注意心、肾功能，根据情况对症治疗。

② 脑膜脑炎型

a. 尽早使用抗生素。

b. 减轻脑水肿，防止脑疝，用20％甘露醇静脉滴注，用法同普通型。如症状严重甘露醇剂量可加大，也可交替使用50％葡萄糖溶液40～60ml静脉注射。直至颅内压增高症状减轻，同时注意补充电解质。

c. 常用地塞米松，每日成人10～20mg，儿童0.2～0.5mg/(kg·d)，分1～2次静脉滴注。

d. 呼吸衰竭时，保持呼吸道通畅，吸氧。应用脱水剂的同时应用洛贝林等呼吸兴奋剂。

预案1： 首选洛贝林（山梗菜碱），成人每次3～6mg，小儿每次0.15～0.2mg/kg，静脉注射或静脉滴注。

预案2： 尼可刹米，成人0.375g，小儿每次10mg/kg，静脉注射或静脉滴注。

e. 对症治疗：有高热及惊厥者应用物理降温及药物降温，并及早应用镇静剂，必要时行亚冬眠疗法。

预案1： 镇静剂首选地西泮，成人每次10～20mg，小儿每次0.1～0.3mg/kg（每次不超过10mg），肌内注射或缓慢静脉注射。

预案2： 亚冬眠疗法。以氯丙嗪和异丙嗪每次各0.5～1mg/kg，肌内注射（若患者呼吸情况欠佳，可用乙酰普马嗪代替氯丙嗪，剂量为每次0.3～0.5mg/kg），每4～6小时一次，配合物理降温。

说明

① 暴发型流脑休克型要在充分补充血容量的基础上才可应用血管活性药物。

② 流脑抗感染治疗时及早使用有效抗生素，三代头孢菌素对脑膜炎奈瑟菌敏感，易透过血脑屏障。

③ 病原治疗时，氯霉素因为其抑制造血功能，一般不作为首选。

三、伤寒、副伤寒

（一）伤寒

伤寒是由伤寒杆菌引起的一种急性肠道传染病。临床特征为持续发热、表情淡漠、相对缓脉、玫瑰皮疹、肝脾肿大和白细胞少等，有时可出现肠出血、肠穿孔等严重并发症。

诊断要点

① 临床特征为长期发热、稽留热、全身中毒症状、相对缓脉、肝脾肿大、玫瑰皮疹，主要并发症为肠出血、肠穿孔。

② 血常规：白细胞及中性粒细胞计数正常或减少，嗜酸性粒细胞减少甚至消失。

③ 血、尿、便或骨髓培养生长伤寒杆菌，或血清学检查阳性可确诊。

治疗方案

① 一般治疗。

a. 高热：适当应用物理降温，不宜用大量退热药，以免虚脱。

b. 便秘：用开塞露或生理盐水低压灌肠，禁用泻剂。

c. 腹泻：可用收敛药，忌用鸦片制剂。

d. 腹胀：可用松节油腹部热敷及肛管排气，禁用新斯的明类药物。

② 抗菌治疗

预案 1：氟喹诺酮类药物为首选抗菌制剂。氧氟沙星 0.2g，每日 3 次，口服；或环丙沙星 0.5g，每日 2 次，口服；或左氧氟沙星 0.4g，每日 2 次，口服；服药后一般 3～5 天内退热，疗程 14 天。

预案 2：第三代头孢菌素疗效较好，如头孢哌酮、头孢噻肟、头孢他啶、头孢曲松等，头孢哌酮最佳。

| 0.9%氯化钠溶液 | 100ml | 静脉滴注，每日 2 次，疗程 14 天。 |
| 头孢哌酮 | 2.0g | |

说明

① 隔离与休息。消化道隔离，临床症状消失后连续两次粪便培养阴性方可解除隔离。发热期患者必须卧床休息。注意皮肤及口腔的护理，注意观察体温、脉搏、血压、腹部、大便等变化。给予高能量、富维生素、易消化的无渣饮食，退热后，食欲增强时，仍应继续进食一段时间无渣饮食，以免诱发肠出血和肠穿孔。

② 衡量治疗伤寒的抗生素效果的主要指标

a. 发热及菌血症控制时间。

b. 复发率。

c. 恢复期及慢性带菌率。

d. 病死率及并发症。

③ 慢性胆囊带菌者的治疗

a. 单纯胆囊带菌者可选用喹诺酮类、氨苄西林，必要时可重复1～2个疗程。

b. 伴有胆结石或胆囊壁增厚的慢性胆囊炎，在抗菌药物运用的基础上手术切除胆囊及结石。

c. 伴有肝管、胆管慢性炎症或结石的带菌者，增加抗菌药物的疗程并联合中药利胆治疗。

（二）副伤寒

副伤寒是副伤寒甲型、乙型、丙型杆菌引起的一组细菌性传染病。副伤寒的临床疾病过程和处理措施与伤寒大致相同，以下为副伤寒与伤寒不同的临床特点：

① 副伤寒甲分布比较局限，副伤寒乙呈世界性分布。副伤寒甲、乙患者肠道病变表浅，范围较广，可波及结肠。潜伏期比较短，起病常有腹痛、腹泻、呕吐等急性胃肠炎症状，2～3天后减轻，接着体温升高，出现伤寒样症状。体温波动比较大，稽留热少见，热程短，副伤寒甲大约3周，副伤寒乙2周左右。

② 副伤寒丙可表现为脓毒血症型、伤寒型或急性胃肠炎型，以脓毒血症型多见。起病急、寒战、体温迅速上升，热型不规则，热程1～3周。出现迁徙性化脓病灶时，病程延长，以肺部、骨骼及关节等部位的局限性化脓灶为常见。肠出血、肠穿孔少见。

治疗方案

副伤寒甲、乙、丙的治疗与伤寒相同，当副伤寒丙出现脓肿形成时，应进行外科手术排脓，同时加强抗菌治疗。

四、细菌性食物中毒

细菌性食物中毒是指由于进食被细菌或细菌毒素所污染的食物而引起的急性感染中毒性疾病。根据临床表现的不同，分为胃肠型食物中毒和神经型食物中毒。

（一）胃肠型食物中毒

诊断要点

① 潜伏期短，集体发病，多发生于气温较高的夏秋季。

② 病人有摄入变质食物、乳类、水产品，或未煮熟的蛋类和肉食制品的历史。

③ 表现为急性胃肠炎，以恶心、呕吐、腹痛、腹泻为主要特征。

治疗方案

① 一般治疗：包括卧床休息，多饮水，进流食或半流食。

② 对症治疗

a. 剧烈腹痛、腹泻者的治疗

预案1：普鲁本辛 15～30mg，口服。

预案2：阿托品 0.5mg，皮下注射。

预案3：山莨菪碱 10mg，肌内注射。

b. 脱水严重者的治疗

预案1：口服补液盐（ORS）治疗。

预案2：静脉补液。5％葡萄糖盐水 1000～2000ml，静脉滴注。

c. 发生惊厥时的治疗

预案1：地西泮 10～20mg，静脉注射，每日总量不得超过 25mg。

预案2：苯巴比妥 0.1～0.2g，肌内注射，必要时 4～6h 后重复一次。

d. 中毒症状重者的治疗。

预案： 5％葡萄糖注射液　250～500ml
地塞米松　　　　　　10mg | 静脉滴注。

③ 病原治疗：胃肠型细菌性食物中毒多为自限性疾病，一般不用抗生素，对于侵袭性细菌，可根据药敏试验选用敏感抗生素。

预案 1： 庆大霉素 $8×10^4$ U，口服，每日 3 次，连用 1～3 天。

预案 2： 硫酸阿米卡星 0.2g，口服，每日 3 次，连用 1～3 天。严重病例可静脉应用第三代头孢菌素或氟喹诺酮类药物。

预案 3： 0.9％氯化钠溶液　250ml
头孢曲松钠　　　　　2g（儿童 50～100mg/kg） | 静脉滴注。

（二）神经型食物中毒（肉毒中毒）

诊断要点

① 以神经系统症状为主要特点，患者有进食可疑食物，特别是火腿、腊肠、罐头或瓶装食品史，同餐者集体发病。

② 症状包括全身乏力、软弱，继而视力模糊、眼肌瘫痪，重者出现呼吸肌、吞咽肌瘫痪。

治疗方案

① 早期应用多价抗毒素血清治疗：多价肉毒毒素（A 型、B 型、E 型）在起病后 24h 内或瘫痪发生前注射，每次 $(5～10)×10^4$ U，静脉注射或肌内注射（先做血清敏感试验，过敏者先行脱敏处理），必要时 6h 后重复给予同剂量一次。病菌型别已确定者，应注射同型抗毒素，每次 $(1～2)×10^4$ U。病程已过 2 天者，抗毒素效果较差，但应继续注射，以中和血中残存毒素。

② 抗菌治疗：大剂量青霉素治疗，减少肠道内肉毒杆菌数量，防止外毒素的继续产生和吸收。

预案：

0.9％氯化钠溶液　250ml
青霉素　　　　　　$(4～6)×10^6$ U［儿童 $2×10^5$ U/（kg·d）］ | 静脉滴注。

③ 盐酸胍啶　15～50mg/（kg·d），分 4～6 次口服。

④ 对症治疗

a. 洗胃：在进食 4h 内用 5％碳酸氢钠或 1：4000 高锰酸钾溶液洗胃。

b. 导泻：洗胃后口服 50％硫酸镁 40～60ml。

c. 灌肠：100～200ml 生理盐水灌肠。

d. 解毒、补液、补钾

预案：10％葡萄糖注射液　　500～1000ml
　　　维生素 C　　　　　　　5～10ml　　　静脉滴注。
　　　10％氯化钾　　　　　　7～15ml

e. 镇静、止惊、给氧等治疗

预案 1：地西泮 10mg，静脉注射。

预案 2：苯巴比妥 0.1～0.2g，必要时肌内注射，4～6h 后重复一次。

说明

脱敏处理：在一般情况下，可用生理盐水将抗毒素稀释 10 倍，分小量数次做皮下注射，每次注射后观察 30min，第 1 次可注射 10 倍稀释的抗毒素 0.2ml，观察无发绀、气喘或显著呼吸短促、脉搏加快时，即可第 2 次注射 0.4ml；如仍无反应，则可注射 0.8ml；如仍无反应，即可将瓶中未稀释的抗毒素全量做皮下注射或肌内注射。有过敏史或过敏试验强阳性者，即应将第 1 次注射量和以后的递增量适当再多分几次注射，以免发生剧烈反应。

五、细菌性痢疾

细菌性痢疾简称菌痢，是由志贺菌引起的肠道传染病。菌痢主要通过消化道传播，终年散发，夏秋季可引起流行。其主要病理变化为直肠、乙状结肠的炎症与溃疡，主要表现为腹痛、腹泻、排黏液脓血便以及里急后重等，可伴有发热及全身毒血症状，严重者可出现感染性休克。由于志贺菌各组及各血清型之间无交叉免疫，且病后免疫力差，故可反复感染。一般为急性，少数迁延成慢性。

诊断要点

① 主要临床表现为畏寒、高热、腹痛、腹泻、排黏液脓血便及里

急后重等，严重者出现感染性休克和（或）中毒性脑病。

② 全年均可发生，但以夏秋季多见。有菌痢接触史及不洁饮食史。儿童发病率一般较高，其次是青壮年，老年患者较少。

③ 血常规：白细胞增多，以中性粒细胞为主。粪便镜检：可见每高倍视野白细胞≥15 个，并伴有红细胞。便培养志贺菌阳性即可确诊。

治疗方案

（1）急性细菌性痢疾的治疗

① 病原治疗：轻型菌痢在充分休息、对症处理和医学观察的条件下可自愈，合理抗菌药物治疗可加快恢复过程，减少带菌或演变为慢性菌痢。

预案 1：喹诺酮类（作为首选药物）

环丙沙星，成人 0.5g，小儿每日 10mg/kg，分 2 次口服，疗程 3～5 天。

其他喹诺酮类，如左氧氟沙星、加替沙星等亦可酌情选用。

预案 2：第三代头孢菌素

0.9％氯化钠注射液	100ml	静脉滴注，每日
头孢曲松	1g（小儿 15～25mg/kg）	2 次。或
0.9％氯化钠注射液	100ml	静脉滴注，每日
头孢噻肟钠	2g（小儿 25～40mg/kg）	2 次。

阿奇霉素、多西环素、庆大霉素、氨苄西林，亦可根据药敏结果选用。

② 对症治疗

a. 无论有无脱水症状，只要有水和电解质丢失，均予口服补液盐。

b. 腹痛者可给予山莨菪碱（654-2）10mg，或阿托品 0.6mg 口服或 0.5mg 肌内注射。

c. 呕吐严重者可给予盐酸甲氧氯普胺（胃复安）10～20mg，肌内注射。

d. 高热者可物理降温为主，必要时适当使用退热药；或在足量特效抗菌药物治疗基础上，给予地塞米松 2～5mg，肌内注射或静脉滴注。

e. 里急后重严重时，可给予山莨菪碱（654-2）10mg，口服。

（2）中毒型细菌性痢疾的治疗 此型病情危险、变化迅速，故须密切观察病情变化，采取对症治疗为主的综合抢救措施。

① 应用有效药物静脉滴注，成人可选用环丙沙星、左氧氟沙星及加替沙星等喹诺酮类；儿童可选用头孢曲松等第三代头孢菌素。

② 对症治疗

a. 高热：积极采用物理降温措施，如酒精擦浴、头部冷敷或表浅大血管处置冰袋，必要时给予退热药，将体温降至 38.5℃ 以下。

b. 躁动不安或惊厥

预案 1： 可给予氯丙嗪和异丙嗪各 1～2mg/kg，肌内注射，每 4 小时一次，共用 2～3 次。

预案 2： 反复惊厥或上述药物不能止惊者，可加用苯巴比妥钠，每次 5～6mg/kg，肌内注射。

预案 3： 以 10％水合氯醛 0.4～0.6mg/kg，保留灌肠。

预案 4： 地西泮 0.2～0.3mg/kg，静脉注射。

③ 休克的治疗

a. 扩容、纠正酸中毒，维持水和电解质平衡。

首批输液量：第 1 小时 10～20ml/kg（成人不超过 500ml，儿童不超过 300ml）。

继续输液量：开始 8h 为 40～60ml/kg，成人为 1500～2000ml，具体用量按休克好转程度调整。

纠正酸中毒：5％碳酸氢钠 250ml（儿童 5mg/kg），静脉滴注，每日 1 次。

维持水和电解质平衡：待已有排尿、酸中毒纠正、循环改善，改为生理维持量补液，低钾补钾。

b. 应用血管活性药：首选山莨菪碱（在扩容纠酸的同时应用），成人每次 20～40mg，小儿每次 0.5～2mg/kg，每 5～15 分钟静脉注射一次，无效时可加大剂量，成人每次 50～60mg，小儿每次 3～4mg/kg，待四肢转温、面色变红、呼吸好转、血压回升时，逐渐减量停药。

经以上治疗休克仍无好转，可加用升压药（如多巴胺和阿拉明），浓度及进药量根据休克程度调整。

c. 防止 DIC，DIC 早期可用肝素抗凝治疗。

d. 应用肾上腺皮质激素：首选氢化可的松，成人每日 200～400mg，小儿每日 7.5～15mg/kg，分 2～3 次稀释，静脉滴注。地塞米松，成人每日 10～20mg，小儿每日 0.3～0.6mg/kg，用法同"成人"。

④ 脑病的治疗：除抗菌药物不同外，其他如对高热、惊厥、颅内

高压等的处理基本同暴发型流行性脑脊髓膜炎脑膜脑炎型。但对乙酰胆碱阻滞剂宜用东莨菪碱，因其有镇静及兴奋呼吸中枢作用，成人每次 0.9～1.2mg，小儿每日 0.02～0.05mg/kg，每 15 分钟静脉注射一次（用法同山莨菪碱）。

（3）慢性细菌性痢疾的治疗　　由于慢性菌痢病因复杂，可采用全身与局部相结合的治疗原则。

① 一般治疗：生活规律，进食易消化、吸收的饮食，忌食生冷、油腻及刺激性食物，积极治疗并存的慢性消化道疾病或肠道寄生虫病。

② 病原治疗

a. 根据病原菌药敏结果选用有效抗生素，通常联合应用 2 种不同类型的抗生素，疗程适当延长，必要时可给予多个疗程治疗。

b. 亦可给予药物保留灌肠疗法，选用 0.3% 黄连素液或 2% 磺胺嘧啶银混悬液等灌肠液，每次 100～200ml，每晚 1 次，10～14 天为 1 个疗程。

③ 对症治疗

a. 有肠道功能紊乱者可用镇静药物或解痉药物，如异丙嗪、复方苯乙哌啶等。

b. 抗菌药物使用后，菌群失调引起的慢性腹泻可给予微生态制剂，如地衣芽孢杆菌（整肠生）0.5g，口服，每天 3 次。

说明

① 由于抗菌药物的广泛应用，志贺菌耐药日趋严重，部分地区耐药菌株已呈多重耐药，菌痢的病原治疗应根据所在地区细菌耐药情况选用合适的抗菌药物。

② 毒血症症状重者须卧床休息。饮食以少渣易消化的流质为宜，忌生冷、油腻及刺激性食物。注意水、电解质及酸碱平衡，脱水轻且无呕吐者给予口服补液盐（ORS）冲服，不能进食者可酌情予静脉补液。

③ 动物实验显示，喹诺酮类药物可影响骨骼发育，故儿童、孕妇及哺乳期妇女除非必要，否则不宜使用。

④ 对磺胺类药物过敏、白细胞减少及严重肝、肾功能不全者忌用磺胺类药物。

⑤ 肾上腺皮质激素用药原则为早期、短期（一般不超过 2 天），并同时加用 H_2 受体拮抗剂，以预防胃出血。

第三节　原虫感染

一、阿米巴病

由溶组织内阿米巴感染所致疾病统称为阿米巴病。按病变部位和临床表现的不同，可分为肠阿米巴病和肠外阿米巴病。肠阿米巴病的主要病变部位在结肠，表现为痢疾样症状；肠外阿米巴病的病变可发生在肝、肺或脑，表现为各脏器的脓肿。

（一）肠阿米巴病

肠阿米巴病又称阿米巴痢疾，是由溶组织内阿米巴寄生于结肠引起的疾病，主要病变部位在近端结肠和盲肠，典型的临床表现有果酱样粪便等痢疾样症状。本病易复发，易转为慢性。

诊断要点

① 流行病学：发病前有不洁食物史或与慢性腹泻患者密切接触史。

② 临床表现：起病较缓慢，主要表现为腹痛、腹泻，每天排暗红色果酱样粪便 3～10 次，每次粪便量较多，腥臭味浓。患者常无发热或仅有低热，常无里急后重感，但腹胀、腹痛、右下腹压痛常较明显，肠鸣音亢进。

③ 实验室检查：粪便中检测到阿米巴滋养体和包囊可确诊。可在血清中检出抗溶组织内阿米巴滋养体的抗体。粪便中可检出溶组织内阿米巴滋养体抗原与特异性 DNA。

治疗方案

① 对滋养体及包囊都有效的药物（硝基咪唑类）

预案 1： 甲硝唑（灭滴灵）0.4g，每日 3 次，连服 10 天；儿童 35mg/(kg·d)，分 3 次服，连用 10 天。不能口服者可静脉滴注。

预案 2： 替硝唑，成人每日 2.0g，1 次口服，连用 5 天。

② 抗生素（通过抑制肠道共生菌生长影响阿米巴原虫的繁殖）

预案1: 巴龙霉素 0.5g，口服，每日 4 次，7～10 天一个疗程。

预案2: 土霉素 0.5g，口服，每日 4 次，7～10 天一个疗程。

预案3: 红霉素 0.3g，口服，每日 4 次，5～10 天一个疗程。

说明

① 急性期患者应卧床休息，肠道隔离至症状消失、大便连续 3 次滋养体和包囊检查阴性；加强营养，必要时输液或输血。

② 注意甲硝唑不良反应（偶有恶心、头晕、心悸、白细胞降低等）。服药期间禁酒，孕妇怀孕 3 个月内及哺乳妇女禁用。

（二）阿米巴肝脓肿

阿米巴肝脓肿由溶组织内阿米巴通过门静脉到达肝脏，引起细胞溶化坏死，形成脓肿。肝脓肿也可在没有阿米巴痢疾的患者中出现。

诊断要点

① 患者所居住的地区阿米巴病的流行情况、就诊时的季节、有无疫区旅居史、卫生条件、近期有无肠阿米巴病史等。

② 多以长期不规则发热起病，体温可达 39℃ 以上，以弛张热型多见，常伴右上腹疼痛或右下胸部疼痛，肝脏进行性肿大，压痛显著。脓肿多数为单发，且多在肝右叶，若合并细菌感染，则脓腔内为黄绿色脓液或黄白色脓液。

治疗方案

预案1: 甲硝唑（灭滴灵）0.4g，每日 3 次，连服 10 天，

预案2: 替硝唑，成人每日 2.0g，1 次口服，连用 5 天。

预案3: 磷酸氯喹 0.5g，口服，每日 2 次，2 天后改为 0.25g，口服，每日 2 次，连用 3 周。

预案4: 肝穿刺排脓　在用药的同时也可穿刺排脓，脓腔较大者可在抽脓后注入吐根碱 30～60mg。肝穿刺排脓最好在抗阿米巴治疗 2～4 天后进行，抽出脓液后应做培养，若继发细菌感染，应加用敏感抗生素。

预案5: 外科切开引流治疗。

说明

① 磷酸氯喹有轻微不良反应，如厌食、恶心、呕吐、头痛、头晕、视物模糊、皮肤瘙痒等。其他不良反应包括类风湿关节炎患者长期服用可导致视网膜病，加重银屑病，可阻断对狂犬病疫苗的应答。

② 甲硝唑用药期间或停药 1 周内，禁食含乙醇的饮料、食品，禁饮酒；药物能通过胎盘屏障，故孕妇禁用；用药期间应注意是否有出血现象，定期复查凝血酶原时间。

③ 外科治疗须慎重，其适应证为以下几种。

a. 经阿米巴药物治疗及肝穿刺引流失败。

b. 左叶肝脓肿穿刺引流危险性较大。

c. 继发性细菌感染药物不能控制。

d. 穿破腹腔或邻近内脏引流不畅。

e. 多发性脓肿穿刺引流失败或困难。

二、疟疾

疟疾是由人类疟原虫感染引起的寄生虫病，主要由雌性按蚊叮咬传播。疟原虫先侵入肝细胞发育繁殖，再侵入红细胞繁殖，引起红细胞成批破裂而发病。临床上以反复发作的间歇性寒战、高热、继之出大汗后缓解为特点。间日疟及卵形疟可出现复发，恶性疟发热常不规则，病情较重，并可引起脑型疟等凶险发作。

诊断要点

① 流行病学史（有在疟疾流行区生活史、蚊子叮咬史、近期输血史等）。

② 典型的周期性发冷、发热、出汗发作、贫血、脾肿大，血涂片找到疟原虫。

③ 如多次血涂片检查阴性者可做骨髓穿刺涂片染色找疟原虫。

④ 临床虽像疟疾但多次检查疟原虫阴性可考虑应用抗疟药诊断性治疗 3 天，一般在服药后 24～48h 发热被控制而未再发作者可能为疟疾。

治疗方案

从理论上讲，抗疟药的选择应根据疟原虫的种类、对抗疟药的敏感性与耐药性、宿主的免疫状态三方面考虑。给药途径以口服为主，因呕吐不能口服者可注射给药，凶险发作者必须采用注射途径给药。

① 抗病原体治疗

a. 对氯喹敏感的疟疾发作的治疗：包括间日疟、卵形疟、三日疟、输血疟疾和一般恶性疟的治疗，以氯喹与伯氨喹联合使用为首选治疗方案。

预案1： 磷酸氯喹 1.0g（基质 0.6g）即服，6～8h 后再服 0.5g（基质 0.3g），第 2 天、第 3 天各服 0.5g（基质 0.3g）。

预案2： 磷酸伯氨喹，每次口服 13.2mg（基质 7.5mg），每天 3 次，连服 8 天。

b. 耐氯喹疟疾发作的治疗

预案1： 盐酸甲氟喹 15～25mg/kg，顿服（极量为 1.5g）。为长效制剂，半衰期为 14 天，具有极强的杀灭红细胞内疟原虫的作用。

预案2： 磷酸咯萘啶，总剂量 1.2g（基质）。第 1 天 0.4g，分 2 次口服，第 2 天、第 3 天各 0.4g，顿服，能有效杀灭红细胞内疟原虫。

预案3： 青蒿素衍生物

青蒿素片，首剂 1g，6～8h 后再服 0.5g，第 2 天、第 3 天各服 0.5g，3 天总剂量为 2.5g。或

蒿甲醚，第 1 天肌内注射 300mg，第 2 天、第 3 天各肌内注射 150mg。或

青蒿琥酯，成人第 1 天每次服 100mg，每日 2 次，第 2～5 天每次服 50mg，每日服 2 次，总量为 600mg。

在耐氯喹疟疾流行的现场，以青蒿素为基本药物的联合治疗方法已被推荐为首选治疗方案。

c. 凶险型疟疾的治疗

预案1： 5% 葡萄糖溶液　　　　500ml
　　　　　磷酸氯喹注射液　　16mg/kg ｝于 4h 内缓慢静脉滴注，

继用 8mg/kg（极量 900mg）于 24h 内滴完，每日总量不超过 35mg/kg。

预案2： 二盐酸奎宁注射液，用于耐氯喹恶性疟重症者。

0.9%氯化钠（或 5%葡萄糖）　　500ml

（每毫升含量不超过 1mg）

二盐酸奎宁注射液　　　　　　0.5g

于 4h 内缓慢静脉滴注。

密切观察血压，12h 后可重复给药。在患者清醒后改为口服奎宁。

预案 3： 青蒿琥酯 60mg，加入 5%碳酸氢钠 0.6ml，摇 2min 至完全溶解，再加入 5%葡萄糖溶液 5.4ml，最终成青蒿琥酯 10mg/ml。按 1.2mg/kg 计算每次用量。首剂注射后 4h，24h，48h 各再注射一次。静脉注射速度为每分钟 3～4ml。

d. 黑尿热的治疗

立即停用可疑药物如奎宁、伯氨喹及退热药（如阿司匹林、非那西丁）；改用蒿甲醚与乙胺嘧啶等。

应用肾上腺皮质激素控制溶血反应。

用低分子右旋糖酐改善微循环。

5%碳酸氢钠 250～500ml 静脉注射，碱化尿液，防止肾小管堵塞。

酌情给予利尿剂，呋塞米 20mg，口服。

如有心、肾功能衰竭时，应给予及时治疗，可行强心和血液透析治疗。

② 对症治疗：脑型疟是恶性疟的严重临床类型，常出现脑水肿与昏迷，应及时积极给予脱水治疗。

20%甘露醇，成人 1～2g/kg，于 30～60min 内静脉滴注；小儿 1～2g/kg 或按体表面积 30～60g/m²，于 30～60min 内静脉滴注。

说明

① 氯喹不良反应有头晕、心痛、恶心、呕吐与腹痛等，少数人可出现睡眠障碍、精神症状；有时可见白细胞减少，如减至 $4×10^9$/L 以下应停药；老年人与心脏病患者可致阿-斯综合征，应慎用；孕妇禁用。长期使用氯喹可产生抗药性（多见于恶性疟）。如用量不足，恶性疟常在 2～4 周内复燃，且易引起抗药性。

② 伯氨喹毒性比其他抗疟药大，易产生疲乏、头晕、恶心、呕吐、腹痛、发绀、药物热等症状，停药后可自行恢复；先天性缺乏葡萄糖-6-磷酸脱氢酶者，口服伯氨喹可产生急性血管内溶血；孕妇禁用；肝、肾、血液系统疾病及糖尿病患者慎用。

③ 氯喹与伯氨喹合用时部分患者可产生严重心血管系统不良反应，

如改为序贯服用不良反应可降低，与氯丙嗪等对肝脏有损伤的药物合用可加重肝脏负担。

④ 口服青蒿素的个别患者可出现一过性氨基转移酶升高及轻度皮疹，少数病例有轻度恶心、呕吐、腹泻等不良反应，不经治疗可很快恢复正常，妊娠早期妇女慎用。

⑤ 甲氟喹常见的不良反应有恶心、呕吐、腹泻、食欲不振、眩晕、平衡失调；也可出现神经精神紊乱；有精神病史和惊厥史的患者、孕妇、哺乳期妇女及严重肝、肾功能不全者禁用。

⑥ 奎宁每日用量超过 1.0g 或用药稍久，可出现金鸡纳反应：头痛、耳鸣、眼花、恶心、呕吐，以及视力、听力减退。特异质者出现急性溶血、血管神经性水肿、支气管哮喘；中毒时可出现体温下降、心律失常、呼吸麻痹；心肌病患者及孕妇禁用。

⑦ 严重心、肝、肾病患者慎用磷酸咯萘啶。

⑧ 青蒿琥酯使用过量可能出现外周血网织红细胞一过性降低；妊娠早期妇女慎用。青蒿琥酯溶解后应及时注射，如出现混浊则不可使用。

⑨ 脑型疟患者应监测血糖，便于及时发现和纠正低血糖；注意维持水、电解质平衡，亦可输入低分子右旋糖酐 500ml，对改善微血管堵塞有一定帮助；脑型疟应用肾上腺皮质激素疗效不确切，甚至有报道可延长昏迷时间。

第四节　蠕虫感染

一、钩虫病

钩虫病是由十二指肠钩虫和（或）美洲钩虫寄生人体小肠所致疾病，俗称"黄种病""懒黄病"。钩虫感染轻症患者可无症状，而出现严重贫血者可致心功能不全、儿童发育营养不良等。临床常见表现为贫血、营养不良、胃肠功能失调、劳动力下降。

诊断要点

① 在流行区有赤足下田和"粪毒"史。

②　幼虫感染主要是钩蚴性皮炎和呼吸系统症状。成虫主要引起贫血和肠黏膜创口及多种消化道症状。

③　血常规示血红蛋白低下，网织红细胞和嗜酸性粒细胞计数轻度增高，便隐血可阳性，便直接涂片或饱和盐水漂浮法检查见钩虫卵可明确诊断。

治疗方案

①　病原治疗

a. 局部用药：钩蚴感染 24h 内，可用左旋咪唑涂搽剂或 15％阿苯达唑软膏，每日 3 次，连用 2 天。

b. 驱虫治疗

预案 1： 阿苯达唑（肠虫清）400mg，每天 1 次，连服 2～3 天，隔 10 天重复一次；2 岁以下儿童剂量减半。

预案 2： 甲苯咪唑 200mg，每日 1 次，连服 3 天。

预案 3： 复方甲苯咪唑（每片含甲苯达唑 100mg、左旋咪唑 25mg），成人 1 片，每日 2 次，连服 2 天，4 岁以下儿童剂量减半。

预案 4： 复方阿苯咪唑（每片含阿苯达唑 67mg、噻嘧啶 250mg），成人和 7 岁以上儿童 2 片，顿服。

②　一般治疗：纠正贫血和低蛋白血症，给予高蛋白及高维生素饮食。

预案 1： 硫酸亚铁，成人 300～600mg，每日 3 次；小儿每日 30mg/kg，分 3 次口服。

预案 2： 10％枸橼酸铁溶液 20ml，口服，每日 3 次，同时服维生素 C 以利铁的吸收。口服铁不耐受的可选用右旋糖酐铁肌内注射，首剂 50mg 开始，如无反应，则每日或每 2～3 日以 100mg 深部肌内注射。

预案 3： 贫血一般不需输血，但孕妇和严重贫血者可考虑输血治疗。

说明

①　上述药物对妊娠妇女不宜应用，严重心功能不全者预先纠正后再驱虫治疗。

②　少数患者服用甲苯咪唑后有轻微头晕、上腹不适、恶心、腹痛等；儿童、老年体弱者剂量和疗程酌减，严重心脏病患者慎用。

③ 左旋咪唑不良反应轻而短暂，一般有头晕、腹痛等，停药后即消失，但对美洲板口线虫治疗效果差。

二、蛔虫病

蛔虫病是似蚓蛔线虫寄生于人体小肠或其他器官所致的寄生虫病。本病流行广泛，儿童发病率高。临床表现依寄生或侵入部位、感染程度不同而异。仅限于肠道者称肠蛔虫病，可有不同程度消化道表现。蛔虫成虫钻入胆管、胰腺、阑尾及肝脏等脏器，或幼虫移行至肺、眼、脑及脊髓等器官，可引起相应的异位病变，并可导致严重并发症。

诊断要点

① 自患者粪便中检查出虫卵，即可确诊。

② 对粪便中查不到虫卵，而临床表现疑似蛔虫病者，可用驱虫治疗性诊断，根据患者排出虫体的形态进行鉴别。

③ 疑为肺蛔症或蛔虫幼虫引起的过敏性肺炎的患者，可检查痰中蛔蚴以确诊。

治疗方案

病原治疗

预案 1：阿苯达唑 400mg，顿服。

预案 2：伊维菌素 $100\mu g/(kg \cdot d)$，连服 2 天。

说明

（1）胆道蛔虫症

① 治疗原则为解痉、镇痛、驱虫和抗感染等内科疗法，并常规用手术治疗。

② 解痉镇痛用阿托品 0.5mg 加异丙嗪 25mg，肌内注射或静脉滴注，也可配合针刺治疗，蛔虫大多可自动从胆管退出。

③ 驱虫最好在症状缓解后进行。

④ 抗感染：继发感染应采用适当的抗生素控制感染。

⑤ 内镜逆行胰胆管检查可直接将蛔虫从十二指肠取出。

⑥ 手术治疗：蛔虫嵌顿于胆管内，伴胆总管或肝内胆管泥沙样结

石和化脓性梗阻性胆管炎、肝脓肿形成，应行手术驱虫和引流。

（2）**蛔虫性肠梗阻**

① 内科治疗：应禁食、胃肠减压、解痉镇痛、补液和纠正酸中毒。

② 驱虫：经内科治疗腹痛缓解后驱虫，驱虫治疗药物及剂量同胆道蛔虫症。

③ 手术治疗：蛔虫性肠梗阻如发展为完全性肠梗阻或出现肠穿孔、肠坏死和腹膜炎者应手术治疗。

三、蛲虫病

蛲虫病是由蠕形住肠线虫寄生于人体肠道而引起的传染病。该病分布于世界各地，全球估计有 2 亿多患者，患者和感染人群主要是儿童。主要症状为肛门周围和会阴部瘙痒。

诊断要点

凡有肛门周围及会阴部瘙痒者均应考虑蛲虫病。家庭内曾有蛲虫感染病例的疑似异位损害患者，也应想到蛲虫病的可能。诊断蛲虫病常采用透明胶纸法或棉签湿拭法，于清晨解便前或洗澡前检查肛周。此法操作简便，检出率高。若检出虫卵即可确诊。

治疗方案

预案 1： 阿苯达唑 100mg 或 200mg 顿服，2 周后重复。

预案 2： 甲苯达唑 100mg/d，连服 3 天。

预案 3： 双氢萘酸噻嘧啶，成人每次 1.2～1.5g，小儿 30mg/kg，睡前顿服，2 周重复 1 次。

（翟永贞　张毅）

第九章

肿瘤性疾病

第一节　消化系统肿瘤

一、食管癌

诊断要点

① 食管癌患者最常见的主诉是进行性吞咽困难。主要表现为胸骨后不适，烧灼感或疼痛，食物通过时局部有异物感或摩擦感，重者吞咽困难，进食梗阻。

② 食管病变可通过食管刷刷取脱落细胞或食管镜（包括超声内镜引导下）检查活检取病理组织确诊。食管 X 线钡餐有助于诊断，CT、PET/CT 检查有助于评估病变范围、有无转移等病情。

治疗方案

治疗仍以手术切除及放射治疗为主。Ⅰ期、Ⅱ期患者首选手术切除。手术切缘不净者，术后行放疗加化疗。Ⅲ期患者最好是非手术治疗，通常是联合应用放疗和化疗。对治疗有效者，可再行手术治疗切除；疾病进展或有远处转移者行姑息性化疗。Ⅳ期患者以化疗为主，不能耐受化放疗者行最佳支持治疗，必要时姑息性手术或放疗。对 *HER-2* 阳性胃食管连接处腺癌患者，可考虑曲妥珠单抗联合顺铂/氟尿嘧啶化疗，以提高无病生存率和总生存率。对病灶直径＜2cm 或小于食管半周范围、浸润深度未达黏膜下层的食管癌可行内镜下黏膜切除术

（ESD）。对有食管梗阻者，可通过内镜放置食管支架以缓解症状。

预案 1：PF 方案

顺铂（DDP）75mg/m²，静脉滴注，大于 2h，第 1 天。

氟尿嘧啶（5-Fu）1000mg/m²，静脉滴注，第 1～4 天或第 1～5 天，持续静脉滴注 96～120h。4 周为一个周期。

预案 2：PT 方案

紫杉醇（PTX）135～175mg/m²，静脉滴注 3h，第 1 天。

顺铂（DDP）75mg/m²，静滴滴注，第 2 天。3 周为一个周期。

放射治疗是目前食管癌主要有效的治疗手段，对于可手术但因基础疾病不能手术或者不愿手术的患者，5 年生存率为 20%～73%，对于疾病偏晚者，可先术前放疗，使部分不能手术的患者获得成功手术，提高切除率，降低淋巴结转移率。根治术后的放疗能够降低淋巴结转移复发率，提高Ⅲ期食管癌和有淋巴结转移患者的生存率。

PD-1 抑制剂帕博利珠单抗已被 FDA 批准用于治疗晚期食管癌。

说明

① 上述两方案是食管癌常用化疗方案。氟尿嘧啶具有典型的时间依赖性，持续静脉滴注效果更好，业已证明其与顺铂有协同作用。食管癌最有效的药物为顺铂、紫杉醇和氟尿嘧啶。

② 为预防过敏反应，应用紫杉醇前应常规预防性使用地塞米松、苯海拉明、西咪替丁。

③ 应用大剂量顺铂时应予充分水化，适度利尿，以减少肾毒性，加强止吐，预防延迟性呕吐，并注意维持离子平衡。

（刘洋）

二、胃癌

胃癌是我国高发肿瘤之一，据 2020 年全球癌症报告显示，近年来我国胃癌新增病例和死亡人数均居世界首位。胃癌早期多无症状，逐渐出现上腹饱胀不适、反酸、嗳气、呕吐、黑便、食欲减退、体重减轻，最后发展成为腹水、恶病质等。病理以低分化腺癌最多，占全部胃癌的 1/4。易发生淋巴结转移、局部侵犯，也可经血行转移。诊断一般依靠 X 线钡餐检查及胃镜检查。通过内镜进行病变活检，同时行脱落细胞学检查和刷拭活检，胃癌的诊断率可提高到95％以上。胸部、腹部CT有助于估计病情严重程度。超声内镜（EUS）检查应用越来越多，有助于确定肿瘤在胃壁的浸润深度，还可在EUS引导下行淋巴结等活检。

治疗方案

迄今为止，胃癌的治疗仍以手术为主。广泛的淋巴结清扫术对生存是否有益尚存在争议（包括D1、D2淋巴结清扫术）。除日本外，D2淋巴结清扫术未获普遍接受。

0期、Ⅰ期：做根治性手术。如为根治性切除，T_1N_0者（ⅠA期），术后不需辅助化疗和（或）放疗。T_2N_0（ⅠB期），对有高危因素者，如低分化腺癌、有脉管瘤栓、年轻（<35岁），术后应行含氟尿嘧啶方案的化疗或同步化放疗。

Ⅱ期、Ⅲ期：做根治性手术，术后做辅助化疗，也可做术前、术中化疗或放疗。

Ⅳ期：主要行化学治疗，必要时行姑息性手术或放疗。联合化疗治疗胃癌的有效率为30％～50％。目前胃癌尚无标准的联合化疗方案。

预案1： FAM方案

丝裂霉素（MMC）$10mg/m^2$，静脉注射，第1天。

多柔比星（ADM）$20mg/m^2$，静脉注射，第1、第8天。

氟尿嘧啶（5-Fu）$300mg/m^2$，静脉滴注，第2～6天。

3周为一个周期。

预案2： PF方案

顺铂（DDP）$75\sim100mg/m^2$，静脉滴注，大于2h，第1天。

氟尿嘧啶（5-Fu）$800\sim1000mg/m^2$，持续静脉滴注，第1～5天。

每4周为一个周期。

预案3： ECF方案

表柔比星（EPI）$50mg/m^2$，静脉滴注，第1天。

顺铂（DDP）$60mg/m^2$，静脉滴注，大于2h，第1天。

氟尿嘧啶（5-Fu）$200mg/m^2$，持续静脉滴注，第1～21天。

每3周为一个周期。

预案4： PCF方案

紫杉醇（PTX）$135\sim175mg/m^2$，静脉滴注，3h，第1天。

顺铂（DDP）$20mg/m^2$，静脉滴注，大于2h，第1～5天。

氟尿嘧啶（5-Fu）750mg/m^2，24h，持续静脉滴注，第1～5天。

每4周为一个周期。

预案5：FOLFOX4方案

奥沙利铂（L-OHP）85～100mg/m^2，静脉滴注，2h，第1天。

亚叶酸钙（CF）200mg/m^2，静脉滴注，2h，第1、第2天，氟尿嘧啶前。

氟尿嘧啶（5-Fu）400mg/m^2，静脉泵入，2h；600mg/m^2，22h，持续静脉滴注。第1、第2天。

2周为一个周期。

预案6：XELOX方案

奥沙利铂（L-OHP）130mg/m^2，静脉滴注，2h，第1天。

卡培他滨（CAP）1000mg/m^2，每日2次，口服，第1～14天。

3周为一个周期。

预案7：DCF方案

多西他赛（DXT）75mg/m^2，静脉滴注，第1天。

顺铂（DDP）75mg/m^2，静脉滴注，第1天。

氟尿嘧啶（5-Fu）750mg/m^2，持续静脉滴注24h，第1～5天。

3周为一个周期。

预案8：S-1单药

替吉奥胶囊（S-1）：体表面积<1.25m^{2}者，每次40mg；1.25m^2≤体表面积<1.5m^{2}者，每次50mg；体表面积≥1.5m^{2}者，每次60mg。每日2次，口服，第1～28天。

6周为一个周期。

预案9：CF方案或顺铂和卡培他滨加曲妥珠单抗。本方案仅适用于HER2阳性的患者（定义为免疫组化3$^+$和/或FISH$^+$）。

曲妥珠单抗首次8mg/kg，静脉滴注，负荷剂量静脉滴注时间超过90min，第1天。如能耐受，后续周期6mg/kg，静脉滴注30～90min。方案每21天重复。

顺铂（DDP）80mg/m^2，静脉滴注，大于2h，第1天。

氟尿嘧啶（5-Fu）800mg/m^2，持续静脉滴注24h，第1～5天。或卡培他滨1000mg/m^2，每日2次，口服，第1～14天。

3周为一个周期。

说明

① 胃癌是相对化疗敏感的恶性肿瘤，但晚期和转移性胃癌仍较难治愈。胃癌化疗多为以氟尿嘧啶类或顺铂等铂类为主体的联合化疗。欧洲建议 ECF 方案作为治疗晚期胃癌的标准化疗方案。近年来，含紫杉醇、奥沙利铂和卡培他滨的方案更具优势，已成为主流方案。但目前晚期胃癌仍无标准化疗方案。

② PCF、DCF 方案主要不良反应为骨髓抑制、胃肠道反应。因紫杉醇中含有赋形剂聚氧乙基代蓖麻油，可发生过敏反应，应用紫杉醇前应常规预防性使用地塞米松、苯海拉明、西咪替丁，这样可使过敏反应发生率降低至 5% 以下。紫杉醇类药物是一线方案化疗失败后晚期胃癌的有效挽救药物。

③ 由于中、西方人种体质差异，对方案的耐受性不同。临床应用时，应酌情考虑剂量调整，尤其是 DCF 方案，不能盲目照搬。

④ FOLFOX4 方案引起的主要不良反应为白细胞减少、周围神经毒性及手足综合征，而消化道反应较轻。周围神经毒性为奥沙利铂所特有，表现为外周感觉神经异常、指（趾）端或口周麻木、感觉迟钝，遇冷加重。当症状严重时，应及时停药，并予神经营养药物对症处理。

⑤ *HER2* 阳性患者可在化疗（不建议蒽环类）基础上联用曲妥珠单抗。PD-1 单抗联合化疗已成为晚期转移性胃癌一线治疗新标准。

⑥ S-1 单药方案不良反应较少，更适合体力状态相对较差者或老年人。

⑦ 应用大剂量顺铂时应充分水化，适度利尿，并注意维持离子平衡。

（刘洋）

三、大肠癌

大肠癌是常见的恶性肿瘤，包括直肠癌和结肠癌，以直肠癌居多。主要表现为排便规律改变、便血、腹痛等症状。结肠癌以钡剂双重对比造影及结肠镜检查为主，直肠癌则以肛门指诊最为简单实用，以上检查可早期发现大肠癌。超声，胸腹部、盆腔 CT 有助于术前确定有无大肠以外的侵犯，但对腹腔内小的种植病灶可能存在假阴性。PET/CT 对疾病诊断和确定有无肿瘤复发、转移有帮助。血清癌胚抗原（CEA）多用于术后监测有无复发及转移。CA19-9 也可作为诊断和监测的肿瘤标志物。

治疗方案

目前大肠癌的治疗仍以外科治疗为主，能手术者尽量手术切除。对肝转移者，肝切除是大肠癌可切除肝转移瘤的一种治疗方法。完整切除时必须考虑到肿瘤范围和解剖学上的可行性，剩余肝脏必须能维持足够功能；原发灶必须能根治性切除（R0），无肝外不可切除病灶，不推荐减瘤手术。对肺转移者，完整切除时必须考虑到肿瘤范围和解剖学上的可行性，肺切除后必须能维持足够功能；原发灶必须根治性切除；肺外可切除病灶并不妨碍肺转移的切除。某些患者可考虑多次切除。依据情况也可术前行新辅助化疗。化疗主要用于术后辅助治疗及手术不能切除和复发病例的姑息治疗。

预案 1： CF/5-Fu 方案

亚叶酸钙（CF）$100 \sim 200 mg/m^2$，静脉滴注（先用），第 1~5 天。

氟尿嘧啶（5-Fu）$600 mg/m^2$，静脉滴注 6~8h，第 1~5 天。

3 周为一个周期。

预案 2： 改良的 FOLFOX6 方案

奥沙利铂（L-OHP）$85 mg/m^2$，静脉滴注，2h，第 1 天。

亚叶酸钙（CF）$400 mg/m^2$，静脉滴注，2h，第 1~2 天。

氟尿嘧啶（5-Fu）$400 mg/m^2$，静脉注射，第 1 天。

氟尿嘧啶（5-Fu）$2400 mg/m^2$，持续静脉滴注 46h。

2 周为一个周期。

预案 3： CAP 单药方案

卡培他滨（CAP）$1250 mg/m^2$，每日 2 次，口服，第 1~14 天。

3 周为一个周期。

预案 4： XELOX 方案

奥沙利铂（L-OHP）$130 mg/m^2$，静脉滴注 2h，第 1 天。

卡培他滨（CAP）$850 \sim 1000 mg/m^2$，每日 2 次，第 1~14 天。

3 周一个周期。

预案 5： FOLFIRI 方案

伊立替康（CPT-11）$180 mg/m^2$，静脉滴注，90min，第 1 天。

亚叶酸钙（CF）200mg/m^2，静脉滴注，2h，第 1 天。

氟尿嘧啶（5-Fu）400mg，静脉注射，第 1 天。

氟尿嘧啶（5-Fu）2400～3000mg/m^2，持续静脉滴注 46h。

2 周为一个周期。

预案 6：靶向治疗

西妥昔单抗 400mg/m^2，静脉滴注，初次使用时大于 2h，在化疗前应用，第 1 周，随后 250mg/m^2，静脉滴注，60min，每周 1 次。首次滴注本品前必须予抗组胺药物，并建议在随后每次治疗前都予抗组胺治疗。本药可与前述化疗方案联合使用或单用。仅适用于 K-ras 野生型患者。

贝伐单抗 5mg/kg，静脉滴注，大于 90min（第 1 周期）、大于 60min（第 2 周期）、大于 30min（第 3 周期以后）。可与前述方案联用。警告：使用贝伐单抗有胃肠道穿孔、手术和伤口愈合并发症、严重出血的风险。手术前至少停药 28 天，术后至少 28 天及伤口完全恢复之前不能使用贝伐单抗。严重出血或凝血状态异常、活动性冠心病或严重未控制的高血压患者，应予高度警惕。

说明

① 预案 5、预案 6 仅用于晚期结直肠癌。FOLFIRI 方案与西妥昔单抗联合方案可作为 K-ras 野生型转移性结直肠癌的一线治疗。

② 上述方案的主要不良反应为骨髓抑制、口腔黏膜炎及胃肠道反应（恶心、呕吐、腹泻），程度与氟尿嘧啶的用量有关。氟尿嘧啶持续静脉滴注的毒性较小，因而可用到较大剂量，且氟尿嘧啶用到最大耐受剂量时疗效较好。亚叶酸钙可通过生化调节使氟尿嘧啶增效。

③ FOLFOX 6 方案更易引起中性粒细胞减少和神经系统不良反应。奥沙利铂的神经毒性为剂量限制性毒性，表现为感觉迟钝和（或）感觉异常，遇冷加重，偶尔可有急性咽喉感觉障碍，应用本品期间应注意保暖。

④ FOLFIRI 方案的胃肠道毒性和脱发的不良反应较重，曾有致死性腹泻的报道。应注意伊立替康的胆碱能综合征（用药 24h 内出现，表现为痉挛性腹痛、多汗、瞳孔缩小、流泪、唾液分泌增多、视物模糊、头晕、低血压等，严重者予阿托品 0.25mg 皮下注射可缓解）和迟发性腹泻（用药 24h 后出现，发生率达 90%，中位发生时间为用药后第 5

天。一旦发生迟发性腹泻，予大剂量洛哌丁胺治疗有效，首剂 4mg，以后每 2 小时予 2mg，直至末次水样便后继续用药 12h，一般用药最长时间不超过 48h）等不良反应。

⑤ 对于同时性单纯肝和（或）肺转移结肠癌患者的辅助治疗可以考虑纳武利尤单抗＋伊匹木单抗或帕博利珠单抗（优选）〔仅适用于 DNA 错配修复缺陷（dMMR）/微卫星高度不稳定型（MSI-H）患者〕。

（刘洋）

四、小肠肿瘤

小肠肿瘤较少见，有良性和恶性两类。小肠良性肿瘤有平滑肌瘤、脂肪瘤、纤维瘤、腺瘤、血管瘤、淋巴瘤、错构瘤等。小肠恶性肿瘤有平滑肌肉瘤、腺癌、淋巴瘤、淋巴肉瘤、类癌等。小肠肿瘤可发生在十二指肠、回肠、空肠的任何部位，以回肠多见。

诊断要点

① 问诊病史时注意有无腹痛、消化道出血、腹部肿块或贫血乏力及体重下降等全身症状。十二指肠肿瘤可有黄疸。注意询问有无炎症性肠病、结核或血吸虫等既往史。

② 腹部查体可触及可推动肿块，肿瘤部位可有压痛。肿瘤导致肠梗阻后可出现腹痛腹胀、肠鸣音亢进等肠梗阻体征。

③ 实验室检查：小肠肿瘤合并肠梗阻时可出现白细胞升高、脱水、离子紊乱。小肠肿瘤合并出血时有大便隐血阳性或贫血。类癌患者尿 5-羟吲哚乙酸及血 5-羟色胺升高。

④ 腹部 X 线或 CT 均为常用检查手段。胃十二指肠镜及小肠镜检查可提高诊断。在小肠肿瘤出血时行肠系膜动脉造影或核素扫描阳性率较高。

治疗方案

① 对症治疗：包括贫血时输血；肠梗阻时给予胃肠减压、禁食输液等。类癌综合征可给予抗组胺药及氢化可的松改善。

② 小肠肿瘤一经发现大多需要手术治疗。良性肿瘤可做局部或部分肠切除。恶性肿瘤则需行根治性切除。若小肠肿瘤无法根治切除，可

行短路手术。

③ 除小肠淋巴瘤外，放射治疗和化疗效果均不佳。

说明

小肠类癌由于类癌细胞产生的 5-羟色胺和缓激肽会引起阵发性面部、颈部和上躯体皮肤潮红，腹泻，哮喘等类癌综合征表现，常因进食、饮酒、情绪激动或按压肿瘤而发作。

（张方圆）

五、胆道恶性肿瘤

（一）胆囊癌

胆囊恶性肿瘤有淋巴肉瘤、横纹肌肉瘤、网状组织细胞肉瘤、纤维肉瘤、类癌、癌肉瘤等，而胆囊癌是其中最常见的一种。胆囊癌发病年龄绝大多数在 50 岁以上，平均 59.6 岁；女性发病为男性的 3～4 倍。在胆道疾病中，胆囊癌仅占 0.4%～3.8%，在肝外胆道癌中却占 25%。

诊断要点

① 早期无特异性症状，如有慢性胆囊炎或胆囊结石，发作时可出现腹痛、恶心呕吐、腹部压痛等。病人因胆囊良性疾病行胆囊切除，术后病理检查发现的胆囊癌，称意外发现的胆囊癌（unsuspected/unexpected gallbladder carcinoma，UGC）。当肿瘤侵犯至浆膜或胆囊床，则出现定位症状，如右上腹痛，可放射至肩背部。胆囊管受阻时可触及肿大的胆囊。能触及右上腹肿物时往往已到晚期。常伴有腹胀、食欲差、体重减轻或消瘦、贫血、肝大，甚至出现黄疸、腹水、全身衰竭。少数肿瘤穿透浆膜，发生胆囊急性穿孔、腹膜炎，或慢性穿透至其他脏器形成内瘘；还可引起胆道出血、肝弥漫性转移引起肝衰竭等。

② 实验室检查：CEA、CA19-9、CA12-5 等均可以升高，其中以 CA19-9 较为敏感，但无特异性。细针穿刺胆囊取胆汁行肿瘤标志物检查有一定诊断意义。

③ 影像学检查：超声、CT 检查显示胆囊壁增厚不均匀，腔内有位置及形态固定的肿物，应考虑胆囊癌的可能。超声造影、增强 CT 或 MRI 显示胆囊肿块血供丰富，则胆囊癌的可能性更大。

④ 胆囊癌合并坏死、感染时需要与胆囊炎或胆囊坏疽形成的脓肿鉴别，但胆囊癌血供丰富，CA19-9 升高。超声导引下细针穿刺活检对诊断有一定帮助。

治疗方案

化学或放射治疗大多无效，首选手术切除，手术切除的范围依据胆囊癌分期确定。

① 单纯胆囊切除术：适用于 AJCC 0 期和 Ⅰ 期胆囊癌。这些病例几乎都是因胆囊结石、胆囊炎行胆囊切除后病理检查偶然发现的，癌肿局限于胆囊黏膜层或达固有层，未侵犯肌层，不必再行手术。

② 胆囊癌根治性切除术：适用于 ⅡA、ⅡB、ⅢA 期胆囊癌。切除范围除胆囊外，还包括肝Ⅳb 段（方叶）和 Ⅴ 段切除或亚肝段切除，并做胆囊引流区域淋巴结的清扫。

③ 胆囊癌扩大根治术：适应证为某些 ⅢB、ⅣA 或 ⅣB 期胆囊癌。手术范围包括肝右三叶切除，甚至肝＋胰十二指肠切除。临床上虽有成功的病例，因手术死亡率高，长期生存率低，争议较大。

④ 姑息性手术：适用于不能切除的胆囊癌，方法包括肝管空肠 Roux-en-Y 吻合内引流术，经皮、肝穿刺或经内镜在胆管狭窄部位放置内支撑管引流术，以及胃空肠吻合术等，目的是减轻或解除肿瘤引起的黄疸或十二指肠梗阻。

（孟相真　张方圆）

（二）胆管癌

胆管癌（carcinoma of bile duct）是指发生在肝外胆管即左、右肝管至胆总管下端的恶性肿瘤。随着诊断水平的提高，本病发现率明显增多。

诊断要点

① 黄疸：90％～98％病人出现黄疸，颜色逐渐加深，大便灰白，可伴有厌食、乏力、贫血。半数病人伴皮肤瘙痒和体重减轻。少数无黄疸者主要有上腹部疼痛，晚期可触及腹部肿块。

② 胆囊肿大：病变在中、下段的可触及肿大的胆囊，Murphy 征可能阴性，而上段胆管癌胆囊不肿大，甚至缩小。

③ 肝大：肋缘下可触及肝脏，黄疸时间较长可出现腹水或双下肢水肿。肿瘤侵犯或压迫门静脉，可造成门静脉高压症而导致上消化道出血；晚期病人可并发肝肾综合征，出现尿少、无尿。

④ 胆道感染：如发生，可出现典型的胆管炎表现，比如右上腹疼痛、寒战高热、黄疸，甚至出现休克。华支睾吸虫是诱发胆管癌的原因之一。

⑤ 实验室检查：血清总胆红素、直接胆红素、ALP 和 γ-GT 均显著升高，而 ALT 和 AST 只轻度异常。胆道梗阻致维生素 K 吸收障碍，肝合成凝血因子受阻，凝血酶原时间延长。血清肿瘤标记物 CA19-9 可能升高，CEA、AFP 可能正常。

⑥ 影像学检查

a. 首选超声检查，可见肝内胆管扩张或见胆管肿物；彩色多普勒超声检查可了解门静脉及肝动脉有无受侵犯；内镜超声探头频率高且能避免肠气的干扰，检查中、下段和肝门部胆管癌浸润深度的准确性分别达到 82.8％和 85％。在超声导引下还可行 PTC 检查，穿刺抽取胆汁作 CEA、A19-9 胆细胞学检查和直接穿刺肿瘤活检。

b. 内镜逆行胰胆管造影（ERCP）对下段胆管癌诊断帮助较大，可同时放置内支架引流以减轻黄疸，用于术前准备。

c. CT、MRI 胆道成像能显示胆道梗阻的部位、病变性质等。

治疗方案

（1）胆管癌根治性切除手术　胆管癌化学治疗和放射治疗效果不肯定，原则上应争取做根治性切除，不同部位的胆管癌手术方法有所不同。

① 上段胆管癌（肝门部胆管癌）：Bismuth-Corlett Ⅰ型、部分Ⅱ型肝门部胆管癌切除胆囊和肝外胆管即可，胆管空肠 Roux-en-Y 吻合重建胆道；部分Ⅱ型、Ⅲa型或Ⅲb型，除了行胆囊和肝外胆管切除外，需根据不同情况做小范围中央（如Ⅳ段或Ⅳ＋Ⅴ段）肝切除，或同侧半肝切除，附加或不加肝尾叶切除。各型手术切除的范围可以不同，但都必须同时清除肝十二指肠韧带内所有淋巴结及结缔组织（肝十二指肠韧带"脉络化"）。根据残肝断面胆管的数目、口径大小等情况选择相应的胆肠吻合术式重建胆道。多数Ⅳ型肝门部胆管癌不能手术切除，如可切除，通常需要做半肝或扩大的半肝切除，或Ⅳ＋Ⅴ＋Ⅷ段联合切除。

胆道重建术式选择的原则同上。

② 中段胆管：切除肿瘤及距肿瘤边缘 0.5cm 以上的胆管，肝十二指肠韧带 "脉络化"，行肝总管空肠 Roux-en-Y 吻合术。

③ 下段胆管癌：需行胰十二指肠切除术。

（2）扩大根治术　如肝右三叶切除、肝＋胰十二指肠联合除切，虽有手术成功的病例，但实际意义存在争论。

（3）姑息性手术　适用于不能切除的胆管癌。

① 经皮肝穿刺胆道引流术（PTCD）或放置内支架、经内镜鼻胆管引流或放置内支架，目的是引流胆汁，减轻黄疸。如病人不配合或操作失败，可开腹行左肝部分切除的 Longmire 手术，经圆韧带入路行左肝管空肠 Roux-en-Y 吻合术。中下段癌可行肝总管空肠吻合术等。胆汁内引流的病人比置管外引流的病人生活质量高。

② 胃空肠吻合术：因肿瘤侵犯或压迫十二指肠造成消化道梗阻，可行胃空肠吻合术恢复消化道通畅，改善病人生存质量。

（孟相真　张方圆）

六、胰腺癌

胰腺癌以男性居多，是消化系统常见的恶性肿瘤之一。胰腺癌起病隐袭，易早期转移，播散至肝脏、腹膜、肺和局部淋巴结。其临床特点为病程短、进展快、死亡率高，中位生存期 6 个月左右，有 "癌中之王" 之称。

诊断要点

① 胰腺位于腹膜后，因位置深，胰腺癌早期往往无明显症状或仅有上腹不适。待出现黄疸、腹痛、消瘦、上腹部包块时多为中期、晚期，失去手术机会。

② 重视以下高危人群：年龄＞40 岁，有上腹部非特异性症状者，伴有乏力和进行性消瘦；上腹不适的部位较深，范围较广，定位不清，性质不明，与饮食关系不密切者；有胰腺癌家族史者；慢性胰腺炎患者；家族性腺瘤息肉病患者；突发糖尿病者；上腹痛或背痛伴多发性静脉血栓形成或血栓性静脉炎者；长期吸烟、酗酒及长期接触有害化学物质者。对上述人群，应进一步积极检查。

③ B超，腹部CT、MRI是诊断胰腺癌最常用的影像学手段。磁共振胆胰管成像（MRCP）对胆道有无梗阻及梗阻部位、梗阻原因判断具有优势。经内镜逆行性胰胆管造影（ERCP）可发现胰胆管的微小病变，灵敏度、特异度超过90%，并可活检取病理。超声内镜（EUS）可判断胰腺病变与周围组织的关系，对明确临床分期和可治愈性预测更准确，细针穿刺可从病理学明确肿瘤诊断。PET/CT对胰腺癌有较高的诊断和鉴别诊断价值，并有助于发现胰腺外转移。肿瘤标志物检测包括CEA、CA19-9、CA72-4、CA50、CA242等，CEA在胰腺癌中可有83%~92%阳性，但为非特异性。CA19-9对胰腺癌具有高度敏感性和特异性，据报道对胰腺癌准确率达86%。联合检测可提高敏感性和特异性。

治疗方案

手术切除是效果最好的治疗方法。病变局限、经检查可手术者，尽量争取开腹探查，行根治术。经探查不能切除者，可行姑息手术，以缓解黄疸、梗阻等症状。Ⅰ期、ⅡA期胰腺癌，根治术后应随诊，有高危倾向者可行术后辅助化疗或放疗。对ⅡB、Ⅲ期患者，术后辅助化放疗。对不能切除的Ⅳ期患者，可选择联合化疗。晚期胰腺癌应进行综合治疗。可采用放置支架、激光手术、放射治疗等缓解梗阻及黄疸症状，严重疼痛者可联合放疗与吗啡类药物止痛，必要时予神经毁损性治疗。对营养状态差者应积极给予肠内或肠道外营养等支持治疗。

预案1： 单药GEM方案

吉西他滨（GEM）1000mg/m²，静脉滴注，第1、第8、第15天。4周为一个周期。

预案2： 单药S-1方案

替吉奥胶囊（S-1）80~120mg/d，分2次口服，第1~28天。6周为一个周期。

预案3： GP方案

吉西他滨（GEM）1000mg/m²，静脉滴注，第1、第8、第15天。

顺铂（DDP）25mg/m²，静脉滴注，第1、第2、第3天。

3周为一个周期。

预案4： GEM+S-1方案

吉西他滨（GEM）1000mg/m²，静脉滴注，第1、第8天。

替吉奥胶囊（S-1）60~100mg/d，分2次口服，第1~14天。

3 周为一个周期。

预案 5：GEM＋厄洛替尼方案

厄洛替尼 100mg，每日 1 次，口服。

吉西他滨（GEM）1000mg/m^2，静脉滴注，第 1、第 8、第 15 天。

4 周为一个周期。

预案 6：GEM＋白蛋白结合型紫杉醇方案

白蛋白结合型紫杉醇 125mg/m^2，静脉滴注，第 1、第 8、第 15 天。

吉西他滨（GEM）1000mg/m^2，静脉滴注，第 1、第 8、第 15 天。

4 周为一个周期。

说明

① 胰腺癌对化疗不敏感。吉西他滨是近 30 年来首次被美国 FDA 批准的治疗晚期胰腺癌的药物，成为一线标准抗胰腺癌药物。对局部晚期胰腺癌和转移性胰腺癌，吉西他滨和顺铂联合方案较吉西他滨单药可能有更佳的无进展时间和总生存期。近几年，氟尿嘧啶类药物在胰腺癌治疗中的地位得到了提升，对于局部晚期和转移性胰腺癌，吉西他滨与氟尿嘧啶类可互为一线、二线治疗方案，序贯使用这两种方案可使患者获得较长的生存期。厄洛替尼联合吉西他滨可用于治疗局部晚期、不可切除或转移性胰腺癌患者。

② 吉西他滨主要不良反应为骨髓抑制，大剂量静脉滴注可出现较为严重的血液毒性，特别是血小板减少。

③ 顺铂的剂量限制性毒性为肾及神经毒性，大剂量时应注意水化，总剂量不超过 800～1000mg/m^2。

④ 对于不可切除的局部晚期或转移性胰腺癌，积极化疗有利于减轻症状、延长生存期和提高生活质量。近年来，白蛋白结合型紫杉醇与吉西他滨联合方案已用于不可切除局部晚期或转移性胰腺癌的一、二线治疗。

（刘洋）

七、原发性肝癌

原发性肝癌中 90％以上为肝细胞癌。肝癌主要病因有病毒性肝炎、黄曲霉毒素、饮水污染、酒精性肝硬化和遗传因素等。

诊断要点

① 早期无典型症状，一旦症状出现则多属中期、晚期。常见症状为乏力、消瘦、食欲不振、腹胀、肝区疼痛等。晚期可出现贫血、腹水、黄疸、水肿、出血及恶病质等。

② 甲胎蛋白（AFP）及其异质体是诊断肝癌的重要指标和特异性最强的肿瘤标志物，常用于肝癌普查、早期诊断、术后监测和随访。对于 AFP 值≥400μg/L 超过 1 个月，或≥200μg/L 持续 2 个月，排除妊娠、继发性肝癌、生殖腺肿瘤或活动性肝病，应高度怀疑肝癌；关键是同期进行的影像学检查（CT、MRI）是否具有肝癌特异性占位。超声、CT、MRI、肝动脉造影，可发现早期肝癌。PET/CT 检查有助于疾病诊断和明确有无远处转移。细针穿刺活检或病理活检能进一步明确病理诊断。

治疗方案

肝癌主要治疗手段为手术切除，早期手术切除效果最好。肝癌对放疗具有一定的敏感性。肝癌属于化疗相对不敏感的肿瘤，全身化疗效果不理想，多采用动脉给药以提高疗效。

预案 1：索拉非尼 400mg，每日 2 次，口服。若需要可酌情减量至每日 400mg 或隔日 400mg。口服至疾病进展或不能耐受停药。

预案 2：FOLFOX4 方案

奥沙利铂（L-OHP）85mg/m²，静脉滴注，2h，第 1 天。

亚叶酸钙（CF）200mg/m²，静脉滴注，2h，第 1、第 2 天，5-Fu 前。

氟尿嘧啶（5-Fu）400mg/m²，静脉泵入，2h；600mg/m²，持续静脉滴注 22h。第 1~2 天。

2 周为一个周期。

说明

① 多项国际多中心研究表明索拉非尼能够延缓肝细胞癌进展，明显延长晚期肝癌患者生存期，且安全性较好。其常见不良反应为腹泻、体重减轻、手足综合征、高血压等。

② 肝癌属化疗不敏感肿瘤，全身化疗缓解率低，一般不推荐全身

化疗。国际多中心研究（EACH 研究）结果证实，含奥沙利铂的联合化疗可为晚期患者带来较好的客观疗效、病情控制和生存获益，且安全性好。对于没有禁忌证的晚期肝癌患者，系统化疗优于一般性支持治疗。对于不适合手术或局部治疗的晚期肝细胞癌患者仍需治疗时，预案 2 的姑息性化疗是一种选择。

③ 肝动脉栓塞化疗（TACE）适用于单一肝脏病灶且不能行肝移植、手术切除或射频治疗的患者，是以改善症状为目的的姑息治疗，使有效率大为提高，生存期有所改善。

④ 靶向药物索拉非尼是经充分循证医学证据证实有效的系统治疗药物，用于治疗不能手术切除或有远处转移的肝细胞癌，可延长患者生存期。索拉非尼与肝动脉介入治疗或系统化疗联合应用，可使患者获益更多。亚砷酸对中晚期肝癌有一定姑息作用，已获 FDA 批准用于晚期肝癌。

（刘洋）

八、转移性肝肿瘤

本病又称继发性肝肿瘤（secondary tumor of the liver），包括转移性肝癌（metastatic cancer of the liver）和转移性肝肉瘤（metastatic sarcoma of the liver）。原发肿瘤主要（57%）为结、直肠癌，胃癌，胰腺癌，胃、肠平滑肌肉瘤等；肺癌、乳腺癌、肾癌、宫颈癌、卵巢癌、前列腺癌和头颈部肿瘤等也可发生肝转移。

诊断要点

① 转移性肝肿瘤较小时，一般无症状，常在影像学检查时被发现。随着转移瘤增大，可出现上腹或肝区不适或隐痛；病情加重时，可出现乏力、发热、体重下降等，晚期病人可出现贫血、黄疸、腹水等。体检发现肝大，有时可触及坚硬的癌结节。

② 超声、CT、MRI 和 PET 等影像学检查有重要诊断价值。

③ 肿瘤标志物：AFP 升高者较少；CEA、CA19-9、CA12-5 等对消化系统、肺、卵巢等器官癌肿的肝转移具有诊断价值。

治疗方案

对于单发的转移性肝肿瘤，最有效的治疗方法是肝切除。多发的转移性肝肿瘤是否行肝切除，存在争论。文献中有报告一次手术切除肝5个转移肿瘤，取得了较好的效果。手术原则：完全切除肿瘤（切缘距肿瘤＞1cm），最大限度保留健康肝组织。

如为同时性转移，且原发癌和转移癌均可切除，可行同期手术切除，但术前要认真评估病人耐受手术的能力。对不适应手术切除的肝转移癌或术中发现不能手术切除者根据病人全身及原发肿瘤情况选用区域灌注化疗、微波固化、射频消融、冷冻及放射等局部治疗，部分病人治疗后转移瘤缩小、肿瘤数目减少，可延长生存时间。

（孟相真　张方圆）

第二节　肺癌

原发性肺癌（肺癌）是我国最常见的恶性肿瘤之一。临床上广泛应用的病理分类把肺癌分为小细胞肺癌（SCLC）和非小细胞肺癌（NSCLC），NSCLC包括鳞癌、腺癌（包括支气管肺泡癌）和大细胞癌。

诊断要点

① 肺癌的临床表现很复杂，大致可归纳为胸腔内原发病灶表现（新发或性状改变的咳嗽、咯血、呼吸困难、胸痛、肺炎等）、胸内蔓延表现（声嘶、膈神经麻痹、吞咽困难、上腔静脉压迫综合征、胸腔积液、Pancoast综合征等）、远处转移表现（脑、肺、肝、肾上腺、骨转移及其他部位转移所引起的相应临床症状）和副肿瘤综合征的肺外表现（发热、畏寒、体重下降、高钙血症所致呕吐等）四类。

② 胸部X线片、胸腹CT、彩超是诊断肺癌及转移灶的常规手段。全身骨ECT可明确有无骨转移征象。PET/CT可有助于明确病灶性质及有无远处转移。痰细胞学、支气管镜、纵隔镜、胸腔镜及可疑皮肤结节、淋巴结穿刺活检等可获得病理学诊断。肿瘤标志物癌胚抗原（CEA）、细胞角质蛋白19片段抗原21-1（CYFRA21-1）、糖类抗原242（CA242）、鳞癌相关抗原（SCC）、神经元特异性烯醇化酶（NSE）、胃泌素释放肽前体（ProGRP）等联合检测，可提高其在临床应用中的敏感度和特异度。

治疗方案

（1）小细胞肺癌（SCLC）的治疗

可分为局限期和广泛期治疗。

① 局限期 SCLC 治疗：临床分期为 $T_{1\sim2}N_0M_0$ 者可选择外科手术，术后可辅助化疗。对有淋巴结转移或术后有肿瘤残留者，应行化疗、放疗。对局限期不能手术的患者行化疗、放疗。局限期 SCLC 患者，在胸内病灶达到完全缓解或接近完全缓解且 ECOG PS 评分为 0～2 者，可行预防性脑照射。

② 广泛期 SCLC 治疗：以化疗为标准治疗，必要时可配合局部放疗。对广泛期 SCLC 在化疗有效的情况下，行预防性脑照射也可降低 SCLC 脑转移的风险。

预案 1：EP 方案

依托泊苷（VP-16）100mg/m^2，静脉滴注，第 1～3 天。

顺铂（DDP）75mg/m^2，静脉滴注，第 1 天。

3 周为一个周期。

预案 2：EC 方案

依托泊苷（VP-16）100mg/m^2，静脉滴注，第 1～3 天。

卡铂（CBP）300mg/m^2（或 AUC＝5），静脉滴注，第 1 天。

3 周为一个周期。

（2）非小细胞肺癌（NSCLC）的治疗

外科手术切除是Ⅰ期、Ⅱ期 NSCLC 的主要治疗方法。部分ⅢA 期也可选择手术治疗。对可切除的Ⅲ期 NSCLC 也可选择术前新辅助化疗。Ⅱ期、Ⅲ期和具有高危因素的ⅠB 期患者术后应行辅助化疗。对不能手术的Ⅱ期、Ⅲ期患者推荐同步放疗、化疗，对不能耐受者行序贯化疗、放疗。Ⅳ期患者以化疗及靶向治疗为主，也可行局部放疗达到姑息减症目的。对Ⅳ期 NSCLC，*EGFR* 基因突变者推荐 EGFR-TKI 为一线治疗，*ALK* 融合基因阳性者推荐克唑替尼为一线治疗。奥希替尼成为ⅠB～ⅢA 期 *EGFR* 基因突变非小细胞肺癌患者术后辅助治疗推荐。PDL1 高表达的晚期 NSCLC，阿特珠单抗成为一线优先推荐，纳武利尤单抗＋伊匹木单抗双免方案升至 1 级推荐。

预案 1：GP 方案

吉西他滨（GEM）1000～1250mg/m^2，静脉滴注，第 1、第 8 天。

顺铂（DDP）75mg/m²，静脉滴注，第1天。或

卡铂（CBP），AUC＝5，静脉滴注，第1天。

3周为一个周期。

预案2：NP方案

长春瑞滨（NVB）25mg/m²，静脉滴注，第1、第8天。

顺铂（DDP）75mg/m²，静脉滴注，第1天。

3周为一个周期。

预案3：TP方案

紫杉醇（PTX）135～175mg/m²，静脉滴注，第1天。

顺铂（DDP）75mg/m²，静脉滴注，第1天。或

卡铂（CBP），AUC＝5，静脉滴注，第1天。

3周为一个周期。

预案4：DP方案

多西他赛（TXT）75mg/m²，静脉滴注，第1天。

顺铂（DDP）75mg/m²，静脉滴注，第1天。或

卡铂（CBP），AUC＝5，静脉滴注，第1天。

3周为一个周期。

预案5：AP方案

培美曲塞500mg/m²，静脉滴注，第1天（非鳞癌）。

顺铂（DDP）75mg/m²，静脉滴注，第1天。或

卡铂（CBP），AUC＝5，静脉滴注，第1天。

3周为一个周期。

预案6：靶向治疗

吉非替尼250mg1/d，口服。或

厄洛替尼150mg1/d，口服。或

克唑替尼250mg1/d，口服。

说明

（1）SCLC

① 以顺铂为主的方案，胃肠道反应相对较重，注意顺铂所致的延迟性呕吐，宜加强止吐治疗。顺铂可导致肾小管损伤，在化疗期间应予以充分水化，减少肾脏损害。以卡铂为主的方案，恶心、呕吐等胃肠道反应相对较轻，但应注意骨髓抑制较顺铂要重。

② AUC 为曲线下面积。

（2）NSCLC

① 为预防过敏反应，应用紫杉醇前应常规预防性使用地塞米松、苯海拉明、西咪替丁。

② 为减少毒性反应发生，使用培美曲塞前需做预处理：维生素 B_{12} $1000\mu g$，肌内注射，在培美曲塞治疗前 1 周开始，治疗期间每 9 周一次；每日口服叶酸 $400\sim1000\mu g$，在培美曲塞治疗前 1 周开始，直至培美曲塞使用结束后 21 天。

③ 以顺铂为主的方案，胃肠道反应相对较重，注意顺铂所致的延迟性呕吐，宜加强止吐治疗。顺铂可导致肾小管损伤，在化疗期间应予以充分水化，减少肾脏损害。

④ 吉非替尼和厄洛替尼仅限于 *EGFR* 基因突变的晚期 NSCLC。克唑替尼仅限于 *ALK* 融合基因阳性的晚期 NSCLC。

（刘洋）

第三节　泌尿系统肿瘤

一、肾癌

诊断要点

① 肾癌最常见的症状是肉眼可见的血尿或显微镜下的血尿，其次是侧腹部疼痛、扪及肿块和不明原因发热。有些病例以转移灶的症状为起始表现，如骨痛、咳嗽、胸痛。有些病例因阶段性局部缺血或肾盂受压发生高血压，或因红细胞生成素水平增高而产生红细胞增多症。

② 腹部彩超、CT、MRI、静脉尿道造影可确定团块的存在。

治疗方案

目前外科根治性手术仍是治疗肾癌的唯一有效手段。化疗药物治疗晚期肾癌的疗效不理想。白细胞介素 2（IL-2）治疗肾癌取得了较好的效果。干扰素对肾癌也有疗效。靶向药物索拉非尼及舒尼替尼、替西莫司、依维莫司等目前已被批准用于晚期肾癌的治疗。多个 PD-1/PD-L1＋

阿昔替尼的方案已经获得 NCCN 指南的一线推荐。

预案 1： 索拉非尼 400mg，每日 2 次，口服。若需要可酌情减量至每日 400mg 或隔日 400mg。直至疾病进展或不能耐受停药。

预案 2： 舒尼替尼 50mg，每日 1 次，口服。若需要可酌情减量至 37.5mg 或 25mg，每日 1 次。连用 4 周停 2 周为一个周期。直至疾病进展或不能耐受停药。

（刘洋）

二、膀胱癌

诊断要点

① 膀胱癌是泌尿系统最常见的恶性肿瘤。最常见的症状有血尿、脓尿、排尿困难、烧灼感和尿频。在合并感染或病变侵犯深层时出现疼痛。双合诊可扪及团块。

② 尿细胞学检查瘤细胞常阳性。通过膀胱镜检查和经尿道切除活检可作出诊断。盆腔 CT、彩超或 MRI、胸 CT 及骨 ECT 检查有助于疾病分期。

治疗方案

非浸润性（浅表性）病变（0 期、Ⅰ期）：行保留膀胱治疗，一般行经尿道切除（TUR）和电灼。浸润性病变（Ⅱ期、Ⅲ期）：标准治疗为根治性膀胱切除术。有高危复发风险者行术后辅助化疗。转移性病变（Ⅳ期）：以放疗和化疗为主。对非浸润性膀胱癌通常采用腔内治疗（膀胱灌注化疗），常规药物包括噻替哌、丝裂霉素、多柔比星、表柔比星、卡介苗等。

预案 1：GC 方案

吉西他滨（GEM）1000mg/m²，静脉滴注，第 1、第 8、第 15 天。

顺铂（DDP）70mg/m²，静脉滴注，第 2 天（加水化）。

4 周为一个周期。

预案 2：M-VAC 方案

甲氨蝶呤（MTX）30mg/m²，静脉滴注，第 1、第 15、第 22 天。

长春碱（VLB）3mg/m²，静脉滴注，第 2、第 15、第 22 天。

多柔比星（ADM）30mg/m²，静脉滴注，第 2 天。

顺铂（DDP）70mg/m²，静脉滴注，第 2 天（加水化）。
4 周为一个周期。

说明

① 以顺铂为基础的联合化疗是目前进展期膀胱癌治疗的最佳选择。GC 方案是晚期不能手术的膀胱癌的一线标准方案。

② GC 方案适用于进展期膀胱癌。有研究显示 GC 方案疗效与 M-VAC 方案类似而不良反应较小。本方案要注意吉西他滨所致血小板减少的不良反应。

③ M-VAC 方案曾被认为是进展期膀胱癌的经典标准方案，但本方案有较重的骨髓抑制等不良反应，多柔比星具有一定的心脏毒性，目前已不再作为首选。

④ 顺铂可导致肾小管损伤，在化疗期间应予以充分水化，减少肾脏损害，同时注意顺铂的高致吐性，应加强止吐治疗。

⑤ 基于耐受性考虑，GC 方案多采用 3 周方案给药，即吉西他滨只用在第 1 天、第 8 天，每 21 天重复。

（刘洋）

三、前列腺癌

诊断要点

绝大多数为腺癌，一般发展较慢，无症状。晚期可出现膀胱出口堵塞或输尿管堵塞症状、血尿和脓尿。发生骨转移会引起骨痛。肛诊扪及前列腺硬块或结节应考虑本病。采用经直肠或会阴部穿刺活检术可作出诊断。前列腺特异性抗原（PSA）是前列腺癌最特异、最敏感的肿瘤标志物，总阳性率约 70%。B 超、CT、MRI 有助于评估原发病灶情况及有无转移。全身骨 ECT 有助于发现有无骨转移。肿瘤组织学分级为影响预后的主要因素。最常选用 Gleason 分级系统，分级评分为 7 分以上者预后差。

治疗方案

对临床分期为 $T_{1\sim2}$、N_0M_0 的前列腺癌，可选择根治性前列腺切除术或放射治疗。T_3、T_4 期前列腺癌，常选用放射治疗＋内分泌治疗或单纯内分泌治疗。转移性前列腺癌往往首选内分泌治疗。对有症状的局限性转移灶也可行局部放射治疗。对复发或内分泌治疗无效者可考虑行化疗。内分泌治疗能延长晚期前列腺癌的总生存期，改善前列腺癌所致的症状。可选择睾丸切除术或药物去势。

预案1： 内分泌治疗［促黄体素释放激素（LHRH）激动剂］

戈舍瑞林 3.6mg，皮下注射，每月 1 次；或 10.8mg，皮下注射，每 3 个月一次。

预案2： 内分泌治疗（抗雄激素治疗）

比卡鲁胺 150mg，每日 1 次，口服（单独应用时）；50mg，每日 1 次，口服（与 LHRH 激动剂或外科睾丸切除术联合应用时）。直至疾病进展。

预案3： DP 方案

多西他赛（TXT）75mg/m²，静脉滴注，第 1 天。

泼尼松 5mg，每日 2 次，口服，第 1～21 天。

3 周为一个周期。

> **说明**

① 一些研究认为抗雄激素联合 LHRH 激动剂治疗优于单用 LHRH 激动剂。这种"全激素阻断"治疗带来的生存获益较小，但是具有统计学意义。

② 多西他赛单药治疗是目前对功能良好的去势抵抗性前列腺癌患者最常用的治疗方案。

（刘洋）

四、睾丸肿瘤

睾丸肿瘤可来源于生殖细胞、生殖间质细胞和非生殖细胞。其中生殖细胞来源的肿瘤占全部睾丸恶性肿瘤的 90%。常见症状是阴囊肿块不断增大，有时伴疼痛，迅速肿大的肿瘤内出血会产生触痛和剧痛。血清肿瘤标志物（AFP）和绒毛膜促性腺激素（HCG）检测在睾丸肿瘤的诊断、预后、治疗和随诊中有重要作用。无论哪一种类型的睾丸肿瘤都要先做高位睾丸切除术及精索结扎，再根据疾病类型、分期决定下一步治疗。其他治疗参考相关专业书籍。

（刘洋）

第四节 乳腺癌

诊断要点

乳房无痛肿块、腋下淋巴结肿大、自发性乳头溢乳是乳腺癌常见症状。少数可出现乳房局部皮肤改变、乳头湿疹样改变等。乳腺超声、钼靶 X 线、MRI 有助于疾病诊断。头、胸、腹 CT，全身骨 ECT 有助于评估病情。细针穿刺细胞学检查或组织活检是取得病理诊断的方法。

治疗方案

Ⅰ期：以手术治疗为主，目前趋向于保乳手术加放射治疗。对具有高危复发倾向的患者可考虑术后辅助化疗。Ⅱ期：先手术治疗，术后根据肿瘤大小、淋巴结转移数目、组织学分级、有无脉管瘤栓、受体情况等进行辅助化疗。对拟行保乳手术者，可行新辅助化疗，术后化疗、放疗。对部分肿块大、淋巴结转移数目多者术后可行放疗。Ⅲ期：行新辅助化疗后再做手术，术后根据病理和临床情况行化疗、放疗。对于Ⅰ～Ⅲ期，如果激素受体阳性，应在化疗、放疗结束后行内分泌治疗。Ⅳ期以化疗和内分泌治疗为主，必要时行姑息性手术或放疗。近年来，乳腺癌手术发展方向越来越趋向于保守手术，保乳手术加放疗及前哨淋巴结活检是发展趋势。经循证医学证实，乳腺癌前哨淋巴结活检（SLNB）可准确评估腋窝淋巴结病理学状态，对腋窝淋巴结阴性者，可安全有效地替代腋窝淋巴结清扫术，而降低并发症。放射治疗联合保乳手术在初治的乳腺癌中已普遍应用，放疗是保乳手术的重要组成部分。当然部分患者仍需行乳腺癌根治术。对于接受芳香化酶抑制剂治疗 5 年＋卵巢抑制/卵巢切除的绝经前患者，应考虑进行延长芳香化酶抑制剂治疗 3～5 年；对于接受芳香化酶抑制剂辅助治疗的绝经后（自然或诱发）患者，考虑接受双膦酸盐或地舒单抗辅助治疗。最新的 NCCN 指南中在复发或晚期三阴性乳腺癌（TNBC）治疗方案中，帕博利珠单抗联合化疗（白蛋白结合型紫杉醇，紫杉醇或吉西他滨和卡铂）是 1 类推荐；阿替利珠单抗联合白蛋白结合型紫杉醇从 2A 类推荐变为 1 类推荐。

预案1： FAC方案

氟尿嘧啶（5-Fu）500mg/m^2，静脉滴注 第1、第8天。

多柔比星（ADM）50mg/m^2，静脉注射，第1天。

环磷酰胺（CTX）500mg/m^2，静脉注射，第1天。

3周为一个周期。

预案2： AC→T方案

多柔比星（ADM）60mg/m^2，静脉注射，第1天。

环磷酰胺（CTX）600mg/m^2，静脉注射，第1天。

3周为一个周期，共4个周期。

序贯以紫杉醇（PTX）80mg/m^2，静脉滴注，3h，第1天，每周1次，共12周。或

序贯以紫杉醇（PTX）175mg/m^2，静脉滴注，3h，第1天。

3周为一个周期，共4个周期。

或序贯以多西他赛（TXT）80～100mg/m^2，静脉滴注，第1天。

3周为一个周期，共4个周期。

预案3： EC方案

表柔比星（EPI）75mg/m^2，静脉滴注，第1天。

环磷酰胺 600mg/m^2，静脉注射，第1天。

3周为一个周期。

预案4： 含曲妥珠单抗的方案

对HER-2阳性者，在完成4个周期AC方案后，可在使用紫杉醇或多西他赛的同时加用曲妥珠单抗。紫杉醇80mg/m^2，静脉滴注，第1天，每周1次，连续12周；同时应用曲妥珠单抗，以4mg/kg作为首次剂量，静脉滴注，随后2mg/kg，每周1次，共1年。或使用多西他赛100mg/m^2，静脉滴注，第1天，每3周一次，连续4个周期；同时应用曲妥珠单抗，方法同前。在化疗结束后，曲妥珠单抗可改为6mg/kg，每3周一次，直至1年。

说明

①为了减少多柔比星联合化疗方案的心脏毒性，多柔比星的化疗周期限制在6个疗程以内（小于300～360mg/m^2）。

②因紫杉醇有神经毒性，在使用紫杉醇时需要监测患者的周围神经病变，特别是糖尿病患者和老年患者。

③ 蒽环类有心脏毒性，应避免蒽环类与曲妥珠单抗同时使用。

④ 曲妥珠单抗联合化疗药物可能增加心肌损害风险，严重者会发生心力衰竭。故使用曲妥珠单抗前及使用期间每 3 个月监测一次心功能。

⑤ 曲妥珠单抗一般是与化疗同时使用或化疗后连续使用 1 整年，曲妥珠单抗的最佳持续使用时间正在进行临床试验中。

⑥ HER-2 阳性是指免疫组化检测为（＋＋＋），或荧光原位杂交法（FISH）或色素原位杂交法（CISH）显示 HER-2 基因扩增。

⑦ 为预防过敏反应，应用紫杉醇前应常规预防性使用地塞米松、苯海拉明、西咪替丁。

（刘洋）

第五节　女性生殖系统肿瘤

一、卵巢癌

诊断要点

① 早期患者症状隐蔽，无任何不适，随着肿瘤的增长和腹水的出现，患者可感到腹胀或扪及盆腔肿块或下腹肿块，晚期可出现不完全肠梗阻或盆腔压迫症状。CA12-5 为血清卵巢上皮癌相关抗原，80％～90％患者该值升高，可用于监测治疗反应性。人绒毛膜促性腺激素（HCG）是卵巢绒癌和含绒成分生殖细胞瘤的标志物。甲胎蛋白（AFP）是监测生殖细胞恶性肿瘤的标志物。B 超、CT、MRI 有助于提供肿瘤大小、部位、与周围组织关系、有无远处转移等信息。

② 腹水中查到癌细胞是诊断的初步依据。细针穿刺活检（必要时在 B 超引导下）可获得组织学证据。剖腹探查或腹腔镜探查和肿瘤的组织学检查是最后的诊断及分期依据。

治疗方案

卵巢癌的首要治疗方法是手术，每个卵巢癌患者均应进行开腹探查，明确诊断、分期及行肿瘤切除术。卵巢上皮癌是化疗敏感肿瘤。外科手术与化疗是治疗卵巢癌的两个常用有效手段。放射治疗对卵巢癌的效果也是肯定的。卵巢癌也常常采用腹腔化疗联合全身静脉化疗。

预案 1：TP 方案

紫杉醇（PTX）175mg/m²，静脉滴注，3h，第 1 天。

顺铂（DDP）70～75mg/m²，静脉滴注，第 2 天，水化利尿；或分 2 次，第 2、第 3 天，静脉滴注。

3～4 周为一个周期。

预案 2：TC 方案

紫杉醇（PTX）175mg/m²，静脉滴注，3h，第 1 天。

卡铂（CBP）AUC=4～5，静脉滴注，第 2 天。

3～4 周为一个周期。

说明

① 铂类联合紫杉醇是卵巢上皮癌标准治疗方案。

② 为预防过敏反应，应用紫杉醇前应常规预防性使用地塞米松、苯海拉明、西咪替丁。

③ 为减少顺铂的肾毒性，应用大剂量顺铂时应充分水化、适当利尿，并注意维持离子平衡。

（刘洋）

二、子宫颈癌

子宫颈癌是一种发生在子宫颈上皮的恶性肿瘤。阴道细胞学涂片对发现早期宫颈癌起着重要作用，是筛查早期子宫颈癌的最好方法。子宫颈癌的主要治疗方法是放疗和手术。子宫颈癌化疗可以和放疗同时应用，作为放射增敏剂，以改善晚期子宫颈癌（Ⅲ～Ⅳ期）患者的盆腔控制，减少远处转移并提高长期生存率。顺铂一直被认为是治疗晚期子宫颈癌最有效的单药。PD-L1 阳性者首选帕博利珠单抗＋铂类/紫杉醇±贝伐珠单抗（1 类）为晚期宫颈癌一线治疗Ⅰ级推荐。

（刘洋）

三、子宫内膜癌

诊断要点

绝经后阴道出血或出现血性白带者，应怀疑子宫内膜癌而进行检查。CA12-5 对本病诊断及术后病情监测有一定参考价值。宫颈管或宫腔吸片细胞学检查有助于本病早期诊断。内膜组织学检查是子宫内膜癌确诊的依据。

治疗方案

手术和放疗是子宫内膜癌的主要治疗手段。

对晚期转移或复发的子宫内膜癌患者可予化疗。

（刘洋）

四、子宫肉瘤

诊断要点

① 阴道不规则出血且量较多，如发生在绝经期或绝经后则更应引起警惕。

② 下腹部肿物或下腹部明显疼痛，这种疼痛常突然发生，与经期无关。

③ 肿瘤增长迅速。

④ 宫口肿物活检或刮宫常可使子宫内膜间质肉瘤或中胚叶混合瘤获得正确诊断。

治疗方案

Ⅰ～Ⅱ期：手术＋术后辅助化疗 6～9 个疗程。Ⅲ～Ⅳ期：根据不同情况综合治疗。

（刘洋）

第六节　中枢神经、骨、皮肤和软组织肿瘤

一、胶质瘤

胶质瘤为起源于神经胶质细胞的一类肿瘤，是最常见的原发性颅内肿瘤，WHO 分级如下。Ⅰ级：毛细胞性星形细胞瘤和室管膜下星形细

胞瘤。Ⅱ级：弥漫性星形细胞瘤。Ⅲ级：间变性星形细胞瘤。Ⅳ级：高度恶性的胶质母细胞瘤。

治疗方案

最大程度保存正常神经功能的前提下，手术切除肿瘤病灶。不能全切者，可采用部分切除术、开颅活检术或者立体定向穿刺活检术，多数脑瘤术后均需要放疗，对于符合指征的胶质瘤采用化疗可以提高无瘤生存率和总生存率。化疗方案一般采用 Stupp 方案：替莫唑胺 $75mg/m^2$，第 1～42 天，日一次口服，放疗结束后休息 1 个月，再进行 6～12 个周期的替莫唑胺辅助化疗（$150～200/m^2$，连用 5 天，28 天为一周期）。

（刘洋）

二、骨肉瘤

诊断要点

① 骨肉瘤好发部位是长骨的干骺端，常见的转移部位为肺，其次为其他部位的骨。

② X 线表现为骨质增生、溶骨性破坏、骨膜反应、骨膜下有明显的新生骨增生，表现为典型的 Codman 三角（袖口征）及软组织肿块。

治疗方案

对骨肉瘤应采用综合治疗。原则上骨肉瘤在早期应尽可能手术切除。辅助化疗应选择体内的肿瘤负荷很低时开始，这样有可能根除微小转移灶。

预案 1:

甲氨蝶呤（MTX）$12g/m^2$，静脉滴注，6h，第 21 天。

顺铂（DDP）$120mg/m^2$，静脉滴注，第 28～30 天。

多柔比星（ADM）$45mg/m^2$，静脉滴注 6h，第 1、第 2 天。

异环磷酰胺（IFO）$2000mg/m^2$，静脉滴注 1h，第 49～53 天。

70 天为 1 个周期，连用 3 个周期。

预案 2:

多柔比星（ADM）$25mg/m^2$，静脉滴注，第 1～3 天。

顺铂（DDP）$100mg/m^2$，静脉滴注 24h，第 2 天。

21 天为 1 个周期。

说明

① 为减少顺铂的肾毒性，应用大剂量顺铂时应水化、适度利尿，并注意维持离子平衡。

② 应用异环磷酰胺时应予美司钠（Mesna）进行解救。

③ 应用大剂量甲氨蝶呤时应碱化尿液，并在应用甲氨蝶呤后予四氢叶酸解救。

（刘洋）

三、尤文肉瘤

诊断要点

尤文肉瘤（骨未分化网状细胞肉瘤）为儿童和青少年常见的骨恶性肿瘤，仅次于骨肉瘤。早期即可出现肺和其他部位骨骼的转移。X 线表现主要为溶骨性破坏，即所谓"溶冰"样影像，葱皮样改变。

治疗方案

该肿瘤对化疗和放疗较骨肉瘤敏感，治疗应采取化疗、放疗为主的综合治疗。

预案 1： VAC 方案

长春新碱（VCR）1.4mg/m^2，静脉冲入，每周 1 次，共 12 次。

放线菌素 D（ACD）0.015mg/kg，静脉滴注，每日 1 次，连用 5 天。每 12 周重复一次。

预案 2： VACA 方案

长春新碱（VCR）1.5mg/（kg·w），静脉泵入，第 1～6 周和第 8～13 周。

放线菌素 D（ACD）0.015mg/（kg·d），静脉滴注，每 12 周的第 1～5 天。

环磷酰胺（CTX）500mg/m^2，静脉冲入，每周 1 次。

多柔比星（ADM）30mg/m^2，静脉冲入，第 1～3 天，每 3 周重复一次。

（刘洋）

四、黑色素瘤

黑色素瘤约 60% 是黑痣恶变的，临床主要转移部位为皮肤、皮下、淋巴结、肺、肝、脑、骨等，但 90% 原发病发生在皮肤。

治疗方案

黑色素瘤恶性程度高，易于转移，任何刺激均可促进肿瘤播散。可疑黑色素瘤时不能切开或刮除活检。早期黑色素瘤在活检确诊后应尽快行原发灶切除术。广泛的局部切除是黑色素瘤的基本治疗原则。黑色素瘤对化疗不敏感。高剂量干扰素 α2b 是标准术后辅助治疗。转移性黑色素瘤采用以达卡巴嗪（氮烯咪胺，DTIC）和大剂量白细胞介素 2 为主的治疗方案。黑色素瘤对放疗不敏感，但在某些特殊情况下放疗仍是一项手段。免疫检查点抑制剂尤其是帕博利珠单抗批准用于黑色素瘤的术后辅助治疗及转移性黑色素瘤的一线治疗。

预案 1： 干扰素 α2b $2\times10^7 IU/m^2$，皮下注射，每周 5 天，连用 4 周；$1\times10^7 IU/m^2$，皮下注射，每周 3 次，连用 48 周，总疗程为 1 年。

预案 2： 靶向治疗。伊马替尼 400mg，每日 1 次，口服。

预案 3： 白细胞介素 2（IL-2）$6\times10^6 U/kg$，静脉滴注，每 8 小时一次，连用 14 次为 1 个周期。

预案 4： 达卡巴嗪（DTIC）$200mg/(m^2 \cdot d)$，静脉滴注，第 1～5 天，每 3 周为 1 个周期。

说明

① 干扰素 α2b 多用于术后辅助治疗。应用时类流感综合征、肝炎和中枢神经系统异常等毒性作用明显。

② 伊马替尼适用于晚期 *KIT* 基因突变或扩增的黑色素瘤，为靶向治疗。

③ 大剂量 IL-2 毒性较大，多数患者较难耐受如此高的剂量，多数患者在第 2 周期时减量。IL-2 毒性可表现为流感样症状，如发热、寒战、肌痛、乏力等。特异性毒性为毛细血管渗漏综合征，表现为低血压、液体潴留，肾、肝低灌注和肺水肿。故应用 IL-2 的患者应具备较好的体质，并应住院，在有经验的医生指导下治疗。对于年龄大于 50 岁或具有心脏危险因素的患者治疗前需测量心功能。

④ 自 1972 年以来，达卡巴嗪一直是经 FDA 批准用于进展期黑色素瘤治疗的唯一化疗药物。

（刘洋）

五、软组织肉瘤

软组织肉瘤是指发生在间叶组织（如横纹肌、纤维、脂肪、平滑肌、间皮、滑膜、血管等）的恶性肿瘤。最常见于肢体和躯干。腹膜后作为软组织肉瘤一个特殊的发病部位，其发病率占 10%～15%，治疗原则有别于肢体/躯干原发的软组织肉瘤。

治疗方案

首先应行局部广泛切除，术后应进行局部放疗及全身辅助化疗。以多柔比星为主的全身治疗仍是基石性方案。但是经过标准治疗后疾病进展的晚期软组织肉瘤一线推荐采用安罗替尼进行靶向治疗。

预案 1： AI 方案

多柔比星（ADM）30mg/m^2，静脉冲入，第 1、第 2 天（或 60～90mg/m^2，持续静脉滴注 3～4 天）。

异环磷酰胺（IFO）3.75g/m^2，静脉滴注 4h，第 1、第 2 天（或 2～3g/m^2，静脉滴注 4 天）。

美司钠 750mg/m^2，每日 3 次（用异环磷酰胺同时及用药后 4h、8h），第 1、第 2 天，每 21～28 天为 1 个周期。

预案 2： 对晚期胃肠道间质瘤（GIST）可选用伊马替尼 400mg，每日 1 次，口服。

预案 3： 安罗替尼 12mg，每日 1 次，口服。

说明

① 使用异环磷酰胺患者必须用碱性溶液充分水化，以预防中枢神经系统毒性，减少肾脏毒性，并予美司钠解救，用药时监测电解质。

② 使用多柔比星时应注意避免药物外渗，可经中心静脉导管进行化疗，并应注意避光。注意多柔比星的心脏毒副作用，注意累积剂量不能过高。

（刘洋）

第七节　甲状腺癌

按照病理，甲状腺癌分为乳头状癌、滤泡状腺癌、髓样癌和未分化癌。其中乳头状癌预后较好，多见于 30～45 岁女性，是成人甲状腺癌主要类型和儿童甲状腺癌的全部类型。滤泡状腺癌多见于 50 岁左右中年人。乳头状癌和滤泡状腺癌统称为分化型甲状腺癌，约占成人甲状腺癌的九成以上。未分化癌预后很差，多见于 70 岁左右老年人。髓样癌预后不如乳头状癌，但较未分化癌好，来源于滤泡旁降钙素分泌细胞，故可产生降钙素等，对于髓样癌的诊断和随访有重要意义。

诊断要点

① 发现甲状腺内质地硬而固定的肿块是最常见的症状。或因局部淋巴结转移而出现颈部淋巴结肿大。或肿块侵犯颈部、气管、神经或食管而出现相应症状。当肿块侵犯气管会有不同程度的呼吸困难症状或气管移位；当肿块侵犯喉返神经会出现声音嘶哑，侵犯交感神经会引起 Horner 综合征；当肿块侵犯食管可引起吞咽障碍。

② 查体时颈部肿块随吞咽而上下活动但活动度较小，或查体时发现颈部肿大淋巴结。

③ 超声检查可发现大部分甲状腺内异常肿块，超声检查发现甲状腺内结节边缘不规则或伴有沙砾样钙化均提示恶性。甲状腺细针穿刺活检可对结节组织送检行病理学诊断。

④ 甲状腺功能检查可判断甲状腺功能状态，多数正常，也可出现甲亢或甲减。降钙素可作为甲状腺髓样癌的肿瘤标记物进行测定。

治疗方案

① 外科手术治疗是除未分化癌以外各型甲状腺癌的基本治疗方法，术后辅以内分泌治疗（甲状腺片或左甲状腺素钠）、放射性[131]I核素治疗。

② 未分化型甲状腺癌以放射外照射治疗为主。

（张方圆）

第十章 ››››
泌尿系统疾病

第一节　急性肾小球肾炎

急性肾小球肾炎简称急性肾炎，是一组以急性肾炎综合征（血尿、蛋白尿、水肿、高血压）为主要临床表现的肾小球疾病，可伴一过性肾功能损害。多见于儿童，男性多于女性，大多数为链球菌感染后肾小球肾炎。

诊断要点

① 前驱感染后 1～3 周起病。

② 有血尿、蛋白尿、水肿和高血压等典型临床表现，甚至出现少尿及氮质血症。

③ 血清 C3 下降，8 周内恢复正常。

④ 病情于 8 周内逐渐减轻到完全恢复正常。

⑤ 除外系膜增生性肾小球肾炎、系膜毛细血管性肾小球肾炎、系统性红斑狼疮肾炎、过敏性紫癜肾炎、急进性肾小球肾炎。

临床诊断有困难时应考虑进行肾活检，肾活检指征为少尿 1 周以上或进行性尿量减少伴肾功能恶化；病程超过 2 个月而无好转趋势；急性肾炎综合征伴肾病综合征。

治疗方案

以休息及对症治疗为主。

① 休息至肉眼血尿消失、水肿消退、血压恢复正常。

② 低盐饮食，每日食盐用量在 3g 以下。

③ 有氮质血症时限制蛋白饮食，以优质动物蛋白为主。

④ 有感染时选用针对革兰阳性球菌且无肾毒性的抗生素。

预案 1： 青霉素　　　　4×10^6 U ｜静脉滴注，每日 2 次。
生理盐水　　 100ml

预案 2（青霉素过敏者）：红霉素　　　　　 0.9g ｜静脉滴注，每
5％葡萄糖溶液　 500ml ｜日 1 次。

⑤ 控制水、钠摄入，水肿明显者可使用利尿剂：呋塞米 20mg，口服，每日 1～2 次。

⑥ 降压治疗

预案 1： 贝那普利（ACEI 类）10mg，口服，每日 1 次。或
氯沙坦（ARB 类）50mg，口服，每日 1 次。

预案 2： 氨氯地平（CCB 类）5mg，口服，每日 1 次。

⑦ 透析治疗：急性肾衰有透析指征（见"急性肾损伤"）者应行透析治疗，一般不需要维持性透析治疗。

（王艳秋　苏雪松）

第二节　急进性肾小球肾炎

急进性肾小球肾炎是以急性肾炎综合征、肾功能急剧恶化、常伴有少尿或无尿为临床特征，病理类型为新月体肾小球肾炎的一组疾病。根据免疫病理结果可分为 3 型：Ⅰ型又称抗肾小球基底膜型急进性肾小球肾炎；Ⅱ型又称免疫复合物型急进性肾小球肾炎；Ⅲ型为少免疫复合物型急进性肾小球肾炎（原发性小血管炎性肾损害）。我国以Ⅱ型略为多见，Ⅰ型好发于青年，Ⅱ型及Ⅲ型常见于中老年患者，男性居多。

诊断要点

有上述临床表现时应尽早做肾活检，若病理证实为新月体肾小球肾炎，根据临床和实验室检查能除外系统性疾病，诊断可成立。

治疗方案

① 强化治疗

预案1： 强化血浆置换疗法，每日或隔日1次，每次置换血浆2～4L，置换10次左右。配合口服泼尼松1mg/(kg•d)，2～3个月逐渐减量。适用于各型急进性肾小球肾炎，特别适用于Ⅰ型和就诊时急性肾衰竭已经需要透析的Ⅲ型患者，对于伴有威胁生命的肺出血患者应首选此法。

预案2： 甲泼尼龙冲击联合环磷酰胺治疗

甲泼尼龙　　　　　0.5～1.0g　｜静脉滴注，每日1次。
5％葡萄糖溶液　250～500ml

3次为1个疗程，间隔3～5天可进行下一个疗程，一般1～3个疗程；之后口服泼尼松1mg/(kg•d)，8～12周后再逐渐减量。

环磷酰胺　　　　　0.6～1.0g　｜静脉滴注，每月1次，累积量不超过
5％葡萄糖溶液　250～500ml｜8g。

② 透析治疗：达到透析指征时行透析治疗。

说明

① 长期应用激素的患者可出现感染、药物性糖尿病、骨质疏松等不良反应，少数病例还可能发生股骨头无菌性缺血性坏死，须加强监测，注意补钙和维生素D。

② 环磷酰胺主要不良反应为骨髓抑制、中毒性肝损害、性腺抑制、脱发、胃肠道反应、出血性膀胱炎及致肿瘤作用。用药前后注意复查肝功能、血常规，用药过程中要水化，以保证尿量，避免发生出血性膀胱炎。

③ 甲泼尼龙和环磷酰胺均抑制机体免疫力，诱发感染或加重感染，应用过程中要严密监测患者有无感染征象。

（王艳秋　苏雪松）

第三节　慢性肾小球肾炎

慢性肾小球肾炎简称慢性肾炎，是一组以血尿、蛋白尿、水肿和高

血压为主要临床表现的肾小球疾病，伴或不伴肾功能损害。绝大多数慢性肾炎由不同病理类型的原发性肾小球疾病发展而来，仅少数由急性肾小球肾炎迁延所致。

诊断要点

凡尿化验异常（蛋白尿、血尿），伴或不伴水肿及高血压病史达 3 个月以上，无论有无肾功能损害均应考虑此病，在除外继发性肾小球肾炎及遗传性肾小球肾炎后，临床上可诊断为慢性肾小球肾炎。

治疗方案

① 积极控制高血压：一般多选用血管紧张素转换酶抑制剂（ACEI）或血管紧张素 Ⅱ 受体阻滞剂（ARB），肾功能不全的患者应用 ACEI 或 ARB 时要防止高血钾，血肌酐大于 $264\mu mol/L$ 时必须严密观察谨慎使用。少数患者应用 ACEI 有持续性干咳的不良反应，可换用 ARB。不适宜应用 ACEI 或 ARB 者可选用其他种类的降压药物。

预案 1： 贝那普利 $10\sim20mg$，口服，每日 1 次。

预案 2： 氯沙坦 $50\sim100mg$，口服，每日 1 次。

预案 3： 氨氯地平 $5\sim10mg$，口服，每日 1 次。

预案 4： 阿罗洛尔 $10mg$，口服，每日 $1\sim2$ 次。

② 肾功能不全患者应限制蛋白质及磷的摄入量，应采用优质低蛋白饮食 $[<0.6\sim0.8g/(kg\cdot d)]$。

③ 糖皮质激素和细胞毒性药物应根据尿蛋白定量和肾脏病理类型酌情使用。

④ 避免加重肾损害的因素，如感染、劳累、妊娠及应用肾毒性药物等。

（王艳秋 苏雪松）

第四节 肾病综合征

诊断要点

① 诊断标准：a. 尿蛋白大于 $3.5g/d$；b. 血浆白蛋白低于 $30g/L$；

c. 水肿；d. 血脂升高。其中 a、b 两项为诊断所必需。

②诊断原发性肾病综合征需除外过敏性紫癜肾炎、乙型肝炎病毒相关性肾炎、系统性红斑狼疮肾炎、糖尿病肾病、肾淀粉样变性、骨髓瘤性肾病、淋巴瘤或实体肿瘤性肾病等继发性因素。

③主要病理类型有微小病变性肾病、系膜增生性肾小球肾炎、系膜毛细血管性肾小球肾炎、膜性肾病及局灶性节段性肾小球硬化。

治疗方案

①一般治疗：包括休息，水肿明显者应限制液体摄入，优质蛋白饮食 [1.0g/（kg•d）]，低盐饮食（氯化钠＜3g/d）。

②对症治疗、利尿消肿

预案 1： 氢氯噻嗪 25mg，口服，每日 2～3 次；或

呋塞米（速尿）20～100mg/d，口服或静脉注射；或

螺内酯 20mg，口服，每日 2～3 次。

预案 2： 20％白蛋白 50ml，静脉滴注。或

新鲜血浆或冰冻血浆 200～400ml，静脉滴注。

静脉滴注白蛋白或血浆结束后给呋塞米 20～40mg 加生理盐水 20ml，静脉注射。

③主要治疗：免疫抑制

预案 1： 糖皮质激素

泼尼松起始剂量 1mg/（kg•d），口服，每日 1 次，尿蛋白转阴后 2 周或 8～12 周后缓慢减量。

预案 2： 烷化剂

环磷酰胺　1.0g

生理盐水　500ml｜静脉滴注，每月 1 次，累积量达 6～8g。或

环磷酰胺　0.6g

生理盐水　250ml｜静脉滴注，每半月 1 次或每月 1 次。

预案 3： 吗替麦考酚酯（骁悉）1.0～2.0/d，分 2 次口服，共 3～6 个月，减量维持半年。

预案 4： 环孢素（钙调神经蛋白抑制剂）已作为二线药物用于治疗难治性肾病综合征。常用剂量 3～5mg/（kg•d），分次空腹口服，血药浓度谷值为 125～175ng/ml，2～3 个月后缓慢减量，疗程至少 1 年。或他克莫司 0.05mg/（kg•d），分次空腹口服，血药浓度保持在 5～8ng/

ml，疗程 6～12 个月。

④ 中药治疗

预案：雷公藤多苷 20mg，口服，每日 3 次。

⑤ 血栓栓塞并发症的治疗

预案 1：抗凝治疗

肝素钠 1875～3750U，皮下注射，每 6 小时一次。或选用低分子肝素 4000～5000U，皮下注射，每日 1～2 次。也可口服华法林，INR 维持在 1.5～2.5，或者口服利伐沙班 10～20mg，每日 1 次。

预案 2：抗血小板凝聚

双嘧达莫 150～300mg/d，分 3 次口服。或

阿司匹林 75～100mg/d，顿服。

说明

① 应用氢氯噻嗪、呋塞米时应防止低钾血症、低钠血症；应用螺内酯时需防止高钾血症，对肾功能不全患者应慎用。

② 由于输入的蛋白均将于 24～48h 内由尿中排出，可引起肾小球高滤过及肾小管高代谢，造成肾小球脏层上皮细胞及肾小管上皮细胞损伤、促进肾间质纤维化，轻者影响糖皮质激素疗效、延迟疾病缓解，重者可损害肾功能，故应严格掌握适应证。对严重低白蛋白血症、高度水肿而又少尿的肾病综合征患者，在必须利尿的情况下方可考虑使用，但也要避免过频、过多。对伴有心脏病的患者应慎用此法利尿，以避免因血容量急性扩张而诱发心力衰竭。

③ 对肾病综合征患者利尿治疗的原则是不易过快、过猛，以避免造成有效血容量不足，加重血液高黏倾向，诱发血栓栓塞并发症。

④ 糖皮质激素的应用原则是起始足量，泼尼松 1mg/(kg·d)，口服 8 周，必要时可延长至 12 周；缓慢减药，每 2～3 周减原用量的 10%，当减至 20mg/d 时病情易复发，应更加缓慢减量；长期维持，最后以最小有效剂量（10mg/d）再维持半年左右。水肿严重、有肝功能损害或泼尼松疗效不佳时，可更换为甲泼尼龙（等剂量）口服或静脉滴注。

⑤ 细胞毒类药物用于激素依赖型及激素抵抗型肾病综合征患者，协同激素治疗。若无激素禁忌证，一般不作为首选或单独治疗用药。

⑥ 细胞毒类药物的主要不良反应为骨髓抑制、中毒性肝损害、性

腺抑制、脱发、胃肠道反应及出血性膀胱炎，用药后注意复查肝功能、血常规，用药过程中要水化，以保证尿量，避免发生出血性膀胱炎。

⑦ 吗替麦考酚酯用于难治性肾病综合征患者，因食物可影响该药吸收，故应空腹服用。

⑧ 环孢素的不良反应有肝肾毒性、高血压、高尿酸血症、多毛及牙龈增生等；他克莫司的不良反应有心动过速、高血压、白细胞减少、头痛、震颤、血糖升高、腹泻等，肾毒性小于环孢素。

⑨ 雷公藤多苷的主要不良反应为性腺抑制、肝功能损害及外周血白细胞减少等，及时停药后可恢复。该药不良反应较大，甚至可引起急性肾衰竭，用时要小心监测。

⑩ 当血浆白蛋白浓度低于 20g/L 时，提示存在高凝状态，即应开始预防性抗凝治疗。

⑪ 应用抗凝药物时应监测凝血时间，根据凝血时间调整药物剂量，维持凝血时间高于正常 1 倍，避免药物过量导致出血。

（王艳秋　苏雪松）

第五节　间质性肾炎

一、急性间质性肾炎

急性间质性肾炎又称急性肾小管-间质性肾炎，是一组以肾间质水肿和炎性细胞浸润为主要病理表现，肾小球及肾血管多无受累或病变较轻，以肾小管功能障碍为主，伴或不伴肾小球滤过功能下降的临床病理综合征。常见病因有药物、感染等。

诊断要点

① 近期用药史或感染史。

② 药物过敏表现，常见皮疹、发热及外周血嗜酸性粒细胞增多。

③ 尿检异常：无菌性白细胞尿、血尿及蛋白尿。

④ 肾小管功能损害：常见肾性糖尿、小分子蛋白尿、尿比重及渗透压降低。

本病确诊依靠肾活检。

治疗方案

① 消除病因：停用致敏药物，合理使用抗生素治疗感染。

② 激素治疗：仅针对非感染性急性间质性肾炎。

预案： 泼尼松 $30\sim40mg/d$，口服，每日 1 次，$4\sim6$ 周后减量至停用。

③ 透析治疗：血肌酐明显升高或合并高血钾、心衰、肺水肿等有血液净化指征者，应及时进行血液透析治疗。

二、慢性间质性肾炎

慢性间质性肾炎又称慢性肾小管-间质性肾炎，是一组以肾间质纤维化及肾小管萎缩为主要病理表现、以肾小管功能障碍为主要表现的临床综合征。

诊断要点

① 存在慢性间质性肾炎的病因（如长期应用止痛剂、含马兜铃酸的中草药等）、重金属接触史或慢性肾盂肾炎病史等。

② 多尿，夜尿突出，低比重及低渗透压尿、肾性糖尿，酸中毒及贫血程度与肾功能受损程度不平行。

③ 必要时可以行肾活检支持诊断。

治疗方案

本病治疗的关键是早期诊断，去除病因，控制感染，及时停用相关药物，处理原发病。如出现慢性肾功能不全，应予对症支持治疗，以延缓肾损害进展；若已经发展为终末期肾衰竭，则按肾衰竭处理。

（王艳秋　苏雪松）

第六节　尿路感染

尿路感染是指病原微生物在尿路中生长、繁殖而引起的感染性疾病，多见于育龄期妇女、老年人、免疫力低下及尿路畸形者。可分为上尿路感染（主要是肾盂肾炎）和下尿路感染（主要是膀胱炎）。通常尿路感染是上行感染引起的，最常见的致病菌是大肠埃希菌。复杂性尿路感染是指伴有尿路引流不畅、结石、畸形、膀胱-输尿管反流等结构或功能异常，或免疫低下，或在慢性肾实质性疾病基础上发生的尿路感染；不伴有上述情况者称为非复杂性尿路感染。

诊断要点

① 患者有明显尿频、尿急、尿痛等尿路刺激症状，且尿白细胞增多，为可疑诊断尿路感染。若清洁中段尿定量培养细菌菌落 $\geqslant 10^5$ 个/ml，或膀胱穿刺尿定性培养有细菌生长，可诊断尿路感染。

② 如临床上患者无尿路感染症状，则要求两次清洁中段尿定量培养细菌菌落 $\geqslant 10^5$ 个/ml，且为同一菌种，才能诊断。

③ 临床上肾盂肾炎与膀胱炎的鉴别：如患者全身感染性症状较明显，发热，体温 $>38℃$，有尿路刺激症状，伴明显的肋脊角疼痛和压痛、肾区叩痛，血白细胞增加者，可诊断为肾盂肾炎。

治疗方案

① 一般治疗：注意休息，多饮水勤排尿，注意会阴部清洁。

② 抗感染治疗

a. 急性膀胱炎

预案： 阿莫西林 0.5g，口服，每日 3 次，连用 3 天。或

氧氟沙星 0.2g，口服，每日 2 次，连用 3 天。或

复方磺胺甲噁唑 800mg/160mg，口服，每日 2 次，连用 3 天。或

呋喃妥因 50mg，口服，每日 3 次，连用 3 天。

3 天疗法结束 7 天后尽管无临床症状，仍需进行尿细菌定量培养。如无细菌尿，可停药；仍有细菌尿，则应继续给予 2 周抗菌药物的常规疗程。

b. 急性肾盂肾炎：留取尿细菌培养标本后立即开始治疗，首选对革兰阴性杆菌有效的药物。

预案 1：病情较轻者

头孢克洛 0.25g，口服，每日 3 次。或

左氧氟沙星 0.5g，口服，每日 1 次。

预案2： 严重感染全身中毒症状明显者

左氧氟沙星 0.5g，静脉滴注，每日 1 次。或

头孢噻肟钠　　2.0g
生理盐水　　　100ml　｜静脉滴注，每8小时1次。或

头孢曲松钠　　2.0g
生理盐水　　　100ml　｜静脉滴注，每日1次。

美罗培南　0.5～1.0g
生理盐水　100ml　｜静脉滴注，每8小时1次。

经过上述治疗若好转，可于热退后继续静脉用药 3 天后改为口服抗生素，完成 2 周疗程。若治疗 72h 无好转，应按药敏试验结果更换抗生素，疗程不少于 2 周。经此治疗仍有持续发热者，应注意肾盂积脓、肾周脓肿等并发症。肾盂肾炎患者在病情允许时，应尽快做有关尿路影像学检查，以确定有无尿路梗阻，特别是尿路结石引起的梗阻。

（王艳秋　苏雪松）

第七节　肾小管酸中毒

肾小管酸中毒（RTA）是由于各种病因导致肾脏酸化功能障碍而产生的一种临床综合征，主要表现有以下几方面。

① 高氯性、正常阴离子间隙代谢性酸中毒。

② 电解质紊乱，可有低钾血症或高钾血症、低钠血症及多尿、多饮。

③ 骨病，骨痛、骨质疏松及骨畸形。

④ 尿路症状，肾结石、肾钙化。

按病变部位和机制分为：Ⅰ型，远端肾小管泌 H^+ 障碍；Ⅱ型，近端肾小管 HCO_3^- 重吸收障碍；Ⅲ型，混合型，兼有Ⅰ型和Ⅱ型 RTA 的特点；Ⅳ型，远端肾小管排泄 H^+、K^+ 作用减弱。

一、远端肾小管酸中毒（Ⅰ型）

诊断要点

高氯性代谢性酸中毒伴有低钾血症、尿 pH>5.5，即可诊断。

治疗方案

① 纠正酸中毒

预案：枸橼酸合剂（含枸橼酸、枸橼酸钾和枸橼酸钠）口服。或碳酸氢钠片口服，严重酸中毒可静脉滴注碳酸氢钠。

② 补钾

预案：枸橼酸钾颗粒 2~4g，口服，每日 3 次。

说明

不要选用氯化钾纠正低钾，以免加重高氯血症。

二、近端肾小管酸中毒（Ⅱ型）

诊断要点

高氯性代谢性酸中毒伴有低钾血症，尿 HCO_3^- 增高。

治疗方案

纠正酸中毒和低钾血症。

参考远端肾小管酸中毒治疗方案。

三、混合性肾小管酸中毒（Ⅲ型）

诊断要点

Ⅰ型、Ⅱ型 RTA 的临床表现都存在。

治疗方案

与Ⅰ型、Ⅱ型 RTA 相同。

四、高血钾性肾小管酸中毒（Ⅳ型）

诊断要点

高氯性代谢性酸中毒伴有高钾血症。

治疗方案

① 纠正高钾血症

预案：呋塞米促进排钾，口服阳离子交换树脂或环硅酸锆钠散，必要时行血液透析。

② 纠正酸中毒

预案：碳酸氢钠口服或静脉滴注。

（王艳秋　苏雪松）

第八节　急性肾损伤

急性肾损伤（AKI）以往称为急性肾衰竭（ARF），是指由多种病因引起的肾功能快速下降而出现的临床综合征，表现为肾小球滤过率下降，伴有氮质产物如肌酐、尿素氮等潴留，水、电解质和酸碱失衡，重者出现多系统并发症。可发生于既往无肾脏疾病者，也可发生在原有慢性肾脏疾病的基础上。与 ARF 相比，AKI 的提出更强调对这一综合征早期诊断、早期治疗的重要性。急性肾小管坏死是肾性急性肾损伤最常见的原因。

诊断要点

① 表现为肾功能在 48h 内突然减退，血清肌酐绝对值升高≥0.3mg/dl（26.5μmol/L），或 7 天内血清肌酐增幅≥0.5 倍基础值，或尿量<0.5ml/(kg·h)，持续>6h。

② 同时存在水、电解质和酸碱平衡紊乱及全身各系统并发症。

③ 应除外肾前性因素和肾后性因素，因其治疗方法截然不同。

治疗方案

① 尽早纠正可逆因素，如纠正血容量不足、休克、心衰，控制感染，停用肾毒性药物等。

② 营养支持治疗：可优先通过胃肠道提供营养，酌情限制液体、钠盐及钾盐摄入，不能口服者需静脉补充营养。总能量摄入为 $83.6 \sim 125.4 kJ/(kg \cdot d)$，存在高分解代谢或者接受肾脏替代治疗者酌情增加蛋白质或氨基酸摄入量。

③ 保守治疗

a. 维持体液平衡：记录每日出入液量，每日补液量应为显性失液量加上非显性失液量减去内生水量，每日大致入液量可按前一日尿量＋500ml 计算，肾脏替代治疗时补液量可适当放宽。

b. 纠正高钾血症，停用可能导致高血钾的药物，避免进食含钾丰富的食物。

预案： 10%葡萄糖酸钙   10～20ml ｜ 缓慢静脉注射。
10%葡萄糖   10～20ml ｜

5%碳酸氢钠 100～200ml，静脉滴注。

50%葡萄糖溶液 50～100ml 或 10%葡萄糖溶液 250～500ml 加胰岛素 6～12U 缓慢静脉滴注或静脉泵入。

聚磺苯乙烯钠散，15～30g，口服，每日 2 次。或

聚苯乙烯磺酸钙散，5～10g，口服，每日 3 次。或

环硅酸锆钠散，5～10g，口服，每日 3 次。

对于药物治疗不能纠正的高钾血症，应及时行血液透析治疗。

c. 纠正酸中毒

预案： HCO_3^- 低于 15mmol/L 时，给予 5%碳酸氢钠 100～200ml，静脉滴注，监测血气分析。

④ 血液净化治疗

对于保守治疗无效的进行性血尿素氮、肌酐升高（血尿素氮＞21.4mmol/L、血肌酐＞442μmol/L），以及高钾血症（＞6.5mmol/L）、肺水肿、心力衰竭、脑病、心包炎、酸中毒（pH＜7.35）可以选用血液净化治疗，重症患者倾向于早期进行血液净化治疗。可以选择血液透析（HD）、腹膜透析（PD）或持续性肾脏替代治疗。血液净化治疗支持肾脏维持机体内环境稳定，清除炎症介质和尿毒症毒素，减轻肾脏负

荷，促进肾功能恢复，并在一定程度上支持其他脏器功能，为原发病和并发症治疗创造条件。

⑤ 恢复期治疗：AKI 恢复期早期，威胁生命的并发症依然存在，治疗重点仍为维持水、电解质和酸碱平衡，治疗原发病和防治各种并发症。部分患者多尿期持续较长，补液量应逐渐减少，以缩短多尿期。

（王艳秋　苏雪松）

第九节　慢性肾脏病

慢性肾脏病（CKD）是指各种原因引起的肾脏结构或功能异常≥3个月，包括出现肾脏损伤标志（白蛋白尿、尿沉渣异常、肾小管相关病变、组织学检查异常及影像学检查异常）或有肾移植病史，伴或不伴肾小球滤过率（GFR）下降；或不明原因的 GFR 下降 $[<60ml/(min \cdot 1.73m^2)]$ ≥3 个月。目前国际公认的 CKD 分为 5 期：1 期，GFR 正常或升高 $[\geq 90ml/(min \cdot 1.73m^2)]$；2 期，GFR 轻度降低 $[60 \sim 89ml/(min \cdot 1.73m^2)]$；3 期，GFR 轻度到中度降低 $[30 \sim 59ml/(min \cdot 1.73m^2)]$；4 期，GFR 重度降低 $[15 \sim 29ml/(min \cdot 1.73m^2)]$；5 期为终末期肾衰竭 $[<15ml/(min \cdot 1.73m^2)]$。

慢性肾衰竭（CRF）是指各种慢性肾脏疾病持续进展的共同结果。它是以代谢产物和毒素潴留，水、电解质及酸碱代谢失衡和全身各系统症状为表现的一种临床综合征。慢性肾衰竭代表慢性肾脏病中 GFR 下降至失代偿期的那一部分群体，主要为 CKD 4～5 期。

在慢性肾脏病和慢性肾衰竭的不同阶段，其临床表现各异。CKD 1～3 期病人可以无任何症状，或仅有乏力、腰酸、夜尿增多、食欲减退等轻度不适。进入 CKD 3b $[GFR\ 30 \sim 44ml/(min \cdot 1.73m^2)]$ 期以后，上述症状更趋明显。到 CKD 5 期时，可出现急性左心衰竭、严重高钾血症、消化道出血、中枢神经系统障碍等，甚至有生命危险。

诊断要点

① 慢性肾衰竭的诊断并不困难，主要依据病史、肾功能检查及相关临床表现。但其临床表现复杂，各系统表现均可成为首发症状，因此

临床医生应当十分熟悉慢性肾衰竭的特点，仔细询问病史和查体，并重视肾功能的检查，以尽早明确诊断，防止误诊。对既往病史不明，或存在近期急性加重诱因的患者，需与急性肾损伤相鉴别，是否存在贫血、低钙血症、高磷血症、血甲状旁腺素升高、肾脏缩小等有助于慢性肾衰竭与急性肾损伤的鉴别。有条件的可行肾活检，尽量明确导致慢性肾衰竭的基础肾脏病，并积极寻找引起肾功能恶化的可逆因素。

② 慢性肾脏病有时可发生急性加重或伴发急性肾损伤。如慢性肾衰竭本身已相对较重，或其病程加重过程未能反映急性肾损伤的演变特点，则称之为"慢性肾衰竭急性加重"。如果慢性肾衰竭较轻，而急性肾损伤相对突出，且其病程发展符合急性肾损伤演变过程，则可称为"慢性肾衰竭基础上急性肾损伤"，其处理原则基本与急性肾损伤相同。

治疗方案

· ① 原发疾病和加重因素的治疗：有效治疗原发疾病和消除引起肾功能恶化的可逆因素，是 CKD 治疗的基础和前提，也是有效延缓肾衰竭进展、保护肾脏功能的关键。

② 非透析治疗

a. 营养治疗

热量摄入：$125.4\sim146.3kJ/(kg \cdot d)$。对 CKD $4\sim5$ 期病人，予低蛋白饮食 $[0.6\sim0.8g/(kg \cdot d)]$，在低蛋白饮食中，约 50％ 的蛋白质应为高生物效价蛋白，如蛋、瘦肉、鱼、牛奶等。如有条件，在低蛋白饮食的基础上，补充适量必需氨基酸和（或）α-酮酸。

脂肪摄入量不超过总热量的 30％，不饱和脂肪酸/饱和脂肪酸应 2∶1，胆固醇摄入量少于 300mg/d，磷摄入量限制在 800mg/d 以下。

b. 纠正酸中毒

预案： 碳酸氢钠 $1\sim3g$，口服，每日 3 次。定期复查血气分析，如果酸中毒严重，$HCO_3^- < 15mmol/L$ 应该静脉滴注 5％碳酸氢钠注射液。

c. 降压治疗：对高血压进行及时、合理的治疗，不仅是为了控制高血压的症状，也是为了保护心、肾、脑等靶器官。一般非透析患者应控制血压在 130/80mmHg 以下，维持透析患者血压不超过 140/90mmHg。对于尿白蛋白排泄 $30\sim300mg/d$ 的糖尿病成人 CKD 患者或者尿白蛋白排泄 $>300mg/d$ 的成人 CKD 患者，首选 ARB 或 ACEI，但初期应用 ACEI 或 ARB 类药物应严密监测肾功能变化，用药后 2 个月内血清肌酐上升小于 30％的可在监测下继续应用，若大于 50％应立即停药。严重肾衰竭患者应慎用，双侧肾动脉狭窄患者禁用。CKD 患者常常需要 2 种以上降压药物联合应用才能达到降压目标。ACEI 或 ARB 与 CCB 联合应用是临床上常用组合，如仍未达到降压目标，可在此基础上加用利尿剂与 α 受体阻滞剂、β 受体阻滞剂。

预案： 盐酸贝那普利（洛丁新）10～20mg，口服，每日 1 次。或

氯沙坦 50～100mg，口服，每日 1 次。或

缬沙坦 80～160mg，口服，每日 1 次。或

硝苯地平控释片 20～30mg，口服，每日 1 次。或

非洛地平 5～10mg，口服，每日 1 次。或

氨氯地平 2.5～10mg，口服，每日 1 次。

d. 治疗肾性贫血：Hb 目标为 110～120g/L，不建议维持 Hb＞130g/L。

促红细胞生成素 3000U，皮下注射，每周 2～3 次；或 10000U，皮下注射，每周 1 次。

补充造血原料：多糖铁复合物（力蜚能）150～300mg，口服，每日 1 次。

叶酸 5mg，口服，每日 2 次。

维生素 B_{12}，25μg，每日 2 次。

或选用新型缺氧诱导因子脯氨酰羟化酶抑制剂罗沙司他，根据体重选择起始剂量：透析患者为每次 100mg（45～60kg）或 120mg（≥60kg），非透析患者为每次 70mg（45～60kg）或 100mg（≥60kg），每周 3 次口服。

e. 治疗肾性骨病

预案： 碳酸钙/维生素 D_3（钙尔奇 D），0.6g，口服，每日 1 次。

骨化三醇 0.25～0.5μg，口服，每日 1 次。

高磷血症用醋酸钙 0.667g，每日 2～3 次。或

碳酸镧 500mg，口服，每日 2～3 次。

拟钙剂西那卡塞对于继发性甲状旁腺功能亢进有较好的治疗作用，可用于合并高磷高钙的患者，必要时可行甲状旁腺切除手术。

凡口服骨化三醇的患者，治疗中均需要监测血钙、血磷、PTH 浓度，使维持性透析患者血 iPTH 保持在 150～300pg/ml。

f. 口服吸附和导泻疗法

预案： 尿毒清 5g，口服，每日 3 次。

药用炭片（爱西特）1.2g，口服，每日 3 次。

包醛氧淀粉 5g，口服，每日 3 次。

g. 纠正高钾血症，参见"急性肾损伤"相关内容。

h. 防治感染：在疗效相近的情况下应选用肾毒性最小的药物，剂量根据 GFR 水平调整。

③ 肾脏替代治疗：对于 CKD 4 期以上或预计 6 个月内需要接受透析治疗的患者，建议进行肾脏替代治疗准备。通常对于非糖尿病肾病患者，当 GFR$<$10ml/(min・1.73m^2) 并有明显尿毒症症状和体征时，则应行肾脏替代治疗。对于糖尿病肾病患者，可适当提前至 GFR$<$15ml/(min・1.73m^2) 时安排肾脏替代治疗。

预案： 血液透析（HD）每周 2~3 次，每次 4h。或

腹膜透析（PD）每日 3~4 次，每次 1.5%（或 2.5% 或 4.25%）腹透液 2000ml 腹腔交换。或

持续性肾脏替代治疗（CRRT），每次 6~12h。

根据病情需要进行肾移植。

（王艳秋　苏雪松）

第十节　继发性肾脏疾病

一、狼疮性肾炎

狼疮性肾炎（LN）是系统性红斑狼疮（SLE）的肾脏损害。约 50% 以上 SLE 有肾损害的临床表现，肾活检显示肾脏受累几乎为 100%。LN 的临床表现和病理改变具有多样性，是我国终末期肾衰竭的重要原因之一。

诊断要点

在 SLE 基础上，有肾脏损害表现，如持续性蛋白尿（$>$0.5g/d）、血尿或管型尿（可为红细胞或颗粒管型等），则可诊断为 LN。确诊 LN 和疑诊 LN 的患者均应该行肾脏病理检查，对指导治疗和判断预后

极有意义。

治疗方案

（1）轻度肾损害 尿蛋白<1g/d，尿沉渣无活动性变化，血压、肾功能正常，病理表现为Ⅰ型或者Ⅱ型者仅给予对症治疗，无需特殊处理，但要注意控制肾外狼疮病变活动。

（2）局灶增生性狼疮性肾炎 无临床和严重组织学病变活动的Ⅲ型患者。可给予对症治疗或小剂量糖皮质激素和（或）环磷酰胺，以控制LN活动，阻止病理类型进展。

（3）膜性狼疮性肾炎（Ⅴ型） 临床上表现为肾病综合征，应用糖皮质激素联合免疫抑制剂治疗，如泼尼松联合环磷酰胺或吗替麦考酚酯、环孢素或他克莫司。临床上表现为非肾病水平蛋白尿的单纯膜性LN仅需要降蛋白及降压治疗，根据肾外表现决定糖皮质激素和免疫抑制疗法。

（4）弥漫增殖性（Ⅳ型）和严重局灶增殖性（Ⅲ型）狼疮性肾炎应给予积极的免疫抑制治疗。病情活动者应先给予诱导疗法，待病情稳定后转入维持治疗。

预案1：诱导治疗 激素联合环磷酰胺/吗替麦芳酚酯。

激素用法：甲强尤 50～100mg 静脉滴注，1日1次，连续3天为1个
生理盐水 250ml 疗程，间隔3～5天，1～3个疗程，
改为强的松0.5～0.6mg/（kg·d），口服，4～6周逐步
减量。

预案2：免疫抑制治疗

a. 环磷酰胺静脉疗法（美国NIH方案：CTX 0.5～1.0g/m²，每月1次静点，共6次，以后每3个月1次；或者欧洲ELNT方案：CTX 500mg/次，每2周1次，总量3g，然后改用硫唑嘌呤维持）。

b. 吗替麦考酚酯，1.0～2.0g/d，分2次口服，疗程约1年。肾活检有大量细胞性新月体或纤维素样坏死病变，以及肾外病情活动严重者，可使用甲泼尼龙15mg/（kg·d）静脉冲击疗法，每日1次，3次为1个疗程。重度LN尤其是疾病活动性高且伴有感染的患者，可选用人免疫球蛋白，因其可封闭自身抗体，且对感染有一定疗效，尤其适用于应用大剂量免疫抑制剂合并严重感染者。

长期应用激素和免疫抑制剂有相应的副作用，用药之前需要认真向

患者交代，得到患者同意后方可使用，用药期间需要严密监测副作用，及时给予处理。静脉应用环磷酰胺时需要水化，即适当多饮水，以减少出血性膀胱炎的发生；同时需要有经验的护士进行静脉注射，最好选用套管针，防止普通针头刺破血管出现药品外渗造成局部组织坏死；同时输液前后都应该用盐水冲管，也是为了减少局部组织坏死的可能性。

二、糖尿病肾病

糖尿病肾病（DN）是糖尿病最常见的微血管并发症之一。无论是1型糖尿病还是2型糖尿病，30％～40％的患者出现肾损害。早期表现为肾小球内高血压、高灌注、高滤过，最终逐渐出现肾小球硬化，临床表现一旦出现明显蛋白尿时，病情将不断进展，直至发展为肾衰竭。DN所致的慢性肾衰竭的预后明显较其他病因所致者差。

诊断要点

① 对于确诊的糖尿病，如果病程中逐渐出现微量蛋白尿、蛋白尿、肾功能减退等，则DN的确诊并不困难。

② 对于糖尿病早期或者同时发现肾脏疾病时，除需要结合其他脏器的损害（如糖尿病眼底和外周神经病变），必要时做肾活检明确诊断。

③ 糖尿病肾病的尿检异常通常为单纯蛋白尿，不伴血尿，虽进入肾衰竭期但尿蛋白量无明显减少，肾脏体积无明显缩小。

治疗方案

① 改变生活方式、控制血糖

a. 控制体重、糖尿病饮食、戒酒、戒烟和适当运动。

b. 肾功能正常者可口服降糖药物，如血糖控制不满意或有明显肾功能损害，则应用胰岛素治疗，注意预防低血糖发生。

② 降低肾小球囊内高压和全身高血压：糖尿病一旦出现微量蛋白尿，无论是否伴有高血压，均应采用ACEI或ARB治疗，血压控制靶目标为＜130/80mmHg。用药期间应注意高钾血症和肾功能减退，尤其存在有效血容量不足包括长期应用利尿剂等危险因素时，对于双侧肾动脉狭窄和孤立肾肾动脉狭窄应禁用。

预案1：ACEI类药物

贝那普利 10mg，口服，每日 1 次。或

依那普利 5～20mg，口服，每日 1 次。

预案 2：ARB 类药物

氯沙坦 50～100mg，每日 1 次。或

缬沙坦 80～160mg，口服，每日 1 次。

预案 3：CCB 类药物

硝苯地平控释片 30mg，口服，每日 1 次。或

非洛地平 2.5～5mg，口服，每日 1 次。或

氨氯地平 2.5～10mg，口服，每日 1 次。

③ 透析治疗：由于心血管并发症多见，尿毒症症状出现较早，故应适当提前开始透析治疗。一般透析指征为肾小球滤过率在 $15ml/(min \cdot 1.73m^2)$ 以下，伴有明显胃肠道症状、高血压和心力衰竭不易控制者可适当提前。对糖尿病肾脏疾病引起的慢性肾衰竭，血液透析和腹膜透析的长期生存率相似，但明显低于非糖尿病肾脏疾病引起者，主要死亡原因为心血管并发症。

三、紫癜性肾炎

紫癜性肾炎是由于过敏性紫癜累及肾脏而发生的疾病，儿童多见，大多数发生在紫癜起病后 1 个月内，出现单纯血尿、蛋白尿、肾病综合征、肾炎综合征及急进性肾炎综合征。

治疗方案

预案 1：泼尼松 $1mg/(kg \cdot d)$，口服，每日 1 次。

预案 2：生理盐水　250～500ml
　　　　　环磷酰胺　0.6g ｝静脉注射，每 2 周 1 次。

预案 3：生理盐水　100ml
　　　　　甲泼尼龙　500～1000mg ｝静脉滴注，每日 1 次，连用 3 天。

说明

① 表现为肾病综合征的患者选用预案 1。

② 如果病情反复，可以考虑应用预案 2，以减少复发，延缓肾脏损伤。

③ 对以急进性肾炎综合征起病的患者，应考虑使用预案3。

④ 对于药物的副作用及使用时的注意事项参考"狼疮性肾炎"。

（王艳秋　苏雪松）

第十一节　多囊肾

常染色体显性遗传多囊肾病（ADPKD）又称成人型多囊肾，是最常见的遗传性肾脏病，主要表现为双侧肾脏出现大小不一的囊肿，囊肿进行性增大，最终破坏肾脏结构和功能，导致终末期肾衰竭。

诊断要点

家族遗传史，B超或CT提示多囊肾改变，若合并肾功能不全、多囊肝、腹壁疝、心脏瓣膜异常、颅内动脉瘤、胰腺囊肿或精囊囊肿可以辅助诊断。

治疗方案

① 一般注意事项：当囊肿较大时，注意避免剧烈的体育活动和腹部创伤，以防囊肿破裂。

② 控制高血压

预案1： 选用ACEI或ARB类药物（高钾血症及血肌酐明显增高者慎用）

盐酸贝那普利（洛丁新）10～20mg，口服，每日1次。或

氯沙坦50～100mg，口服，每日1次。

预案2： 其他降压药物（如钙通道阻滞剂、血管扩张药和β受体阻滞剂）的应用与其他肾性高血压相同。

③ 积极防治尿路感染。

④ 处理肉眼血尿发作：多饮水、减少活动或卧床休息，多数可以缓解，必要时可行选择性血管栓塞或出血侧肾脏切除。

⑤ 囊肿减压术（慎用）。

⑥ 终末期肾病的替代疗法（同慢性肾衰竭的治疗）。

⑦ 新型"特异性"药物治疗：托伐普坦（精氨酸加压素 V_2 受体拮

抗剂）可延缓 ADPKD 患者肾脏体积增大和肾功能恶化。

（王艳秋　苏雪松）

第十二节　IgA 肾病

IgA 肾病是指肾小球系膜区以 IgA 沉积为主的原发性肾小球疾病，是肾小球源性血尿最常见的原因，为目前世界范围内最常见的原发性肾小球疾病，也是我国最常见的肾小球疾病，已成为终末期肾病的重要病因之一。

诊断要点

本病诊断依靠肾活检免疫病理学检查，即肾小球系膜区 IgA 为主的免疫球蛋白呈颗粒样或团块样沉积，伴或不伴毛细血管袢分布，常伴 C_3 的沉积。同时必须排除肝硬化、过敏性紫癜等继发性 IgA 沉积性疾病。

治疗方案

（1）单纯镜下血尿型　一般无特殊治疗，避免劳累、预防感染和避免使用肾毒性药物。

（2）反复发作肉眼血尿　对于感染后反复出现肉眼血尿的患者，应积极控制感染，选用无肾毒性的抗生素，慢性扁桃体炎反复发作的患者建议行扁桃体切除术。

（3）伴蛋白尿

① 选用 ACEI 或 ARB 类药物并逐渐增加至可耐受剂量。

预案：盐酸贝那普利（洛丁新）10～20mg，口服，每日 1 次。或
氯沙坦 50～100mg，口服，每日 1 次。

② 经过 3～6 个月优化支持治疗（ACEI 或 ARB）后，尿蛋白仍持续＞1g/d 且 GFR＞50ml /（min·$1.73m^2$）的患者，可给予糖皮质激素治疗，泼尼松 0.5～0.6mg/（kg·d），口服，每日 1 次，4～8 周后逐渐减量，总疗程 6～12 个月。

（4）肾病综合征型　参照本书"肾病综合征"的治疗。

（5）急性肾损伤型　需要肾活检明确病理改变，若为细胞性新月体肾炎，应及时给予大剂量激素和细胞毒药物强化治疗。患者存在透析指征，应给予透析治疗。

（王艳秋　苏雪松）

第十三节　膀胱疾病

一、神经源性膀胱

神经源性膀胱（neurogenic bladder，NB）是由于神经系统调控出现紊乱而导致的下尿路功能障碍，通常需在存有神经病变的前提下才能诊断。根据神经病变的程度及部位的不同，神经源性膀胱有不同的临床表现。神经源性膀胱可引起多种长期并发症，最严重的并发症是上尿路损害和肾衰竭。所有可能影响储尿和（或）排尿神经调控的疾病都有可能造成膀胱和（或）尿道功能障碍，神经源性膀胱的临床表现与神经损伤/病变的位置和程度可能存在一定相关性，但无规律性，目前尚缺乏针对各病因的神经源性膀胱的流行病学研究数据。

诊断要点

（1）原发神经病变的诊断　对于导致膀胱尿道功能障碍的神经系统病变的性质、部位、程度、范围、病程等做出评估，应通过神经系统疾病相关的病史、体格检查、影像学检查和神经电生理检查明确，必要时请神经科医师协助诊断。

（2）下尿路和上尿路功能障碍及泌尿系并发症的诊断　如下尿路功能障碍的类型、程度，是否合并泌尿系感染、结石、肿瘤，是否合并肾积水、输尿管扩张纤曲、膀胱输尿管反流等上尿路损害。应从相应的病史、体格检查、实验室检查、尿动力学检查和影像学检查、膀胱尿道镜加以明确。

（3）其他相关器官、系统功能障碍的诊断　如是否合并性功能障碍、盆腔脏器脱垂、便秘或大便失禁等，应通过病史、体格检查、实验室检查、影像学检查加以明确。

治疗方案

神经源性膀胱的治疗目标：a. 保护上尿路（肾脏）功能；b. 恢复（或部分恢复）下尿路功能；c. 改善尿失禁；d. 提高患者生命质量。其中，首要目标是保护肾脏功能，使患者能够长期生存；次要目标是提高患者生命质量。在治疗策划过程中应进一步考虑以下问题：患者的残疾状况、治疗成本、技术复杂性及可能出现的并发症。

（1）保守治疗　扳机点排尿、Crede 手法排尿、Valsalva 排尿、定时排尿、盆底肌锻炼、盆底生物反馈；间歇导尿、留置导尿或膀胱造瘘；外部集尿器，可用于尿失禁；腔内药物灌注、盆底肌刺激、膀胱腔内电刺激、针灸。

（2）药物治疗

① 逼尿肌过度活动：M 受体阻滞剂、PDE5 抑制剂。

② 逼尿肌收缩无力：无。

③ 降低膀胱出口阻力：α 受体阻滞剂。

④ 减少尿液：去氨加压素（夜尿多）。

（3）手术疗法

① 治疗储尿障碍的手术：A 型肉毒毒素膀胱壁注射（200～400IU，20～30 个点，避开管口三角区，可逆性，1 周后起效，疗效 3～9 个月）、自体膀胱扩大术（逼尿肌切除）、肠道膀胱扩大术。

② 增加尿道控尿能力的手术（尿道固有括约肌功能缺陷）：填充剂注射、尿道吊带术、人工尿道括约肌。

③ 重建排尿功能的手术：骶神经前根刺激、逼尿肌成形术、A 型肉毒毒素尿道括约肌注射、尿道外括约肌切断术、膀胱颈切开术、尿道支架置入术。

④ 同时重建储尿和排尿功能的手术：骶神经后根切断＋骶神经前根刺激、骶神经调节术［增加逼尿肌压力，调节逼尿肌过度活动（DO）］。

⑤ 尿流改道术。

说明

在进行任何侵入性检查之前，必须进行详尽的病史采集与全面的体格检查。对于怀疑神经源性膀胱的患者而言，必须在侵入性检查之前完成病史采集、排尿日记及体格检查，这些初诊资料对于长期的治疗及随访很有必要。

二、膀胱过度活动症

膀胱过度活动症（overactive bladder，OAB）是一种以尿急症（urgency）为特征的症候群，常伴有尿频和夜尿症状，伴或不伴有急迫性尿失禁，没有尿路感染或其他明确的病理改变。OAB 在尿动力学上可表现为逼尿肌过度活动，也可为其他形式的尿道-膀胱功能障碍。OAB无明确的病因，不包括由尿路感染或其他膀胱尿道病变所致的症状。

诊断要点

① 病史：包括储尿期症状（尿频、尿急、夜尿和尿失禁）、排尿期症状（排尿踌躇、尿无力、尿线细和排尿中断）、排尿后症状（尿不尽感、尿后滴沥）和其他症状（夜间遗尿、尿痛）。OAB症状为储尿期症状。

② 体格检查：一般体格检查；特殊体格检查，如泌尿及男性生殖系统、神经系统、女性生殖系统检查。

③ 症状问卷和排尿日记。

④ 实验室检查：尿液分析用于鉴别尿路感染、蛋白尿、糖尿和血尿；疑有泌尿或生殖系统炎症者应进行尿液、前列腺液、尿道及阴道分泌物的病原学检查，如涂片或培养；疑有尿路上皮肿瘤者进行尿液细胞学检查；50 岁以上男性血清前列腺特异性抗原（PSA）检查用于排除前列腺癌。

⑤ 特殊检查：超声检查；尿流动力学检查；膀胱镜检查；其他。

治疗方案

（1）首选治疗　①行为治疗（减肥，控制液体摄入量，减少咖啡因、酒精摄入）、膀胱训练（延时或者定时排尿，300ml）、盆底肌训练、生物反馈；②药物治疗：托特罗定（M2M3）、索利那新（M3），青光眼患者禁用；③钙通道阻滞剂，前列腺素合成抑制剂，镇静、抗焦虑药物缺乏证据支持。

（2）可选治疗　①A 型肉毒毒素逼尿肌注射；②膀胱灌注辣椒辣素；③神经调节；④外科手术，适用于膀胱容量较小有上尿路危害的，可行膀胱扩大和尿流改道。

（张旖骁）

第十四节　前列腺疾病

一、良性前列腺增生

良性前列腺增生（benign prostatic hyperplasia，BPH）是引起中老年男性排尿障碍最为常见的一种良性疾病。主要表现为组织学上的前列腺间质和腺体成分的增生、解剖学上的良性前列腺增大（benign prostatic enlargement，BPE）、尿动力学上的膀胱出口梗阻（bladder outlet obstruction，BOO）和以下尿路症状（LUTS）为主的临床症状。LUTS包括储尿期症状、排尿期症状及排尿后症状。储尿期症状包括尿频、尿急、尿失禁及夜尿增多等；排尿期症状包括排尿踌躇、排尿困难及排尿间断等；排尿后症状包括排尿不尽感、尿后滴沥等。

诊断要点

① 病史：50 岁以上男性出现下尿路症状。

② 国际前列腺症状（I-PSS）评分。

③ 体检：直肠指检，了解前列腺大小、质地及有无硬结、压痛等。

④ B超：前列腺大小、结节回声、残余尿。

⑤ 尿流动力学：最大尿流率小于 15ml/s。

⑥ PSA：排除前列腺癌。T-PSA<4ng/ml，fPSA/tPSA>0.16。

⑦ 并发症：急性尿潴留、肾积水及肾功能不全、膀胱结石、反复泌尿系感染、反复血尿、膀胱憩室、痔、腹股沟疝。

治疗方案

① 观察等待：包括患者教育、生活方式指导、定期监测等。

② 行为改进及饮食调整。

③ 药物治疗：BPH 患者药物治疗的短期目标是缓解患者的下尿路症状，长期目标是延缓疾病的临床进展，预防并发症的发生。在减少药

物治疗副作用的同时保持患者较高的生活质量是 BPH 药物治疗的总体目标。常用药物包括：

α受体阻滞剂：通过阻滞分布在前列腺和膀胱颈部平滑肌表面的肾上腺素能受体，松弛平滑肌，达到缓解膀胱出口动力性梗阻的作用，同时可以缓解储尿期的膀胱刺激症状。

5α还原酶抑制剂：通过抑制体内睾酮向双氢睾酮（DHT）的转变，进而降低前列腺内双氢睾酮的含量，达到缩小前列腺体积、改善下尿路症状的治疗目的。

M 受体阻滞剂：通过阻断 M 受体兴奋性，缓解逼尿肌过度兴奋，降低膀胱敏感性，从而改善 BPH 患者的储尿期症状。

④ 手术治疗：出现反复尿潴留（至少在一次拔管后不能排尿或两次尿潴留）、反复血尿、反复泌尿系感染、膀胱结石、继发性上尿路积水（伴或不伴肾功能损害）时建议外科治疗。主要包括经尿道前列腺电切术（transurethral resection of the prostate，TURP）、经尿道前列腺激光切除/汽化/剜除手术以及开放性前列腺摘除术。

二、前列腺炎

前列腺炎是成年男性的常见疾病。有资料显示约有 50% 的男性在一生中的某个时期会受到前列腺炎的影响。部分前列腺炎患者可能严重影响其生活质量，并对公共卫生事业造成巨大的经济负担。

诊断要点

前列腺炎的概念、分类、治疗均与其分型相关。

Ⅰ型：起病急，可表现为突发的发热性疾病，伴有持续和明显的下尿路感染症状，尿液中白细胞数量升高，血液和（或）尿液中的细菌培养阳性。

Ⅱ型：占慢性前列腺炎的 5%～8%。有反复发作的下尿路感染症状，持续时间超过 3 个月，前列腺液（EPS）/精液/按摩后尿液（VB3）中白细胞数量升高，细菌培养结果阳性。

Ⅲ型：慢性前列腺炎/慢性盆腔疼痛综合征（chronic prostatitis/chronic pelvic pain syndrome，CP/CPPS），是前列腺炎中最常见的类型，约占慢性前列腺炎的 90% 以上。主要表现为长期、反复的骨盆区域疼痛或不适，持续时间超过 3 个月，可伴有不同程度的排尿症状和性功能障碍，严重影响患者的生活质量；EPS/精液/VB3 细菌培养结果阴性。

根据 EPS/精液/VB3 常规显微镜检结果，该型又可再分为ⅢA（炎症性 CPPS）和Ⅲ B（非炎症性 CPPS）2 种亚型：ⅢA 型患者的 EPS/精液/VB3 中白细胞数量升高；Ⅲ B 型患者的 EPS/精液/VB3 中白细胞在正常范围。ⅢA 和Ⅲ B 这 2 种亚型各占 50% 左右。

Ⅳ型：无症状炎症性前列腺炎（asymptomatic inflammatory prostatitis，AIP）。无主观症状，仅在有关前列腺方面的检查（EPS、精液、前列腺组织活检及前列腺切除标本的病理检查等）时发现炎症证据。

治疗方案

Ⅰ型：主要是广谱抗生素、对症治疗和支持治疗。伴尿潴留者可采用细管导尿或耻骨上膀胱穿刺造瘘引流尿液，伴前列腺脓肿者可采取外科引流。

Ⅱ型：推荐以口服抗生素为主，选择敏感药物，疗程为 4～6 周，建议治疗 2 周后对患者进行阶段性的疗效评价。疗效不满意者，可改用其他敏感抗生素。推荐使用 α 受体阻滞剂、植物制剂、非甾体抗炎镇痛药和 M 受体阻滞剂等改善症状。

ⅢA 型：可先口服抗生素 2～4 周，然后根据其疗效反馈决定是否继续抗生素治疗。推荐使用 α 受体阻滞剂、植物制剂、非甾体抗炎镇痛药和 M 受体阻滞剂等改善排尿症状和疼痛。

Ⅲ B 型：推荐使用 α 受体阻滞剂、植物制剂、非甾体抗炎镇痛药和 M 受体阻滞剂等药物治疗。

Ⅳ型：一般无须治疗。

（张旖骁）

第十五节　睾丸疾病

一、睾丸鞘膜积液

睾丸在从腹腔下降至阴囊的过程中，前端有一个腹膜的膨出，即鞘状突。正常情况下，精索部的鞘状突一般在出生前或出生后短期即自行闭塞为纤维索，而包绕在睾丸和附睾周围的鞘状突则形成一潜在的小空腔，即睾丸鞘膜腔。腔内有少量浆液，使睾丸有一定的滑动范围，该液体可以通过精索内静脉和淋巴系统以恒定的速度吸收。各种原因引起该液体分泌增多或吸收减少，使鞘膜腔内积聚的液体过多，即称之为睾丸鞘膜积液。

诊断要点

（1）临床表现　表现为阴囊内或腹股沟区囊性肿块。积液量少时多无自觉症状，多于体检时偶然发现。积液较多、囊肿增大、张力高时，可引起下坠感、胀痛或轻度牵扯痛。巨大积液可使阴茎内陷，影响排尿及性生活，亦可导致行动不便。交通性鞘膜积液其肿块大小可随体位变动而变化，立位时肿块增大，平卧后可缩小或消失。继发性鞘膜积液还会有原发病的表现。

体检时可见阴囊内或腹股沟区卵圆形或梨形肿块，表面光滑，有囊性感。睾丸鞘膜积液其囊肿位于阴囊内，无法触及睾丸及附睾，而精索鞘膜积液则可触及囊肿下方的睾丸及附睾；交通性鞘膜积液挤压时囊肿可减小或消失。

（2）体格检查和辅助检查

① 透光试验：阳性。但积液为脓性、乳糜性、合并出血及囊壁较厚时可为阴性。

② B超：鞘膜积液肿块呈液性暗区，有利于进一步明确诊断及与其他疾病的鉴别。

治疗方案

（1）保守治疗　2岁以下儿童的睾丸鞘膜积液多可自行吸收，可暂不治疗。婴幼儿的睾丸鞘膜积液禁忌抽吸。成人无症状的较小的睾丸鞘膜积液也可不必治疗。此外，针对原发病的治疗成功后，继发性睾丸鞘膜积液往往也可自行消退而不需要手术。

（2）手术治疗

① 手术指征：2岁以下儿童如合并腹股沟疝或积液量大且无明显自行吸收者需手术治疗。2岁以上患者如为交通性鞘膜积液或临床症状影响生活质量时也需手术治疗。

② 主要手术方式

a. 鞘膜翻转术：临床最常用，尤其适用于鞘膜无明显增厚者。

b. 鞘膜切除术：临床常用，适用于鞘膜明显增厚者，手术复发机会少。

c. 鞘膜折叠术（Lord 手术）：适用于鞘膜较薄、无并发症者。

d. 对于交通性鞘膜积液，需做鞘状突高位切断及结扎手术，同时行鞘膜翻转术或切除术。

二、精索静脉曲张

精索静脉由精索内、外静脉及输精管静脉组成，在阴囊内，三组静脉相互交通、盘曲形成精索静脉丛。精索内静脉走行较长，如果存在静脉瓣发育不良、受损或关闭不全及静脉壁平滑肌或弹性纤维薄弱等因素，可造成其内压增加，血液回流受阻，引起精索静脉曲张。临床上讲的精索静脉曲张主要是精索内静脉曲张。原发性精索静脉曲张 90% 为左侧病变。

诊断要点

（1）临床表现　患者可有男性不育史，也可以是以久站后患侧阴囊疼痛不适为主诉就诊。主要症状有立位时患侧阴囊肿胀，局部坠胀、疼痛感，可向下腹部、腹股沟区或后腰部放散，劳累或久站后症状加重，平卧、休息后症状减轻或消失。静脉曲张程度与症状可不一致。查体一般可见：立位时患侧阴囊胀大，睾丸下垂，表面可见或可触及蚯蚓状曲张的静脉团；卧位时扩张的静脉团缩小。此点可与继发性精索静脉曲张相鉴别。

（2）超声及彩色多普勒超声检查　彩色多普勒超声检查可以准确判定精索内静脉中血液反流现象，具有无创伤、可重复性好、诊断准确等特点，应作为首选检查方法。对于亚临床型精索静脉曲张，诊断标准尚未统一，一般认为静脉管径＞2mm 时可以考虑亚临床型精索静脉曲张。

（3）睾丸体积测量。

（4）实验室检查　精液分析。

治疗方案

① 非手术治疗：无症状或症状较轻的患者，建议采取非手术治疗，

常用方法有阴囊托带局部冷敷、避免过度性生活造成盆腔及会阴部充血等。

　　② 药物治疗：复合肉碱、氯米芬。

　　③ 手术治疗：经腹股沟管精索内静脉高位结扎术、经腹膜后精索内静脉高位结扎术、显微镜手术、腹腔镜手术、精索静脉介入栓塞术。

（张旖骁）

第十六节　包茎

　　包茎指包皮口狭窄或包皮与阴茎头粘连，使包皮不能上翻外露阴茎头。

诊断要点

　　包茎和嵌顿包茎是通过体格检查诊断的。在体格检查中，可以发现包皮不能回缩或只能部分回缩，存在包皮与阴茎头的直径不相称，部分患者还可发现包皮内表面与阴茎头或系带粘连。嵌顿包茎的特征是包皮收缩到冠状沟，存在收缩环，使包皮不能复位。

治疗方案

　　① 非手术治疗：手法复位。

　　② 药物治疗：类固醇。

　　③ 外科治疗：包皮嵌顿复位（手术）、包茎尽早行包皮环切术。如包皮过长，需经常上翻清洗。

说明

　　嵌顿包茎手法复位后往往会复发，所以至少应在背侧切开，或在急性期后进行包皮环切术。一个急性的嵌顿包茎，手法复位失败或已经存在时间较长，应紧急行狭窄环背侧切开，若嵌顿包皮已经破溃或情况允许，可急诊做包皮环切术。这些病例术后水肿严重。

（张旖骁）

第十七节 泌尿系结石

泌尿系结石是泌尿外科的常见病之一，我国泌尿系结石发病率为1%～5%，南方高达5%～10%，复发率高，10年约50%，男女患者比例约2.3∶1，有明显的地理分布特征，社会经济水平对其影响也较大，上尿路结石和下尿路结石各占95%和5%。

诊断要点

（1）症状

① 疼痛：绞痛、钝痛、隐痛或无痛。

② 血尿：可表现为镜下血尿或肉眼血尿。

③ 感染：反复泌尿系感染。

④ 体格检查：可有轻度肾区叩痛，并发重度积水时可触及肿大的肾，部分患者可无症状。

（2）实验室检查　结石患者的常规实验室检查包括血液分析、尿液分析和结石分析。

（3）影像学检查

① B超：简单、经济、无创，可发现2mm以上的X线阴性及阳性结石，了解结石以上尿路的扩张程度。由于肠内容物的影响，B超诊断输尿管中下段结石敏感性差。

② KUB平片：可发现90%左右X线阳性结石，能够大致地确定结石的位置、形态、大小及数量，并能够初步提示结石的化学成分（显影程度根据结石的致密度由深到浅依次为草酸钙结石，磷酸钙结石，磷酸镁铵结石，胱氨酸、含尿酸盐结石；单纯尿酸结石及黄嘌呤结石不显影）。

③ IVU（静脉尿路造影）：了解尿路的解剖，确定结石位置，发现KUB平片不能发现的X线阴性结石，鉴别平片上的钙化影；了解肾脏功能。

④ CT平扫：检测出1mm的小结石及X线阴性结石。

⑤ CT增强＋三维重建（CTU）：准确判断结石大小、多少、部位

及梗阻、积水情况。

⑥ 逆行或经皮肾穿刺造影：有创检查，仅在 IVU 不显影、KUB 阴性结石时应用。

⑦ 磁共振尿路成像（MRU）：对结石的诊断差，可了解尿路梗阻情况。

⑧ 放射性核素：显示泌尿系统形态，提供肾脏血流灌注、肾功能及尿路梗阻情况。

治疗方案

① 对症治疗：解痉、止痛。

② 保守排石治疗：结石直径小于 0.6cm，无尿路梗阻，结石停留于局部小于 2 周。

③ ESWL（体外冲击波碎石术）：直径小于 20mm 结石。

④ PCNL（经皮肾镜取石术）：直径大于 20mm 结石、特殊类型的结石（马蹄肾合并梗阻等）。

⑤ 经输尿管镜碎石术：输尿管中、下段结石，体外碎石失败，或不能进行体外碎石者。

⑥ 开放性手术：结石远端存在狭窄，结石体积过大或数量过多的复杂性肾结石。

（张旖骁）

第十八节　女性压力性尿失禁

压力性尿失禁（SUI）患者中，女性较男性更为常见，指在打喷嚏、咳嗽、大笑或运动等腹压增高时出现尿液不自主自尿道外口漏出。尿流动力学检查表现为充盈性膀胱测压时，在逼尿肌无收缩的情况下伴随着腹压增高出现不自主的漏尿。

诊断要点

（1）病史

① 一般情况：认知能力、生活习惯、活动能力等。

② 与腹压增加有关的尿失禁症状：打喷嚏、咳嗽、大笑或运动等各种腹压增加状态下，尿液是否漏出；停止腹部加压动作后漏尿是否随即终止；时间和严重程度。

③ 泌尿系统其他症状：血尿、排尿困难、尿路刺激征及夜尿等症状，或下腹或腰部不适等。

④ 其他病史：产科和妇科病史、盆底伴随症状（例如，盆腔疼痛、腹胀、性交困难）、既往盆腔手术史、消化系统伴随症状（例如，便秘、腹泻等）和当前药物服用详细信息等。

（2）体格检查

① 全身体检：神经系统检查包括下肢肌力、会阴部感觉、肛门括约肌张力及病理征等；腹部和肋胁部检查有无肿块、疝及耻骨上区膨隆。

② 专科检查：有无盆腔脏器膨出及程度；外阴部有无长期感染所引起的异味、皮疹；棉签试验，了解尿道过度移动的程度，双合诊了解子宫水平、大小和盆底肌收缩力等；直肠指检检查括约肌肌力，并观察有无直肠膨出；压力诱发试验，了解增加腹压时尿道口有无溢尿。

③ 其他　排尿日记；尿失禁问卷简表；尿流动力学检测。

治疗方案

① 非手术治疗（40%～50%的成功率）：控制体重、盆底肌训练（8 周）、生物反馈、生活方式调节、电刺激治疗、磁刺激治疗。

② 药物治疗

预案：度洛西汀，初始以 30mg/d，整粒吞服，1 周后逐渐加量至 40～60mg/d（分 1～2 次口服）。

雌激素，阴道局部应用。

米多君（α 受体阻滞剂），每次 2.5～5mg，每日 2～3 次口服，每日剂量不超过 10mg。

③ 手术治疗：尿道中段吊带术，按吊带最终放置的位置可将此类手术分为耻骨后尿道中段吊带术（如 TVT）、经闭孔尿道中段吊带术（如 TVT-O）和单切口尿道中段吊带术（如 MiniArc，也称为迷你吊带）；膀胱颈吊带术；尿道填充剂注射术。

（张旖骁）

第十九节　泌尿生殖系结核

　　泌尿生殖系结核（tuberculosis，TB）是最常见的肺外结核之一，占肺外结核的 30%～40%。多数患者没有典型的重度尿频、尿急症状，仅表现为轻微的尿频或以血尿、腰痛为主要表现，甚至无任何临床症状，只有影像学的一些改变。不典型病例的首诊误诊率相当高，一些患者长期误诊误治可导致严重后果，应当引起高度重视。

诊断要点

　　① 结核菌素试验（PPD 皮肤试验）：注射后 48h 和 72h，观察注射部位皮肤，如出现红斑、硬结、水疱、破溃等表现，PPD 试验结果为强阳性（＋＋～＋＋＋），支持结核杆菌感染。

　　② 尿结核菌培养：阳性率 90%，需 4～8 周。

　　③ 影像学诊断：超声、X 线检查、CT 和 MRI，可明确病变部位、损害程度。

　　④ 膀胱镜检查可取病理明确诊断。

　　⑤ 尿常规及尿查抗酸杆菌：为诊断必需检查。尿查抗酸杆菌分为三种方式：尿沉渣涂片、尿结核杆菌培养、荧光法及聚合酶链反应法等。尿沉渣涂片找到抗酸杆菌时，需区分是否为结核杆菌；而尿结核杆菌培养的准确性高，但不容易出现阳性结果；荧光法及聚合酶链反应法假阳性率高，特异性差。三种方法检出结核杆菌的成功率不高，但如果能够明确结核杆菌，对诊断具有重要意义。

治疗方案

　　① 保守药物治疗：适用于早期结核无输尿管梗阻者，用药过程应遵循早期、联用、适量、全程、规律的原则。目前常用的药物包括异烟肼（INH）、利福平（RIF）、吡嗪酰胺（PYR）、乙醇丁胺（ETH）。标准用药方案是联合用药至少 6 个月，其中初始/强化阶段四联用药 2 个月，持续/巩固阶段二联用药 4 个月，该阶段可根据疗效酌情延长 3 个月。手术患者术前抗结核 2～4 周，术后用药 6～9 个月。可参照"肺结

核"的治疗方案。

② 手术治疗

a. 肾切除术：无功能肾；结核累及整个肾脏伴有难以控制的高血压和输尿管梗阻。

b. 肾部分切除术：局部钙化，经过 6 周药物治疗无效。

c. 输尿管狭窄段切除术、盂管成形术、输尿管膀胱再植术：术前抗结核 6 周。

d. 膀胱扩大术：膀胱挛缩，容量小于 100ml，在结核肾切除及抗结核治疗后 3～6 个月后，且输尿管无反流及狭窄，可行此术，常应用的材料为回盲肠或者结肠。

e. 肾造瘘术等尿流改道手术。

说明

泌尿生殖系统结核患者治疗后都应长期随访以评估疗效、处理不良反应和观察耐药性的发生。

（张旖骁）

第十一章

妇科疾病

第一节 外阴及阴道炎症

一、滴虫性阴道炎

① 本病是由阴道毛滴虫引起的下生殖道炎症，可直接经性交传播，也可通过浴池、坐便器等间接传播。主要症状是阴道分泌物多，外阴瘙痒，或有灼热、疼痛、性交痛等。

② 分泌物典型特点为稀薄脓性、黄绿色、泡沫状、有臭味。若合并尿道感染可有尿频、尿痛，有时可见血尿。

③ 检查见阴道黏膜充血，严重者有散在出血点，宫颈甚至有出血斑点。

④ 生理盐水悬滴法查到滴虫即可诊断。

预案 1：全身用药

甲硝唑 2g（或替硝唑 2g），单次口服；或

甲硝唑 400mg，口服，每日 2 次，连服 7 日。

若治疗失败可给予甲硝唑 2g，每日 1 次，连服 5 天，建议同时进行耐药性监测。

预案 2：局部用药

对不能耐受口服药或不能适应全身用药的可选择阴道用药，但疗效低于口服用药。

甲硝唑阴道泡腾片 200mg，每晚 1 次，连用 7 天。

说明

① 滴虫性阴道炎主要由性行为传播，性伴侣应同时治疗，治疗期间禁止性生活。为避免重复感染，内裤及毛巾应煮沸 5～10min 消灭病原体。

② 甲硝唑常见的不良反应是胃肠道反应，重者可有神经系统反应。如果有周围神经病变或中枢神经系统中毒性迹象应停止用药。严重肝病患者应减量。

③ 服用甲硝唑 24h 内或服用替硝唑 72h 内应禁酒。

④ 滴虫性阴道炎与孕妇发生早产、胎膜早破等存在相关性。妊娠期滴虫性阴道炎可选择甲硝唑 400mg，口服，每日 2 次，共 7 天。

⑤ 哺乳期服用甲硝唑者，服药后 12～24h 内避免哺乳；服用替硝唑者，服药后 3 天内避免哺乳。

二、外阴阴道假丝酵母菌病

本病是由假丝酵母菌引起的外阴阴道炎症，曾称外阴阴道念珠菌病。本病病原体中 80％～90％为白色假丝酵母菌，为机会致病菌，常见的诱因有妊娠、糖尿病、大量应用免疫抑制剂及广谱抗生素。

诊断要点

① 主要表现为外阴瘙痒、灼痛，可伴有尿频、尿痛和性交痛。

② 分泌物特征为白色稠厚呈凝乳样或豆腐渣样。

③ 若为外阴炎则外阴可见红斑、水肿。

④ 若为阴道炎可见阴道黏膜水肿、红斑，小阴唇内侧及阴道黏膜附有白色块状物，急性期可能见到糜烂及浅表溃疡。

⑤ 具有上述症状及体征，若在分泌物中查到白色假丝酵母菌即可确诊。

治疗方案

预案 1： 消除诱因　治疗糖尿病，停用广谱抗生素、雌激素及皮质激素。勤换内裤，用过的内裤、盆及毛巾均应用开水烫洗。

预案 2：局部治疗

咪康唑栓每晚 200mg，阴道用药，连用 7 天。或

克霉唑栓每晚 150mg，阴道用药，连用 7 天（或每日早晚各 150mg，连用 3 天）。或

制霉菌素栓每晚 1×10^5 U，阴道用药，连用 $10 \sim 14$ 天。

预案 3：全身用药

氟康唑 150mg，顿服。或

伊曲康唑 200mg，每日 1 次，连服 $3 \sim 5$ 日。

预案 4：复发性外阴阴道假丝酵母菌病的治疗

初始治疗若为局部治疗，延长治疗时间至 $7 \sim 14$ 天。若口服氟康唑 150mg，则 72h 加服一次。

维持治疗可用氟康唑 150mg，口服，每周 1 次，共 6 个月。或

克霉唑栓 500mg，阴道用药，每周 1 次，连用 6 个月。或

伊曲康唑 400mg，口服，每月 1 次，连用 6 个月。

预案 5：妊娠合并外阴阴道假丝酵母菌病，应局部治疗，连用 7 天。

说明

① 制霉菌素阴道用药后，个别患者可出现白带增多。

② 氟康唑可引起恶心、呕吐、腹痛、腹泻、头痛、皮疹，罕见的有肝功能衰竭和史-约（Stevens-Johnson）综合征，治疗过程中应定期检查肝、肾功能和血常规。出现肝、肾损害，立即停药，对本药过敏者禁用。

③ 伊曲康唑有消化不良、腹痛、恶心、呕吐、腹泻、头痛、头晕、瘙痒、便秘、低血钾等不良反应，偶有肝毒性和皮疹发生，有致畸作用。肝脏疾病患者、孕妇及哺乳期妇女不宜应用，出现肝毒性及皮疹时应停药。

④ 克霉唑不良反应为局部刺激性，可引起过敏。咪康唑可引起恶心、呕吐、腹泻、食欲减退、皮疹、头晕等，静脉注射可引起血栓性静脉炎。

三、细菌性阴道病

细菌性阴道病为阴道内正常菌群失调所致的一种混合感染。主要是阴道乳杆菌减少或消失，加德纳菌、厌氧菌及人型支原体等增加所致。

但临床及病理特征无炎性改变，主要表现为阴道分泌物增多，有鱼腥臭味，尤其性交后加重。

诊断要点

下列 4 项中有 3 项阳性即可诊断。

① 匀质、稀薄、白色的阴道分泌物，常附着于阴道壁上，但黏度低。

② 阴道 pH＞4.5。

③ 胺臭味试验阳性：取阴道分泌物少许放在玻片上，加入 10％氢氧化钾 1～2 滴，产生一种烂鱼肉样腥臭气体。

④ 线索细胞阳性。

治疗方案

预案 1：口服药物

甲硝唑 400mg，每日 2 次，共 7 天；或

替硝唑 2g，每日 1 次，连服 3 天。

克林霉素 300mg，每日 2 次，连服 7 天。

预案 2：局部用药

2％克林霉素软膏涂阴道，每次 5g，每晚 1 次，连用 7 天。

甲硝唑栓剂 200mg，每晚 1 次，放入阴道，连用 7 天。

预案 3：乳杆菌活菌阴道胶囊 0.5g，每日 1 次，阴道用药，连用 7 天。

预案 4：妊娠期细菌性阴道炎的治疗

甲硝唑 400mg，口服，每日 2 次，连用 7 天。或

克林霉素 300mg，口服，每日 2 次，连用 7 天。

预案 5：哺乳期选择局部用药，尽量避免全身用药。

说明

① 甲硝唑不良反应见"滴虫性阴道炎"。

② 克林霉素为林可霉素半合成衍生物。常见胃肠道反应，易发生假膜性小肠结肠炎，可出现皮疹、瘙痒；可引起眩晕、耳鸣等；可发生一过性转氨酶升高，白细胞总数减少，嗜酸性粒细胞升高；可发生药物热等过敏反应，过敏者禁用。妊娠及哺乳期妇女、严重肝肾功能不全患者慎用。

③ 乳杆菌活菌阴道胶囊要冷藏保存，避免高温下放置。

四、萎缩性阴道炎

萎缩性阴道炎见于自然绝经及人工绝经后的妇女，主要因为雌激素水平降低，阴道壁黏膜变薄，局部抵抗力下降，引起以需氧菌感染为主的炎症。

诊断要点

主要症状为外阴瘙痒、灼热。阴道分泌物稀薄、呈淡黄色，严重感染者呈血性白带。检查阴道黏膜充血，有散在小出血点或点状出血斑，有时可见浅表溃疡，严重时引起阴道粘连、闭锁。

治疗方案

治疗原则为补充雌激素增加阴道抵抗力，用抗生素抑制细菌增长。

预案 1： 雌三醇软膏，涂阴道，每日 2 次，连续 14 天。

预案 2： 对同时需要性激素替代治疗的可给替勃龙 2.5mg，每日 1 次，口服，也可以用其他雌激素、孕激素制剂联合用药。

预案 3： 甲硝唑 200mg，放入阴道深部，每日 1 次，7～10 天为 1 个疗程。

说明

① 雌激素久用可引起子宫内膜过度增生或发生异常子宫出血。肝肾功能不全者慎用。

② 雌激素替代治疗给药前应取得患者知情同意并常规体检，排除生殖器官肿瘤、乳腺疾病及血栓性疾病。

第二节　宫颈炎

一、急性宫颈炎

诊断要点

① 病原体多为沙眼衣原体、生殖道支原体及淋病奈瑟球菌，部分

患者病原体不清。

② 主要症状为阴道分泌物增多，呈黏液脓性。可有外阴瘙痒及灼热感，也可表现为经间期出血、性交后出血。常有泌尿系统症状。

③ 妇科检查见宫颈充血、水肿、黏膜外翻，有脓性分泌物经宫颈管流出，宫颈触痛及诱发出血。

④ 分泌物涂片，每个高倍视野中性粒细胞≥30 个，或每个油镜视野白细胞≥10 个可诊断。应做淋病奈瑟球菌及沙眼衣原体检测，以明确病原体，针对病原体治疗。

治疗方案

① 经验性抗生素治疗

预案：在没获得病原体检验结果之前，阿奇霉素 1g，单次口服；或多西环素 100mg，口服，每日 2 次，连服 7 日。

② 针对病原体的抗生素治疗

预案 1：针对单纯急性淋病奈瑟球菌感染

头孢曲松钠 250mg，单次肌内注射。或

头孢克肟 400mg，单次口服。或

头孢唑肟钠 500mg，肌内注射。或

大观霉素 4g，单次肌内注射。

预案 2：针对沙眼衣原体感染

多西环素 100mg，口服，每日 2 次，连服 7 天。或

阿奇霉素 1g，单次口服。或

氧氟沙星 300mg，每日 2 次，连服 7 天；或

莫西沙星 400mg，每日 1 次，连服 7 天。

预案 3：如双重感染，在选择抗淋病奈瑟球菌的同时应用抗衣原体感染的药物。

③ 合并细菌性阴道病时需同时治疗细菌性阴道病，否则将导致宫颈炎持续存在。

说明

① 头孢曲松钠及头孢克肟为广谱抗生素，可发生过敏反应，过敏体质者慎用，静脉滴注用药前应做皮试。

② 多西环素为四环素类抗生素，易致光敏反应，孕妇、哺乳期妇

女、8 岁以下小儿禁用。

③ 阿奇霉素可见胃肠道反应，偶见中枢和周围神经系统反应、转氨酶升高、嗜酸性粒细胞增多及过敏反应，严重肝功能不全患者禁用。

④ 氧氟沙星为喹诺酮类抗生素，其不良反应可有消化道反应，偶有头晕、情绪不安等神经系统反应，可出现皮疹、皮肤瘙痒等过敏反应，还可出现血清转氨酶升高，尿素氮、肌酐等升高。小儿、孕妇慎用，中枢神经系统疾病患者禁用。

二、慢性宫颈炎

慢性宫颈炎指子宫颈间质内有大量淋巴细胞、浆细胞等慢性炎症细胞浸润，可伴有子宫颈腺上皮及间质的增生和鳞状上皮化生。慢性宫颈炎可由急性宫颈炎迁延而来，也可为病原体持续感染所致。

诊断要点

① 病原体主要为葡萄球菌、大肠埃希菌及厌氧菌，其次为淋病奈瑟球菌、沙眼衣原体。本病常表现为宫颈柱状上皮异位、宫颈息肉、宫颈黏膜炎、宫颈腺囊肿、宫颈肥大。

② 临床主要症状是阴道分泌物增多，可呈白色黏液状或脓性。可有血性白带或性交后出血，可伴有泌尿系统症状，如炎症沿骶韧带扩散至盆腔时，可有腰骶部疼痛及下腹坠痛等。

③ 常规宫颈刮片检查、宫颈管吸片检查，必要时做阴道镜检查、宫颈细胞 TCT 检查、HPV 检测及活组织检查以明确诊断。

治疗方案

预案 1： 若为宫颈糜烂样改变并无炎症表现，而仅为生理性柱状上皮异位，则无需处理。若存在接触性出血，排除生殖系统肿瘤后行物理治疗（激光、冷冻、红外线凝结、微波等）。

预案 2： 宫颈息肉摘除术，并送病理。

预案 3： 对于宫颈肥大，若能排除引起宫颈肥大的其他原因，一般无需治疗。

说明

① "宫颈糜烂"作为慢性宫颈炎的诊断术语已经不再应用，子宫颈

糜烂样改变需排除宫颈上皮内瘤变和早期宫颈癌。

② 物理治疗前应常规进行宫颈癌筛查；急性生殖器炎症者禁忌物理治疗；在月经干净 3～7 天内进行治疗。

③ 物理治疗后阴道分泌物增多，甚至有大量水样排液，术后 1～2 周脱痂有少许出血。4～8 周内创面未完全愈合前禁止盆浴、性交和阴道冲洗。治疗后有引起术后出血、宫颈管狭窄、不孕、感染的可能，须定期复检直至治愈。

第三节　盆腔炎性疾病

盆腔炎性疾病是由女性上生殖道炎症引起的一组疾病，包括子宫内膜炎、输卵管炎、输卵管卵巢脓肿和盆腔腹膜炎。病原体包括淋病奈瑟球菌、沙眼衣原体、支原体，以及一些需氧菌、厌氧菌和病毒。多数是逆行、混合感染。如延误对盆腔炎性疾病的诊断和治疗，会导致上生殖道感染后遗症（如输卵管因素的不孕症或异位妊娠）。

诊断要点

① 最低诊断标准：a. 子宫压痛、附件压痛、宫颈举痛；b. 下腹压痛同时伴有下生殖道感染征象者，此病可能性明显增加。

② 附加诊断条件：a. 口腔温度≥38.3℃；b. 宫颈或阴道脓性分泌物；c. 阴道分泌物镜检白细胞增多；d. 红细胞沉降率加快；e. C反应蛋白水平升高；f. 实验室检查宫颈淋病奈瑟球菌或沙眼衣原体存在。

③ 特异性诊断标准：a. 子宫内膜活检显示有子宫内膜炎的证据；b. 影像学检查显示输卵管管壁增厚、管腔积液，可伴有盆腔游离液体或附件包块；c. 腹腔镜检查结果符合盆腔炎性疾病表现。

治疗方案

① 药物治疗

预案 1：头孢西丁钠 1～2g，每 6 小时 1 次，静脉滴注。

加用：

多西环素 100mg，口服，每 12 小时 1 次；或

米诺环素 100mg，口服，每 12 小时 1 次；或

阿奇霉素 0.5g，静脉滴注或口服，每日 1 次。

预案 2：克林霉素 900mg，每 8 小时 1 次，静脉滴注。

加用：

硫酸庆大霉素负荷剂量（2mg/kg），静脉滴注或肌内注射。维持剂量（1.5mg/kg），每 8 小时 1 次，也可采用每日 1 次给药。临床症状改善后，继续静脉给药至少 24h，继续口服克林霉素 450mg，每日 1 次，共 14 天。

预案 3：静脉药物治疗的替代方案

氧氟沙星 400mg，每 12 小时 1 次，静脉滴注，或左氧氟沙星 500mg，静脉滴注，每日 1 次，加用甲硝唑 500mg，每 8 小时 1 次，静脉滴注；或莫西沙星 400mg，静脉滴注，每日 1 次。

预案 4：非静脉药物治疗

氧氟沙星 400mg，口服，每天 2 次，加用甲硝唑 500mg，口服，每日 2 次，共 14 天；或莫西沙星 400mg，口服，每日 1 次，共 14 天。

头孢曲松 250mg，肌内注射，单次给药；或头孢西丁 2g，肌内注射，加丙磺舒 1g，均单次给药。

② 手术治疗

a. 手术治疗的指征。ⅰ. 药物治疗无效：输卵管卵巢脓肿或盆腔脓肿经药物治疗 48～72h，体温持续不降，中毒症状加重或包块增大者，应及时手术，以免发生脓肿破裂。ⅱ. 脓肿持续存在：经药物治疗病情有好转，可继续控制炎症 2～3 周，包块仍未消失但已局限化，应手术切除，以免日后再次急性发作。ⅲ. 脓肿破裂：突然腹痛加剧、寒战、高热、恶心、呕吐、腹胀、腹痛拒按或有重度休克表现，应怀疑脓肿破裂，应立即在抗生素治疗的同时行剖腹探查术。若未及时诊治，死亡率较高。

b. 手术方式：原则上以切除病灶为主，年轻妇女应尽量保留卵巢功能，年龄大、双侧附件受累并反复发作的应行全子宫及双附件切除术。若脓肿位置低，突向阴道后穹隆，可经阴道切开排脓，并注入抗生素。

③ 在抗生素治疗的基础上辅以中药治疗，可能会减少慢性盆腔痛后遗症的发生。

① 其他第二代或第三代头孢菌素（如头孢唑肟、头孢噻肟和头孢曲松）也可能对盆腔炎性疾病有效，但头孢西丁钠抗厌氧菌的效果更强。

② 对输卵管、卵巢脓肿的患者，通常在应用多西环素的基础上加甲硝唑或克林霉素，因为对治疗厌氧菌感染比单纯应用多西环素更有效。

③ 甲硝唑为抗厌氧菌的广谱抗生素，对脆弱杆菌敏感，对革兰阴性菌也有效。

④ 庆大霉素为氨基糖苷类抗生素，主要作用于革兰阴性需氧杆菌，具有耳毒性，可引起不可逆的听觉障碍和平衡功能障碍；亦具有肾毒性。

⑤ 青霉素类及头孢菌素类用前应做皮试。

第四节　妊娠滋养细胞疾病

妊娠滋养细胞疾病是一组来源于胎盘滋养细胞的疾病。根据组织学形态特征将其分为葡萄胎、侵蚀性葡萄胎、绒毛膜癌及胎盘部位滋养细胞肿瘤等，后三种又统称为妊娠滋养细胞肿瘤。

一、葡萄胎

① 凡有停经后不规则阴道流血、子宫大于停经月份、腹痛、严重妊娠呕吐的应考虑葡萄胎。孕 24 周前出现子痫前期及甲状腺功能亢进征象，可发生单侧或双侧卵巢黄素化囊肿。

② 血 HCG 常大于 1×10^5 U/L，且持续不下。有少数葡萄胎，尤其是部分性葡萄胎因绒毛退行性变 HCG 升高不明显。

③ B超检查可靠、敏感。完全性葡萄胎无妊娠囊，无胎心反射，宫腔内有落雪状或蜂窝状回声，双侧或一侧卵巢可测到卵巢囊肿，子宫

动脉血流丰富。部分性葡萄胎可在胎盘部位有局灶性水泡胎块图像，有时可见胎儿或羊膜囊。

治疗方案

预案1：清宫术　葡萄胎诊断一经成立应及时清宫。子宫小于妊娠12周者可以一次刮净，子宫大于妊娠12周或术中一次刮净困难时，于1周后行第二次刮宫，每次刮出物必须送病理检查。

预案2：预防性化疗　不常规推荐，仅适用于有高危因素和随访困难的完全性葡萄胎患者，方案同妊娠滋养细胞肿瘤的单一化疗。一般采用多疗程化疗至HCG阴性。部分性葡萄胎不做化疗。

预案3：子宫切除术　有高危因素、接近绝经、无生育要求者可行全子宫切除术，可保留双侧卵巢。对于子宫小于妊娠14周大小者，可直接切除子宫。手术后仍需定期随访。

说明

① 葡萄胎发生局部侵犯和远处转移的高危因素：年龄大于40岁、血 HCG$>1\times10^5$U/L、重复性葡萄胎、子宫体积明显大于相应孕周、卵巢黄素化囊肿直径>6cm。

② 化疗药物的不良反应主要为胃肠道反应和骨髓抑制，肝、肾功能不全者慎用。静脉注射时外漏可致局部组织坏死。

③ 用药期间应定期检查血常规，每2～3天测体重一次，根据体重调整用药量。

④ 葡萄胎患者应进行随访，葡萄胎排空后，HCG定量测定每周1次，直至连续3次正常。然后每月1次，共6个月，然后每2个月1次，共6个月。自第一次阴性后共计1年。随访期间严格避孕。

二、妊娠滋养细胞肿瘤

妊娠滋养细胞肿瘤60%继发于葡萄胎，30%继发于流产，10%继发于足月妊娠或异位妊娠，其中侵蚀性葡萄胎全部继发于葡萄胎，绒毛膜癌可继发于葡萄胎，也可继发于非葡萄胎妊娠。绒毛膜癌恶性程度较高，发生转移早而广泛。转移性滋养细胞肿瘤经血行播散，主要是肺转移，其次是肝、脑等部位的转移，并引起相应症状。

诊断要点

① 血 β-HCG 测定：葡萄胎排空 9 周以上，或流产、足月产、异位妊娠后 4 周以上，β-HCG 持续升高或一度下降后又上升，排除异位妊娠物残留或再次妊娠。

② B超检查：子宫肌层可见回声不均区域或团块，边界不清，也可表现为整个子宫弥漫性增高回声。

③ 胸部 X 线片：可见典型棉球状或团块状阴影。

④ CT：可诊断肝或脑等部位的转移。

治疗方案

Ⅰ期通常选用单药化疗，Ⅱ～Ⅲ期选用联合化疗，Ⅳ期或耐药者选用强烈联合化疗。

① 单药化疗：可选用下列 3 种药物之一进行。

预案 1： 甲氨蝶呤（MTX）0.4mg/(kg·d)，肌内注射，连续 5 天，间隔 2 周。

预案 2： 放线菌素 D 10～12μg/(kg·d)，静脉滴注，连续 5 天，间隔 2 周。

预案 3： 氟尿嘧啶（5-Fu）28～30mg/(kg·d)，静脉滴注，连续 8～10 天，间隔 2 周。

② 联合化疗

预案 1： 5-Fu＋KSM 方案，疗程间隔 3 周。

氟尿嘧啶 26～28mg/(kg·d)，静脉滴注，连续 8 天。

放线菌素 D（更生霉素，KSM）6μg/(kg·d)，静脉滴注，连续 8 天。

预案 2： EMA-CO 方案，静脉滴注，疗程间隔 2 周。

第一部分：EMA

第 1 天：依托泊苷（VP-16）100mg/m^2，静脉滴注；放线菌素 D 0.5mg，静脉注射；MTX 100mg/m^2，静脉注射；MTX 200mg/m^2，持续静脉滴注12h。

第 2 天：VP-16 100mg/m^2，静脉滴注；放线菌素 D 0.5mg，静脉注射；四氢叶酸 15mg，肌内注射（从静脉注射 MTX 开始算起 24h 给药，每 12 小时一次，共 2 次）。

第 3 天：四氢叶酸 15mg，肌内注射，每 12 小时一次，共 2 次。

第 4～7 天：休息（无化疗）。

第二部分：CO

第 8 天：长春新碱（VCR）1.0mg/m²，静脉注射；环磷酰胺（CTX）600mg/m²，静脉注射。

③ 手术治疗：子宫切除、肺叶切除、开颅手术。

说明

① 滋养细胞肿瘤解剖学分期：Ⅰ期病变局限于子宫；Ⅱ期病变扩散，但应局限于生殖器官；Ⅲ期病变转移至肺，有或无生殖系统病变；Ⅳ期有其他系统转移。

② 药物不良反应的防治：化疗的不良反应主要为骨髓抑制，其次是消化道反应，肝、肾功能损害及脱发等。所以化疗前应先检查骨髓及肝、肾功能等，用药期间严密观察，注意防治。

③ 化疗停药指征：化疗应持续到症状、体征消失，原发灶和转移灶消失，HCG 每周测定 1 次，连续 3 次正常，再巩固 2～3 个疗程方可停药。

④ 对无生育要求的无转移患者，在初次治疗时可选择全子宫切除，对大病灶、耐药病灶或病灶穿孔出血者，可在化疗基础上行全子宫切除；有生育要求者，若穿孔病灶不大，可做病灶切除加子宫修补术。

⑤ 随访：出院后 3 个月 1 次，以后 6 个月 1 次至 3 年，此后每年 1 次至 5 年，此后每 2 年 1 次。

第五节　子宫内膜异位症和子宫腺肌病

一、子宫内膜异位症

子宫内膜组织（腺体和间质）出现在子宫内膜以外部位时称子宫内膜异位症（内异症）。内异症在形态学上呈良性表现，但在临床行为学上，具有类似恶性肿瘤的特点，如种植、侵袭及远处转移等。绝大多数病灶位于盆腔内，卵巢、宫骶韧带为最常见的受侵犯部位。主要表现为下腹痛、痛经、月经量增多、经前点滴出血、不孕。

诊断要点

育龄妇女有继发性进行性加重的痛经及不孕史，盆腔检查有触痛性结节或宫旁有不活动囊性包块，即可诊断，可行 B 超检查，明确诊断。血 CA12-5 测定可监测治疗效果和复发情况。诊断困难时可行腹腔镜检查。

治疗方案

预案 1： 口服避孕药，连续或周期用药，共 6~12 个月。

预案 2： 高效孕激素。甲羟孕酮 30mg/d，连续服用 6 个月。

预案 3： 雄激素衍生物

孕三烯酮 2.5mg，每周 2 次，于月经第 1 天服药，连续用 6 个月。

达那唑 200mg，口服，每日 2~3 次，从月经第 1 天开始，连用 6 个月。

预案 4： 米非司酮 25~100mg，每日 1 次，口服，连用 3~6 个月。

预案 5： 促性腺激素释放激素激动剂（GnRH-a）类药物 亮丙瑞林 3.75mg 或戈舍瑞林 3.6mg 皮下注射，月经第 1 天开始，每隔 28 天注射一次，连续 3~6 次。

预案 6： 药物治疗无效者行手术治疗 手术目的是去除病灶，恢复解剖学结构。手术方式分为保留生育功能手术、保留卵巢功能手术和根治性手术。

说明

① 达那唑能抑制促性腺激素释放激素（GnRH）的分泌，导致高雄激素和低雌激素环境，不利于异位子宫内膜生长。有恶心、体重增加、乳房缩小、痤疮、皮质增多、多毛、头痛、潮热、性欲减退、阴道萎缩、声音低沉等不良反应。它主要在肝脏代谢，已有肝功能受损者不宜应用，也不能用于高血压、心力衰竭、肾功能不全等患者及妊娠期女性。

② GnRH-a 类药物如连续用药 3 个月以上，可给予反加疗法，即同时给予妊马雌酮 0.625mg、甲羟孕酮 2mg，每日 1 次，口服，或替勃龙 1.25mg/d，以防止骨质丢失。

③ 孕三烯酮有抗孕激素、抗雌激素、抗性腺功能，能降低血清雌二醇水平，并抑制黄体生成素（LH）和促卵泡素（FSH）峰值。其疗

效与达那唑相近，但不良反应远较达那唑小，对肝功能影响较小。

二、子宫腺肌病

子宫内膜腺体及间质侵入子宫肌层时，称为子宫腺肌病。多次妊娠、分娩子宫壁的创伤和慢性子宫内膜炎是主要病因。此外，可能与高雌激素刺激有关，主要表现是月经量增多、经期延长及逐渐加剧的进行性痛经。查体子宫呈均匀性增大或局限性隆起，质硬有压痛。

治疗方案

药物治疗同本节"子宫内膜异位症"，药物治疗无效可手术治疗。

第六节　生殖内分泌疾病

一、异常子宫出血

异常子宫出血（AUB）是妇科常见的症状和体征，是指与正常月经的周期频率、规律性、经期长度、经期出血量任何 1 项不符的，源自子宫腔的异常出血。需排除妊娠和产褥期相关的出血，也不包含青春期发育前和绝经后出血。

中华医学会在 2014 年的《异常子宫出血诊断与治疗指南》中已经废除了"功能性子宫出血"的术语，将 AUB 常见的原因归纳为 9 种：①子宫内膜息肉；②子宫腺肌病；③子宫平滑肌瘤（黏膜下或其他部位）；④子宫内膜恶变和不典型增生；⑤全身凝血相关疾病；⑥排卵障碍；⑦子宫内膜局部异常；⑧医源性；⑨未分类的 AUB。本章重点讨论⑥⑦种，其他几种 AUB 均在相应的章节中论述。

（一）排卵障碍相关异常子宫出血

诊断要点

通常表现为月经不规律，经量、经期长度、周期频率、规律性均可异常，有时会引起大出血和重度贫血。其诊断依据基础体温测定

（BBT），月经中期血孕酮水平测定，早卵泡期血黄体生成素（LH）、促卵泡素（FSH）、催乳素（PRL）、雌二醇（E_2）、睾酮（T）、TSH 水平测定，以及 B 超排卵监测等。

治疗方案

① 止血

预案 1： 雌激素、孕激素联合用药　青春期和生育年龄排卵障碍性异常子宫出血首选口服避孕药。炔雌醇/环丙孕酮片、去氧孕烯/炔雌醇片或复方孕二烯酮片，每次 1～2 片，每 8～12 小时一次，血止 3 天后，每 3 天递减 1/3，直至每日 1 片，共 21 天停药。

预案 2： 单纯雌激素

苯甲酸雌二醇 6～8mg/d，分 2～3 次肌内注射，血止 3 天后，每 3 天递减 1/3，每日最大量<12mg。

结合雌激素 1.25mg，或戊酸雌二醇 2mg，口服，每 4～6 小时一次，血止 3 天后，每 3 天递减 1/3。当血红蛋白增至 90g/L 以上后加孕激素，如醋酸甲羟孕酮 10mg，每日 1 次，共 7～10 天。停药 3～7 天发生撤退性出血。

预案 3： 单纯孕激素　炔诺酮（妇康片）5mg，每 8 小时 1 次，口服，2～3 天血止后每 3 天递减 1/3，直至维持量 2.5～5mg/d，血止后 21 天停药。停药 3～7 天发生撤退性出血。或左炔诺酮 1.5～2.25mg/d，血止后按同样方法减量。

预案 4： 雄激素　丙酸睾酮 50mg，肌内注射，每日 1 次，共 3～4 次。

预案 5： 一般止血药　氨甲环酸 1g，每日 2～3 次，或酚磺乙胺、维生素 K。

预案 6： 刮宫术　刮宫可迅速止血，并具有诊断价值，可了解内膜病理，除外恶变。绝经过渡期和病程长的育龄期患者首选刮宫术，刮出物送病理检查。B 超提示子宫内膜息肉及宫腔内异常者应在宫腔镜下刮宫，以提高诊断的准确率。

② 调节月经周期

预案 1： 雌激素、孕激素序贯法（人工周期）妊马雌酮 1.25mg（或戊酸雌二醇 2mg），口服，每晚 1 次，从撤退出血第 5 天开始，连用 21 天，后 10 天加甲羟孕酮 10mg/d，口服。连用 3 个周期。

预案 2： 雌激素、孕激素联合法　复方炔诺酮片，口服，每晚 1 片，连服 3 周。3 个月为 1 个疗程。

预案 3： 孕激素法　月经后半期（或撤药出血后 16～25 天），甲羟孕酮 10mg/d，口服，或者黄体酮 20mg/d，肌内注射，连用 10～14 天，3 个周期为 1 个疗程。

预案 4： 促排卵　氯米芬 50mg，口服，每日 1 次，第 5 天开始，连服 5 日。

③ 手术治疗

预案 1： 子宫内膜切除术　可以利用宫腔镜、激光电切术或射频消融、热球子宫内膜去除术。

预案 2： 子宫切除术　异常子宫出血经各种治疗效果不佳时选用子宫切除术，需患者知情选择。

（二）子宫内膜局部异常所致异常子宫出血

诊断要点

无器质性异常，月经周期规律，但月经量过多，可能为调节子宫内膜局部凝血纤溶功能的机制异常；此外，还可仅表现为经间期出血或经期延长，可能是子宫内膜修复机制异常，包括子宫内膜炎症、感染和子宫内膜异常血管生成。目前尚无特异方法诊断子宫内膜局部异常，主要基于在有排卵月经的基础上排除其他异常后而确定。

治疗方案

预案 1： 左炔诺酮宫内释放器（曼月乐）能减少经量 80%～90%，有时可出现点滴出血或闭经。适合于近 1 年以上无生育要求者。

预案 2： 止血　氨甲环酸 1g，每日 2～3 次。或非甾体类抗炎药吲哚美辛，也可用酚磺乙胺、维生素 K。

预案 3： 短效口服避孕药　连用 3 个月，病情反复酌情延至 6 个月。

预案 4： 孕激素子宫内膜萎缩治疗　如炔诺酮 5mg，每日 3 次，从周期第 5 天开始，连续服用 21 天。

预案 5： 妊马雌酮 0.625mg（或戊酸雌二醇 1mg），口服，每日 1 次，月经第 5 天开始，连服 5～7 天。

预案 6：绒促性素 1000～2000U，基础体温上升后开始，隔日 1 次，肌内注射，共 5 次。

预案 7：黄体酮 10mg，每日 1 次，排卵后开始肌内注射，共 10～14 天。或地屈孕酮 10mg，月经的第 11 天开始，每日 2 次，共 10 天。

预案 8：手术　刮宫术仅用于紧急止血及病理检查。对于无生育要求者，可以考虑保守性手术，如子宫内膜切除术。

说明

① 雌激素可迅速促进子宫内膜生长，短期修复创面而止血。适用于急性大出血的青春期 AUB 患者。有血栓性疾病或存在血液高凝状态者禁用。用雌激素最后 7～10 天加孕激素，停药 3～7 天发生撤药性出血。孕激素使雌激素作用下持续增生的子宫内膜转化为分泌期而止血，起到药物刮宫的作用。

② 甲羟孕酮有恶心、呕吐、头晕、乏力、抑郁等不良反应，长期应用可引起子宫内膜萎缩。

③ 雄激素有拮抗雌激素增加子宫平滑肌及血管张力的作用，减轻盆腔充血止血。适用于绝经过渡期 AUB 者。丙酸睾酮可引起男性化现象，长期应用可出现肝癌、前列腺癌及肾细胞癌。肾病及心衰患者慎用。

④ 雌激素、孕激素序贯法是模拟自然月经周期中内分泌变化，将雌激素、孕激素序贯使用，使子宫内膜发生相应变化引起周期性脱落。适用于青春期无排卵性 AUB 或生育期内源性雌激素低者。

⑤ 雌激素、孕激素联合法：孕激素可限制雌激素的促子宫内膜生长作用，使撤药出血逐步减少；雌激素可预防治疗过程中孕激素的突破性出血。适用于有排卵的 AUB、内源性雌激素高者或绝经过渡期 AUB。

⑥ 氯米芬兼有雌激素样作用及抗雌激素作用，可引起卵巢肿大和囊肿形成、腹部和盆腔不适及疼痛，还可引起过敏性皮疹、精神抑郁和肝功能异常。

⑦ 绒促性素可加强月经中期的排卵峰值，防止黄体过早衰退，提高孕酮分泌，可用于月经中期出血。

⑧ 排卵后用黄体酮，以补充孕酮分泌不足。

二、闭经

闭经分为原发性闭经和继发性闭经。年龄＞16岁，女性第二性征已发育，月经未来潮，或年龄＞14岁，无女性第二性征发育者，称原发性闭经。正常月经建立后，月经停止6个月，或按自身原来月经周期计算停经3个周期以上者，称继发性闭经。原发性闭经较少见，多由遗传原因或先天发育缺陷引起。继发性闭经原因复杂，以下丘脑性闭经最常见，其他依次为垂体性闭经、卵巢性闭经及子宫性闭经。

治疗方案

预案1： 激素替代法　雌孕激素人工周期：结合雌激素，0.625mg/d（或戊酸雌二醇1mg/d），口服，连服25天，最后10天同时口服甲羟孕酮10mg/d。

预案2： 孕激素疗法　甲羟孕酮10mg/d（或地屈孕酮10mg，每日2次），口服，连服10天，月经周期后半期服用。

预案3： 促排卵

氯米芬50～100mg，口服，自月经第5天开始连服5天。

尿促性素（HMG）或促卵泡素（FSH）75～150U/d，于撤药出血第3～5天开始肌内注射，连续用7～12天，待优势卵泡达成熟标准，再使用绒促性素（绒毛膜促性腺激素）5000～10000U，肌内注射。

预案4： 下丘脑性闭经的治疗　溴隐亭2.5～5.0mg，口服，每日1次，5～6周。溴隐亭5～7.5mg，每日1次，口服（适用于垂体微腺瘤患者）。

预案5： 对于有生育要求，诱发排卵后未成功妊娠，或合并其他不孕因素者可采用辅助生殖技术治疗。

说明

① 雌孕激素人工周期疗法适用于低雌激素性性腺功能减退者。

② 孕激素疗法适用于体内有一定雌激素水平的Ⅰ度闭经。

③ 促性腺激素治疗适用于低促性腺激素性闭经及氯米芬治疗失败者，具有FSH和LH两者的活性，有发生多胎及卵巢过度刺激综合征的可能。

三、多囊卵巢综合征

多囊卵巢综合征（PCOS）是最常见的妇科内分泌疾病之一，在临床上以雄激素过高的临床或生化表现、持续无排卵、卵巢多囊性改变为特征，常伴有胰岛素抵抗和肥胖。其内分泌特征为血清 LH 值升高，LH/FSH≥2。血清睾酮升高，通常不超过正常范围上限 2 倍。部分患者催乳素（PRL）轻度升高。

主要表现为月经失调、不孕、多毛、痤疮、肥胖、黑棘皮症。基础体温测定呈单相。B 超检查见子宫小于正常，双侧卵巢增大，包膜回声增强，轮廓较光滑，一侧或两侧卵巢各有 12 个以上直径为 2～9mm 的无回声区，环绕卵巢边缘，称"项链征"，连续监测未见主导卵泡发育及排卵迹象。诊断性刮宫子宫内膜呈增殖期或不同程度增生，无分泌期变化。

诊断要点

2003 年国际上应用鹿特丹标准，若存在下述 3 项中的 2 项并除外其他引起高雄激素血症的疾病即可诊断。

① 稀发排卵或无排卵（月经稀发或闭经）。

② 高雄激素血症或高雄激素的临床表现。

③ 超声示多囊卵巢改变。

治疗方案

预案 1： 肥胖及胰岛素抵抗的治疗

减轻体重：低能量、低糖、低脂肪饮食，体育锻炼，降低体重达 5%。

胰岛素抵抗治疗：二甲双胍 0.5g，口服，每日 3 次；或（和）罗格列酮 4～8mg，口服，每日 1 次。治疗时每 3～6 个月复诊一次。

预案 2： 调整月经周期

口服避孕药：常用炔雌醇/环丙孕酮，周期服用，至少服用 36 个月，可重复使用。口服避孕药可纠正高雄激素水平，并可改善子宫内膜状态，抑制毛发生长和治疗痤疮。

孕激素：无明显雄激素水平升高或无明显胰岛素抵抗的患者可单独

应用孕激素治疗，防止子宫内膜增生和癌变。月经的后半期，地屈孕酮10mg，每日2次，或甲羟孕酮6mg/d，共10天，停药后等待撤退出血。

预案3：促排卵治疗

克罗米芬：从自然月经或撤退出血的第5天开始，50mg/d，共5天；若无排卵则每个周期增加50mg/d，直至150mg/d。有满意排卵者不必增加剂量。

促性腺激素（HMG、FSH）、低剂量FSH缓增方案：即月经周期第3天开始，初始剂量为纯FSH 75 IU/d起，若卵巢无反应，每隔7天增加37.5 IU/d，直到B超下见到优势卵泡或加至225 IU/d为止。若卵泡直径逐渐增大，则不必加量。卵泡发育到直径1.7～2.0cm时，加用绒促性素5000U，肌内注射。

预案4：腹腔镜下卵巢打孔术。

预案5：体外受精-胚胎移植（IVF-ET）。

说明

① 多囊卵巢综合征常与肥胖、糖脂代谢紊乱并存，应监测血糖、血脂等。

② 炔雌醇/环丙孕酮为避孕药，青春期女孩应用前应得到充分的知情同意，所有患者服药前需排除口服避孕药的禁忌证。

③ 克罗米芬的禁忌证为妊娠、肝脏疾病、不明原因的异常子宫出血或囊肿。用药3个周期仍无排卵，可作为耐药处理。

④ 应用促性腺激素时，必须进行严密的临床监测，人为地调整用量，否则很容易发生卵巢过度刺激综合征。

四、痛经

痛经是妇科最常见的症状之一，是指行经前后或月经期出现下腹疼痛、坠痛伴腰酸或其他不适。分为原发性痛经和继发性痛经两大类。原发性痛经是指生殖器官无器质性病变的痛经，占痛经的90％以上，青少年期常见，多在初潮后1～2年内发病，在月经来潮前12h或月经来潮后开始痛经，以行经第1天最剧烈，持续2～3天缓解，可伴恶心、呕吐、头晕、乏力等症状，妇科检查无异常发现。继发性痛经指由盆腔器质性疾病引起的痛经。这里主要讨论原发性痛经。

诊断要点

根据月经期下腹疼痛，妇科检查排除器质性疾病，即可诊断。

治疗方案

预案 1：布洛芬 200～400mg，口服，每日 3～4 次。

预案 2：酮洛芬 50mg，口服，每日 2 次。

预案 3：要求避孕妇女可口服短效避孕药，每日 1 片，连用 20 天。

说明

① 布洛芬为前列腺素环加氧酶的非选择性抑制剂，通过抑制前列腺素合成减少前列腺素的产生而消除痛经。布洛芬不良反应有消化道症状、肝功能损害、粒细胞和血小板减少、头晕、抑郁等。肝肾功能不良、消化道溃疡、出血性疾病患者慎用。

② 酮洛芬的胃肠道反应较常见，偶见过敏性皮炎，以及耳鸣、头晕、嗜睡、视物模糊等。

③ 口服避孕药通过抑制排卵减少经血前列腺素含量。

五、绝经综合征

绝经综合征指妇女绝经前后由于性激素波动或减少所致的一系列躯体及精神心理症状。绝经分自然绝经和人工绝经。自然绝经指卵巢内卵泡生理性耗竭所致的绝经，人工绝经指两侧卵巢经手术切除或放射线照射等所致的绝经。人工绝经者更易发生绝经综合征。表现为月经紊乱及一系列雌激素下降引起的相应症状，可出现月经不调、周期不规律、月经时间长、月经量增多或减少，潮热，激动易怒，焦虑不安，情绪低落，记忆力减退及注意力不集中，阴道干燥、性交困难及反复发生阴道炎，排尿困难，反复发生尿路感染，易发生动脉粥样硬化、心肌缺血、高血压和脑出血，骨质疏松严重者可致骨折。

诊断要点

根据病史及临床表现可以诊断。可以测定 FSH 值，FSH＞10U/L，表示卵巢储备功能下降，FSH>40U/L 且 E_2<10～20pg/ml，提示卵巢功能衰竭。

治疗方案

预案 1：谷维素 20mg，口服，每日 3 次。

预案 2：激素替代疗法

周期序贯法：月经第 1～21 天每天给予雌激素，第 11～21 天加用孕激素，第 22～28 天停药。停药期间可发生撤药性出血。本方案适用于围绝经期及卵巢早衰的妇女。可选择戊酸雌二醇/环丙孕酮片复合包装或戊酸雌二醇/地屈孕酮片复合包装。

连续序贯法：雌激素不间断应用，孕激素于周期第 15～28 天应用。周期之间不间断。本方案适用于绝经 1 年以上的妇女。也可选用复合制剂如雌二醇/屈螺酮片（安今益）。

单一雌激素治疗：适用于子宫切除术后或先天性无子宫的卵巢功能低下妇女。结合雌激素 0.3～0.625mg（或戊酸雌二醇 0.5～2mg），每日 1 次，口服。

单一孕激素治疗：适用于绝经过渡期、月经紊乱妇女，每月服用 10～14 天的孕激素，如地屈孕酮 10～20mg/d，或微粒化黄体酮 200～300mg/d。

预案 3：氨基酸螯合钙胶囊 1 粒，每日 1 次，口服。

预案 4：维生素 D 400～500U/d，口服。

说明

① 激素替代疗法绝对禁忌证：妊娠、不明原因子宫出血、血栓性静脉炎、胆囊疾病及肝脏疾病。相对禁忌证：有乳癌家族史、复发性血栓性静脉炎病史或血栓栓塞疾病。应用雌激素治疗时至少每年体检一次，评估是否继续应用。

② 替勃龙为组织选择性活性调节剂，根据靶器官不同，在体内的 3 种不同的代谢物分别表现出雌激素、孕激素及弱雄激素活性。

（李经纬　阚亮）

第十二章 ····›···›
产科疾病

一、自然流产

妊娠在 28 周以前、胎儿体重不足 1000g 而终止者，称为流产。发生在 12 周以前者为早期流产，发生在妊娠 12 周或之后者为晚期流产。临床上按自然流产发生的不同阶段分为先兆流产、难免流产、不全流产、完全流产。此外，流产有三种特殊情况，为稽留流产、复发性流产、流产合并感染。

（一）先兆流产

诊断要点

先兆流产指妊娠 28 周前出现少量阴道流血或轻微下腹痛，无妊娠物排出。妇科检查宫颈口未开，胎膜未破。B 超检查见与妊娠周数相符的影像。

治疗方案

预案 1：黄体酮注射液 20mg，肌内注射，每日 1 次。或地屈孕酮 10mg，每日 2 次，口服。

预案 2：绒促性素 2000U，肌内注射，每日 1 次或隔日 1 次。

预案3：维生素 E 胶丸 100mg，口服，每日 2~3 次。

预案4：甲状腺功能减退者可口服小剂量甲状腺片。

说明

① 黄体酮用于黄体功能不足所致流产。其不良反应偶见恶心、头晕及头痛、倦怠感、荨麻疹。

② 绒促性素极不稳定，不耐热，配后一次用毕为宜。不宜长期使用，宜用 5~10 次，以免产生抗体和抑制垂体促性腺功能。

③ 维生素 E 大剂量长期使用可出现恶心、呕吐、头痛、眩晕、视物模糊、胃肠功能紊乱、流感样综合征、血栓性静脉炎等。

④ 使用药物的同时要卧床休息，严禁性生活，消除紧张情绪。

⑤ 根据血液孕酮及绒毛膜促性腺激素水平可选择单一药物或联合治疗。

（二）难免流产

诊断要点

难免流产指流产不可避免，在先兆流产基础上，阴道流血增多，或出现阴道流液，伴阵发性痉挛性腹痛。子宫大小与停经周数基本相等，宫口已开大，胚胎堵塞子宫口或膨出于子宫颈口外，或妊娠囊已破，有羊水流出。尿妊娠试验阳性。

治疗方案

治疗原则：一旦确诊则及时行清宫术或钳刮术，清除宫腔内容物。

预案1：缩宫素注射液 20U 加于 5% 葡萄糖注射液 500ml 中静脉滴注。

预案2：缩宫素注射液 10U，肌内注射。

预案3：阿莫西林胶囊 0.5g，口服，每 6 小时 1 次。

说明

① 预案1适用于晚期流产时促进子宫收缩。

② 预案2适用于流产后促进子宫收缩。

③ 预案3用于术后预防感染，青霉素过敏者慎用。

（三）不全流产

诊断要点

妊娠物排除不全，部分残留于宫腔内或嵌顿于宫颈口处，腹痛持续，出血不止，甚至大出血引起休克。检查见宫颈口开大，宫颈口有妊娠物堵塞，子宫小于停经月份。

治疗方案

预案 1：及时行刮宫或钳刮术，清除宫腔内残留组织。

预案 2：流血多伴休克者同时输血、输液，抗休克治疗。

预案 3：药物治疗同"难免流产"。

（四）稽留流产

诊断要点

① 胚胎或胎儿在宫内已死但尚未自然排出。

② 曾有的先兆流产症状消失，个别仅有停经史，间或有少量咖啡色阴道分泌物。

③ 若已到中期妊娠，孕妇腹部不见增大，胎动消失。

④ 妇科检查宫颈口未开，子宫明显小于停经周数。

治疗方案

预案 1：炔雌醇 1mg，口服，每日 2 次，连用 5 天。或苯甲酸雌二醇 2mg，肌内注射，每日 2 次，连用 3 天。

预案 2：5％葡萄糖注射液 500ml 加缩宫素注射液 10～20U，静脉滴注。

预案 3：米非司酮 50mg，口服，间隔 12h 后再口服 25mg，总量达 200mg。米索前列醇后穹隆上药。

预案 4：缩宫素注射液 10U，肌内注射，每日 2 次。

预案 5：青霉素钠注射液 8×10^5U，肌内注射，每日 2 次。阿莫西林胶囊 0.5g，口服，每 6 小时一次。

预案 6：甲硝唑 0.4g，口服，每日 3 次。

说明

① 因常伴胎盘粘连、机化及凝血功能障碍，处理前要做血常规及凝血系列检查，并做好输血准备。

② 服用雌激素是为了提高子宫肌敏感性。

③ 子宫小于孕12周时可行刮宫术，因粘连、机化一次不能刮净者，5～7天后再次刮宫，防止子宫穿孔。术中可使用宫缩素肌内注射。

④ 子宫大于孕12周时，应静脉滴注缩宫素。

⑤ 用抗生素预防感染时，可联合用药。使用青霉素类前要做皮试。

⑥ 若凝血功能障碍时，应尽早使用肝素、纤维蛋白原及输新鲜血、新鲜冰冻血浆等，凝血功能好转后再做处理。

（五）复发性流产

诊断要点

复发性流产是指与同一性伴侣连续发生≥3次自然流产者。早期复发性流产常见原因为胚胎染色体异常、免疫功能异常、黄体功能不全、甲状腺功能低下等。晚期复发性流产常见的原因为子宫解剖异常、自身免疫异常、血栓前状态等。

治疗方案

预案1： 同"自然流产"诊疗流程。

预案2： 孕前手术治疗子宫畸形、子宫肌瘤。

预案3： 阿司匹林50～75mg/d和（或）低分子肝素5000IU，每日1～2次，皮下注射。

预案4： 染色体异常夫妇应在妊娠前进行遗传咨询，明确是否可以妊娠。

说明

① 对原因不明的习惯性流产可按黄体功能不足处理，用药应至孕12周。怀疑同种免疫型复发性流产者，可行淋巴细胞主动免疫或静脉免疫球蛋白治疗。

② 甲状腺功能低下者应在孕前和整个孕期补充甲状腺素。

③ 预案 3 用于抗磷脂抗体阳性者。

④ 宫颈机能不全应在妊娠 12～14 周做宫颈环扎术，治疗失败或发动分娩前及时拆除缝线，以免造成宫颈撕裂。

⑤ 夫妇一方或双方染色体异常，必须在孕中期行产前诊断。

(六) 流产合并感染

诊断要点

不全流产，组织物残留在宫腔内，流血时间长或非法堕胎等有可能引起宫内感染。常为厌氧菌和需氧菌混合感染。严重者可扩展至盆、腹腔，甚至并发败血症及感染性休克。临床检查：分泌物有臭味，伴发热、腹痛，体温可达 38℃ 以上，血白细胞增多。子宫及双附件区可有压痛，B超检查宫腔内有不均质回声团。

治疗方案

预案 1： 控制感染的同时尽快清除宫内残留物。

预案 2： 氧氟沙星注射液 100ml，静脉滴注，每日 2 次。

预案 3： 0.9% 生理盐水注射液 500ml 加青霉素钠注射液 1.2×10^6 U，静脉滴注，每日 2 次。或头孢噻肟钠 2g 加生理盐水 250ml，静脉滴注，每日 2 次。

预案 4： 0.2% 甲硝唑注射液 250ml，静脉滴注，每日 2 次。

说明

① 选择广谱抗生素应用 2～3 天，待感染控制后再刮宫，术后继续用药控制感染。

② 甲硝唑有胃肠反应，有中枢神经疾病及血液病者禁用；哺乳期妇女禁用甲硝唑。

③ 使用青霉素等及头孢类药物时要做皮试。抗生素使用时间一般为 7 天。

二、早产

早产指妊娠满 28 周至不满 37 周（196～258 日）间分娩者。此时娩出的新生儿称早产儿，体重一般为 1000～2499g。

诊断要点

① 子宫收缩≥4 次/20min，或≥8 次/20min，伴有宫颈进行性改变。
② 宫颈扩张 1cm 以上。
③ 宫颈展平≥80%。
④ 部分患者可伴有少量阴道流血或阴道流液。

治疗方案

（1）抑制宫缩

预案 1： 盐酸利托君注射液 100mg，加入 5% 葡萄糖注射液 500ml 中静脉滴注，开始每分钟 5 滴，持续滴注 12h，根据宫缩进行调节，每 10 分钟增加 5 滴，最大至每分钟 35 滴。抑制宫缩后，停止静脉滴注前 30min 改为口服 10mg，每 4～6 小时 1 次。

预案 2： 25% 硫酸镁注射液 16ml 加入 5% 葡萄糖注射液 100ml 中，静脉滴注，30～60min 内滴完，后以 1～2g/h 的剂量维持，每日总量不超过 30g。

预案 3： 硝苯地平 10mg，口服，每 6/8 小时 1 次。

预案 4： 阿托西班起始剂量 6.75mg 于 1min 内静脉推注；继之 18mg/h 泵入，维持 3h；接着 6mg/h 缓慢泵入，维持 45h。

（2）促胎肺成熟

预案： 地塞米松注射液 6mg，肌内注射，间隔 12h，共 4 次。或
倍他米松 12mg，肌内注射，间隔 24h 再重复一次。

（3）抗感染

预案： 青霉素钠注射液 8×10^5U，肌内注射，每日 2 次。

说明

① 使用抑制宫缩药物时可根据病情单独用药或联合用药。
② 应用盐酸利托君期间密切观察孕妇心率、血压和宫缩的变化，如心率＞120 次/min，应减滴数，心率＞140 次/min，应停药。
③ 硫酸镁应用至宫缩停止后 4～6h。用药时每分钟呼吸不应少于 16 次、膝反射存在、尿量每小时不少于 25ml。如出现中毒现象，可用葡萄糖酸钙注射液 10ml 静脉注射，阻断镁离子作用。

④ 使用硝苯地平时密切注意孕妇心率及血压变化，已用硫酸镁者慎用。

⑤ 破膜 12h 以上者需预防感染，使用青霉素前要询问过敏史、做皮试。

⑥ 地塞米松常用于妊娠 25～35 周间促胎肺成熟，最适于出生前 1 周内连用 3 天。

⑦ 终止妊娠的指征：宫缩进行性增强，经治疗无效；有宫内感染；衡量母胎利弊；孕周已达 34 周，无母胎并发症。

⑧ 临产后慎用能抑制新生儿呼吸中枢的药物，密切监测胎心变化；胎位不正，在权衡新生儿利弊的基础上，可考虑剖宫产。

三、过期妊娠

过期妊娠是指平时月经规律，妊娠达到或超过 42 孕周（≥294 日）尚未分娩者。

诊断要点

① 核实预产期：平时月经周期 28 天左右者，若妊娠≥42 孕周即可诊断。月经周期不规律者，根据孕前基础体温升高时排卵期推算预产期，也可根据性交日、早孕反应、胎动时间及妊娠 20 周内 B 超检查确定孕周。

② 判断胎盘功能：胎动次数逐日下降，总雌激素/肌酐（E/C）<10 表示胎盘功能下降，根据胎儿监护仪、B 超检查胎动，用羊膜镜观察羊水。

③ 妇科检查：采用 Bishop 宫颈成熟度评分法了解宫颈成熟度。

治疗方案

预案 1： 促宫颈成熟

a. 前列腺素 E_2（PGE_2）阴道制剂（普贝生）和宫颈扩张球囊。

b. 缩宫素注射液 1.25U 加于 5％葡萄糖注射液 500ml 中静脉滴注，每日 1 次，连用 3 天。

预案 2： 引产

缩宫素注射液 2.5U 加于 5％葡萄糖注射液 500ml 中静脉滴注。

说明

① 普贝生适用于妊娠足月、宫颈成熟度评分≤6 分、单胎头先露、无母婴引产禁忌证者。当临产发动、胎膜早破、胎儿窘迫、子宫收缩过强以及孕妇对前列腺素反应过强时，应当取出此药。

② 缩宫素静脉滴注时一定要有专人严密监护，调节滴速，观察宫缩、胎心、血压变化。

③ 经处理后仍无产程进展者或出现胎儿窘迫征象时应及时行剖宫产术。

第二节　妊娠特有疾病

一、妊娠期高血压疾病

诊断要点

妊娠期高血压疾病是妊娠与血压升高并存的一组疾病。临床特征为高血压、蛋白尿、水肿，严重时可出现抽搐、昏迷。本病分为妊娠期高血压、子痫前期、子痫、慢性高血压并发子痫前期和妊娠合并慢性高血压。本病对母、胎危害极大，发病原因尚不明确，防治的关键在于早期诊断、早期治疗。

治疗方案

预案 1：一般治疗　保证充足睡眠，必要时地西泮 2.5～5mg，睡前口服。

预案 2：降压药的应用

拉贝洛尔 50～150mg，口服，每日 3～4 次，或 50～100mg 加入 5％葡萄糖溶液 250～500ml 中，静脉滴注。血压稳定后改为口服。

硝苯地平片 10mg，口服，每日 3～4 次，24h 总量不超过 120mg。

尼卡地平片，口服初始剂量 20～40mg，每日 3 次。静滴 1mg/h 起，根据血压变化每 10 分钟调整剂量。

尼莫地平 20～60mg，口服，每日 2～3 次；或 20～40mg 加入 5％

葡萄糖溶液 250ml 中，静脉滴注，每天总量不超过 360mg。

酚妥拉明 10～20mg 加入 5％葡萄糖溶液 100～200ml 中，以 10μg/min 的速度静脉滴注，并根据降压效果调整滴数。

甲基多巴片 250mg，口服，每日 3 次。最多不超过 2g/d。

硝酸甘油，起始剂量 5～10μg/min，静脉滴注，每 5～10 分钟增加滴速，至维持剂量 20～50μg/min。

硝普钠注射液 50mg 加入 5％葡萄糖注射液 500ml 中，按 0.5～0.8μg/(kg·min) 缓慢静脉滴注。

预案 3：解痉药的应用

控制子痫：负荷剂量 4～6g 硫酸镁溶于 10％葡萄糖注射液 20ml 中静脉注射（15～20 min），或加入 5％葡萄糖注射液 100ml 中快速静脉滴注，继而以 1～2g/h 静脉滴注维持。或夜间睡眠前停用静脉给药，改用肌内注射，即 25％硫酸镁注射液 20ml 加 2％利多卡因注射液 2ml 深部臀肌内注射。24h 总量一般不超过 25g，一般不超过 5 天。

预防子痫发作：负荷与维持剂量同上，6～12h/d，24h 总量不超过 25g，用药时间依病情而定。

预案 4：镇静药的应用

地西泮 2.5～5.0mg，口服，每日 2～3 次，或者睡前服用。或地西泮 10mg，肌内注射或静脉注射（＞2min）。

苯巴比妥片 30mg，口服，每日 3 次。

氯丙嗪注射液 25mg、哌替啶注射液 50mg、异丙嗪注射液 25mg（冬眠合剂一号半量）缓慢肌内注射，每 8 小时一次。或加入 5％葡萄糖溶液中，缓慢静脉滴注。

预案 5：利尿药的应用

呋塞米注射液 20mg，肌内注射。或呋塞米注射液 20mg 加于 5％葡萄糖注射液 20ml 中静脉注射。

20％甘露醇注射液 250ml，15～20min 内静脉滴注。

预案 6：扩容疗法 人血白蛋白、全血血浆、右旋糖酐 40、平衡液。

预案 7：促胎肺成熟 地塞米松或倍他米松用法和剂量同"早产"。

预案 8：终止妊娠。

预案 9：子痫的处理

子痫发作时应保持呼吸道通畅、监测生命体征、尿量等。避免声光刺激，预防坠地和唇舌咬伤。

25％硫酸镁注射液 20ml 加于 25％葡萄糖溶液 20ml 中，静脉注射（＞5min），继之以 2～3g/h 静脉滴注。

20％甘露醇注射液 250ml，快速静脉滴注。

地西泮注射液 10mg 加于 10％葡萄糖注射液 10ml 中缓慢静脉注射。

冬眠合剂一号半量，缓慢肌内注射。

说明

① 地西泮适用于妊娠期高血压疾病，血压≥140/90mmHg，妊娠期首次出现（并于产后 12 周恢复正常），蛋白尿（－）。地西泮可在门诊使用，用药 3～5 天后停药 1～2 天，不宜连用时间过长。应增加孕检次数，密切观察病情变化。

② 拉贝洛尔为 α、β 肾上腺素受体阻滞剂，可降低血压，但不影响肾及胎盘血流量，并可对抗血小板凝集，促进胎儿肺成熟。

③ 硝苯地平片能松弛平滑肌，为防止先兆早产，在扩张小动脉的同时又有利尿作用。7 天为 1 个疗程，可连用 3～5 个疗程。尼莫地平、尼卡地平均为二氢吡啶类钙通道阻滞剂。可根据血压情况调节剂量。

④ 甲基多巴片多用于病情为子痫前期及更严重患者的治疗，尤其适用于原发性高血压合并妊娠者，用量从小剂量（250mg）开始使用，根据病情可调节用量。

⑤ 硝普钠必须在使用前现配，避光缓慢静脉滴注，开始每分钟 6 滴，此后可每分钟加 2 滴，直至出现满意效果。产前用药不宜超 4h。过量中毒时可使用硫代硫酸钠解毒。

⑥ 镁离子有效治疗浓度为 1.8～3.0mmol/L，超过 3.5 mmol/L 即可出现中毒症状。密切观察尿量，24h 尿量应≥600ml，呼吸应≥16 次/min，有膝反射存在，以防止硫酸镁中毒。镁离子中毒时应停用硫酸镁，用 10％葡萄糖酸钙 10ml 静脉注射（5～10min）。如患者同时合并肾功能不全、心肌病、重症肌无力等则慎用硫酸镁或减量。

⑦ 根据病情需要，地西泮可选择不同用药途径，对子痫或子痫前期即将发生抽搐时可静脉注射，有效控制抽搐。但抽搐过程中禁用，避免引发心脏骤停。如已用硫酸镁者，剂量不宜加大，以免抑制呼吸。

⑧ 冬眠合剂降压作用强，小剂量起镇静作用，过量可抑制胎儿呼吸，仅用于病情严重用硫酸镁效果不佳或有硫酸镁使用禁忌的患者。6h 内分娩者禁用冬眠合剂一号。

⑨ 子痫前期患者不主张常规应用利尿剂，仅当患者出现全身水肿、肺水肿、脑水肿、肾功能不全、急性心力衰竭时，可酌情使用呋塞米快速利尿。

⑩ 甘露醇主要用于脑水肿，该药属于高渗性利尿剂，有心衰或潜在心衰危险时禁用。

⑪ 低蛋白者应补充蛋白后再应用利尿剂。

⑫ 子痫前期孕妇需要限制补液量以避免肺水肿，不推荐扩容疗法，因为扩容疗法可增加血管外液体量，导致一些严重的并发症，如肺水肿、脑水肿等。如果有严重的液体丢失，如呕吐、腹泻、分娩失血、严重低蛋白血症或高凝状态，可酌情使用扩容药物。

⑬ 孕周<34周的子痫前期患者，预计1周内可能分娩，均应接受糖皮质激素促胎肺成熟的治疗。不推荐反复、多疗程给药，已有宫内感染证据者禁用。

⑭ 终止妊娠是治疗妊娠期高血压疾病的有效措施。终止妊娠指征：a. 重症子痫前期患者孕周<26周，经治疗病情不稳定者建议终止妊娠；b. 妊娠28~34周，病情不稳定，经积极治疗24~48h仍无明显好转者促胎肺成熟后终止妊娠；c. 重度子痫前期孕周已超过34周，胎儿成熟；d. 妊娠37周后的妊娠期高血压、子痫前期；e. 子痫控制后可终止妊娠。终止妊娠的方式可选用引产或剖宫产。

⑮ 产后子痫多发生于产后24h直至10天内，应预防产后子痫的发生。子痫抽搐发生时的紧急处理可多方案联合应用。当患者存在硫酸镁应用禁忌证或硫酸镁治疗无效时可考虑应用地西泮、苯巴比妥或冬眠合剂控制抽搐。

当收缩压≥160mmHg、舒张压≥110mmHg时，应积极控制血压，以预防心脑血管并发症。在合并心衰和肺水肿时不用甘露醇。纠正缺氧和酸中毒。子痫抽搐控制后可考虑终止妊娠。

二、妊娠剧吐

少数孕妇妊娠反应严重，频繁恶心、呕吐，无法进食，导致发生体液失衡及代谢障碍，甚至危及孕妇生命，称妊娠剧吐。

诊断要点

多见于年轻初孕妇女，停经40天左右出现早孕反应，逐渐加重至频繁呕吐不能进食，严重时因呕吐引起失水及电解质紊乱、代谢性酸中毒。患者体重明显减轻、面色苍白，严重时血压下降、出血倾向增加，病情严重时出现嗜睡，甚至昏迷。

治疗方案

预案 1： 维生素 B_1 100mg，肌内注射。

预案 2： 维生素 B_6 100mg 加入 10％ 葡萄糖溶液 500ml 中，静脉滴注。

预案 3： 维生素 C 2.5g 加入糖盐水 500ml 中，静脉滴注。

预案 4： 复方氨基酸 500ml，静脉滴注，每日 1 次。

预案 5： 脂肪乳 250ml，静脉滴注，每日 1 次。

预案 6： 终止妊娠。

说明

① 了解孕妇情绪变化，给予精神安慰，增强信心。少食多餐，选择清淡易消化的半流食。

② 严重者住院治疗，每日补液量不少于 3000ml，尿量维持在 1000ml 以上，输液中应加入氯化钾、维生素 C 等，并给予维生素 B_1 肌内注射。

③ 对合并有代谢性酸中毒者可给予碳酸氢钠或乳酸钠纠正。

④ 经治疗病情无好转，体温上升达 38℃ 以上，脉搏达 120 次/min 以上，持续黄疸及肝功能异常，眼底有出血或视网膜炎，出现多发性神经炎、中毒性脑病的孕妇要终止妊娠。

三、母儿血型不合

胎儿由父亲方面遗传来的显性抗原为母亲所缺乏，这一抗原在妊娠分娩期间侵入母体，刺激母体产生相应的免疫抗体。此抗体可以通过胎盘绒毛进入胎儿血液循环，与胎儿红细胞凝集，使之破坏而出现溶血，引起胎儿贫血、水肿、肝脾肿大和出生后短时间内出现进行性加重的重度黄疸（黄疸性脑病），以至死亡或留有后遗症，这是孕妇与胎儿之间血型不合而致的同种免疫性疾病，称为母儿血型不合。常见有 ABO 血型系统不合及 Rh 血型系统不合两类。

诊断要点

① 既往有不明原因的死胎、流产、早产等不良分娩史，新生儿有贫血、水肿、肝脾肿大、黄疸（或无黄疸）、溶血症状。本次妊娠有原因不明的流产或胎死宫内现象。

② 化验夫妻双方的 ABO 血型系统及 Rh 血型系统，如果丈夫为 A 型、B 型或 AB 型血，孕妇为 O 型血，要考虑 ABO 血型不合。如果丈夫为 Rh 阳性血型，孕妇为 Rh 阴性血型，要考虑 Rh 血型不合。

③ 检测孕妇血液中是否有免疫抗体及其效价，并定期随访抗体效价的滴定度。一般在孕 16 周做第 1 次检查，孕 28～32 周做第 2 次检查，孕 32 周以后每 2 周检测一次，或根据抗体效价滴度增高情况而缩短测定的间隔时间。

④ 做羊膜腔穿刺测定羊水胆红素量。做脐带穿刺测定胎儿血型及血中抗体效价滴度。

⑤ B 超检查可见胎儿水肿，尤其胎儿头皮水肿呈双光环状，可见胎儿胸腹腔积液、肝脾肿大，胎盘增大。

治疗方案

预案 1: 中药治疗　治疗原则为清热利胆，常用茵陈 30g、制大黄 3g、黄芩 9g、黄柏 9g、甘草 6g，每日 1 剂，用至分娩。

预案 2: 维生素 C 0.3g，每日 3 次，口服；维生素 E 50mg，每日 2 次，口服。

预案 3: 维生素 C 注射液 500mg 加入 25% 葡萄糖注射液 40ml 中，每日 1 次，静脉注射。

预案 4: 苯巴比妥 20mg，每日 3 次，口服。

预案 5: 经脐静脉进行输血治疗。

预案 6: 终止妊娠。

说明

① 中药治疗对 ABO 血型不合者有一定疗效，对 Rh 血型不合者效果不明显。

② 静脉注射维生素 C 及葡萄糖应在孕 24 周、30 周、33 周时进行，每次各进行 10 日。使用前做口服葡萄糖耐量试验（OGTT），无异常者

方可使用。

③ 苯巴比妥在预产期前 2 周开始使用。

④ 治疗的同时应做好孕期监护，每日吸氧 1～2 次，每次 30min。

⑤ 妊娠 33 周前，有胎死宫内危险时可选择在 B 超监测下经腹做羊膜腔穿刺，再经脐静脉进行输血治疗，但有宫内感染及脐静脉出血的危险。

⑥ 终止妊娠时间一般选择 34～36 周后，胎儿有一定存活能力时进行，一般存在以下情况时选择。

a. 以往有死胎史，特别是前一胎死于溶血病。

b. Rh 溶血抗 D 效价＞1：32，ABO 溶血抗体效价＞1：512 或急剧增高时。

c. 羊水颜色深或胆红素含量升高＞3.424mol/L。

d. 有胎儿宫内窘迫现象。

⑦ 产时处理时产妇间断吸氧，避免用麻醉药和镇静药，做好新生儿抢救准备，胎儿娩出后迅速断脐，保留 10cm 长脐带以备换血用。

⑧ 凡 Rh 血型阴性产妇，娩出 Rh 血型阳性胎儿，应在产后 72h 内给产妇注射抗 D 球蛋白。

⑨ 产前可给促胎肺成熟治疗，产时可放宽剖宫产指征。

第三节　异位妊娠

受精卵在子宫体腔以外着床称异位妊娠，又称宫外孕。根据孕卵着床部位不同，分为输卵管妊娠、腹腔妊娠、卵巢妊娠、宫颈妊娠及子宫残角妊娠等，其中 95％左右为输卵管妊娠。

诊断要点

① 停经后阴道出现不规则流血，少于月经量，常有突发性腹痛，伴恶心、呕吐、肛门坠痛，症状严重时出现晕厥及休克。

② 腹部检查：下腹部有明显压痛及反跳痛，腹肌稍紧张，出血多时叩诊有移动性浊音。

③ 妇科检查：阴道后穹隆饱满，有触痛，子宫颈有举摆痛。子宫

一侧可触及肿块。

④ 辅助检查见血、尿 HCG 升高，后穹隆穿刺抽出不凝血液。

⑤ 诊断性刮宫未见绒毛。

⑥ B 超检查宫内未见胚胎，子宫一侧见到轮廓不清的液性肿块和实性肿块，有时可能见到胚胎。

⑦ 腹腔镜检查可见妊娠处紫蓝色肿块，或可见裂口及腹腔内积血。

治疗方案

① 手术治疗

预案 1：根治手术　迅速开腹找到病变部位，手术切除，如妊娠部位在输卵管间质部应做子宫角部楔形切除，必要时切除子宫。

预案 2：保守手术　对有生育要求者，根据受精卵着床部位及输卵管病变情况选择术式。若为伞部妊娠可行挤压将妊娠物挤出。壶腹部妊娠行输卵管切开术，取出胚胎再缝合。峡部妊娠可行病变节段切开及断端吻合。

预案 3：腹腔镜手术　腹腔镜手术是近年来治疗异位妊娠的主要方法。多数可在直视下穿刺妊娠囊，吸出部分胚囊液后注入甲氨蝶呤 50mg，也可用激光或电凝使胚胎组织死亡，但术后易造成输卵管粘连。也可行输卵管切除术。

② 药物治疗　主要适用于早期输卵管妊娠、要求保存生育能力的年轻妇女，符合下列条件者可用药物治疗。a. 无用药禁忌证；b. 输卵管妊娠未发生破裂或流产；c. 输卵管妊娠包块直径＜4cm；d. β-HCG＜2000U/L；e. 无明显内出血。

预案 1：甲氨蝶呤注射液 1mg/(kg·d)，肌内注射，第 1 天、第 3 天、第 5 天；

亚叶酸钙注射液 0.1mg/(kg·d)，肌内注射，第 2 天、第 4 天、第 6 天。

预案 2：甲氨蝶呤注射液 0.4mg/(kg·d)，肌内注射，5 天 1 个疗程；亚叶酸钙注射液 0.1mg/(kg·d)，肌内注射，每日 1 次。

预案 3：0.9%氯化钠注射液 20ml 加甲氨蝶呤注射液 20mg，腹腔镜下局部注射。

说明

① 药物治疗预案 1～3 可以根据需要任选其一，用药至第 4 天、第 7 天均应测血清 β-HCG，如 β-HCG 下降小于 15％，应重复治疗，需 3～4 周。用药 14 天后 β-HCG 下降且连续 3 次阴性，即为有效。治疗期间腹痛加重，应区别治疗不良反应还是妊娠部位破裂，每 2～3 天查血常规和肝功能，随时按需查 B 超。

② 宫颈妊娠因出血难以控制的应采取药物治疗后行宫颈管搔刮术，治疗过程中应做好急救准备。甲氨蝶呤 20mg，肌内注射，共 5 天；或甲氨蝶呤 $50mg/m^2$，单次肌内注射；或将甲氨蝶呤 50mg 直接注入妊娠囊。待胚胎死亡，其周围绒毛组织坏死，刮宫时出血量会明显减少。

第四节　妊娠晚期出血

一、胎盘早剥

正常位置的胎盘妊娠 20 周以后或分娩期在胎儿娩出前部分或全部从子宫壁剥离称为胎盘早剥。本病起病急、进展快，处理不及时可危及母儿生命。

诊断要点

① 胎盘早剥的 Page 分级标准评估病情的严重程度。0 级：分娩后回顾性产后诊断。Ⅰ级：外出血，子宫软，无胎儿窘迫。Ⅱ级：胎儿宫内窘迫或胎死宫内。Ⅲ级：产妇出现休克症状，伴或不伴 DIC。

② B 超检查时可出现胎盘后血肿或胎盘变厚，内部回声不规则，可见断裂的大小不一的回声消失区，胎心消失。但 B 超阴性结果不能完全排除胎盘早剥，尤其是后壁胎盘。

③ 实验室检查。全血细胞、肝功能、肾功能和凝血功能检查。有条件的做血气分析、DIC 筛查。血纤维蛋白原＜250mg/L 为异常，如＜150mg/L 有诊断意义。紧急情况下，抽肘静脉血 2ml 放入干燥试管中，7min 后若无血块形成或形成易碎的软凝血块，说明凝血功能异常。

④ 常见并发症：胎儿宫内死亡、DIC、产后出血、急性肾衰竭及羊水栓塞。

预案1：纠正休克，迅速补充血容量，输新鲜同型血液，改善微循环。

预案2：及时终止妊娠。

预案3：处理并发症，如产后出血、凝血功能障碍和DIC，保护肾功能，预防和治疗肾衰竭。

说明

① 休克抢救成功与否取决于补液量和速度，新鲜血既可补充血容量，又能补充凝血因子，应使血细胞比容提高到0.30以上，尿量应＞30ml/h。

② 剖宫产取出胎儿后采用立即注射缩宫素、取出胎盘、按摩子宫和热盐水纱布热敷子宫等措施来处理子宫胎盘卒中。难以控制的大出血，输新鲜血、凝血因子并行子宫全切除术。

③ 出现凝血功能障碍、肾衰竭等情况时应及时同内科联合救治。

二、前置胎盘

妊娠28周后，胎盘附着于子宫下段，胎盘下缘达到或覆盖宫颈内口，其位置低于胎先露部，称为前置胎盘。分为完全性前置胎盘、部分性前置胎盘、边缘性前置胎盘、低置胎盘。

诊断要点

① 妊娠晚期或临产时发生无诱因反复阴道无痛性流血。完全性前置胎盘出血时间早、次数频、出血量大。边缘性前置胎盘出血时间晚、出血量少。部分性前置胎盘介于两者之间。

② 既往有多次刮宫史、分娩史、子宫手术史、吸烟或滥用麻醉药史、多胎史，或为高龄孕妇。

③ 孕晚期B超检查确定胎盘边缘与宫颈内口的关系，有条件者可做MRI，有助于诊断和定性。

④ 产后检查胎盘和胎膜，见胎盘母体面有陈旧性黑紫色血块附着，或胎膜破口距胎盘边缘距离＜7cm。

治疗方案

预案 1：期待疗法。

预案 2：终止妊娠。

预案 3：紧急转运。

说明

① 治疗原则是抑制宫缩、止血、纠正贫血和预防感染。

② 期待疗法必须在保证孕妇安全的前提下尽可能延长孕周。适用于妊娠周数＜34 周、胎儿存活、胎儿体重＜2000g、阴道流血少、孕妇状况良好的情况。治疗方法参见"早产"的治疗。

③ 孕妇反复出血、量多，甚至休克者，无论胎儿是否成熟均应及时终止妊娠。胎龄达 36 周以上者、未达 36 周但胎儿窘迫者也要终止妊娠。

④ 终止妊娠的方法以剖宫产为安全。边缘性前置胎盘、枕先露、阴道流血少、短时间可结束分娩者可试产。可人工破膜使胎头压迫前置胎盘而止血，若破膜后胎头下降不好仍有出血或分娩进展不顺利，立即改行剖宫产术。

⑤ 术前纠正贫血、预防感染。术中备血，做好抢救产后出血及抢救新生儿准备。

⑥ 术中检查胎盘是否植入，部分植入时可行楔形切除部分子宫肌组织，可用吸收线缝合止血；若大部分植入，无法止血时行子宫次全切除术或子宫全切术。

⑦ 积极抢救产后出血和休克。注意纠正心力衰竭、肾衰竭及多脏器衰竭；并给予抗生素预防感染。

第五节　多胎妊娠与巨大胎儿

一、多胎妊娠

一次妊娠同时有两个以上胎儿者称多胎妊娠。双胎妊娠多见，双胎妊娠分双卵双胎和单卵双胎。单卵双胎因受精卵分裂的时间不同，可以发生以下4种类型：双羊膜囊双绒毛膜、双羊膜囊单绒毛膜、单羊膜囊单绒毛膜及连体双胎。因为单绒毛膜双胎可能合并双胎输血综合征、选择性生长受限等特殊并发症，因此在妊娠早期进行绒毛膜性判断非常重要。

诊断要点

① 双卵双胎多有家族史，或孕前曾用过促排卵药物，或体外授精多个胚胎移植。

② 子宫大于停经时间，从孕10周开始子宫增大速度快，孕24周更明显，孕中晚期体重增加过快，不能用水肿或肥胖解释。

③ 产科检查：子宫大于停经月份；孕中晚期腹部可触及多个小肢体；胎头较小，与子宫大小不成比例；不同部位可听到两个胎心，其间有无声区，或同时听诊1min，两个胎心相差10次以上。

④ B超检查可早期诊断双胎和判断绒毛膜性。

治疗方案

预案1： 定期产前检查，早确诊。加强营养，预防贫血及妊娠期高血压。孕晚期避免过劳，30周后多卧床休息。

预案2： 确定为联体儿的应26周前尽早引产。26周后需剖宫取胎。

预案3： 发现双胎输血综合征，可在胎儿镜引导下激光堵塞胎盘吻合血管。

预案4： 双胎中一胎死亡早期不需处理，晚期死胎可引起弥散性血管内凝血，为保证另胎存活，必要时可用小剂量肝素治疗。

预案5： 先兆早产发生在34周前者，其治疗同"早产"。

预案6： 多胎儿多数能经阴道分娩，产前做好输液、输血、抢救新生儿准备。

预案7： 胎先露异常、脐带脱垂、先兆子宫破裂、胎儿窘迫时及时行剖宫产术结束妊娠。

说明

① 单绒毛膜性双胎分娩的孕周一般为35～37周，单羊膜囊单绒毛

膜双胎分娩的孕周多在 32～34 周。

②可疑早产时可测宫颈及阴道分泌物中的胎儿纤维连接蛋白，如胎儿纤维连接蛋白阴性则表明不需干预治疗。

③肝素分子量较大，治疗时不能通过胎盘影响另一活胎。

④产程中出现宫缩乏力时可加用低浓度缩宫素缓慢静脉滴注。

⑤第一胎儿娩出后必须立即夹紧胎盘侧断脐带，以防第二胎儿失血。

⑥无论剖宫产或阴道分娩，做好产后出血的预防及抢救准备。

二、巨大胎儿

胎儿体重达到或超过 4kg 者称巨大胎儿。

诊断要点

①有巨大胎儿分娩史、糖尿病史及过期妊娠史，孕妇多肥胖或身材高大。孕妇妊娠晚期出现呼吸困难、腹部沉重及两胁胀痛，孕期体重增加迅速。

②腹部明显膨隆，胎体大，宫高＞35cm，先露高浮，先露胎头跨耻征阳性。当子宫长度加腹围≥140cm 时，巨大胎儿发生率为 57.3％。

③B 超检查示胎体大，测胎头双顶径＞10cm，股骨长度≥8.0cm，胎儿腹围≥35cm，应考虑巨大胎儿。

治疗方案

预案 1： 孕期发现胎儿巨大或有分娩巨大胎儿史者，应检查孕妇有无糖尿病，若为糖尿病应积极治疗。若妊娠期糖耐量受损，应积极做饮食调整、运动锻炼，预防糖尿病发生。孕 36 周后根据胎儿成熟度、胎盘功能及血糖控制情况，择期终止妊娠。

预案 2： 分娩期估计胎儿体重≥4000g，且合并糖尿病者，建议剖宫产。估计胎儿体重≥4000g，无糖尿病者，可以阴道试产，但应放宽剖宫产指征。经阴道分娩者应做较大的会阴切开术，必要时产钳助产，同时做好肩难产的处理准备工作。分娩后应行宫颈及阴道检查，了解有无软产道损伤，并预防产后出血。

预案 3： 预防新生儿低血糖、低血钙的发生。及早开奶。

第六节 羊水异常

一、羊水过多

妊娠期间羊水量超过 2000ml，称羊水过多。羊水量在数日内急剧增多，称为急性羊水过多；羊水量在数周内缓慢增多，称为慢性羊水过多。

诊断要点

① 急性羊水过多较少见，多发生在妊娠 20～24 周，数日内子宫急剧增大，产生压迫症状。孕妇出现呼吸困难，甚至发绀，腹壁皮肤感到疼痛，出现下肢及外阴部水肿及静脉曲张，孕妇只能端坐，表情痛苦。慢性羊水过多较多见，多发生在妊娠晚期，数周内羊水缓慢增多，多数孕妇无自觉症状。检查时胎位触诊不清，胎心遥远。

② B 超检查：羊水最大暗区垂直深度≥8cm 或羊水指数≥25cm。也可同时诊断胎儿是否有大体畸形。

③ 胎儿疾病检查，羊水细胞培养可除外胎儿染色体异常。

④ 甲胎蛋白检测有助于诊断胎儿神经管畸形（无脑儿、脊柱裂）。

⑤ 母体血糖、糖耐量试验、Rh 血型不合者检查母体抗体滴度。

治疗方案

预案 1： 羊水过多合并胎儿畸形者，应及时终止妊娠。

预案 2： 羊水过多合并正常胎儿、胎龄＜37 周、症状明显时，穿刺放羊水。

预案 3： 羊水量反复增加，自觉症状严重者，胎儿≥34 周，胎肺已成熟，可终止妊娠。胎肺未成熟：地塞米松 10mg 羊膜腔注射，促肺成熟，24～48h 后再考虑引产。

说明

① 在行人工破膜放羊水过程中应注意血压、脉搏及阴道流血情况。

严格消毒，防止感染。放羊水后腹部放置沙袋或加腹带包扎，以防血压骤降，甚至发生休克。同时给予抗感染及镇静保胎治疗。

② 注意放羊水的速度不宜过快、过多，以免宫腔压力骤减导致胎盘早剥或早产，一次放出羊水量不超过 1500ml。

③ 放羊水应在 B 超指导下进行，防止造成胎盘及胎儿损伤。

④ 放羊水时应从腹部固定胎儿为纵产式，严密观察宫缩及患者的症状，监测胎心变化。

二、羊水过少

妊娠晚期羊水量少于 300ml 者，称羊水过少。

诊断要点

① 腹围、宫高均小于同胎龄孕妇，伴有较多不规律宫缩。胎盘功能减退时常有胎动减少，子宫敏感，轻微刺激易诱发宫缩。临产后阵痛明显，宫缩不协调，易出现胎儿宫内窘迫和新生儿窒息，增加围产儿死亡率。

② B 超检查：羊水最大暗区垂直深度≤2cm 为羊水过少，≤1cm 为严重羊水过少。羊水指数≤8cm 为羊水偏少，羊水指数≤5cm 为羊水过少。B 超检查常可发现胎儿畸形，以泌尿系统畸形多见。

③ 直接测羊水，破膜时羊水量<300ml，黏稠，混浊，呈暗绿色。

治疗方案

预案 1：终止妊娠　已足月、胎儿可宫外生活的应尽快终止妊娠。产程中密切观察胎儿情况，出现胎儿宫内窘迫，估计短期内不能经阴道分娩者，及早剖宫产结束妊娠。

预案 2：保守期待　胎儿未足月，除外胎儿畸形时，行羊膜腔输液术。在 B 超引导下，经腹壁行羊膜腔穿刺术，将 37℃生理盐水以 15～20ml/min 的速度注入羊膜腔，使羊水指数达 8cm 或羊水最大暗区垂直深度>3cm。通常需注入生理盐水 100～700ml。必要时 1 周后重复进行。

说明

① 产前及剖宫产术前做好新生儿复苏准备。

② 羊膜腔输液术可导致绒毛膜羊膜炎，不宜多次使用。

第七节 胎儿发育异常与死胎

一、胎儿生长受限

妊娠 37 周后，新生儿出生体重低于同胎龄平均体重的两个标准差，或低于同胎龄正常体重的第 10 百分位数，称为小于胎龄儿（SGA）。SGA 可分为三种情况：正常的 SGA（胎儿结构和血流均无异常）、异常的 SGA（胎儿存在结构异常或有遗传性疾病）和胎儿生长受限（FGR）。FGR 是指无法达到其应有生长潜能的 SGA，严重的 FGR 被定义为胎儿体重小于第 3 百分位数，同时伴有多普勒血流异常，是围生期的重要并发症。足月胎儿出生时体重小于 2500g 称低出生体重儿。

诊断要点

① 曾有出生缺陷儿、胎儿生长受限儿、死胎等不良分娩史，有吸烟、吸毒及酗酒等不良嗜好，有孕期子宫增长过慢的病史。

② 连续 3 周测量宫高、腹围值均在第 10 百分位数以下为筛选 FGR 的指标，预测准确率达 85% 以上。

③ 计算胎儿发育指数：胎儿发育指数＝宫高（cm）－3×（月份＋1），指数在－3～＋3 之间为正常，小于－3 提示有 FGR 的可能。

④ 孕晚期孕妇每周增加体重 0.5kg，若体重增长停滞或增长缓慢时可能为 FGR。

⑤ B 超测量：测头围与腹围的比值（HC/AC），小于正常同孕周平均值的第 10 百分位数，应考虑 FGR 的可能。双顶径、羊水量、胎盘成熟度均为 FGR 的主要诊断依据。

⑥ 胎盘功能检测：尿雌三醇（E_3）和 E/C（雌激素/肌酐）比值为主要指标。

治疗方案

预案 1：积极寻找病因，排除胎儿畸形，及早发现妊娠高血压及宫内感染并对症治疗。

　　预案 2：卧床休息、加强营养、补充复合维生素和叶酸。

　　预案 3：氨基酸、能量合剂及葡萄糖经母体静脉滴注。

　　预案 4：应用 β-肾上腺素受体激动剂、硫酸镁、复方丹参、阿司匹林及低分子肝素，可舒张血管，改善微循环，恢复胎盘正常的血流灌注，维持胎盘功能。

　　预案 5：促胎肺成熟，见"早产"。

说明

　　① 滴注氨基酸时要补充葡萄糖，以减少氨基酸氧化供能的消耗。

　　② 长期服用叶酸可出现恶心、腹胀、厌食等症状。长期服用复合维生素时要选择叶酸含量 0.4mg 以下的制剂。

　　③ β-肾上腺素受体激动剂适用于子宫敏感或张力高伴不规则宫缩者，能舒张子宫血管，改善子宫、胎盘灌注量。疗程 7～10 天，必要时可重复应用，直至宫缩消失。

　　④ 阿司匹林对伴有血流缓慢、血黏度升高者更适用。一般从孕 28～30 周开始用药，连续用 6～8 周。

　　⑤ 用药期间要监测出血时间、凝血时间，长期用药有出血倾向。

　　⑥ 促胎肺成熟适用于胎龄＜34 周、有终止妊娠指征者，于终止妊娠前应用。合并严重的妊娠期高血压、糖尿病时，为避免围生儿死亡率增高，多数在抽羊水做胎儿成熟度检查的同时向羊膜腔内注射地塞米松 10mg。

二、死胎

　　妊娠 20 周后胎儿在子宫内死亡，称死胎。胎儿在分娩过程中死亡称死产，也是死胎的一种。

诊断要点

　　孕妇自觉胎动消失，子宫停止增长，检查时听不到胎心，子宫大小与孕周不符。B 超检查可确诊。

治疗方案

　　预案 1：依沙吖啶注射液 100mg 加注射用水 20ml，经腹羊膜腔内注射。

预案 2：米非司酮片 100mg，口服，每日 1 次，共 2 天；第 3 天用米索前列醇片 400μg，塞入阴道，每 4～12 小时 1 次。

预案 3：缩宫素注射液 5U 加于 5％葡萄糖注射液 500ml 中，静脉滴注。

预案 4：肝素钠注射液按 0.5mg/kg 加入 0.9％生理盐水注射液 100ml 中，静脉滴注，每 6 小时 1 次。

说明

① 预案 1 为首选，适用于胎儿死亡不久、凝血功能正常者。如使用 48h 内不能完全流产，可给予缩宫素静脉滴注。第一次使用失败，72h 后可重复使用。

② 预案 2 适用于宫颈未成熟死胎者，如失败则最多重复 3 次，剂量及服法可根据孕周调整。

③ 缩宫素使用注意事项见"产力异常"。

④ 胎儿死亡 4 周尚未排出，应行凝血功能检查。若纤维蛋白原＜1.5g/L、血小板＜$100×10^9$/L，可用肝素治疗。用药期间监测凝血时间，一般凝血时间控制在 15min 左右。一般用药 24～48h 后，可使纤维蛋白原、血小板恢复到有效止血水平，然后引产。

第八节　胎儿窘迫与胎膜早破

一、胎儿窘迫

胎儿窘迫是指胎儿在子宫内因急性或慢性缺氧危及其健康和生命的综合症状。急性胎儿窘迫多发生在分娩期；慢性胎儿窘迫常发生在妊娠晚期，但临产后常表现为急性胎儿窘迫。

诊断要点

① 胎心异常：正常胎心率基线为 110～160 次/min。缺氧早期，胎心率基线代偿性加快，晚期减速或重度变异减速。胎心率＜100 次/

min，基线变异≤5 次/min，伴频繁晚期减速或重度变异减速时，提示胎儿缺氧严重，结局不良，可随时胎死宫内。

② 羊水呈淡黄色、绿色、深绿色，羊水颜色越深、越黏稠提示胎儿缺氧越严重。

③ 胎动频繁或减少。胎动<10 次/12h，胎动消失 24h 后胎心消失。

④ 胎儿缺氧与酸中毒关系密切。胎儿头皮血血气分析 pH<7.20，PO_2<10mmHg，PCO_2>60mmHg，说明胎儿窘迫。

⑤ 胎儿生物物理评分低。根据 B 超监测胎动、胎儿呼吸运动、胎儿肌张力、羊水量及非应激试验（NST）结果进行综合评分，每项 2分，满分 10 分。8 分时，急性缺氧或慢性缺氧的可能性小；6 分时，可疑有急性缺氧或慢性缺氧；4 分时，提示有急性缺氧或慢性缺氧；2分时，有急性缺氧伴慢性缺氧；0 分时，有急性缺氧和慢性缺氧。

治疗方案

预案 1：吸氧、左侧卧位。

预案 2：5％碳酸氢钠注射液 250ml，静脉注射。

预案 3：生理盐水 250ml，羊膜腔内注射。

预案 4：沙丁胺醇 2.4～4.8g，口服，每日 3 次；哌替啶注射液100mg，肌内注射。

预案 5：尽快终止妊娠。

说明

① 吸氧时一般应用面罩吸 100％纯氧，流量 10L/min。间隔吸氧每次 30min，间隔 5min。

② 碳酸氢钠在纠正酸中毒时使用。

③ 羊水过少、有脐带受压征象时，可向羊膜腔内注射生理盐水，注射时速度要缓慢（10ml/min），维持羊水最大暗区垂直深度达8～10cm。

④ 由于子宫不协调收缩过强或使用缩宫素不当引起强直性子宫收缩时可使用沙丁胺醇或哌替啶，抑制子宫收缩，保证胎盘供血。

⑤ 短期内不能经阴道分娩者及时行剖宫产术。宫口开全、胎头下降程度≥3.0 者尽快经阴道助产。同时做好新生儿的抢救工作。

二、胎膜早破

在临产前胎膜破裂者称为胎膜早破，可引起早产、脐带脱垂及母儿感染。

诊断要点

① 孕妇自觉突然有较多量液体自阴道流出，而后可以有少量持续性或间歇性流液，可混有胎脂及胎粪。

② 肛查时推动先露部或用阴道窥器检查阴道时有液体自宫颈口流出。

③ 阴道流液 pH≥6.5。阴道流液涂片见羊齿状结晶或胎儿毳毛。

④ 通过羊膜镜或直接看到胎儿先露部。

⑤ 胎儿纤维连接蛋白测定有助于诊断。

治疗方案

预案 1： 期待疗法。

预案 2： 终止妊娠。

说明

① 预案 1 适用于妊娠 28～35 周、不伴感染、羊水池深度≥3cm 者。采取绝对卧床体位，破膜 12h 以上时给予抗生素预防感染，常用抑制子宫收缩及促胎肺成熟药物（见"早产"）。如羊水池深≤2cm、妊娠＜35 周者，可经腹羊膜腔输液（见"羊水过少"）。

② 预案 2 适用于妊娠＞34 周、胎肺成熟、宫颈成熟者，可引产。不论孕周大小，有严重羊膜腔感染者要在抗感染的同时及时终止妊娠。不具备引产条件者采用剖宫产终止妊娠。

第九节　异常分娩

一、产力异常

产力是分娩的动力，产力中以子宫收缩力为主，子宫收缩力贯穿于分娩全过程。在分娩过程中，子宫收缩的节律性、对称性、极性不正常或强度、频率有改变，称子宫收缩力异常，简称产力异常。根据宫缩异常的临床表现，可将产力异常分为子宫收缩乏力与子宫收缩过强两类，每类又分为协调性和不协调性两种。

（一）子宫收缩乏力

多由几个因素引起，常见原因有头盆不称或胎位异常；子宫局部因素，如子宫肌纤维过度伸展（如羊水过多、多胎妊娠、巨大儿）；宫内感染、子宫畸形、子宫肌瘤等；产妇精神过度紧张或疲劳或应用镇静剂或麻醉剂过量。

诊断要点

① 协调性子宫收缩乏力（低张性）：子宫收缩有节律性、对称性和极性，但弱而无力，宫缩<2 次/10min，或宫缩不规律；在宫缩最强时指压宫底部肌壁可出现凹陷，宫口不能如期扩张，造成产程延长或停滞。

② 不协调性子宫收缩乏力（高张性）：子宫收缩失去节律性、对称性和极性，引起子宫收缩不协调，宫缩间歇期消失，子宫壁不能完全放松。产妇自觉下腹部疼痛剧烈、拒按，烦躁不安，宫缩过后也不能完全缓解。常伴肠胀气及尿潴留。胎位不清，胎心不规律，宫口扩张缓慢或不扩张，易造成潜伏期延长、产妇体力衰竭、胎儿窘迫。

治疗方案

预案 1： 维生素 C 注射液 2.5g 加于 10％葡萄糖注射液 500ml 中，静脉滴注。

预案 2： 宫口≥3cm、无头盆不称的可行人工破膜。

预案 3： 缩宫素注射液 2.5U 加于 0.9％生理盐水 500ml 中，从 4～5 滴/min 开始静滴，根据宫缩强度进行调节，调整间隔 15～30min，每次增加 1～2U/min 为宜，最大剂量通常不超过 20mU/min（60 滴/min）。

预案 4： 地西泮注射液 10mg，静脉注射。

预案 5： 哌替啶注射液 100mg，肌内注射。或吗啡 10mg，肌内注射。

预案 6: 经上述处理,试产 2~4h 仍无进展或出现胎儿窘迫时,应及时剖宫产。

说明

① 预案 1~4 适用于协调性子宫收缩乏力的治疗。可根据患者情况在分娩过程中单独或联合应用。

② 人工破膜前必须检查有无脐带先露,破膜应在宫缩间期进行。破膜后手指应在阴道内停留,待 1~2 次宫缩后方能取出,以免脐带脱垂。

③ 估计分娩在 2~4h 内可完成者不宜使用镇静药,以免发生新生儿呼吸抑制。

④ 缩宫素应用时要专人密切监护,出现宫缩时间过长、血压异常、胎心异常时应停用。

⑤ 预案 5 适用于不协调性子宫收缩乏力的治疗。

⑥ 应用强镇静药,产妇经过充分休息,醒后多能恢复协调性宫缩。未恢复协调性宫缩前,禁用缩宫素。恢复后宫缩仍差者可按协调性子宫收缩乏力来治疗。

(二) 子宫收缩过强

1. 协调性子宫收缩过强

诊断要点

子宫收缩的节律性、对称性和极性均正常,但收缩过频过强,10min 内宫缩≥5 次,且收缩力过强,宫腔压力≥60mmHg,宫口扩张速度≥5cm/h(初产妇)或 10cm/h(经产妇),如无头盆不称,产程可在较短时间内结束,总产程不足 3h,称为急产。以经产妇多见。若伴头盆不称、胎位异常或瘢痕子宫,有可能发生子宫破裂。

治疗方案

预案 1: 新生儿应给予维生素 K_1 注射液 10mg,肌内注射。

预案 2: 急产来不及消毒的新生儿,破伤风抗毒素注射液 1500U,肌内注射。

说明

① 以上预案均为一次性给药，适用于急产，以预防新生儿颅内出血及因来不及消毒而造成的新生儿破伤风感染。

② 有急产史及急产家族史的产妇应提前入院待产，做好产前准备。

2. 不协调性子宫收缩过强

① 强直性子宫收缩过强：子宫强烈性收缩，失去节律性，无宫缩间期。

② 子宫痉挛性狭窄环：子宫壁局部肌肉呈痉挛性不协调性收缩形成的环形狭窄，持续不放松，称为子宫痉挛性狭窄环。可发生在宫颈、宫体的任何部分，多在子宫上下段交界处，也可以在胎体某一狭窄部，以胎颈及胎腰处常见。

不协调性子宫收缩过强可能是由于精神紧张、过度疲劳、不恰当地使用宫缩剂或宫内操作引起的。

诊断要点

产妇烦躁不安，诉腹部剧痛、拒按，胎位、胎心不清。宫口扩张缓慢，先露部下降停滞，胎心时快时慢，有时可出现病理性缩复环、血尿等先兆子宫破裂征象。

治疗方案

预案 1：哌替啶注射液 100mg 或吗啡 10mg，肌内注射。

预案 2：地西泮注射液 10mg，静脉注射。

预案 3：25％硫酸镁注射液 20ml 加于 5％葡萄糖注射液 20ml 中，缓慢静脉注射（不少于 5min）。

说明

① 若合并产道梗阻、用药无效，短期内不能结束分娩者或出现胎儿窘迫，则立即行剖宫产。

② 停止一切刺激宫缩的药物及手术操作。

③ 胎儿已经死亡者，若宫口开全无梗阻，可行乙醚麻醉，经阴道分娩。

二、产道异常

产道是胎儿娩出的通道，分为骨产道和软产道，临床上以骨产道异常为多见。

(一) 骨产道异常

骨盆的径线过短或骨盆的形态异常，均可影响产程的进展，称为骨盆狭窄。其基本类型有均小骨盆、扁平骨盆、漏斗骨盆、类人猿型骨盆、畸形骨盆。

骨盆狭窄一般分为三级。

Ⅰ级：临界性狭窄，即径线为正常与异常值之交界，此类产妇绝大多数可自然分娩。

Ⅱ级：相对性狭窄，此类产妇需经一定时间的试产后才能决定是否可能由阴道分娩。

Ⅲ级：绝对狭窄，无阴道分娩的可能，必须剖宫产结束分娩。

诊断要点

① 有难产史或骨骼发育疾病。

② 孕妇身高＜145cm 或有跛足、脊柱及髋关节畸形，初产妇有尖腹及悬垂腹，均提示骨盆会有狭窄。

③ 初产妇妊娠晚期胎位不正或胎位经常变动，检查时跨耻征阳性。

④ 骨盆测量是主要的确诊指标（表 12-1～表 12-3）。

表 12-1 入口平面狭窄

程度	骶耻外径/cm	入口前后径/cm	对角径/cm
Ⅰ级临界性狭窄	18	10	11.5
Ⅱ级临界性狭窄	17～17.5	8.5～9.5	10.0～11.0
Ⅲ级绝对性狭窄	≤16.5	≤8.0	≤9.5

表 12-2 中骨盆平面狭窄

程度	坐骨棘间径/cm	坐骨棘间径＋后矢状径/cm	前后径/cm
Ⅰ级临界性狭窄	10	13.5	10.5

程度	坐骨棘间径/cm	坐骨棘间径＋ 后矢状径/cm	前后径/cm
Ⅱ级相对性狭窄	8.5～9.5	12.0～13.0	9.5～10
Ⅲ级绝对性狭窄	≤8.5	≤12	≤8.0

表 12-3　出口平面狭窄

程度	坐骨结节间径/cm	坐骨结节间径＋ 后矢状径/cm	前后径/cm
Ⅰ级临界性狭窄	7.5	15.0	10.5
Ⅱ级相对性狭窄	6.0～7.0	12.0～14.0	9.5～10
Ⅲ级绝对性狭窄	≤5.5	≤11.0	≤9

治疗方案

预案 1：剖宫产。

预案 2：试产及阴道助产。

说明

① 绝对性骨盆入口狭窄、入口前后径≤8.0cm、对角径≤9.5cm、胎头跨耻征阳性者应行剖宫产分娩。

② 相对骨盆狭窄、入口前后径 8.5～9.5cm、对角径 10.0～11.0cm、胎头跨耻征可疑阳性者，足月胎儿体重＜3000g，可以试产，试产时间 2～4h 为宜。若胎头仍不能入盆，宫颈扩张缓慢，或出现胎儿窘迫，应及时剖宫产。

③ 中骨盆狭窄，多在活跃期或第二产程出现延长及停滞，若宫口开全，双顶径达坐骨棘水平或更低，可行阴道产钳助产。若胎头未达坐骨棘水平或出现胎儿窘迫，应行剖宫产分娩。

④ 骨盆出口平面狭窄的不应进行试产。

（二）软产道异常

软产道包括阴道、宫颈、子宫下段及骨盆底软组织构成的弯曲管道。由软产道造成的难产易被忽视，很少见。

1. 外阴异常

包括会阴坚韧、外阴水肿、外阴瘢痕。

诊断要点

① 会阴坚韧多见于 35 岁以上的高龄初产妇。

② 外阴水肿呈凹陷性或非凹陷性，常见于重度妊娠高血压综合征、严重贫血、心脏病及慢性肾炎有全身水肿的孕妇。

③ 外阴瘢痕或炎症的后遗症瘢痕挛缩使外阴及阴道口狭窄。

治疗方案

预案 1: 会阴侧切。

预案 2: 剖宫产。

说明

① 会阴侧切适用于会阴坚韧、外阴瘢痕轻者及外阴水肿者。

② 剖宫产适用于外阴瘢痕严重者。

2. 阴道异常

包括阴道横隔、阴道纵隔及阴道包块等。

治疗方案

① 阴道横隔：应在分娩前手术，临产发现后，可做 X 形切开，待胎儿娩出后再将切缘间断或锁边缝合。

② 阴道纵隔：如先露下降受阻，可将其剪断，分娩后再切剩余之隔，切缘缝合。

③ 阴道包块：如为囊性包块，可行穿刺术抽吸囊液；实性肿物阻塞产道者，应行剖宫产，产后再行处理阴道肿物。

说明

不论是横隔还是纵隔，如阻碍先露下降经阴道处理困难者，及时行剖宫产术。

3. 子宫颈异常

包括子宫颈坚韧、宫颈粘连和瘢痕、宫颈水肿及宫颈癌。

诊断要点

常见于高龄初产妇，多发生在产程潜伏期，子宫收缩良好而宫颈不易扩张。妊娠合并宫颈癌的常有排除产科原因的不规则阴道流血，分泌物恶臭，确诊需行宫颈活检和病理学诊断。

治疗方案

预案 1： 哌替啶注射液 100mg，肌内注射。

预案 2： 地西泮 10mg，静脉注射。

预案 3： 阿托品 0.5mg，肌内注射。

预案 4： 0.5％利多卡因注射液 10ml，宫颈注射。

预案 5： 宫颈近开全时，助产者用手上推水肿的宫颈前唇，使其缓慢越过胎头。

预案 6： 上述方法使用无效者，应行剖宫产术结束妊娠。

说明

① 预案 1、预案 4、预案 5 适用于宫颈水肿轻者。预案 1、预案 2、预案 3 适用于宫颈坚韧者。

② 使用药物后观察 1～2h 后产程无进展的，可考虑剖宫产术。

③ 预案 5 中助产者手推宫颈时勿使用暴力，否则易造成宫颈撕裂。

④ 妊娠合并宫颈癌的应在胎儿成熟后及时终止妊娠，分娩方式一般采用古典式剖宫产。

三、胎位异常

（一）持续性枕后位、枕横位

在分娩过程中，胎头以枕后位或枕横位衔接。在下降过程中胎头枕骨不能转向前方，至中骨盆及盆底时仍处于母体骨盆后方，致使分娩发生困难者，称为持续性枕后位或持续性枕横位。

诊断要点

① 常伴有宫缩乏力、宫口扩张缓慢、宫颈水肿和产程延长。

② 枕后位者胎儿枕骨位于骨盆后方，可压迫直肠，在子宫颈口尚

未开全时产妇过早出现排便感及过早屏气。

③ 腹部检查：枕后位者大部分可在母体腹部触及小肢体，胎背偏母亲侧后方，胎心在母体偏外侧听得最清晰，有时可在耻骨联合上方触及胎儿下颌。枕横位者，在母体腹部一侧为胎背，另一侧为肢体。

④ 肛查及阴道检查：胎头矢状缝在骨盆斜径或横径上，枕后位时，大囟门在前端，小囟门在后端；枕横位时，大囟门、小囟门在左右两侧。也可检查胎儿耳郭及耳屏位置和方向判定胎位，枕后位时耳郭朝向骨盆后方，枕横位时耳郭则朝向骨盆侧方。

⑤ B 型超声检查：根据胎头眼眶及枕部位置，能准确探清胎头的位置。

治疗方案

预案 1：嘱产妇向胎儿肢体方向侧卧。

预案 2：缩宫素注射液 2.5U 加于 5％葡萄糖注射液 500ml 中，静脉滴注。

预案 3：助产者手法旋转胎位至枕前位。

预案 4：阴道助产结束分娩。

预案 5：剖宫产术结束分娩。

说明

① 宫缩良好时，大多数病例可自然转成枕前位。

② 预案 2 在无头盆不称时，在专人监护下使用，可改变继发宫缩乏力情况。

③ 宫口开全后，先露≤＋2 且继续下降时，徒手转胎头至枕前位，如胎头下降顺利，可待阴道分娩或阴道助产。如旋转失败或先露不再下降，应行剖宫产术。

(二) 胎头高直位

胎头呈不屈不仰姿势，以枕额径衔接于骨盆入口，其矢状缝与骨盆入口前后径相一致，称为胎头高直位。胎头枕骨向前靠近耻骨联合者称为胎头高直前位，又称枕耻位；胎头枕骨向后靠近骶骨岬者称胎头高直后位，又称枕骶位。

诊断要点

① 产妇多有头盆不称、腹壁松弛或胎膜早破。胎头高直前位，胎心位置稍高，在近腹中线处；胎头高直后位，可在腹前壁触及胎儿肢体。

② 临产后，胎头未能俯屈，衔接困难，甚至不能衔接。在宫缩有效的情况下，胎头下降缓慢或不下降，宫颈扩张受限，表现为活跃期延缓和停滞。

③ 阴道检查：胎头矢状缝在骨盆的前后径上，根据大囟门、小囟门的位置可确定高直前位或高直后位。

④ B 型超声诊断：高直前位时可在母体腹部正中探及胎儿脊柱；高直后位时在耻骨联合上方探及眼眶反射。高直位时胎头双顶径与骨盆入口横径一致。

治疗方案

预案 1：首先试产，试产失败后行剖宫产术。

预案 2：立即行剖宫产术。

说明

① 高直前位、骨盆正常、胎儿较小、产力好时可短期试产。

② 高直后位，确诊后立即行剖宫产术分娩。

（三）前不均倾位

胎头以枕横位入盆（胎头矢状缝与骨盆入口横径一致）时，胎头侧屈，以前顶骨先下降，矢状缝靠近骶骨，称为前不均倾位。

诊断要点

① 胎头后顶骨不能入盆，使胎头下降停滞，产程延长。前顶骨压迫膀胱，产妇过早出现尿潴留。

② 临产早期，耻骨联合上可扪及胎头前顶骨。

③ 阴道检查：胎头矢状缝在骨盆入口横径上，矢状缝向后移靠近骶岬侧，后顶骨大部分尚在骶岬之上，盆腔后半部空虚。前顶骨压迫致宫颈前唇水肿、尿潴留，甚至血尿。

治疗方案

预案 1: 分娩早期嘱产妇取坐位或屈膝半卧位。

预案 2: 短期试产。

预案 3: 剖宫产术结束分娩。

说明

① 预案 1 是为减小骨盆倾斜度，尽量避免胎头以前不均倾位衔接。

② 个别胎儿小、骨盆宽大、产力好的孕妇可短期试产，其余确诊为前不均倾位者均应立即行剖宫产术结束分娩。

(四) 面先露

胎头枕骨与背部接触，胎头呈极度仰伸的姿势通过产道，以面部为先露时称为面先露。以胎儿颏部为指示点，根据胎颏与母体骨盆的关系，分为颏前位和颏后位。

诊断要点

① 腹部检查：胎头仰伸，宫底较高。颏前位时母体腹壁可触及胎儿肢体。颏后位时，母体耻骨联合上方可扪及明显高起的胎头枕部。胎头枕骨与胎背间有明显的凹沟。

② 肛门检查及阴道检查可触及胎儿颏面部。

③ B超检查可明确面先露及颏的确切位置。

治疗方案

预案 1: 经阴道试产。

预案 2: 剖宫产结束分娩。

说明

① 经产妇、无产道异常、产力正常者，个别颏前位的可经阴道试产。

② 初产妇一经诊断为面先露，应立即行剖宫产术结束分娩。

(五) 臀先露

臀先露是最常见的异常胎位。围产儿死亡率高，是枕先露的 3～8

倍。可分为单臀先露、完全臀先露和不完全臀先露。

诊断要点

① 腹部检查：在宫底部可触及圆而硬、有浮球感的胎头，在耻骨联合上方可触及较软、宽或变形的胎臀或小肢体。胎心在脐左或脐右的上方听得最清晰。

② 阴道检查：胎膜已破，宫口开大 2cm 以上时，可触及到胎臀、外生殖器和肛门，此时应与颜面相鉴别。若触及胎足，应与胎手相鉴别。进一步检查有无脐带脱垂。

③ B 超检查可明确诊断。

治疗方案

① 妊娠 30 周后仍为臀先露者应矫正胎位。

预案 1： 胸膝卧位，每日早晚各 1 次，每次 10～15min，1 周后复查。

预案 2： 艾条熏或激光照射至阴穴（足小趾外侧趾甲角旁 0.1 寸处），每日 1 次，每次 15～20min，5 次为 1 个疗程。

预案 3： 外转胎位术。

② 分娩期

预案 1： 剖宫产。

预案 2： 阴道分娩。

说明

① 做胸膝卧位纠正胎位前常规做 B 超检查，确定有无脐带绕颈，如存在脐带绕颈，不要人为纠正胎位。

② 施用外转术时一定要慎重，在孕 34 周时征求孕妇及家属同意，且胎心良好的状态下，在 B 超监测下进行，术前术后都应做胎心监护，如术后胎心不良应再恢复臀位。

③ 以下情况时行剖宫产：骨盆狭窄，前置胎盘，有难产史，胎儿窘迫，胎儿体重≥3500g，高龄初产妇，臀位分娩过程中出现脐带脱垂，胎心良好，宫口未开全。

④ 阴道分娩条件：a. 孕龄≥36 周；b. 单臀先露；c. 胎儿体重为 2500～3500g；d. 无胎头仰伸；e. 骨盆大小正常；f. 无其他剖宫产指征。

⑤ 经阴道分娩时，第一产程时严密观察胎心、宫缩，宫口开 4～5cm 时开始于宫缩时"堵"外阴以使软产道扩张充分，以防胎臀于宫口开全时娩出。此时应 10～15min 听胎心一次。第二产程时行臀位助产，并做好新生儿抢救工作。

（六）肩先露

胎体纵轴与母体纵轴相垂直，为横产式。胎体横于骨盆入口之上，先露部为肩，称为肩先露。肩先露是对母儿最不利的胎位。除死胎及早产儿体可折叠娩出外，足月活胎不可能经阴道娩出。若不及时处理可造成子宫破裂，危及母儿生命。

诊断要点

① 腹部检查：子宫呈横椭圆形，宫底较妊娠月份低，耻骨联合上方空虚，母体腹部一侧可触及胎头，胎心在脐两侧最清晰。

② 肛门检查或阴道检查：见先露为肩，根据肩胛骨朝向母体前方或后方确定肩前位或肩后位。胎手若娩出阴道口，用握手法区别左手或右手以判定胎位。

③ B 超检查能明确诊断。

治疗方案

① 妊娠 30 周后发现横位要及时纠正，可用胸膝卧位或外侧转术。失败者提前住院，择期剖宫产。

② 分娩期

预案 1：初产妇、胎儿存活者，及时剖宫产。

预案 2：对于经产妇，宫口＞8cm、胎心佳、破膜时间短、羊水尚未流尽时，可在乙醚深麻醉下行内倒转术。转成臀位，待宫口开全后助产。

预案 3：出现先兆子宫破裂或子宫破裂者，无论死胎或活胎均应立即行剖宫产术。术中发现宫腔感染严重，应将子宫切除。

预案 4：胎儿已死或畸形，无先兆子宫破裂征象者，可于宫口开全后在麻醉下行毁胎术。

（七）复合先露

胎头或臀伴小肢体同时进入骨盆入口，称为复合先露。临床上以头与手的复合先露最常见。

诊断要点

产程进展缓慢时，做阴道检查发现先露旁有小肢体。常见胎头与手同时入盆，诊断时应注意与肩先露和臀先露相鉴别。

治疗方案

预案 1：经阴道分娩。

预案 2：剖宫产终止妊娠。

说明

① 无头盆不称时，一般可经阴道分娩，嘱产妇向娩出肢体对侧侧卧，肢体常可自然回缩。或于宫口开全后经阴道上推肢体将其回纳，然后在耻骨联合上方下压胎头，使胎头下压，产钳助产。

② 如有头盆不称，或经处理后肢体不能还纳，或出现胎儿宫内窘迫时，及时以剖宫产术结束分娩。

第十节　分娩期并发症

一、产后出血

产后出血是指胎儿娩出后 24h 内阴道出血量超过 500ml 者，剖宫产时超过 1000ml，是分娩期严重的并发症。产后出血的原因有子宫收缩乏力、胎盘因素、软产道损伤及凝血功能障碍，其中以子宫收缩乏力最常见，多发生在产后 2h 内。

诊断要点

① 临床表现：胎儿娩出后及胎盘娩出后有大量持续性出血及因失血引起休克等相应症状和体征。可见面色苍白、脉细弱、血压下降等。可根据出血发生的时间初步判断产后出血的原因。

② 正确估计出血量：常用的方法有称重法、容积法、面积法、血

红蛋白含量测定和休克指数法。

③ 失血原因的诊断

a. 子宫收缩乏力：见子宫大而软、轮廓不清、宫底升高或摸不清宫底，阴道流血多。

b. 胎盘因素：胎儿娩出后 10min 内胎盘未娩出，阴道大量流血。可见胎盘粘连、嵌顿或植入，胎盘或胎膜剥离不全。

c. 产道损伤：出血于胎儿娩出后立即发生，可见产道撕裂伤及活动性出血。如有血肿形成时，可见局部肿胀、皮肤发青。肛查或阴道检查触及包块，触痛明显。如后腹膜血肿形成，可于腹股沟区及一侧髂腰处扪及一触痛明显的肿块。阔韧带血肿可在宫旁触及肿块。

d. 凝血功能障碍：多为失血过多引起的继发性凝血功能障碍，表现为血液不凝，全身多处出血，身体瘀斑，根据血小板计数、纤维蛋白原、凝血酶原时间等判断凝血功能是否异常。

治疗方案

处理原则：针对出血原因，迅速止血，补充血容量，纠正失血性休克，防止感染。

① 子宫收缩乏力

预案 1： 直接按摩宫底促进子宫收缩。

预案 2： 缩宫素注射液 10U，肌内注射，或子宫肌层或宫颈注射。

缩宫素注射液 10～20U 加于生理盐水 500ml 中，静脉滴注。

卡前列素氨丁三醇 250μg，深部肌内注射或子宫肌层注射。

米索前列醇 200μg，舌下含服。

卡前列甲酯 1mg，经阴道或直肠给药。

预案 3： 纱布填塞宫腔或宫腔水囊压迫止血。

预案 4： 手术治疗 比如 B-Lynch 缝合、子宫动脉或髂内动脉结扎、髂内动脉或子宫动脉栓塞术，上述方法无效后行子宫切除术。

② 胎盘滞留

预案 1： 手取胎盘。

预案 2： 子宫切除术。

③ 软产道损伤

预案： 行裂伤处缝合术。

④ 凝血功能障碍

预案 1： 血小板输注（血小板低于 $50 \times 10^9/L$）。

预案 2： 新鲜冰冻血浆，$10 \sim 15ml/kg$。

预案 3： 纤维蛋白原 $2 \sim 4g$，静脉滴注。

预案 4： 冷沉淀 $1 \sim 1.5U/kg$。

预案 5： 输血。

⑤ 出血性休克

预案 1： 建立有效的静脉通道，快速补充晶体平衡液及血液、新鲜冰冻血浆等。

预案 2： 应用升压药及肾上腺皮质激素，改善心、肾功能。

预案 3： 及时纠正酸中毒　5%碳酸氢钠注射液 250ml，静脉滴注。

预案 4： 呋塞米 $20 \sim 40mg$，静脉滴注，必要时 4h 后可重复应用。

说明

① 使用卡前列素氨丁三醇时总量不超过 8 支。哮喘、青光眼和心脏病患者禁用，高血压患者慎用。偶有恶心、呕吐的不良反应。

② 米索前列醇不良反应较大，常见恶心、呕吐、腹泻、寒战和体温升高。高血压、心脏病患者及肾上腺皮质功能不全者慎用，青光眼、哮喘及过敏体质者禁用。

③ 纱布填塞宫腔必须从宫底开始，不能留有空隙，否则可造成隐性出血。24h 取出纱布，取出前使用缩宫素，并给抗生素预防感染。

④ 行阴道及宫腔检查，若胎盘已剥离，则徒手取胎盘，注意无菌操作。若胎盘部分残留或胎膜残留时行钳刮术或刮宫术。若胎盘剥离困难、可疑胎盘植入时，应行子宫切除术。

⑤ 要按解剖结构分层次缝合裂伤，避免留有死腔形成脓肿。宫颈裂伤>1cm 且有活动性出血的应缝合，缝合第一针应超过裂口顶端 0.5cm。避免造成相邻部位（如膀胱、输尿管、直肠等）的副损伤。若裂伤伤及周围脏器，必要时要及时开腹修复。

⑥ 对于软产道血肿，应切开血肿、清除积血、彻底止血缝合，必要时可置橡皮条引流。

⑦ 新鲜抗凝全血于 $6 \sim 8h$ 分离血浆并快速冷冻，几乎保存了血液中所有凝血因子、血浆蛋白、纤维蛋白原。

⑧ 当纤维蛋白原<1.25g/L 时，每输入 1g 纤维蛋白原可提高血浆纤维蛋白原 0.25g/L。

⑨ 有条件的可行中心静脉压测定，指导输血补液。

⑩ 使用碳酸氢钠纠正酸中毒时，2～4h 后可根据病情重复使用，应根据动脉血气分析及酸碱测定结果调整药物。

⑪ 利尿时注意血钾浓度和尿比重。

⑫ 抢救时应用广谱抗生素，预防感染。

二、羊水栓塞

羊水栓塞是指在分娩过程中羊水突然进入母体血液循环引起急性肺栓塞、过敏性休克、弥散性血管内凝血（DIC）、肾衰竭或突发死亡的一系列病理改变的严重分娩并发症。足月妊娠时羊水栓塞的孕产妇死亡率高达 70%～80%。临床分为典型羊水栓塞和不典型羊水栓塞。

典型羊水栓塞可表现为临产胎膜破裂不久有短期烦躁不安、寒战、气急、发绀，甚至呕吐等症状，继之发生呼吸困难、抽搐、昏迷、心率加快、血压下降，肺部可闻及湿啰音，严重者突然尖叫一声，随即呼吸、心跳骤停，数分钟内迅速死亡。不典型者常在几小时后才出现大量阴道流血，无血凝块，并出现休克症状。

诊断要点

① 临床表现：羊水栓塞的诊断主要是根据诱发因素、临床症状和体征。在分娩过程中或产后出现下列不能用其他原因解释的情况：

a. 血压骤降或心脏骤停。

b. 急性缺氧，如呼吸困难、发绀或呼吸停止。

c. 凝血机制障碍，或无法解释的严重出血。

有这些情况时首先诊断为羊水栓塞，并立即按羊水栓塞抢救、治疗。

② 辅助检查

a. 采集下腔静脉血，涂片查找羊水有形成分。

b. 床边胸片检查：双肺弥散性点片状浸润阴影，沿肺门周围分布，肺部轻度不张，伴右心扩大。

c. 心电图或心脏彩超提示右心房、右心室扩大，ST 段下移，T 波倒置。

d. 急性肾衰竭和多脏器衰竭：出现少尿、无尿及尿毒症表现，继而发生脑、肝、心脏等多脏器功能衰竭。

e. 与 DIC 有关的实验室检查：包括血小板计数、血浆纤维蛋白原测定、凝血酶原时间测定、出/凝血时间测定及凝血功能检查，提示凝血功能障碍。

f. 若尸检，可见肺水肿、肺泡出血，以及主要脏器如肺、胃、心、脑等血管及组织中心或心内血液离心后镜检找到羊水有形成分。

治疗方案

预案 1： 面罩给氧或气管插管正压给氧。

预案 2： 抗过敏

地塞米松注射液 20mg 加于 25% 葡萄糖注射液 20～40ml 中，静脉注射，然后地塞米松 20mg 加于 5%～10% 葡萄糖注射液 500ml 中，静脉注射。或甲泼尼龙 40mg 加于 10% 葡萄糖注射液 500ml 中，静脉滴注。

预案 3： 解除肺动脉高压

盐酸罂粟碱 60mg 加于 10% 葡萄糖注射液 20ml 中静脉滴注。日量不超过 300mg。

阿托品注射液 1mg 加于 10% 葡萄糖注射液 10ml 中，每 10～15 分钟静脉注射一次。

氨茶碱注射液 250mg 加于 25% 葡萄糖注射液 20ml 中，缓慢注射。

酚妥拉明 5～10mg 加于 10% 葡萄糖注射液 100ml 中，以 0.3mg/min 速度静脉滴注。

预案 4： 抗休克

输新鲜血和血浆，扩容可选用低分子右旋糖酐 40、葡萄糖注射液 250～500ml 静脉滴注。

多巴胺 20～40mg 加于 10% 葡萄糖注射液 250ml 中，静脉滴注。间羟胺 20～80mg 加于葡萄糖液中，静脉滴注。

预案 5： 纠正酸中毒　5% 碳酸氢钠注射液 250ml，静脉滴注。

预案 6： 防治 DIC　肝素钠注射液 50mg 加于 5% 葡萄糖注射液 100ml 中，静脉滴注（30～60min）。肝素过量可用鱼精蛋白对抗。鱼精蛋白 1mg 对抗肝素 100U。

预案 7： 补充凝血因子　输新鲜血、血浆、纤维蛋白原。

预案 8： 抗纤溶　氨基己酸注射液 6g 加于 10% 葡萄糖注射液 100ml 中，静脉滴注。

预案 9：预防肾衰竭 呋塞米注射液 40mg，静脉注射。或 20%甘露醇 250ml，快速静脉滴注。

预案 10：纠正心衰 毛花苷 C 注射液 0.2～0.4mg 加于 50%葡萄糖注射液 20ml 中，缓慢静脉注射。

预案 11：选用肾毒性小的抗生素。

预案 12：迅速结束分娩。

说明

① 给氧时一定要保证呼吸道通畅，可面罩给氧或气管内插管给氧，必要时做气管切开。

② 心率慢时用阿托品，每 15～30 分钟重复使用一次，直至患者面色潮红、症状好转为止。当心率＞120 次/min 时慎用盐酸罂粟碱。心率快时用氨茶碱更安全。

③ 用右旋糖酐扩容每日用量不超过 1000ml。

④ 一旦确诊为羊水栓塞，应立即使用肝素抗凝，每日总量不超过 200mg，严重时可配合双嘧达莫 500mg，静脉注射。重复使用肝素时需要监测凝血时间，应用肝素 2～4h 后观察凝血时间（正常值为 15～30min，若＜12min，肝素用量不足；若≥30min，而出血更明显，要考虑肝素过量或 DIC 发展至纤溶亢进期）。

⑤ 输血要输新鲜血或补充纤维蛋白原、血小板悬液、凝血酶原复合物及新鲜冻干血浆等助凝物质。

⑥ 使用呋塞米时，若尿量仍少，可重复使用，无效时提示急性肾衰竭，应尽早采取血液透析。

⑦ 毛花苷 C 首次使用 0.4mg，必要时 4～6h 后可重复使用。

⑧ 羊水栓塞发生在第一产程时，应立即行剖宫产术终止妊娠去除病因，若在第二产程发生应行阴道助产结束分娩。产后大出血短期抢救无法止血者，可切除子宫以争取抢救时机。

三、子宫破裂

子宫破裂是指妊娠晚期或分娩期子宫体或子宫下段发生破裂，绝大多数发生在分娩期，但存在子宫先天畸形或子宫瘢痕者也可发生于妊娠晚期，是直接危及产妇和胎儿生命的严重并发症。根据破裂程度可分为完全性破裂和不完全性破裂。

诊断要点

① 先兆子宫破裂

a. 大多数发生在产程长、有梗阻性难产的产妇或不适当应用缩宫素的情况下。

b. 产妇烦躁不安，呼吸急促，脉搏增速，腹部拒按，排尿困难。

c. 子宫收缩频繁而剧烈，但先露部下降受阻，生理性缩复环逐渐上升达到脐水平，形成病理性缩复环，压痛明显。

d. 胎动频繁，胎心率加快或减慢或听不清。

e. 膀胱受压出现排尿困难及血尿。

② 子宫破裂

a. 不完全性破裂：子宫肌层已全部或部分破裂，但浆膜层完整，宫腔与腹腔不通，胎儿及其附属物仍在宫腔内，多见子宫下段剖宫产切口处瘢痕破裂，常缺乏先兆破裂症状，仅在不全破裂处有压痛。若破裂口累及两侧子宫血管可导致急性大出血或形成阔韧带血肿，可在子宫一侧触及逐渐增大和有压痛的包块。

b. 完全性破裂：子宫肌层与浆膜层完全破裂，子宫腔与腹腔直接相通。产妇突然感觉下腹剧烈疼痛后宫缩骤停，疼痛缓解，很快进入失血性休克状态。瘢痕子宫破裂时产妇有时仅有瘢痕处疼痛。全腹有压痛、反跳痛、肌紧张，移动性浊音阳性。胎儿自裂口进入腹腔时腹部明显可触及胎体，一旁可触及缩小的子宫。胎先露上升，阴道内触不到先露部，已开大的宫颈口可缩小。胎动及胎心消失，导尿困难或出现血尿。

治疗方案

预案 1： 哌替啶注射液 100mg，肌内注射。

预案 2： 静脉或全身麻醉。

预案 3： 立即行剖宫产术。

预案 4： 输液、输血，抢救休克。

说明

① 先兆子宫破裂时，立即给药抑制宫缩，静脉麻醉或全身麻醉缓解宫缩，一经确诊立即行剖宫产术。

② 子宫破裂时，根据情况在抢救的同时行子宫修复术或子宫次全切术。破口大、撕裂超过宫颈时应行子宫全切术。严重休克者尽可能就地抢救，必须转运者，一定在输血、输液、包扎腹部后方可转运。

第十一节　异常产褥

一、产褥感染

产褥感染是指分娩期及产褥期生殖道受病原体侵袭，引起局部感染或全身感染。多为产妇抵抗力下降、细菌侵入和繁殖所致。

诊断要点

① 发热、腹痛、恶露变化是三大主要症状。依感染发生部位及其轻重程度可分为急性外阴炎、阴道炎、宫颈炎、急性子宫内膜炎、子宫肌炎、急性盆腔结缔组织炎及输卵管炎、急性盆腔腹膜炎及弥漫性腹膜炎、血栓性静脉炎、脓毒血症及败血症。

② 血常规检查见血细胞计数升高，中性粒细胞分类计数增加伴核左移。

③ 病原体培养、分泌物涂片检查、病原体抗原和特异性抗原检测可以确定病原体。

④ 盆腔 B 超、彩色多普勒超声、CT、MRI 等检查能够对感染形成的炎症性包块、脓肿作出定位及定性诊断。

治疗方案

预案 1：抗生素的应用

青霉素注射液 4.8×10^6 U 加于 5% 葡萄糖注射液 250ml 中，静脉滴注，每日 2 次。或

头孢曲松钠注射液 2.0g 加于 5% 葡萄糖注射液 500ml 中，静脉滴注，每日 1 次。或

林可霉素注射液 600mg 加于 5% 葡萄糖注射液 500ml 中，静脉滴注，每日 3 次。或

　　红霉素注射液600mg加于5%葡萄糖注射液500ml中，静脉滴注，每日1次。或

　　0.2%甲硝唑注射液250ml，静脉滴注，每日2次。

　　预案2：脓肿形成则及时切开引流。

　　预案3：处理残留的胎盘、胎膜。

　　预案4：肝素治疗　肝素钠注射液50mg加于5%葡萄糖注射液500ml中，静脉滴注，每6小时一次。尿激酶4×10^5U加于0.9%氯化钠注射液500ml中，静脉滴注10天。

　　预案5：地塞米松注射液10mg，静脉滴注，每日1次。

　　预案6：手术治疗　子宫严重感染，出现不能控制的出血、败血症或脓毒血症时，应及时切除子宫。

说明

　　① 未能确定病原菌时，常经验用药，选用高效广谱抗生素。然后依据细菌培养和药敏试验结果，调整抗生素的种类和剂量。

　　② 糖皮质激素适用于严重感染中毒者短期用药，可提高机体抵抗力。

　　③ 肝素钠只用于合并血栓性静脉炎时，必须同时应用大剂量抗生素。疗程为4~7天，体温下降后减量继续用药10天。用药期间监测凝血功能。

　　④ 会阴或腹部切口感染，应及时切开引流，盆腔脓肿可经腹或后穹隆切开引流。

　　⑤ 清除宫内残留物前，需用有效的抗生素；急性感染伴高热者，应有效控制感染，待体温下降后，再彻底清宫。

二、晚期产后出血

　　分娩24h后，在产褥期内发生的子宫大量出血称晚期产后出血。晚期产后出血的主要原因有胎盘、胎膜、蜕膜残留或继发感染引起的子宫复旧不全，其次是剖宫产后伤口裂开，血管重新开放而流血。其他，如产后子宫滋养细胞肿瘤、子宫黏膜下肌瘤都能引起出血。

诊断要点

　　① 多在产后1~3周发病。产后恶露不净，伴异味，反复阴道流血

或阴道内突然见大量鲜红色出血，导致贫血、休克，甚至危及生命。

② 检查见子宫复旧不良，大而软，有时可有压痛。宫口松弛，鲜血自宫口流出，有时可触及残留组织或血块。伴休克时，有血压下降、脉搏细弱等休克体征。

③ 行 B 超检查了解子宫腔内情况、子宫切口愈合情况，做血常规检查了解贫血及感染情况。做阴道分泌物细菌培养，以了解有无感染及感染病原菌。

④ 血常规检查：了解贫血和感染情况。

治疗方案

预案 1：促进子宫收缩。

预案 2：抗感染治疗。

预案 3：清宫术，刮出物送病理检查。

预案 4：抗休克治疗。

预案 5：手术治疗。

说明

① 缩宫素的用法见"产后出血"。

② 一般在未做出细菌培养结果前使用广谱抗生素加抗厌氧菌抗生素。

③ 手术治疗适用于剖宫产术后切口裂开或经治疗后再次大出血危及生命者，选用子宫次全切除术或子宫全切术。

④ 肿瘤引起的阴道流血，应按肿瘤的性质、部位做相应的处理。

三、产褥期抑郁症

产褥期抑郁症主要表现为产褥期持续和严重的情绪低落以及一系列症候，如动力减低、失眠、悲观等，甚至影响对新生儿的照料能力。

诊断要点

① 至今尚无统一的诊断标准。

② 在产后 2 周内，出现情绪抑郁、对全部或多数活动明显缺乏兴趣或愉悦感，同时出现 3 条及以上下列症状者：体重显著下降或增加，失

眠或睡眠过度，精神运动性兴奋或阻滞，疲劳或乏力，遇事均感毫无意义或有自罪感，思维能力减退或注意力不集中，反复出现想死亡的想法。

治疗方案

预案 1：心理治疗。

预案 2：药物治疗。

说明

① 心理治疗为重要的治疗手段，包括心理支持、咨询和社会干预等。

② 药物治疗适用于中重度抑郁症及心理治疗无效者。

③ 首先是 5-羟色胺再吸收抑制剂：盐酸帕罗西汀 20mg，日 1 次；盐酸舍曲林，起始剂量 50mg，日 1 次，数周后增至每日 100～200mg。

（李雪　阚亮）

第十三章 ‣‣‣‣

儿科疾病

第一节　营养性疾病

一、维生素 A 缺乏症

维生素 A 缺乏症是因机体缺乏维生素 A 而引起的一种营养性疾病，主要包括临床型维生素 A 缺乏和亚临床型维生素 A 缺乏；前者以眼部和皮肤病变为主要表现，后者无典型症状，主要表现为免疫功能低下。

诊断要点

① 存在维生素 A 摄入不足和（或）吸收障碍：如长期动物肝、乳类和深色蔬菜等食物摄入不足，存在各种消化道疾病、胆管和肝疾病等情况。

② 临床表现：暗适应时间长、夜盲、眼干燥、畏光等眼部症状；皮肤干燥、角化过度，指（趾）甲多纹而无光泽，毛发干燥易断等症状；严重者生长障碍（如身高落后）；免疫功能低下表现，如反复发生呼吸道、消化道或泌尿道感染。

③ 血浆维生素 A 测定：婴幼儿血浆维生素 A 水平为 $1.05 \sim 1.75 \mu mol/L$（$300 \sim 500 \mu g/L$）为正常，低于 $0.7 \mu mol/L$（$200 \mu g/L$）为维生素 A 缺乏，在 $0.7 \sim 1.05 \mu mol/L$ 之间为亚临床维生素 A 缺乏。

治疗方案

预案 1： 口服维生素 A 治疗，每日总量 2.5 万～5 万单位（7500～

15000μg），分 2～3 次。

预案2：维生素 AD 注射剂治疗，每日 1 次 0.5～1ml（含维生素 A 7500μg 和维生素 D 62.5μg）深部肌内注射，3～5 天后改为口服治疗剂量，直至眼部症状消失改为预防量口服。

说明

① 无论临床症状严重与否，甚或是无明显症状的亚临床维生素 A 缺乏，都应该尽早进行维生素 A 的补充治疗，因为多数病理改变经治疗后都可能逆转而恢复。

② 存在角膜病变和（或）肠道吸收功能障碍者给予维生素 AD 注射剂治疗。

二、维生素 D 缺乏性佝偻病

维生素 D 缺乏性佝偻病是一种慢性营养性疾病，由于儿童体内维生素 D 不足致使钙、磷代谢失常而引起的以骨骼病变为特征的疾病。

诊断要点

① 维生素 D 缺乏史：日光照射不足使内源性维生素 D 不足；生长发育快使所需维生素 D 增多；食物中维生素 D 含量少使外源性维生素 D 摄入不足；消化道或肾疾病影响维生素 D 的吸收和转化；药物的影响（如长期服用抗癫痫药和糖皮质激素等）。

② 临床表现：一般分四期。初期：以睡眠不实、易惊、烦闹、多汗等非特异性神经症状为主，可有枕秃，多见于 6 个月内婴儿。激期：初期症状更为明显，并出现骨骼改变体征。可见有"O"形腿或"X"形腿等。恢复期：临床症状减轻或消失，体征减轻。后遗症期：无临床症状，仅遗留有不同程度的骨骼畸形，见于 2 岁以后。

③ 辅助检查。初期：血钙正常或稍低，血磷略下降，血碱性磷酸酶（ALP）正常或稍高，血清 25-(OH) D_3 低于正常；X 线表现为长骨干骺端临时钙化带正常或稍模糊。激期：血 ALP 明显升高，血钙可低于正常，血清 25-(OH) D_3 低于正常；X 线表现为长骨干骺端临时钙化带模糊，甚至消失，呈"杯口"样或"毛刷"样改变。恢复期：血钙、磷恢复正常，血 ALP 在 4～6 周降至正常；X 线表现为治疗 2～3 周或

以后长骨钙化带重新出现，渐致密，骨密度增强。后遗症期：血化验结果及X线正常。

治疗方案

以1岁儿童为例。

预案1： 维生素 D 2000～4000U，口服，每日1次。

预案2： 维生素 D 3×10^5U，肌内注射，临时应用。

说明

治疗的目的在于控制病情发展，防止骨骼畸形。重视口服维生素D预防：足月新生儿出生后2周起给予维生素 D 400U/d，双胎或早产儿出生后即给予维生素 D 800U/d；一般补充至2岁；主要在冬春季节服用，夏季户外活动较多时可暂停服用。

三、锌缺乏症

锌是人体必需的微量元素之一，锌在体内的含量仅次于铁。锌与胎儿发育、儿童智力、生长发育、新陈代谢、组织修复均密切相关。锌缺乏是由于锌摄入不足或代谢障碍导致体内锌缺乏，引起以食欲减退、生长发育迟缓、皮炎和异食癖为临床表现的营养素缺乏性疾病。

诊断要点

根据缺锌史、相应的临床表现以及血锌水平诊断。

① 味觉敏感度下降，食欲缺乏、厌食和异食癖。

② 生长迟缓、体格矮小、性发育延迟。

③ 免疫功能降低，容易发生感染。

④ 智力发育迟缓、脱发、皮肤粗糙、皮炎、地图舌、反复口腔溃疡、伤口愈合延迟、夜盲、贫血等。

⑤ 空腹血清锌浓度<11.47mmol/L（75μg/dl）。

⑥ 可疑锌缺乏时可试用补锌治疗，如治疗后症状改善或消失则有助于诊断。

治疗方案

预案1： 元素锌 0.5～1mg/（kg·d），相当于葡萄糖酸锌 3.5～

7mg/(kg·d)，口服，疗程1～3个月。

预案2：严重缺锌时，可静脉给锌0.3～0.5mg/(kg·d)。

预案3：鼓励平衡膳食，多进食含锌丰富的动物性食物，如肝、鱼、瘦肉、蛋等。

说明

① 为了利于锌的吸收，口服锌剂最好在饭前1～2h。

② 低锌所致的厌食、异食癖一般服用锌剂2～4周见效，对于生长落后者1～3个月见效。非缺锌所致者给锌剂无效。

③ 用锌治疗时，应随时观察疗效与副作用，并监测血浆锌。应用锌过多可致血浆铜降低。

第二节 新生儿疾病

一、新生儿黄疸

新生儿黄疸也称为新生儿高胆红素血症，是新生儿最常见的症状，约50%的足月儿和大多数的早产儿可发生。新生儿血清胆红素超过5～7mg/dl时可出现肉眼可见的黄疸。非结合胆红素增高是新生儿黄疸最常见的表现形式，重者可引起胆红素脑病（核黄疸）。

诊断要点

① 病理性黄疸又称为非生理性高胆红素血症。相对生理性黄疸而言，病理性黄疸是血清胆红素水平异常增高或胆红素增高性质的改变，某些增高是属于生理性黄疸的延续或加深，而更重要的是要积极寻找引起其增高的原发病因，及时干预，预防胆红素脑损伤的发生。出现下列任一项情况应该考虑有病理性黄疸：

a. 出生后24h内出现黄疸。

b. 血清总胆红素值足月儿＞221μmol/L（12.9mg/dl），早产儿＞257μmol/L（15mg/dl），或胆红素每日上升超过85μmol/L（5mg/dl）或每小时上升＞0.5mg/dl；直接胆红素＞34μmol/L（2mg/dl）。

c. 黄疸持续时间长，足月儿＞2周，早产儿＞4周。

d. 黄疸退而复现或进行性加重。

② 生理性黄疸是排除性诊断，其特点如下。

a. 一般情况良好。

b. 足月儿出生后2～3天出现黄疸，4～5天达高峰，5～7天消退，最迟不超过2周；早产儿黄疸多于生后3～5天出现，5～7天达高峰，7～9天消退，最长可延迟到3～4周。

c. 每日血清胆红素升高＜85μmol/L（5mg/dl）或每小时升高＜0.5mg/dl。

d. 血清总胆红素值尚未超过病理性黄疸的标准。

治疗方案

预案1：光照治疗。

预案2：换血疗法。

预案3：人免疫球蛋白，0.5～1g/kg，静脉输入2h以上。

说明

① 提倡早期喂养以增加胃肠动力、促进粪便排出，减少肠肝循环。

② 间接胆红素升高的患儿，应结合个体差异给予相应治疗，足月儿血清总胆红素值低于222.3～239.4μmol/L（13～14mg/dl）时，可停光照治疗。

③ 换血疗法主要用于免疫性溶血（ABO、Rh溶血病）。换血指征：产前明确诊断者，出生时脐血Hb＜120g/L，总胆红素＞68μmol/L（4mg/dl），伴水肿、肝脾大和充血性心力衰竭者；出生后12h内胆红素每小时上升＞12μmol/L（0.7mg/dl）者；总胆红素达342μmol/L（20mg/dl）者；无论血清总胆红素水平如何，有胆红素脑病早期表现者；早产、合并缺氧和酸中毒者或前一胎溶血严重者，适当放宽指征。

④ 人免疫球蛋白，用于光照治疗时血清胆红素仍增加的免疫性溶血病。

二、新生儿缺氧缺血性脑病

新生儿缺氧缺血性脑病是指围生期窒息引起的部分或完全缺氧、脑血流减少或暂停而导致胎儿或新生儿脑损伤。其有特征性的神经病理和病理生理改变以及临床脑病症状。

诊断要点

① 围生期窒息史：胎心监护异常以及严重的胎儿宫内窘迫表现（胎心率晚期减速、反复性晚期减速、胎心率<100 次/min，持续时间超过 2min）；胎儿头皮或脐带血 pH<7.00；羊水胎粪污染；Apgar 评分 1min<3 分，并延续至 5min 时仍<5 分和出生时。

② 急性期（出生后 72h 内）的表现：出生后不久出现神经系统症状，并持续至 24h 以上。可表现为：意识改变（过度兴奋、嗜睡、昏迷）、肌张力改变（增高、减弱，甚至松软）、原始反射异常（吸吮、拥抱反射等减弱或消失）。病情较重者常在 12～24h 表现为中枢性呼吸衰竭、颅内压增高、惊厥、脑干损伤症状（呼吸节律改变、瞳孔改变、对光反射迟钝或消失）及多器官功能衰竭。

③ 排除电解质紊乱、颅内出血和产伤等原因引起的抽搐，以及宫内感染、遗传代谢性疾病和其他先天性疾病所引起的脑损伤。

④ 存在下列情况提示预后不良：

a. 重度窒息经抢救 20min 以上才出现自主呼吸；

b. 有脑干损伤症状；

c. 频繁惊厥发作；

d. 积极治疗 1 周后神经症状体征未消失；

e. 治疗 2 周脑电图仍有中度以上异常改变；

f. 血清酶活性明显升高，出生后 72h 内的 CPK>2000U/L、LDH>600U/L、天冬氨酸转氨酶（GOT）>150U/L，生后 1 天内 CK-BB>60U/L；

g. 脑影像学检查脑室出血在 Ⅱ 级以上，有明确脑实质损伤改变；

h. 合并多脏器功能受累。

治疗方案

① 预防和治疗脑水肿

预案 1： 呋塞米（速尿），每次 1mg/kg，静脉注射，4～6h 可重复 1 次。

预案 2： 20%甘露醇，每次 0.25～0.5g/kg，静脉注射，每 4～6h

1次，连用3～5天。

② 控制惊厥

预案：苯巴比妥，负荷量为 20mg/kg，于 15～30min 静脉注射，12～24h 后给维持量，维持量5mg/kg。

说明

① 维持良好的通气功能，维持脑和全身良好的血流灌注，监测血压、血气、血糖、电解质、颅内压及心电图变化，尽可能维持上述指标在正常范围。

② 限制液体入量 [60ml/(kg·d)]，防止低钠血症（生后48h常见）发生。

③ 避免输液过量是预防和治疗脑水肿的基础，首选利尿剂呋塞米（速尿），入院时即应开始应用，24h后可应用20%甘露醇，力争在生后72h内使颅内压下降。

④ 控制惊厥：首选苯巴比妥，入院时即开始应用。顽固性抽搐者加用咪达唑仑，每次 0.1～0.3mg/kg，静脉滴注。

第三节　消化系统疾病

一、小儿腹泻

腹泻是一组由多病原、多因素引起的以大便次数增多和大便性状改变为特征的消化道综合征，是我国婴幼儿最常见的疾病之一（仅次于呼吸道感染）。6个月至2岁婴幼儿发病率高，1岁以内者约占半数，是造成儿童营养不良、生长发育障碍的主要原因之一。

诊断要点

① 大便次数比平时增多，大便性状有改变，呈稀便、水样便、黏液便或脓血便。

② 连续病程在2周以内的腹泻为急性腹泻，病程2周至2个月的为迁延性腹泻，病程2个月以上的为慢性腹泻。

治疗方案

以急性腹泻为例。

① 饮食疗法：轻型腹泻可继续平日饮食，但尽量避免给患儿喂食含粗纤维的蔬菜和水果以及高糖食物。重型腹泻、呕吐较重者，可暂禁食 6～8h，待呕吐好转后，逐步恢复饮食，由少到多，由稀到稠。疑有双糖酶缺乏者，予去乳糖喂养。

② 液体疗法

预案 1：口服补液   适用于预防脱水及轻度、中度脱水。补给累积损失量：轻度脱水 50～80ml/kg，中度脱水 80～100ml/kg。推荐口服补液盐（ORS），坚持少量多次口服补液（一般＜2 岁患儿每 1～2 分钟喂1 小勺；＞2 岁患儿每次 10～20ml，每 5～10 分钟 1 次），以免呕吐，影响疗效。于 8～12h 内将累积损失量补足。脱水纠正后，可将 ORS 用等量水稀释后按病需要随意口服。

预案 2：静脉补液   适用于中度以上脱水、吐泻严重或腹胀患儿。

第 1 天补液总量包括累积损失量、继续损失量、生理需要量，补液具体情况参见表 13-1。

表 13-1   静脉补液要求

定量	轻度脱水 90～120ml/kg 中度脱水 120～150ml/kg 重度脱水 150～180ml/kg
定性	等渗性脱水(血清钠浓度 130～135mmol/L)用 1/2 张含钠液 低渗性脱水(血清钠浓度＜130mmol/L)用 2/3 张含钠液 高渗性脱水(血清钠浓度＞135mmol/L)用 1/3 张含钠液
定时	原则为先快后慢,先盐后糖,先浓后淡 脱水严重伴周围循环障碍者前 0.5～1h 内输入 2∶1 等张含钠液 20ml/kg 扩容 纠正脱水:8～10ml/(kg•h),8～12h 滴完 维持补液:5ml/(kg•h),12～16h 滴完

第 2 天补液可根据生理需要量及继续损失量计算，生理需要量按60～80ml/(kg•d)，继续损失量则丢多少补多少，应用 1/2～1/3 张含钠液，于 12～24h 输入。

说明

① 纠正酸中毒：5％碳酸氢钠 5ml/kg 能提高 CO_2CP 10mmol/L；临床常用 5％碳酸氢钠＝－ABE（实际碱剩余）×体重（kg）/2，先补 1/2量，复查血气后再补。

② 纠正离子紊乱。纠正低钾：轻度者口服，重度者静脉滴注；有尿或来院前 6h 内有尿者可补钾；K^+ 浓度不应超过 0.3％；每日静脉补钾时间不应少于 6～8h；静脉补钾需维持 4～6 天；切忌将钾盐静脉注射，否则会导致高钾血症，危及生命。纠正低钙、低镁：脱水纠正后易发生低钙抽搐，可用 10％ 葡萄糖酸钙（每次 1～2ml/kg，最大量≤10ml）加葡萄糖溶液稀释后静脉注射，监测心率，防外渗。补钙后抽搐不见缓解，需补镁。

③ 止泻治疗：可应用肠黏膜保护剂，如蒙脱石散（思密达）能吸附病原体和毒素，维持肠细胞的吸收和分泌功能，与肠道黏液糖蛋白相互作用可增强其屏障功能，阻止病原微生物的攻击。避免用止泻剂（如洛哌丁醇），因为它有抑制胃肠动力的作用，可增加细菌繁殖和毒素的吸收，对于感染性腹泻来说有时是危险的。

④ 微生态疗法：有助于恢复肠道正常菌群生态平衡，抵御病原的定植和侵袭，从而控制腹泻。可选用双歧杆菌、嗜酸乳杆菌、粪链球菌、地衣芽孢杆菌制剂等。

⑤ 控制感染：水样便腹泻患者多为病毒及非侵袭性细菌所致，一般不用抗生素。黏液、脓血便患者多为侵袭性细菌感染，应根据临床特点，针对病原经验性选用抗菌药物，再根据大便细菌培养和药敏试验结果进行调整。

二、小儿胃食管反流

胃食管反流（GER）是指胃内容物包括从十二指肠流入胃的胆盐和胰酶等反流入食管，甚至口咽部，分生理性和病理性两种。生理情况下，由于小儿食管下端括约肌发育不成熟或神经肌肉协调功能差，可出现反流，往往出现于日间餐时或餐后，又称"溢乳"。病理性反流是由于食管下端括约肌（LES）的功能障碍和/（或）与其功能有关的组织结构异常，以致 LES 压力低下而出现的反流，常常发生于睡眠、仰卧位及空腹时，可引起一系列临床症状和并发症，即胃食管反流病（GERD）。

诊断要点

凡临床发现不明原因的反复呕吐、咽下困难、反复发作的慢性呼吸道感染、难治性哮喘、生长发育迟缓、营养不良、贫血、反复出现窒息、呼吸暂停等症状时都应考虑到 GER 的可能，针对不同情况，选择必要的辅助检查以明确诊断。

治疗方案

① 体位治疗：小儿的最佳体位为前倾俯卧位，上身抬高 30°。儿童在清醒状态下，最佳体位为直立位和坐位，睡眠时保持右侧卧位，床头抬高 20～30cm。

② 饮食疗法：稠厚饮食为主，少食多餐，婴儿增加喂奶次数，缩短喂奶间隔时间，人工喂养患儿可在牛奶中加入淀粉类或进食谷类食品。年长儿亦应少量多餐，以高蛋白低脂肪饮食为主，睡前 2h 不予进食，保持胃处于非充盈状态。

③ 药物治疗：包括促胃肠动力药、抗酸或抑酸药、黏膜保护剂等。

预案 1：促胃肠动力药

多潘立酮（吗叮啉）0.2～0.3mg/kg，每日 3 次，饭前 30min 及睡前口服。

西沙必利 0.1～0.2mg/kg，每日 3 次，口服。

预案 2：抗酸和抑酸药

a. H_2 受体拮抗剂

雷尼替丁 4～6mg/(kg·d)，口服，每日最大量 300mg。

西咪替丁 10～30mg/(kg·d)，口服，每日最大剂量 800mg，婴幼儿期单次剂量不超过 300mg。

法莫替丁 0.6～0.8mg/(kg·d)，每日最大剂量 40mg，每 12 小时一次或睡前顿服。

b. 质子泵抑制剂

奥美拉唑 0.5～1.0mg/(kg·d)，早餐前 30min 顿服。

c. 中和胃酸药。如氢氧化铝凝胶，多用于年长儿。

预案 3：黏膜保护剂 疗程 4～8 周，可选用硫糖铝、蒙脱石散等。

预案 4：外科治疗 适应证为内科治疗 6～8 周无效，有严重并发症（消化道出血、营养不良、生长发育迟缓）；严重食管炎伴溃疡、出血、狭窄或发现解剖学异常，如食管裂孔疝等；有严重的呼吸道并发症，如呼吸道梗阻、反复发作吸入性肺炎或窒息、伴支气管肺发育不良；合并严重神经系统疾病。

说明

① 多潘立酮为选择性、外周性多巴胺 D_2 受体拮抗剂，可增强食管蠕动和 LES 张力，增加胃窦和十二指肠运动，协调幽门收缩，促进胃排空。

② 西沙必利通过乙酰胆碱起作用，主要作用于肠肌层神经丛运动神经元的 5-羟色胺受体，增加乙酰胆碱的释放，从而促进胃排空和增加 LES 压力。

第四节 呼吸系统疾病

一、急性上呼吸道感染

急性上呼吸道感染系由各种病原引起的上呼吸道的急性感染，简称"上感"，俗称"感冒"，是小儿最常见的急性呼吸道感染性疾病。该病主要侵犯鼻、鼻咽和咽部，根据主要感染部位的不同可诊断为急性鼻炎、急性咽炎、急性扁桃体炎等。本病病原体 90% 以上为病毒，少数是肺炎支原体和细菌。

诊断要点

① 一般类型

a. 轻型表现为鼻塞、打喷嚏、流涕、干咳、咽痛、发热；重型者可有高热（甚至惊厥）、畏寒、头痛、全身乏力、食欲减退、咳嗽较重等症状。

b. 体检可见咽部充血，扁桃体肿大，颌下淋巴结肿大、触痛，肺部呼吸音正常或粗糙，可有皮疹。病原体 90% 以上为病毒。病程 3～5 天。

②特殊类型

a. 疱疹性咽峡炎：多发生于夏秋季。有急起高热、咽痛、流涎、厌食、呕吐等症状；咽部充血，咽腭弓、悬雍垂、软腭等处有直径 2～4mm 的疱疹，周围有红晕，疱疹破溃后形成小溃疡。病原体为柯萨奇病毒 A 组。病程 1 周左右。

b. 咽结膜热：常发生于春夏季。高热，咽痛，咽部刺痛；咽部充血，眼结合膜充血，可见小滤泡，颈部、耳后淋巴结肿大。病原体为腺病毒 3 型、腺病毒 7 型。病程 1～2 周。

治疗方案

以 2 岁小儿为例。

预案 1： 一般治疗　注意休息，多饮水，注意保暖，多开窗通风，保持室内空气清新和适宜温度、湿度。

预案 2： 对症处理　降温，通常物理降温，体温超过 38.5℃时，可给予解热药布洛芬混悬液或对乙酰氨基酚口服液口服，可 4～6h 重复 1 次。鼻塞影响睡眠时，可用 0.5%～1% 麻黄碱液滴鼻，1～2 滴/次，但此药应慎用。

预案 3： 利巴韦林（病毒唑）10～15mg/(kg·d)，分 2 次肌内注射，对流感和副流感病毒、呼吸道合胞病毒有一定抑制作用。

预案 4： 具有抗病毒作用的中成药制剂口服治疗、奥司他韦口服治疗、干扰素雾化吸入治疗。

说明

因病毒感染为主，一般不需要用抗生素；继发细菌感染者或合并中耳炎、鼻窦炎时应加用抗生素。疗程一般为 5 天，若疑为溶血性链球菌咽峡炎、扁桃体炎时，疗程为 10 天左右。

二、急性支气管炎

急性支气管炎是指由于各种致病原引起的支气管黏膜感染，由于气管常同时受累，故称为急性气管支气管炎。常继发于上呼吸道感染或为急性传染病的一种表现，是儿童时期常见的呼吸道疾病，婴幼儿多见。

诊断要点

① 多有上呼吸道感染症状，之后出现咳嗽，干咳或有痰，发热温度可高可低，有食欲减退、呕吐或腹泻等症状。

② 咽部多充血，肺部呼吸音粗糙，可有不固定的散在的干啰音和粗中湿啰音。

③ 胸部 X 线检查正常或见纹理增多。

④ 白细胞计数正常或稍高。

⑤ 病程一般可延续 7～10 天，发热先退，咳嗽有时可延续 2～3 周。

治疗方案

预案 1： 细菌感染者可使用有效抗生素，如青霉素 [5U～10U/(kg·d)，分 2 次肌注或静滴]、氨苄西林、阿莫西林或头孢类抗生素口服或静注。

预案 2： 支原体感染时，选用大环内酯类抗生素如环酯红霉素、红霉素、罗红霉素或阿奇霉素。阿奇霉素 10mg/(kg·d)，日 1 次，连用 3 天、停 4 天为 1 个疗程，通常服用 2～3 个疗程。

说明

① 一般治疗：同上呼吸道感染，经常变换体位，多饮水。

② 对症治疗：咳嗽、痰多者需同时加用止咳化痰药（如中成药制剂或盐酸氨溴索等），慎用镇咳或镇静剂。

三、毛细支气管炎

毛细支气血管炎是一种婴幼儿较常见的下呼吸道感染，多见于 1～6 个月的小婴儿，以喘憋、三凹征和气促为主要临床特点，多见于冬春季节。

诊断要点

① 多见于 6 个月内小儿，最大不超过 2 岁。

② 全身中毒症状较轻，可无热、低热、中度发热，无继发感染者少见高热。

③ 喘憋和肺部哮鸣音为其突出表现。主要表现为剧烈咳嗽，呼气性呼吸困难，喉部可闻及"咝咝"声，呼气相延长伴喘鸣。呼吸困难常呈阵发性，间歇期呼气性哮鸣消失。严重发作者，可合并呼吸衰竭、心力衰竭和中毒性脑病等。

④ 体格检查发现呼吸浅而快，可见面色苍白、烦躁不安、口周和口唇发绀，可见明显的鼻翼扇动和三凹征；心率加快，可达 $150\sim200$ 次/min。

⑤ 肺部体征主要为呼气相哮鸣音，亦可闻及中、细湿啰音，叩诊可呈过轻音，肺肝界下移。应注意重度喘憋者喘鸣音反而减弱。高峰期在呼吸困难发生后的 $48\sim72h$，病程一般为 $1\sim2$ 周。

⑥ 辅助检查：白细胞计数多正常；X 线胸部检查可见不同程度肺气肿或肺不张，也可以见到支气管周围炎症及肺纹理增粗。血气分析可了解患儿缺氧和 CO_2 潴留程度。鼻咽拭子或气管内分泌物病毒分离或抗体检测确定病原。

治疗方案

预案 1： 病毒感染所致者，利巴韦林静脉滴注。

预案 2： 支原体感染者可应用大环内酯类抗生素。

预案 3： 细菌感染者应用适当的抗生素。

说明

① 氧疗：重症患儿可采用不同方式吸氧，如鼻前庭导管给氧、面罩或氧帐等。血氧饱和度（SO_2）降至 90% 以下，为氧疗指征。

② 镇静药：极度烦躁时应用。可用 5% 水合氯醛，每次 $1ml/kg$，要密切注意呼吸节律的变化。

③ 保持呼吸道通畅，保证液体摄入量、纠正酸中毒，并及时发现和处理呼吸衰竭及其他生命体征危象。

④ 控制喘憋：首选雾化吸入型糖皮质激素联合沙丁胺醇雾化溶液（或吸入用复方异丙托溴铵溶液），仍不能控制者，必要时应用甲泼尼龙 $1\sim2mg/(kg \cdot d)$，静脉滴入。喘憋仍不缓解者，可尝试静脉应用氨茶碱及硫酸镁。

第五节 循环系统疾病

一、病毒性心肌炎

病毒性心肌炎是由病毒感染引起的心肌间质炎症细胞浸润和邻近的心肌细胞坏死、变性，有时病变也可累及心包或心内膜。

诊断要点

① 临床诊断依据

a. 心功能不全、心源性休克或心脑综合征。

b. 心脏扩大（X线、超声心动图表现之一）。

c. 心电图改变：以 R 波为主的 2 个或 2 个以上导联 ST-T 改变，持续 4 天以上并伴动态变化、房室传导阻滞。

d. CK-MB、心肌肌钙蛋白升高。

② 病原学诊断依据

a. 确诊指标。自患儿心内膜、心包、心肌或心包穿刺液中发现以下之一者：分离到病毒；用病毒核酸探针查到病毒核酸；特异性病毒抗体阳性。

b. 参考依据。具备以下之一者结合临床可考虑心肌炎系病毒引起：自患儿粪便、咽拭子、血液中分离到病毒，且恢复血清同型抗体滴度较第一份血清升高或降低 4 倍以上；病程早期患儿血中特异性 IgM 抗体阳性；用病毒核酸探针自患儿血中查到病毒核酸。

③ 确诊依据

a. 具备临床诊断依据 2 项，可临床诊断为病毒性心肌炎。

b. 同时具备病原学诊断依据之一，可确诊为病毒性心肌炎。

c. 凡不具备确诊依据，应给予必要的治疗或随诊，直到确诊或除外病毒性心肌炎。

d. 除外其他心脏病。

治疗方案

以轻型或中型病毒性心肌炎 7 岁患儿为例。

预案 1： 5％葡萄糖溶液　50ml   静脉滴注，每日 1 次。
             维生素 C　　　4g

预案 2： 1,6-二磷酸果糖 5g，静脉滴注，每日 1 次。

预案 3： 辅酶 Q_{10} 10mg，口服，每日 3 次。

预案 4： 5％葡萄糖溶液　50ml   静脉滴注，每日 2 次。
             利巴韦林　　　　100mg

说明

① 急性期需卧床休息，减轻心脏负荷。总休息时间不得少于 6 个月，有心力衰竭者须绝对卧床休息。心脏扩大者，休息至心脏大小恢复正常。每日入液总量尽量减少，输液速度应用输液泵控制，减少心脏负荷。

② 人免疫球蛋白：重型病例可选用，通过调节免疫反应减少心肌细胞损害。

③ 激素：轻症患者不主张应用，重型患者合并急性心力衰竭、心源性休克、严重心律失者，应尽早使用。通常使用甲泼尼龙 10mg/kg，连续 3 天，静脉滴注；以后逐渐减量，病情稳定后可改为口服，逐渐停用。

④ 注意并发症心源性休克、心力衰竭及心律失常的相应治疗。

二、川崎病

川崎病于 1967 年由日本川崎富作首先报告，又称为皮肤黏膜淋巴结综合征，是一种病因未明的、以全身血管炎为主要病理改变的急性发热、出疹性疾病，可累及冠状动脉，引起缺血性心脏病变，甚至猝死。

诊断要点

具备主要表现 5 项或具备主要表现 4 项、伴有冠状动脉改变，除外其他疾病后方可明确诊断。主要表现不足 5 项的，诊断为不完全川崎病。

（1）主要表现

① 不明原因发热持续 5 天以上，抗生素无效。

② 躯干、四肢多形性皮疹，无水疱，不结痂。

③ 病初手足硬性水肿、掌跖红斑，后期指（趾）甲与皮肤移行处脱皮。

④ 双眼结合膜弥漫性充血，非化脓性，无分泌物。

⑤ 口唇红、皲裂，口腔黏膜弥漫充血，舌乳头突起、充血呈草莓舌或杨梅舌。

⑥ 颈部淋巴结非化脓性增大。

（2）其他表现　冠状动脉改变、心肌炎、心包炎；蛋白尿、尿中白细胞增高；吐泻、胆囊水肿；血白细胞及血小板增加，贫血；咳嗽，胸片示肺纹理增强；嗜睡、兴奋、抽搐、脑脊液白细胞增加、无菌性脑膜炎；关节肿痛、血沉（ESR）增快，C反应蛋白（CRP）增加、α_2 球蛋白增高，肛周红、肛周脱屑等；卡介苗接种处变化，是特异性极高的体征，有很重要的价值。

治疗方案

预案 1：阿司匹林，每日 30～50mg/kg，分 3 次服用。

预案 2：人免疫球蛋白，剂量 2g/kg，静脉滴注；或每日 400～500mg/kg，连用 4～5 天，静脉滴注。

预案 3：双嘧达莫（潘生丁），每日 3～5mg/kg，分 3 次口服。

治疗方案

① 阿司匹林为首选，热退后减量至每日 3～5mg/kg，1 次服用。冠状动脉正常者服用 2～3 个月，如有冠状动脉病变时，应延长阿司匹林用药时间，直至冠状动脉恢复正常。

② 人免疫球蛋白，宜于发病早期（10 天以内）应用。

③ 双嘧达莫（潘生丁），用至冠状动脉正常。

④ 对症治疗：根据病情给予对症及支持疗法，如补充液体、保护肝脏、控制心力衰竭、纠正心律失常等，少数有心肌梗死时应及时进行溶栓治疗。

第六节　泌尿系统疾病

一、泌尿道感染

泌尿道感染是病原体直接侵入尿路，在尿液中生长繁殖，并侵犯尿路黏膜或组织而引起的炎性损伤。按病原体侵袭部位不同，分为肾盂肾炎、膀胱炎、尿道炎。肾盂肾炎又称上尿路感染；膀胱炎及尿道炎合称下尿路感染。由于儿童时期感染局限在尿路某一部位者较少，且临床上又难以准确定位，故常不加区别，统称为泌尿道感染。可根据有无临床症状，分为症状性泌尿道感染和无症状性菌尿。

诊断要点

① 急性泌尿道感染（病程多在 6 个月之内）：表现为发热、体重不增、拒奶、腹痛、腹泻、黄疸、嗜睡和惊厥，年长儿可表现为尿频、尿急、尿痛。

② 慢性泌尿道感染（病程多在 6 个月以上）：可间断出现发热、脓尿或菌尿，反复发作者有贫血、乏力、腰痛、生长发育迟缓，重者肾实质损害，出现肾功能不全及高血压。

③ 尿常规：清洁中段尿离心沉渣镜检白细胞≥5 个/HP（高倍镜视野），或白细胞成堆、有白细胞管型。尿涂片找细菌：取一滴混匀新鲜尿置玻片上烘干，革兰染色，细菌数量每油镜视野≥1 个。尿培养：清洁中段尿培养菌落计数>10^5 个/ml。

④ 无症状性菌尿：连续两次清洁中段尿培养菌落数>$1×10^5$ 个/ml，且为同一菌株；一次清洁中段尿培养菌落数>10^5 个/ml，尿沉渣白细胞数>10 个/HP；耻骨联合上膀胱穿刺尿培养有致病菌生长。

⑤ 影像学检查：检查泌尿系有无畸形；慢性肾损害或肾瘢痕情况；辅助上尿路感染的诊断。常用的影像学检查有肾脏和尿路超声检查（USG）、排尿期膀胱尿道造影（VCUG）和 DMSA 等。

治疗方案

预案 1：上泌尿道感染　疗程 7~14 天。≤3 月龄：全程静脉应用抗生素 7~14 天；>3 月龄：静脉应用 2~4 天后改为口服。

预案 2：下泌尿道感染　口服抗生素 7~14 天（标准疗程）。

说明

① 多饮水，勤排尿；女童注意清洁外阴。口服碳酸氢钠以碱化尿液，减轻膀胱刺激症状；有明显膀胱刺激症状者可适当使用阿托品、山莨菪碱等抗胆碱类药物。

②抗菌治疗：肾盂肾炎患者应选择血浓度高的药物，膀胱炎患者应选择尿浓度高的药物。最好选择强效杀菌药，使细菌不易产生耐药菌株。此外，选择对肾功能损害小的药物；根据尿培养及药敏选择抗生素；无药敏结果时，推荐使用二代以上头孢菌素。一般抗生素疗程为10~14 天，停药 1 周后再做尿培养 1 次。建议治疗开始后应连续 3 次尿细菌培养，依据尿培养结果调整药物。注意小于 3 个月的婴儿或伴肾功能损害者尽量不用磺胺甲基异噁唑。预防性治疗期间出现尿路感染，需更换其他抗生素。

③其他治疗：有尿路畸形、结石者宜行外科手术矫治。因本病容易复发，且 50% 无症状，因此对病儿进行定期随访很重要。急性疗程结束后每月随访一次，共 3 个月，如无复发可认为治愈。反复发作者每3~6 个月复查一次，共 2 年或更长。认真做好婴儿外阴护理很重要，每次大便应清洗臀部，尿布要常清洗，婴儿所用毛巾及盆应与成人分开，尽量不穿开裆裤等。

二、急性肾小球肾炎

急性肾小球肾炎（急性肾炎），广义上是指一组不同病因导致的感染后免疫反应引起的急性弥漫性肾小球炎性病变，临床主要表现为急性起病，水肿、少尿、血尿和不同程度蛋白尿、高血压或肾功能不全。绝大多数由链球菌感染后引起，故又称急性链球菌感染后肾炎；其他病原体（如葡萄球菌、肺炎球菌、柯萨奇病毒 4、埃可病毒 9、流感病毒以及腮腺炎病毒、原虫或肺炎支原体等）也可引起急性肾炎。

诊断要点

①起病前 1~3 周有上呼吸道感染史（链球菌前驱感染史）或皮肤感染史。

②急性起病，有水肿、少尿、血尿（可伴不同程度蛋白尿）、高血压。

③尿检有蛋白、红细胞和管型（透明管型、颗粒管型、红细胞管型）；急性期血清 C3 下降，伴或不伴抗链球菌溶血素 "O"（ASO）升高。

治疗方案

以 7 岁小儿为例。

预案 1：青霉素 8×10^5 U，肌内注射或静脉滴注，每日 2 次。

预案 2：氢氯噻嗪 12.5mg，口服，每日 3 次。

预案 3：硝苯地平 5mg，口服，每日 3 次。

说明

① 严重病例应绝对卧床休息 2 周，直至肉眼血尿消失、水肿消退、血压正常方可下床轻微活动，红细胞沉降率接近正常可恢复上学，尿沉渣红细胞绝对计数正常后可恢复正常活动。

② 尿少、水肿及高血压者限制水、钠摄入。氮质血症者限制蛋白质入量，给予优质动物蛋白 [0.5g/(kg·d)]。

③ 疾病初期或病灶细菌培养阳性者，选用青霉素或其他抗生素，应用 1～2 周，彻底清除病灶中残存细菌，消除抗原。避免应用肾毒性药物。

④ 利尿治疗：尿少、水肿明显者口服氢氯噻嗪，每次 1～2mg/kg，每日 2～3 次，尿量增多时可加用螺内酯 2mg/(kg·d) 口服。少尿及循环充血明显者给予呋塞米（速尿），1mg/kg，静脉注射，必要时 4～6h 1 次，静脉注射剂量过大时可有一过性耳聋。

⑤ 凡经休息、控制水盐、利尿而血压仍高者应用降压药物：硝苯地平（心痛定），开始剂量 0.25mg/kg，最大剂量 1mg/kg，口服或舌下含服，每日 3 次。卡托普利，0.5～1mg/(kg·次)，8～12h 口服 1 次。卡托普利与硝苯地平交替使用降压效果更佳。

⑥ 注意严重病例合并急性心力衰竭、高血压脑病和（或）急性肾功能不全时的相应治疗。

三、肾病综合征

肾病综合征是一组由多种原因引起的肾小球基底膜通透性增加，导致血浆内大量蛋白质从尿中丢失的临床综合征。主要表现为大量蛋白尿、低白蛋白血症、高脂血症、明显水肿。

诊断要点

① 大量蛋白尿：1周内 3 次尿蛋白定性（＋＋＋～＋＋＋＋）；或随机或晨起尿蛋白/肌酐（mg/mg）≥2.0；24h 尿蛋白总量大于50mg/kg。

② 低白蛋白血症：血浆白蛋白<25g/L。

③ 高脂血症：血浆总胆固醇>5.7mmol/L。

④ 不同程度水肿。

治疗方案

以 5 岁小儿为例。

预案 1： 泼尼松 35mg/d，分 3 次口服。

预案 2： 氢氯噻嗪 10mg，口服，每日 3 次。或螺内酯 10mg，口服，每日 3 次。或呋塞米 20mg，静脉注射，临时应用。

说明

① 注意休息。

② 高度水肿者限制水、钠摄入。不宜高蛋白饮食。

③ 积极预防和控制感染。

④ 初诊病例确诊后尽早选用泼尼松治疗。中、长程疗法：泼尼松 1.5～2mg/(kg·d)（最大量 60mg/d），分 3 次口服，若 4 周内蛋白转阴，自转阴日起巩固 2 周后方始减量，改为 2mg/kg 隔日晨顿服 4 周，然后以每 2～4 周减总量 2.5～5mg，直至停药。疗程必须达到 6 个月（中程疗法）。若开始治疗 4 周内蛋白未转阴，继续服用至尿蛋白转阴后 2 周，一般不超过 8 周，再改为 2mg/kg 隔日晨顿服 4 周，余继续减量同前，总疗程 9～12 个月（长程疗法）。

⑤ 对糖皮质激素依赖性肾病和复发的患者，可考虑甲泼尼龙冲击治疗，但应慎用，宜在肾脏病理基础上选择适应证。甲泼尼龙冲击治疗，通常儿童患者用量 10～20mg/(kg·d)，连用 3 天为一疗程，后改为泼尼松小剂量口服。对肾病综合征频繁复发、糖皮质激素依赖、耐药或出现严重副作用者，在小剂量糖皮质激素隔日使用的同时加用免疫抑制剂，常用环磷酰胺冲击治疗：10～12mg/(kg·d)（每次不超过 1g），溶于 100～200ml 生理盐水中，2～3h 内静脉滴入，连用 2 天为 1 个疗

程，2～4 周重复；继以水化碱化疗法，每天不少于 20ml/kg 液体，累计总量 150～200ml/kg；副作用有白细胞减少、秃发、出血性膀胱炎、肝功能损害，以及远期性腺损伤等；使用时应定期检查血常规及肝功能。其他免疫抑制剂包括霉酚酸酯、环孢素、硫唑嘌呤等。

⑥ 注意监测凝血功能，进行抗凝血和纤溶治疗。常用肝素钠 0.5～1.0mg/(kg·d) 加入 10% 葡萄糖溶液 50～100ml 中静滴，每日 1 次，2～4 周为 1 个疗程。也可选用低分子肝素。注意补维生素 D 及钙剂，防止骨质疏松，监测骨密度。

第七节　神经系统疾病

一、化脓性脑膜炎

化脓性脑膜炎（以下简称化脑）是小儿尤其婴幼儿时期常见的中枢神经系统感染性疾病。临床以急性发热、惊厥、意识障碍、颅内压增高和脑膜刺激征，以及脑脊液脓性改变为特征。90% 的化脑为 5 岁以下儿童，1 岁以下是患病高峰年龄。2/3 以上患儿是由脑膜炎球菌、肺炎链球菌和流感嗜血杆菌三种细菌引起。2 个月以下婴儿和新生儿以及原发或继发性免疫缺陷病者，易发生肠道革兰阴性杆菌和金黄色葡萄球菌脑膜炎，前者以大肠杆菌最多见。

诊断要点

① 大多急性起病，常有前驱感染病史，如上呼吸道感染、中耳炎、肺炎、脐炎、腹泻等病史。

② 存在营养不良、免疫功能低下或缺陷、长期应用激素或免疫抑制剂、患有神经系统先天性畸形等。

③ 感染中毒及急性脑功能障碍症状，包括发热、头痛、呕吐、易激惹、惊厥、精神萎靡、嗜睡、昏睡，甚至昏迷。脑膜炎双球菌感染者易出现瘀点、瘀斑和休克。

④ 神经系统查体可见部分患儿脑膜刺激征阳性，以颈项强直最常见，其他如克氏征和布氏征阳性。常有不同程度的颅内压增高表现，如

前囟饱满与张力增高、球结膜水肿等。重症者可出现局限性神经系统受累体征，如肢体瘫痪、颅神经麻痹、锥体束征等。

⑤ 年龄小于 3 个月的婴儿和新生儿化脑表现多不典型，主要表现为：体温可高可低或不发热；颅内压增高表现可不明显，可能仅有吐奶、尖叫或颅缝开裂；惊厥可不典型，如仅见面部、肢体局灶性抽动、局部或全身性肌阵挛，或呈眨眼等；脑膜刺激征不明显，与婴儿肌肉不发达、肌力弱和反应低下有关。

⑥ 辅助检查

a. 脑脊液检查是确诊本病的重要依据，典型病例表现为脑脊液压力增高，外观混浊似米汤样；细胞总数显著增多，$\geqslant 1000 \times 10^6/L$，分类计数以中性粒细胞为主；糖含量常有明显降低，蛋白显著增高。确认致病菌对明确诊断和指导治疗均有重要意义，涂片革兰染色检查致病菌简便易行，检出阳性率甚至较细菌培养高。细菌培养阳性者应送药物敏感试验。脑脊液病原学基因检测（NGS）可明确诊断致病菌。多种免疫学方法可检测出脑脊液中致病菌的特异性抗原。

b. 其他：外周血象白细胞总数大多明显增高，中性粒细胞为主。但感染严重或不规则治疗者，可能出现白细胞总数的减少。对所有疑似化脑的病例均应做血培养，以帮助寻找致病菌。皮肤瘀点、瘀斑找菌是发现脑膜炎双球菌重要而简便的方法。

c. 头 CT 及 MRI 检查，明确颅内病变及并发症情况。

d. 脑电图、脑干听觉诱发电位及视觉诱发电位等检查，明确脑功能情况。

治疗方案

预案 1: 抗生素治疗，选择对病原菌敏感且能较高浓度透过血脑屏障的药物。

预案 2: 地塞米松每次 $0.2 \sim 0.4 mg/kg$，每日 $2 \sim 3$ 次，静脉注射。

预案 3: 鞘内注射，根据药敏结果选用，鞘内注射的同时加用地塞米松 1mg。

说明

① 监测并维持体内水、电解质、血浆渗透压和酸碱平衡。急性期严密监测生命体征，定期观察患儿意识、瞳孔和呼吸节律改变。发热

者及时退热，给予药物降温，高热不退者应迅速物理降温，如冰帽、冰枕等。及时处理颅内高压，预防脑疝发生。首选 20% 甘露醇，每次 0.5～1.0g/kg，根据病情需要每 6 小时或每 8 小时或每 12 小时或每日 1 次给药。还应适当使用利尿药。及时控制惊厥发作，并防止再发。可给予 5% 水合氯醛、苯巴比妥、咪达唑仑、地西泮等治疗。

② 抗生素治疗：应力求用药 24h 内杀灭脑脊液中致病菌，故应选择对病原菌敏感且能较高浓度透过血脑屏障的药物。急性期要静脉用药，做到用药早、剂量足和疗程够。病原菌明确前应选用对肺炎链球菌、脑膜炎球菌和流感嗜血杆菌三种常见致病菌皆有效的抗生素。目前主要选择能快速在患者脑脊液中达到有效灭菌浓度的第三代头孢菌素等。疗效不理想时可联合使用万古霉素或美罗培南等。必要时可应用氯霉素治疗。病原菌明确后依据药敏试验等选择抗生素。抗生素疗程：对肺炎链球菌和流感嗜血杆菌脑膜炎，其抗生素疗程应是静脉滴注有效抗生素 10～14 天，脑膜炎球菌者 7 天，金黄色葡萄球菌和革兰阴性杆菌脑膜炎应 21 天以上。若有并发症，还应适当延长使用时间。

③ 肾上腺皮质激素的应用：在抗生素足量使用的同时应给予激素，可抑制多种炎症因子的产生，还可降低血管通透性，减轻脑水肿和颅内高压。常用地塞米松，一般连用 3～5 天，过长使用并无益处。

④ 鞘内注射：用于诊断延误未及时治疗的晚期病例，或起病凶险，脑脊液中细胞数不甚高而细菌很多的危重病例，以及患有脑室管膜炎者。可选用万古霉素、美洛培南等，但临床经验有限，应根据药敏等情况谨慎选用；鞘内注射的同时加用地塞米松 1mg。

二、病毒性脑炎

病毒性脑炎是指由病毒感染引起的脑实质炎症。各年龄段儿童均可发病。常见的病毒有肠道病毒、疱疹病毒、黏液病毒和呼吸道病毒等。发病机理与病毒对脑组织的直接入侵和破坏及宿主对病毒抗原发生强烈免疫反应进一步导致脱髓鞘、血管与血管周围脑组织损害有关。本病病程大多 2～3 周。多数可完全恢复，但少数遗留癫痫、肢体瘫痪、智力倒退等后遗症。

诊断要点

① 大多急性起病，病前 1～4 周大多数患儿有前驱感染病史，主要

表现为发热、流涕、咽痛、头痛，恶心、呕吐、腹泻、乏力等非特异性症状，少数有口唇疱疹等感染征象。

②起病一般较急，婴幼儿以嗜睡或惊厥为首发表现者居多，年长儿以精神、行为异常表现为主。有发热、头痛、呕吐、不同程度的意识障碍表现（嗜睡、昏睡甚至昏迷）、精神行为异常、惊厥、肢体瘫痪、颅神经麻痹以及自主神经功能障碍等症状。常有不同程度的颅内压增高表现，如前囟饱满与张力增高、球结膜水肿等。可出现局限性神经系统受累体征，如肢体瘫痪、不自主运动增多、共济失调、颅神经麻痹、锥体束征等。

③辅助检查

a. 脑脊液检查：外观清亮，压力正常或增加。白细胞数正常或轻度增多，分类计数以淋巴细胞为主，蛋白质大多正常或轻度增高，糖含量正常。涂片和培养无细菌发现。

b. 病毒学检查：部分患儿脑脊液病毒培养及特异性抗体测试阳性。恢复期血清特异性抗体滴度高于急性期 4 倍以上有诊断价值。脑脊液病原学基因检测（NGS）有助于明确致病病毒。

c. 头影像学检查：头 CT 及头 MRI 检查显示脑水肿等病变，单纯疱疹病毒脑炎严重病例可见脑出血、脑软化等。

d. 脑电图：以弥漫性或局限性异常慢波背景活动为特征，少数伴有棘波、棘-慢综合波。慢波背景活动只能提示异常脑功能，不能证实病毒感染性质。某些患者脑电图也可正常。脑干听觉诱发电位及视觉诱发电位等检查，可明确脑功能情况。

④注意与其他脑炎、脑膜炎鉴别，如结核性脑膜炎、病毒性脑膜炎、隐球菌性脑膜炎、自身免疫性脑炎等。

治疗方案

预案 1：阿昔洛韦，每次 5～10 mg/kg，每 8 小时 1 次，静脉滴注。

预案 2：更昔洛韦，7.5～10mg/(kg·d)，静脉滴注。

说明

①保证能量供给，维持水、电解质、血浆渗透压和酸碱平衡。急性期严密监测生命体征，定期观察患儿意识、瞳孔和呼吸节律改变。发热者及时退热，给予药物降温，高热不退者应迅速物理降温，如冰

帽、冰枕等。

② 降颅压治疗：及时处理颅内高压，预防脑疝发生。首选 20％甘露醇，每次 0.5～1.0g/kg，根据病情需要每 6 小时或每 8 小时或每 12 小时或每日 1 次给药；还应适当使用利尿药。

③ 及时控制惊厥发作，并防止再发。可给予 5％水合氯醛、苯巴比妥、咪达唑仑、地西泮等治疗。

④ 重症病例可给予激素治疗，可抑制多种炎症因子的产生，还可降低血管通透性，减轻脑水肿和颅内高压。可选用甲泼尼龙冲击疗法，通常儿童患者用量为 10～20mg/(kg·d)，连用 3 天为 1 个疗程。注意激素的不良反应并对其进行防治。

⑤ 对中、重度患儿首选人免疫球蛋白治疗，400mg/(kg·d)，根据病情连用 3～7 天。大多数病例疗效较好。

⑥ 恢复期可行康复治疗，包括功能锻炼、推拿按摩、智力开发等。

第八节　内分泌系统疾病

一、生长激素缺乏症

生长激素缺乏症是由于腺垂体合成和分泌生长激素（GH）部分或完全缺乏，或由于生长激素分子结构异常等所致的生长发育障碍性疾病。

诊断要点

① 匀称性身材矮小，身高落后于同年龄、同性别正常健康儿童生长曲线第 3 百分位数以下者（或低于平均数减两个标准差）。

② 智力正常。

③ 生长速率缓慢，生长速率＜5cm/年。

④ 骨龄落后于实际年龄 2 岁或 2 岁以上。

⑤ 患儿面容幼稚，腹部脂肪堆积，多数有青春发育期延迟。部分患儿还有其他垂体激素缺乏症状。

⑥ 两种药物激发试验结果均示 GH 峰值低下（＜10g/L）。

⑦ 器质性生长激素缺乏症，伴有原发疾病的相应症状。要排除其

他影响生长的疾病。

治疗方案

预案：基因重组人生长激素替代治疗，0.1U/(kg·d)，每晚临睡前皮下注射一次，治疗6~12个月。

说明

① 生长激素替代治疗的不良反应有：注射局部红肿；少数患者注射后数月会产生抗体，但对促生长疗效无显著影响；暂时性视盘水肿、颅内高压；股骨头骺部滑出和坏死的发生率甚低。

② 同时伴有性腺轴功能障碍的生长激素缺乏症患儿，在骨龄达12岁时可开始用性激素治疗。应避免大剂量性激素，以防骨龄过快成熟而影响最终身高。

二、性早熟

性早熟是指女孩8岁、男孩9岁以前呈现第二性征。近年研究显示儿童青春期发育时间有提前趋势，但国际上目前仍多沿用以往的标准。

诊断要点

① 确定是否为性早熟。女孩8岁、男孩9岁以前呈现第二性征，即为性早熟。

② 判断性早熟属于中枢性还是外周性。中枢性性早熟是由于下丘脑-垂体-性腺轴功能过早启动所致，性发育过程和正常青春期发育的顺序一致，只是年龄提前。外周性性早熟是非受控于下丘脑-垂体-性腺轴功能的性早熟，有第二性征发育和性激素水平升高，但无性腺的发育。

③ 寻找病因。特发性性早熟的诊断过程主要是排除其他原因所致的性早熟，特别是与中枢神经系统、肾上腺、性腺、肝脏的肿瘤鉴别。

治疗方案

预案1：促性腺激素释放激素类似物（GnRHa），常用制剂有曲普瑞林和亮丙瑞林的缓释剂。

预案2：肿瘤引起者应手术切除或进行化疗、放疗。

预案 3：甲状腺功能低下所致者予甲状腺制剂以纠正甲状腺功能。

预案 4：先天性肾上腺皮质增生症患者可采用肾上腺皮质激素治疗。

说明

① 中枢性性早熟的治疗目的：抑制或减慢性发育进程，避免女孩过早月经初潮；抑制骨骼成熟，改善成人期最终身高；预防与性早熟相关的社会心理问题。

② 促性腺激素释放激素类似物常见的不良反应主要为注射部位局部反应，如红斑、硬化、水疱、无菌性水肿以及首次应用可能出现阴道分泌物增多或阴道出血等。

第九节　血液系统疾病

一、缺铁性贫血

缺铁性贫血是体内铁缺乏导致血红蛋白合成减少，临床上以小细胞低色素性贫血、血清铁蛋白减少和铁剂治疗有效为特点的贫血症。本病以婴幼儿发病率最高，严重危害儿童健康，是我国重点防治的儿童常见病之一。

诊断要点

① 一般表现：皮肤黏膜逐渐苍白，以唇黏膜、口腔黏膜及甲床较明显。患儿易疲乏，不爱活动。年长儿可诉头晕、眼前发黑、耳鸣等。

② 髓外造血表现：肝、脾可轻度肿大。

③ 非造血系统症状

a. 消化系统：食欲减退，少数有异食癖，可有呕吐、腹泻；可出现口腔炎、舌炎或舌乳头萎缩；重者可出现萎缩性胃炎或吸收不良综合征。

b. 神经系统：烦躁不安或萎靡不振，精神不集中，记忆力减退，智力多数低于同龄儿。

c. 心血管系统：明显贫血时心率增快，严重者心脏扩大，甚至发生心力衰竭。

d. 其他：因细胞免疫功能降低，常合并感染，可因上皮组织异常而出现反甲。

④ 实验室检查

a. 外周血象：呈小细胞低色素性贫血。平均红细胞容积（MCV）＜80fl，平均红细胞血红蛋白含量（MCH）＜26pg，平均红细胞血红蛋白浓度（MCHC）＜0.31。

b. 骨髓象：增生活跃，以中幼红细胞、晚幼红细胞增生为主。

c. 铁代谢：血清铁（SI）和转铁蛋白饱和度（TS）降低，总铁结合力（TIBC）升高。

治疗方案

预案：铁剂治疗

a. 剂量：按所含元素铁 $4\sim6mg/(kg\cdot d)$ 计算，每日 $1\sim3$ 次，口服。常用的铁剂有多糖铁复合物（力蜚能）、硫酸亚铁和琥珀酸亚铁等。

b. 补铁注意事项：铁剂宜于两餐间服用，以减少胃肠道刺激；避免与大量牛奶同时服用，不利铁剂吸收；血红素铁的吸收率高；同时服用维生素C、维生素E以利于铁的吸收；疗程宜长，贫血纠正后应继续铁剂治疗 $6\sim8$ 周，以补充储存铁。

c. 治疗反应：服用铁剂后第 $2\sim3$ 天网织红细胞开始上升，第 $4\sim11$ 天达高峰；一般于治疗 $3\sim4$ 周或以后贫血被纠正。用药 $1\sim3$ 个月，储存铁达到正常值。

说明

① 改善饮食，合理喂养。

② 一般不需要输血。血红蛋白 $\leqslant60g/L$，伴营养不良或感染时可酌情应用。

二、营养性大细胞性贫血

营养性大细胞性贫血也称为营养性巨幼红细胞性贫血，是由于维生素 B_{12} 或（和）叶酸缺乏所致的一种大细胞性贫血。主要临床特点是贫血，神经精神症状，红细胞的体积变大，骨髓中出现巨幼细胞，用维生素 B_{12} 或（和）叶酸治疗有效。以 6 个月至 2 岁小儿多见。

诊断要点

多见于 6～24 个月婴幼儿。单纯用母乳喂养又不加辅食者占绝大多数。

① 一般表现：多虚胖或颜面轻度水肿，毛发纤细稀疏、黄色，严重者皮肤有出血点或瘀斑。

② 贫血表现：皮肤常呈现蜡黄色，疲乏无力，常伴有肝、脾肿大。

③ 精神神经症状：足与手指感觉异常（麻刺感、麻木），伴有大体感觉障碍，最早的体征是第 2 趾位置感丧失、音叉震动感消失。

④ 消化系统症状：常出现较早，如厌食、恶心、呕吐、消化不良、食后腹胀、腹泻、便秘；舌炎、舌痛、舌乳头萎缩、舌下溃疡等。

⑤ 实验室检查

a. 外周血象：呈大细胞贫血。平均红细胞容积（MCV）>94fl，平均红细胞血红蛋白含量（MCH）>32pg，红细胞分布宽度（RDW）升高。

b. 骨髓象：增生明显活跃，以红系增生为主，粒系、红系比例倒置；红系细胞体积增大，核染色质呈细颗粒状，疏松分散，形成一种特殊的间隙，胞质的发育比胞核成熟；各阶段红细胞大小不等，以大为主。

c. 血清维生素 B_{12} 低于 100pg/ml 为维生素 B_{12} 缺乏，血清叶酸水平低于 3ng/ml 为叶酸缺乏。

治疗方案

① 补充维生素 B_{12} 和叶酸

预案： 叶酸 5～10mg，口服，每日 3 次，一般应用 2～3 周或更长至临床症状好转、血象恢复正常为止。

有精神神经症状者，应以维生素 B_{12} 治疗为主，不能单用叶酸，否则有加重症状的可能。维生素 B_{12} 500～1000μg 一次肌注；或每次肌注 100μg，每周 2～3 次，连用数周，直至临床症状好转、血象恢复正常为止。

② 去因治疗：如系母乳喂养儿，应改善乳母的饮食营养，合理喂养，纠正偏食习惯。

③ 输血：一般不需要输血。血红蛋白≤60g/L，伴营养不良或感染者可酌情应用。

说明

① 维生素 B_{12} 和叶酸联合应用，再加服维生素 C、维生素 B_6，可提高疗效。

② 单纯维生素 B_{12} 缺乏不宜加用叶酸治疗，以免加剧精神神经症状。

③ 治疗后期及时补充其他元素，如铁、锌、铜等。

④ 服用维生素 B_{12} 和（或）叶酸 3～4 天后网织红细胞升高，6～7 天达高峰；2 周后降至正常，2～6 周红细胞和血红蛋白恢复正常。

三、儿童原发性免疫性血小板减少症

儿童原发性免疫性血小板减少症，既往又称特发性血小板减少性紫癜，是小儿最常见的出血疾病。其主要临床特点是：皮肤、黏膜自发性出血，血小板减少，束臂试验阳性，出血时间延长，血块收缩不良。

诊断要点

① 临床表现：皮肤出血点、瘀斑和（或）黏膜出血、紫癜等表现；严重者口腔、舌黏膜出现血疱。

② 无脾大。

③ 至少 2 次化验血常规血小板计数减少（$<100\times10^9$/L），血细胞形态无异常。多数情况下血小板明显减少，在 20×10^9/L 以下；出血严重时可伴贫血。

④ 骨髓象：巨核细胞数增多或正常，成熟障碍，多为幼稚型，巨核细胞颗粒缺乏，胞质少。

⑤ 具有以下 5 项中任何一项：

a. 肾上腺皮质激素治疗有效。

b. 脾切除有效。

c. 血小板寿命缩短。

d. 血小板相关免疫球蛋白 G（PAIgG）、C3 或特异性抗体阳性（但诊断价值有限）。其增高程度与血小板计数负相关。巨核细胞表面也可查出抗血小板自身抗体。

e. 血小板膜抗原特异性自身抗体检测及 TPO 检测，与非免疫性血小板减少相鉴别。

⑥ 排除其他可引起血小板减少的疾病，如再生障碍性贫血、白血病、骨髓异常增殖综合征（MDS）、其他免疫性疾病以及药物性因素等。婴幼儿应当排除先天性和非特异性遗传性血小板减少症。

治疗方案

预案 1： 地塞米松 $0.3 \sim 0.5 \text{mg/kg}$，每日 1 次，静脉注射。

预案 2： 人免疫球蛋白 $200 \sim 400 \text{mg/kg}$，每日 1 次，连用 $3 \sim 5$ 次。

说明

① 限制活动，避免外伤；禁用影响血小板功能的药物，如阿司匹林/双嘧达莫。疑有感染，酌情抗感染；抗病毒，婴幼儿注意巨细胞病毒（CMV）；支原体感染，予红霉素或阿奇霉素治疗。

② 一般不必输血小板，因为体内血小板抗体导致输注的血小板寿命很短。盲目地滥输血小板不仅无益、不经济，而且有害。输血小板指征：血小板明显减少，特别是 $< 30 \times 10^9/\text{L}$ 者；有内出血者（消化道、泌尿道出血等），特别是疑诊颅内出血者；需施行手术、活检或严重外伤者。输血小板剂量：每次 $0.2 \sim 0.3 \text{U/kg}$，每 $1 \sim 3$ 天 1 次，以巩固疗效。若有失血性贫血，可输浓缩红细胞。

③ 肾上腺糖皮质激素是首选药物，常用地塞米松 $0.3 \sim 0.5 \text{mg/kg}$，每日 1 次，静脉注射。一般 72h 左右血小板升至正常，也有在 $7 \sim 14$ 天正常者。氢化可的松和泼尼松效果略逊。个别对甲泼尼龙有效，$5 \sim 10 \text{mg/(kg·d)}$，连用 3 天后改为地塞米松。疗程 $4 \sim 6$ 周。治疗 4 周无反应，说明激素无效，应迅速减量至停用。应用时，注意血压、血糖的变化，防治感染，保护胃肠黏膜。

④ 静脉注射人免疫球蛋白（IVIG）。适应证为：并发严重出血者，特别是暴发型；拟行切脾术者升高血小板，可提高切脾疗效；合并细菌感染（脓毒症）。

⑤ 对以上一线治疗无效的病例，首先重新评估，确定诊断无误后进行二线治疗，如免疫抑制剂（长春新碱、硫唑嘌呤等）、生物制剂及脾切除等治疗。

第十节 遗传与免疫性疾病

一、 21-三体综合征

21-三体综合征又称唐氏综合征、先天愚型，是人类最早被确定的染色体病，在活产婴儿中发生率为 1：(600～1000)，母亲年龄愈大，发生率愈高。

治疗方案

① 特殊面容：出生时即有明显的特殊面容，表情呆滞。眼裂小，眼距宽，双眼外眦上斜，可有内眦赘皮；鼻梁低平，外耳小；硬腭窄小，常张口伸舌，流涎多；头小而圆，前囟大且关闭延迟；颈短而宽。

② 智力落后：这是最突出、最严重的表现。绝大部分患儿都有不同程度的智力发育障碍，随年龄的增长日益明显。嵌合体型患儿若正常细胞比例较大则智力障碍较轻。

③ 生长发育及运动发育迟缓：患儿出生时的身长和体重均较正常儿低，生后体格发育、动作发育均迟缓，身材矮小，骨龄落后于实际年龄，出牙迟且顺序异常；四肢短，韧带松弛，关节可过度弯曲；肌张力低下，腹膨隆，可伴有脐疝；手指粗短，小指尤短，中间指骨短宽且向内弯曲。

④ 皮纹纹理特点：1/2 病人有通贯掌和特殊皮纹。

⑤ 其他并发症：30%～50%患儿伴有先天性心脏病，其次是消化道畸形。先天性甲状腺功能减退症和急性淋巴细胞性白血病的发生率明显高于正常人群。常伴免疫功能低下，易患感染性疾病。

⑥ 染色体分析：是确诊依据，核型分析可分为三型。

a. 标准型：约占患儿总数的 95%，患儿体细胞染色体为 47 条，有一条额外的 21 号染色体，核型为 47，XY（或 XY），＋21。

b. 易位型：此型占 2.5%～5%，染色体总数为 46 条，其中一条是额外的 21 号染色体的长臂与一条近端着丝粒染色体长臂形成的易位染色体，即发生于近端着丝粒染色体的相互易位，称罗伯逊易位（Robertsonian translocation），亦称着丝粒融合。以 14 号染色体为主，少数为 15 号或 13 号染色体，最常见核型为 46，XY（或 XX），－14，＋t（14q21q）。

c. 嵌合体型：此型占 2％～4％，由于受精卵在早期分裂过程中发生了 21 号染色体不分离，患儿体内存在两种细胞系，一种为正常细胞，另一种为 21-三体细胞，形成嵌合体，其核型为 46，XY（或 XX）/47，XY（或 XX），＋21。此型患儿临床表现的严重程度与异常细胞所占百分比有关。

治疗方案

预案： 目前尚无有效的治疗方法。要采用综合措施，包括医疗和社会服务，对患者进行长期耐心的教育。训练患儿掌握一定的工作技能。对患儿，宜注意预防感染，如伴有其他畸形，如先天性心脏病和胃肠道畸形，可考虑手术矫治。

说明

① 重视预防措施，高龄妊娠孕母年龄愈大，风险率愈高，35 岁以上的母亲中其发生率为 1/300～1/45。

② 产前筛查：对高危孕妇可作羊水细胞或绒毛膜细胞染色体检查进行产前诊断。目前还可在孕中期筛查相关血清标记物，采用测定孕妇血清人绒毛膜促性腺激素（HCG）、甲胎蛋白（AFP）、游离雌三醇（FE_3），结合孕母年龄，可计算其本病的危险度。采用这一方法可以检出 60％～80％的 21-三体综合征胎儿。此外，通过 B 超测量胎儿颈项皮肤厚度也是诊断 21-三体综合征的重要指标。

二、幼年型特发性关节炎

幼年型特发性关节炎是儿科较常见的结缔组织病，以慢性关节炎为其主要特征，并伴有全身多系统受累。临床主要表现为长期不规则发热、皮疹、淋巴结肿大，还可伴有肝、脾、胸膜和心包等内脏损害，且迟早会出现关节炎症状。反复发作可致关节畸形和功能丧失。

诊断要点

① 全身型：持续弛张高热大于 2 周，随体温升降而隐现的皮疹和

关节炎，肝、脾、淋巴结不同程度肿大，部分可合并心包和胸膜的渗出。白细胞计数及中性粒细胞升高（$>15\times10^9$/L），可呈类白血病反应，轻或中度贫血；CRP 增高。类风湿因子（RF）阴性。部分患儿抗核抗体阳性，免疫球蛋白（IgA、IgM、IgG）增高，补体下降。

② 多关节型：关节炎持续 6 周以上，全身症状较轻，发病最初 6 个月内受累关节≥5 个；根据 RF 的检测分为 RF 阴性型和 RF 阳性型。

③ 少关节型：关节炎持续 6 周以上，发病最初 6 个月内受累关节为 1~4 个，常无全身症状，可伴有虹膜睫状体炎。可分为两个亚型：a. 持续性少关节型，整个疾病过程中受累关节数≤4 个；b. 扩展性少关节型，病程 6 个月后受累关节数>4 个。

治疗方案

预案 1： 双氯芬酸（扶他林）1~3mg/(kg·d)，分 3~4 次口服。

预案 2： 肠溶阿司匹林 50~80mg/(kg·d)，分 3~4 次口服。

预案 3： 泼尼松 0.5~1mg/kg，一次顿服或分次服用。

预案 4： 环孢素 2~3mg/(kg·d)，分 2 次服用。

说明

① 一般治疗：急性期需卧床休息，必要时夹板固定关节，可配合理疗和按摩。

② 双氯芬酸的不良反应为胃肠道反应，肝、肾功能不全。有溃疡史者慎用。其他还可选用的有萘普生、布洛芬和吲哚美辛等。

③ 甲氨蝶呤（MTX）、柳氮磺嘧啶及羟氯喹等。这些药物需用 1~2 个月才显效，常与 NSAID 合用。

④ 合并心包炎时则需要大剂量泼尼松治疗，剂量为 2mg/(kg·d)，分 3~4 次口服，待控制后逐渐减量至停药，或甲泼尼龙冲击治疗，通常儿童患者用量为 10~20mg/(kg·d)，连用 3 天为 1 个疗程，后改为泼尼松小剂量口服。

⑤ 免疫抑制剂：如环孢素，维持剂量为 2~3mg/(kg·d)，分 2 次服用，定期查血常规和肝功能并检测血药浓度。其他免疫抑制剂可选用环磷酰胺和硫唑嘌呤，均需定期检查血常规和肝功能。

（范玉颖　张毅）

第十四章

皮肤疾病

第一节　细菌性皮肤病

一、脓疱疮

脓疱疮，俗称"黄水疮"，是一种常见的化脓性球菌引起的浅表感染性皮肤病。病原菌主要为金黄色葡萄球菌和溶血性链球菌。

诊断要点

① 好发于夏秋季节，尤其以夏末秋初、汗多闷热的天气发病率高，多见于2～7岁儿童。

② 好发于露出部位，以颜面、口周、鼻孔附近及四肢为多。

③ 初发损害为红斑或粟粒至黄豆大小的丘疹或水疱，迅速变为脓疱，偶有开始即为脓疱者。疱壁薄、易破溃，周围有红晕，疱破后露出鲜红色糜烂面，脓液干燥后形成黄色厚痂。邻近脓疱可相互融合。自觉痛痒，皮损因搔抓而向四周扩延。

④ 病程一般约1周，若不及时治疗，可迁延甚久。

⑤ 重症者可高热，伴有淋巴管炎，甚至可引起败血症，有时可继发急性肾炎。

⑥ 脓疱疮伴全身反应者，血液中白细胞总数及中性粒细胞计数可增高。

⑦ 必要时，取脓液做细菌培养及药物敏感试验，以确定抗生素的

选用。

治疗方案

预案 1： 大多数病例，仅用局部治疗即可。原则为清洁、杀菌、干燥、收敛、防止扩延。

可局部消毒后刺破脓疱，选用 0.02% 高锰酸钾液、0.05% 盐酸小檗碱液、0.02% 呋喃西林液或 0.02%～0.1% 苯扎氯铵液清洁创面。

痂皮厚时应先外用较厚的抗菌软膏或硼酸软膏，1 天后以消毒花生油或消毒液体石蜡油去除脓痂，之后每日 2～3 次外用莫匹罗星软膏或夫西地酸软膏。

预案 2： 对于皮疹广泛、全身症状较重者，应及时使用抗生素。建议选用耐 β-内酰胺酶的青霉素、氨苄西林/舒巴坦钠、头孢菌素或大环内酯类。或者根据细菌培养及药物敏感试验选用敏感抗生素。

预案 3： 新生儿或体弱、皮损损害严重而广泛者，必要时可输血浆或全血，亦可静脉注射人免疫球蛋白。

预案 4： 反复发作、迁延过久或皮损数目多者，可酌情用中波紫外线（UVB）照射治疗。

二、毛囊炎、疖、痈

毛囊炎、疖和痈是一组累及毛囊及其周围组织的细菌感染性皮肤病。高温、多汗、搔抓、卫生习惯不良、全身性慢性疾病、器官移植、长期应用糖皮质激素等为常见诱发因素。

诊断要点

（1）毛囊炎

① 系局限于毛囊口的化脓性炎症。好发于头面部、颈部、臀部及外阴。

② 初起为红色毛囊性丘疹，后演变为丘疹性脓疱，周围有红晕，脓疱干涸或破溃后形成黄痂，痂脱落后一般不留瘢痕。发生于头皮且愈后留有脱发和瘢痕者，称为秃发性毛囊炎；发生于胡须部称为须疮；发生于颈项部，增生或形成瘢痕硬结者，称为瘢痕疙瘩性毛囊炎。

（2）疖

① 系毛囊深部及周围组织的急性化脓性炎症。好发于头面部、颈部和臀部。

② 初起为毛囊性炎性丘疹，后炎症向周围扩展，形成质硬结节，伴红肿热痛，数天后中央变软，有波动感，顶部出现脓栓，脓栓脱落后有脓血和坏死组织排出，后炎症逐渐消退而愈合。疖多为单发，若数目较多且反复发生、经久不愈，称为疖病，患者多存在免疫力低下、长期饮酒、中性粒细胞功能障碍等。

（3）痈

① 系多个聚集的疖组成，可深达皮下组织。好发于颈、背、臀和大腿等处。

② 初起为弥漫性炎性硬块，表面紧张发亮，界限不清，迅速向四周及皮肤深部蔓延，继而化脓、中心软化坏死出现多个脓头，外观如蜂窝状。可伴局部淋巴结肿大和全身中毒症状，亦可并发败血症。

治疗方案

预案 1： 局部治疗

以消炎、杀菌、干燥为原则，早期疖未化脓者可外用鱼石脂软膏、3％碘酊或 2％莫匹罗星软膏、50％硫酸镁溶液湿敷。

局部形成小脓肿而无蜂窝织炎的表现时，可做切开引流。局部炎症显著者应行宽而深的"＋"或"＋＋"字形切开引流，清创，抗生素纱条填塞，并及时换药更换敷料。

预案 2： 以下情况应系统应用抗生素。位于鼻周、鼻腔或外耳道内的毛囊炎；皮损较大或反复发作；皮损周围伴有蜂窝织炎；局部治疗无效。

系统治疗可选用耐酶青霉素类、头孢类、大环内酯类或喹诺酮类抗生素，也可根据药敏试验选择抗生素。

预案 3： 复发性疖病可选用维胺酯胶囊（育龄期男女禁用或慎用）、锌制剂及免疫增强剂如转移因子、胸腺素及卡介苗素注射液等。

预案 4： 急性炎症期皮损物理疗法可选用红外线照射或超短波治疗。慢性多发皮损者可用红斑量紫外线照射。

说明

① 面部的疖，尤其是危险三角区内的，切忌挤压及随意切口，以

免引起感染随血液播散。

② 复发性毛囊炎、严重及多发性疖病、痈的患者应注意检查尿糖及血糖，以确定是否患有糖尿病。

三、丹毒

丹毒为 B 型溶血性链球菌感染引起的皮肤或皮下组织淋巴管及周围软组织的急性炎症。细菌大多由皮肤或黏膜破伤处侵入。足癣、趾甲真菌病、小腿溃疡、鼻炎、慢性湿疹等均可诱发本病，机体抵抗力低下（如糖尿病、慢性肝病、营养不良等）可成为促发因素。

诊断要点

① 最常发生于面部或下肢。皮疹出现前患者常有畏寒、发热等全身不适，体温可达 38～40℃，迅即患部出现大片状水肿性红斑，表面紧张、灼热，迅速向四周扩大。皮损部位自觉灼痛，沿引流淋巴管区域可出现大片红斑。局部淋巴结肿大、压痛。

② 实验室检查：当体温升高时，血中白细胞总数增多，中性粒细胞计数增多明显。血沉可增快。

③ 面部丹毒必要时应拍 X 线片，以排除副鼻窦炎症引起的可能。

治疗方案

治疗原则为积极抗菌，早期、足量有效的抗生素治疗。

预案 1：系统治疗首选青霉素，青霉素过敏者可选用大环内酯类或喹诺酮类药物。病情发展迅速者宜选用抗菌谱较广的第二代或第三代头孢类抗生素。

预案 2：外用药物可用 25%～50% 硫酸镁溶液或 0.5% 呋喃西林溶液湿敷，并外用抗生素类软膏（如环丙沙星软膏、2% 莫匹罗星软膏等）。

预案 3：采用紫外线、超短波、红外线等物理疗法，有一定疗效。

说明

① 治疗要彻底，一般在皮损消退后再继续用药 1 周左右，反复发作的患者应用药 3 周以上。

② 支持疗法：对高热、全身症状明显者应加强营养，酌情给予各

种维生素及对症处理。

③ 积极治疗局部病灶（如鼻窦炎、足癣等）。纠正挖鼻孔等不良习惯。

第二节　真菌性皮肤病

一、体癣和股癣

发生在除头皮、毛发、掌跖和甲板以外的浅表部位的皮肤癣菌感染称为体癣。发生在腹股沟、会阴部、肛周和臀部浅表皮肤上的皮肤癣菌感染称为股癣。

诊断要点

① 体癣原发损害为丘疹、丘疱疹或水疱，由中心逐渐向周围扩展蔓延，形成环形或多环形红斑并伴脱屑，其边缘微隆起，炎症明显，而中央炎症较轻或看似正常，伴不同程度瘙痒。

② 股癣基本皮损同体癣，多发生在腹股沟部位、臀部，单侧或双侧发生。部分患者可出现湿疹样改变。由于患处透气性差、潮湿、易摩擦，常使局部炎症明显，瘙痒显著。

③ 实验室检查：取皮损边缘的鳞屑做真菌镜检，可以看到真菌菌丝。真菌培养可以鉴定菌种。

治疗方案

预案 1：外用药物治疗

体癣、股癣治疗多以外用药为主，强调坚持用药 2 周以上或皮损消退后继续用药 1~2 周以免复发。

咪唑类药物：包括克霉唑、咪康唑、酮康唑、益康唑、联苯苄唑、硫康唑、舍他康唑、卢立康唑等。

丙烯胺类药物：包括特比萘芬、布替萘芬和萘替芬等。

吗啉类药物：阿莫罗芬。

硫代氨基甲酸酯类药物：利拉萘酯。

环吡酮类药物：环吡酮胺。

复方制剂：同时含有抗真菌药物和糖皮质激素。用于治疗炎症较重的体癣、股癣患者时，应注意避免糖皮质激素的不良反应，建议限期应用1～2周，随后改为外用单方抗真菌药物至皮损清除。

预案2：系统药物治疗

对于皮损泛发或反复发作、外用药疗效不佳以及免疫功能低下患者可考虑系统药物治疗。

a：伊曲康唑200～400mg/d，口服，疗程1～2周，进餐时服药。

b：特比萘芬250mg/d，口服，疗程1～2周。

二、手癣和足癣

手癣指皮肤癣菌侵犯指间、手掌、掌侧平滑皮肤引起的浅表真菌感染。足癣主要累及足趾间、足跖、足跟、足侧缘。本病主要通过接触传染，用手搔抓患癣部位或与患者共用鞋袜、手套、浴巾、脚盆等是主要传播途径。

诊断要点

根据临床特点不同，手足癣分为3型：水疱型、浸渍糜烂型、鳞屑角化型。

① 水疱型：呈群集或散在针头至绿豆大水疱，壁厚，不易破裂，水疱吸收干燥后形成点状或环形鳞屑。夏季多见，自觉瘙痒。

② 浸渍糜烂型：好发于指（趾）缝，足癣尤以第3～4和第4～5趾间多见。皮肤浸渍、发白、痒。表皮松软易剥脱，露出鲜红糜烂面及渗液。继发细菌感染时有臭味，可出现急性淋巴管炎、淋巴结炎、蜂窝织炎或丹毒。

③ 鳞屑角化型：好发于掌跖部及足跟。皮肤角化增厚、粗糙，以脱屑为主，炎症不明显，冬季常发生皲裂，甚至出血，可伴有疼痛。一般无明显瘙痒。

④ 镜检可见菌丝。真菌培养为阳性。

治疗方案

预案1：外用药物治疗　根据皮损的不同类型选用不同剂型的外用

药，有甲癣的应同时予以治疗。

水疱型：可选用 1％联苯苄唑霜或溶液、2％咪康唑膏、2％酮康唑软膏或霜、1％～3％克霉唑软膏或霜、1％益康唑软膏或霜及特比萘芬、环吡酮胺乳膏等。若出汗多，可以 0.1％醋酸铝液浸泡，每日 1 次，15～30min。

浸渍糜烂型：不能用强刺激性、剥脱性的药物。可给予 3％硼酸溶液、0.1％依沙吖啶等湿敷，待渗出减少时再给予粉剂如咪康唑粉等，皮损干燥后再外用 1％～3％克霉唑、2％咪康唑、1％益康唑、1％卢立康唑等霜剂、软膏。

鳞屑角化型：选用具有角质溶解作用的药物，如复方苯甲酸软膏、10％水杨酸软膏。对角化皲裂者，可用封包疗法，即先以热水浸泡，擦干后涂软膏，然后包以塑料薄膜，缠绷带，包扎 24～48h，再除去。

手足癣合并感染的治疗：先局部抗感染治疗，可用呋喃西林溶液或依沙吖啶（利凡诺）溶液湿敷，待感染控制后，再外用抗真菌药物。严重感染者可口服抗生素。

手足癣湿疹化时的治疗：忌用刺激性强的抗真菌制剂，先按湿疹治疗，外用含皮质激素的制剂，如曲安奈德益康唑膏、复方曲安奈德膏等。待好转后再用抗真菌治疗。

预案 2： 系统药物治疗　对于皮疹广泛的手足癣、鳞屑角化型手足癣或外用药疗效不佳者，可考虑系统药物治疗。

特比萘芬 250mg/d，口服，疗程 7～14 天；或伊曲康唑 100mg/d，口服，连服 15 日，或 100～200mg 口服，2 次/d，疗程 7 日，对角化过度型每次口服 200mg，2 次/d，连用 7 日。在餐间或餐后立即给药效果为佳。

说明

① 预防复发及再感染，除彻底治愈自身癣病外，应同时治疗患病家属。

② 注意个人卫生，勿共用毛巾、浴巾等。公共浴池物品（如拖鞋、浴巾）应做好消毒。

③ 穿透气性好的鞋，保持鞋袜的清洁干燥。出汗多时可使用抑汗剂。

三、甲真菌病

甲真菌病是指由皮肤癣菌、酵母菌和非皮肤癣菌性霉菌侵犯甲板和（或）甲床所致的疾病。而甲癣特指由皮肤癣菌所致的甲真菌病。

甲真菌病多由手足癣直接传染，易感因素有遗传因素、系统性疾病（如糖尿病）、局部血液或淋巴液回流障碍、甲外伤或其他甲病等。

诊断要点

目前甲真菌病的主要临床类型有浅表白斑型、远端侧位甲下型、甲板内型、近侧甲下型和全甲毁损型。

① 浅表白斑型：致病菌直接侵犯甲板表层，甲板出现白色、边缘清楚的斑或横沟，质地松脆易碎。

② 远端侧位甲下型：最常见。感染的甲板失去光泽和透明性，增厚，呈灰白色或浊黄色。甲板易脆断，表面凹凸不平；甲下堆积角化性鳞屑。

③ 甲板内型：损害局限在甲板，不侵犯甲下。甲板呈白色或灰白色，无明显增厚或萎缩，无明显炎症。

④ 近端甲下型：真菌由近端甲边缘的甲小皮入侵，逐渐侵入近端甲板，随甲板生长逐渐向远端扩大，甲板变混浊，出现横沟、纵嵴或点状凹陷。

⑤ 全甲毁损型：上述各类型继续加重累及全甲，全甲板受到侵蚀、破坏、脱落，甲床异常增厚。

⑥ 刮取碎甲及甲下碎片做 $10\% \sim 20\%$ 氢氧化钾涂片检查，镜下可见真菌菌丝，真菌培养阳性。

治疗方案

预案 1： 口服药物治疗

伊曲康唑200mg/次，2次/d，连服1周后停药3周为1个疗程。指甲真菌病2~3个疗程，趾甲真菌病3~4个疗程。

特比萘芬250mg，1次/d，指甲真菌病疗程6~8周，趾甲真菌病疗程12~16周。

氟康唑150~300mg/次，每周1次。疗程12~48周。为二线药物。

预案2： 外用药物治疗　5％阿莫罗芬搽剂，每周1～2次，疗程48周。其他包括8％环吡酮甲涂剂、10％艾氟康唑溶液等。

预案3： 其他治疗　外科拔甲和病甲清除术、激光（包括长脉冲1064nm激光、二氧化碳超脉冲激光等）、光动力治疗、等离子治疗等。一般不单独应用，可根据病情需要，与口服药物或外用药物联合使用。

说明

① 如存在合并其他用药时，需参考药物说明书。

② 预防：积极治疗手足癣、体股癣，避免自身传播。注意个人卫生，减少与癣病患者的直接接触。避免共用拖鞋、浴巾、寝具等物品，防止间接传播。平时穿鞋不要过紧，保持手足清洁、干燥；避免甲外伤。

第三节　病毒性皮肤病

一、单纯疱疹

单纯疱疹由人类疱疹病毒引起，主要通过直接接触传染，亦可通过被唾液污染的餐具而间接传染。复发性单纯疱疹为自源性感染。某些诱发因素如发热、受凉、暴晒、劳累、机械刺激或月经期等致机体抵抗力下降时，体内潜伏的病毒即活跃致病。临床上分为原发型与复发型。

诊断要点

① 原发型单纯疱疹：最常见疱疹性口龈炎，多见于1～5岁的儿童。好发于口腔、牙龈、舌、硬腭、咽等部位。皮损表现为迅速发生的群集性小水疱，很快破溃形成表浅溃疡，疼痛明显，可伴有发热、咽痛及局部淋巴结肿痛。自然病程1～2周。

② 复发型单纯疱疹：部分患者原发感染消退后，在同一部位反复发作。口唇（颜面）疱疹最常见，多见于成人。好发于皮肤黏膜交界处，如口角、唇红及鼻孔附近。

治疗方案

预案 1：外用药物治疗

抗病毒药物：阿昔洛韦软膏、喷昔洛韦乳膏、西多福韦软膏等。

免疫调节剂：0.01％瑞喹莫德凝胶。

继发细菌感染时可外用莫匹罗星软膏、夫西地酸软膏或多黏菌素 B 软膏。

累及眼部的患者应请眼科医生会诊，疱疹性龈口炎应保持口腔清洁。

预案 2：系统药物治疗

初发型：可选用阿昔洛韦，每次 200mg，口服，每日 5 次；或伐昔洛韦，每次 500mg，每日 2 次；或泛昔洛韦，每次 250mg，每日 3 次。疗程 7～10 天。

复发型：采用间歇疗法，最好出现前驱症状或皮损出现 24h 内开始治疗。药物同初发型，疗程一般为 5 天。

频繁复发型（1 年复发 6 次以上）：采用持续抑制疗法可减少复发次数，一般需连续口服 6～12 个月。

原发感染症状严重或皮损泛发者：静脉注射阿昔洛韦，5～7 天。

阿昔洛韦耐药的患者：选择静脉注射膦甲酸，连用 2～3 周或直至皮损治愈。

新生儿单纯疱疹：早期静脉滴注阿昔洛韦。

二、带状疱疹

带状疱疹由水痘-带状疱疹病毒引起，初次感染或原发感染后表现为水痘或隐性感染，多见于儿童；潜伏在神经细胞中的病毒再度活化则引起带状疱疹，多见于成人。

诊断要点

① 发疹前有轻度乏力、低热、食欲不振等全身症状，患处皮肤自觉灼热感或神经痛。皮疹表现为红斑、丘疹，成簇而不融合，继而变成水疱。皮损沿某一周围神经区域呈带状排列，一般发生在身体的一侧，不超过正中线。

② 神经痛为主要症状，可在发疹前、发疹时以及皮损痊愈后出现。

③ 特殊临床类型

眼带状疱疹：多见于老年人，疼痛剧烈，可累及角膜形成溃疡性角膜炎。

耳带状疱疹：表现为外耳道疱疹及外耳道疼痛。膝状神经节受累的同时侵犯面神经时，可出现面瘫、耳痛及外耳道疱疹三联征，称为Ramsay-Hunt综合征。

播散性带状疱疹：多见于恶性肿瘤或年老体弱患者，病毒经血液播散导致广泛性水痘样疹并侵犯肺和脑等器官，可致死亡。

治疗方案

预案1：一般治疗　注意休息，病变处覆盖洁净敷料以减少外来机械刺激，避免触痛。

预案2：全身治疗

抗病毒药物：阿昔洛韦，口服，$400\sim800mg/$次，每日5次，服用7天；免疫受损或伴严重神经系统疾病患者可静脉滴注阿昔洛韦，每次$5\sim10mg/kg$，每8小时1次，疗程7天。或伐昔洛韦，口服，$300\sim1000mg/$次，每日3次，服用7天。或泛昔洛韦，口服，$250\sim500mg/$次，每日3次，服用7天。或溴夫定，$125mg/d$，每日1次，服用7天。膦甲酸钠静脉滴注，每次$40mg/kg$，每8小时1次。

糖皮质激素：年龄大于50岁、出现大面积皮疹及重度疼痛、累及头面部的带状疱疹、疱疹性脑膜炎及内脏播散性带状疱疹可使用糖皮质激素。高血压、糖尿病、消化性溃疡及骨质疏松患者谨慎使用，禁用于免疫抑制或有禁忌证的患者。

镇痛治疗：对于轻中度疼痛，可使用对乙酰氨基酚、非甾体类抗炎药或曲马多；中重度疼痛使用治疗神经病理性疼痛的药物，如钙离子通道调节剂加巴喷丁、普瑞巴林等，或阿片类药物如吗啡或羟考酮。神经营养类药物如甲钴胺、维生素B_1、维生素B_{12}等口服或肌内注射。还可采用5%利多卡因贴剂、外用辣椒素、麻醉剂、局部神经阻滞等治疗。

预案3：局部治疗　以干燥、消炎为主。疱液未破时可外用炉甘石洗剂、阿昔洛韦乳膏或喷昔洛韦乳膏；疱疹破溃后可酌情用3%硼酸溶液或1:5000呋喃西林溶液湿敷，或外用莫匹罗星软膏等。紫外线照射、微波、氦氖激光照射、音频电疗等可止痛、消炎、促进水疱干涸。

预案 4：中医治疗 初期以清热利湿解毒为先，后期以活血化瘀理气为主，兼顾扶正固本。针灸是中医治疗带状疱疹的特色疗法，可选用火针、电针、局部围刺、刺络放血拔罐、穴位注射或埋线和艾灸等治疗。

说明

① 对于伴发严重神经痛或发生在特殊部位的如眼、耳的带状疱疹，建议同时请相应专业科室会诊。

② 对于分布广泛，甚至出现播散性、出血性或坏疽性等严重皮损、病程较长且愈合较差、反复发作的患者，需要进行抗 HIV 抗体或肿瘤等相关筛查，以明确可能合并的基础疾病。

③ 接种带状疱疹疫苗，适用于 50 岁以上免疫功能正常人群。

三、疣

疣是由人乳头瘤病毒感染皮肤黏膜引起的良性赘生物。常见的有寻常疣、跖疣、扁平疣及尖锐湿疣等。疣主要通过直接接触传染，偶可通过污染物而间接传染。人群普遍易感，免疫功能低下及外伤者更易感。

诊断要点

① 寻常疣：俗称"瘊子""刺瘊"，好发于手背、手指、头面部等处。典型皮损为黄豆大小或更大的灰褐色、棕色或皮色丘疹，表面粗糙，质地坚硬。可发生在甲周、甲下。5 年自然清除率约 90%。

② 跖疣：为发生在足跖的寻常疣。初起为细小发亮的丘疹，渐大，因受压而形成淡黄或褐黄色胼胝样斑块或扁平丘疹，表面粗糙，界限清楚，去除角质层后，其下方有疏松的角质软芯，可见毛细血管破裂出血而形成的小黑点。

③ 扁平疣：好发于颜面、手背及前臂。为扁平隆起性丘疹，表面光滑，圆形或椭圆形，正常皮色或浅褐色，散在或密集分布。由于搔抓可致自身接种，沿抓痕呈串珠状排列，一般无自觉症状。病程慢性，可自行消退，消退前常出现炎症反应，瘙痒明显。

④ 尖锐湿疣：详见本章第十一节性传播疾病。

治疗方案

① 物理治疗：液氮冷冻、电灼、刮除、CO_2 激光及 5-氨基酮戊酸光动力疗法等，皮损数目较多者，可以分批分次治疗。

② 外用药物治疗

预案 1: 0.05％～0.1％维 A 酸软膏，每天 1～2 次，适用于扁平疣。

预案 2: 氟尿嘧啶软膏，每天 1～2 次，可遗留色素沉着，面部慎用。

预案 3: 3％酞丁胺霜或 3％酞丁胺二甲亚砜溶液。

预案 4: 0.5％鬼白毒素溶液。

预案 5: 5％咪喹莫特软膏，每周 3 次，对扁平疣、寻常疣有一定疗效。

③ 皮损内注射：平阳霉素用 1％普鲁卡因稀释，于疣体根部注射，每周 1 次；干扰素注射液或聚肌胞注射液注射在疣的基底部，2～3 天注射一次。适用于难治性寻常疣和跖疣。

④ 系统药物治疗：皮损数目较多或久治不愈者可选用，疗效难以肯定。

预案 1: 干扰素 $(1～5)×10^6$ IU，皮下注射，每日 1 次，共 10～14 日，然后改为每周注射 3 次，连续 4 周，也可肌内注射，每日 1 次。

预案 2: 聚肌胞注射液 2～4ml，肌内注射，每周 2 次。

预案 3: 卡介菌多糖核酸注射液 1ml，肌内注射，隔日 1 次。

预案 4: 异维 A 酸 10mg，每日 2 次，1 个月后，改为每日 1 次，连用 3 个月。

预案 5: 左旋咪唑 50mg，每日 3 次，连服 3 天，停 11 天，连用 3 个月。

第四节　皮炎、湿疹性皮肤病

一、接触性皮炎

接触性皮炎指皮肤黏膜接触外界刺激性物质或变应原性物质后，

在接触部位所发生的急性炎症或慢性炎症。根据发病机制不同可分两类，即刺激性接触性皮炎和变态反应性接触性皮炎。刺激性接触性皮炎发病机制是由于接触物本身具有强烈刺激性（如强酸、强碱等）或毒性，任何人接触该物质均可发病。变态反应性接触性皮炎发病机制是IV型超敏反应，接触物为致敏因子，本身并无刺激性或毒性。

诊断要点

① 反复接触弱刺激性物质可出现皮肤干燥、红斑、鳞屑或皲裂等损害。

② 接触强烈刺激性物质可出现红肿、大疱、糜烂，甚至坏死、溃疡。

③ 皮肤损害的界限比较清楚，形状与接触物一致。

④ 去除接触物后损害很快消退，若再接触，皮炎可再发。

治疗方案

（1）刺激性接触性皮炎

预案 1：立即去除刺激物是治疗的关键。脱去污染的衣物，创面上用大量流水长时间彻底冲洗，去除或稀释有毒物质，防止继续损伤皮肤或经皮肤吸收中毒。一般冲洗 10min，作用强的化学物质应冲洗 30min 或更长时间，随后根据接触物及性质采用中和剂，碱性物质采用弱酸性溶液中和，如醋、柠檬汁等；酸性物质用弱碱性溶液中和，如肥皂液、石灰水等，但中和时间不宜过长，随后用清水冲洗中和剂。如果损伤严重，要按化学烧伤处理。

预案 2：根据皮损特点和范围选用适当的外用药。

红斑、丘疹、丘疱疹无渗液时，选择炉甘石洗剂或糖皮质激素霜外用，每日 2~3 次。

有渗液时，先用 3% 硼酸溶液或 0.1% 依沙吖啶（利凡诺）溶液或生理盐水冷湿敷。

间歇期内，渗出不多时可外涂氧化锌油，防止皮损干燥不适。

有大疱的应先用灭菌注射器抽吸疱液后再行冷湿敷。冷湿敷不仅可去除刺激性物质，而且有减轻炎症、止痒、止痛的作用。

待皮损干燥后改用糖皮质激素霜外用。亚急性期损害采用糖皮质激素霜剂。对慢性期皮损选用软膏为宜，每日 2～3 次外涂，常用的有5％硼酸软膏、哈西奈德软膏、曲安西龙尿素霜等。

预案 3：系统治疗

一般对症：瘙痒患者应用抗组胺药，疼痛者酌情给予镇痛或镇静类药物。

糖皮质激素：急性期皮损广泛严重者，或伴有全身过敏症状者，可系统使用糖皮质激素治疗，待急性期过后逐渐减量至停药。

维 A 酸类药物：发生于掌跖部的慢性角化性皮损，可口服阿维 A，20～30mg/d。

抗生素：当合并感染时酌情应用抗生素。

（2）变态反应性接触性皮炎

预案 1：首先应耐心细致询问病史，寻找可疑的致病变应原，避免再接触。采用清水冲洗或冷湿敷方法清除残留致敏物质，避免进一步接触外来刺激性、易致敏物质（包括外用药），同时避免搔抓、热水、肥皂水烫洗等。

预案 2：外用药物治疗

急性期无渗出，有红斑、丘疹、丘疱疹时：选择炉甘石洗剂外涂，每日 3～4 次，瘙痒症状明显者，可每 100ml 加薄荷 0.5～2g 或樟脑 2g 或苯酚 0.5～1.5g。也可外用糖皮质激素霜剂，如 1％氢化可的松霜、0.1％丁酸氢化可的松霜、0.1％曲安奈德霜或 0.1％糠酸莫米松霜等，每日 1～2 次。

急性期渗出阶段，有糜烂、渗出和结痂时：可采用溶液开放性冷湿敷，常用湿敷液有 3％硼酸液、0.1％依沙吖啶（利凡诺）溶液、0.02％高锰酸钾液及生理盐水等。在湿敷间歇期内，如渗出不多时，为避免皮损干燥不适，可外涂氧化锌油保护。待皮损干燥后改用糖皮质激素霜剂外用，每日 1～2 次。若伴发感染，可选择依沙吖啶溶液冷湿敷，干燥后改用复方硝酸益康唑霜或复方曲安奈德霜。

亚急性期：可外用氧化锌糊剂、糖皮质激素霜剂。

慢性期：一般外用糖皮质激素软膏或霜剂。不宜长期外用，为避免不良反应，开始时可用中强效激素，炎症减轻后改用弱效激素。对面部、皮肤薄嫩部位及儿童，应选择弱效制剂，如 1％氢化可的松霜或0.1％丁酸氢化可的松霜，或非激素类如 0.03％或 0.01％他克莫司软膏、1％吡美莫司乳膏。

预案 3：系统治疗

抗组胺药：第一代抗组胺药如氯苯那敏、异丙嗪、赛庚啶、酮替芬等，但应注意其镇静作用。新一代抗组胺药如氯雷他定、西替利嗪、咪唑斯汀、盐酸非索非那定等。

糖皮质激素：皮损严重、急性泛发患者，可系统使用糖皮质激素治疗，待炎症控制后逐渐减量，在 2～3 周内停药。

抗生素：出现继发感染时应用抗生素。有条件时，先做细菌培养和药敏试验，再选择敏感抗生素。

说明

① 避免接触刺激性物质，避免接触变应原性物质，包括易致敏的外用药，是预防本病的关键。皮肤斑贴试验有助于寻找或验证可疑致敏原。

② 因工作需要接触变应原性物质时，必须做好个人防护工作，如穿防护服、戴口罩、帽子及手套，或外涂相应防护霜（膏）等。

③ 与职业接触有关者，应改善劳动条件，提高操作自动化程度，减少职业场所中的暴露，必要时调换工种。

二、湿疹

湿疹是由内外因素引起的一种急性或慢性皮肤炎症性皮肤病，皮损为以红斑、丘疹及丘疱疹为主的多形性损害，有渗出倾向，常反复发作，瘙痒剧烈。病因比较复杂，多与变态反应有关，常常难以确定。

诊断要点

① 急性湿疹：皮损呈多形性，初期为多数针尖大小红斑、丘疹、丘疱疹或水疱，损害边界不清，由于搔抓或热水烫洗造成点片状糜烂、渗出、结痂，并向周围蔓延，周围有散在性小丘疱疹，致损害边界不清，严重时疹疹泛发全身，瘙痒剧烈。

② 亚急性湿疹：可由急性湿疹炎症减轻或不适当处理后病程较久演变而来，表现为红肿及渗出减轻，但仍可有丘疹及少量丘疱疹，皮疹呈暗红色，可有少许鳞屑及轻度浸润，仍觉瘙痒。

③ 慢性湿疹：通常由急性湿疹或亚急性湿疹迁延而来，也可由于

刺激轻微、持续而一开始就表现为慢性化。表现为患部皮肤浸润性暗红斑上有丘疹、抓痕及鳞屑，局部皮肤肥厚、表面粗糙，有不同程度的苔藓样变、色素减退或色素沉着，阵发性瘙痒。在一定诱因下可急性发作。

治疗方案

详细询问病史，寻找和去除可能诱发或加重病情的刺激因素和致敏原，避免热水洗烫和剧烈搔抓。

预案1： 常规外用药物治疗

急性期（无渗出）：炉甘石洗剂外用，每日2～3次，也可用3%硼酸溶液或生理盐水做冷湿敷，待炎症控制后改用糖皮质激素霜剂或膏剂，如丁酸氢化可的松、曲安奈德、丙酸氟替卡松或糠酸莫米松外用。其作用强、疗效好，而且副作用小。

急性期（有渗出）：开放性冷湿敷，常用的湿敷液如3%硼酸溶液、0.1%依沙吖啶（利凡诺）溶液和生理盐水等。湿敷间歇期可用氧化锌油外涂，减少皮损干燥不适。

亚急性期：可选用糊膏或霜剂，如糠馏油糊膏、黑豆馏油糊膏、氧化锌糊膏或糖皮质激素霜剂等。

慢性湿疹：常用霜剂、软膏剂，可选择糖皮质激素制剂、氧化锌软膏及焦油类软膏。糖皮质激素制剂如氟轻松软膏、曲安奈德霜、糠酸莫米松乳膏、丙酸氯倍他索软膏、卤米松乳膏，焦油类如黑豆馏油软膏、煤焦油软膏、糠馏油软膏等，每日2～3次；皮损肥厚处可外用肤疾宁贴膏，或外用糖皮质激素霜/软膏后采用油纸或塑料薄膜封包，能成倍提高激素的透皮吸收而增强疗效。但在炎热多汗的气候下及多毛的部位不宜封包，否则易产生副作用（如感染）。

预案2： 外用糖皮质激素制剂疗效欠佳或薄嫩皱褶部位可外用钙调磷酸酶抑制剂，如0.03%或0.1%他克莫司软膏或1%吡美莫司乳膏，每日2次，薄薄一层外涂于皮损局部。注意初始几天可能有局部刺激反应，如烧灼感、刺痛或瘙痒等。

预案3： 对慢性局限肥厚性小片损害及钱币状湿疹，可采用醋酸泼尼松龙或曲安西龙混悬液或得宝松注射液加1%利多卡因适量行皮损内或真皮浅层分点注射，每1～4周一次。本法不宜长期使用，以免发生皮肤萎缩等副作用。

预案 4：出现湿疹、继发细菌或浅部真菌感染时，应给予莫匹罗星软膏、夫西地酸软膏等外用。或选用含抗细菌、真菌及糖皮质激素的复方制剂外用，如曲安奈德益康唑乳膏（派瑞松）、曲咪新乳膏（皮康霜）、复方曲安奈德乳膏和卤米松/三氯生乳膏（新适确得霜）等。

预案 5：非糖皮质激素类外用药，具有一定的抗炎、止痒作用，可酌情选用，如多塞平乳膏、氟芬那酸丁酯、乙氧苯柳胺软膏等。

预案 6：系统治疗

抗组胺类药：第一代抗组胺药，如氯苯那敏、羟嗪、酮替芬、赛庚啶等，具镇静作用；第二代抗组胺药，如阿斯咪唑、盐酸非索非那定、西替利嗪、氯雷他定、咪唑斯汀等，非镇静作用。可根据情况选用。

非特异抗过敏治疗：复方甘草酸苷注射液、10%葡萄糖酸钙注射液、硫代硫酸钠等。有心功能不全者或使用洋地黄类药物时禁用钙剂。

糖皮质激素：成人可用泼尼松 30～40mg/d，晨顿服或分次服，待病情缓解后逐渐减量至完全停药。复方倍他米松（得宝松）注射液肌注，每次 1ml，每 2～4 周 1 次。注意应用糖皮质激素制剂时不应减药过快或停药过快以免出现反跳现象。

免疫抑制剂：可用于严重而其他治疗无效的病例，如环孢素、硫唑嘌呤或甲氨蝶呤，注意用药期间随访监测药物副作用。

抗生素：湿疹急性期或继发感染时可加用抗生素药物，必要时做细菌培养及药敏试验，选择敏感抗生素。

预案 7：物理疗法 对泛发性湿疹亚急性及慢性期患者可采用紫外线光疗，可选择长波紫外线或窄谱 UVB 治疗。

说明

① 湿疹患者由于炎症反应或外用糖皮质激素，常常造成皮肤屏障损伤，表现为皮肤干燥脱屑等，可选择温和的医学润肤剂外用，增加皮肤水合作用，改善皮肤干燥。

② 糖皮质激素无论口服还是静脉给药，都能很快控制症状，但停药后易复发，年长者停药后有发生红皮病的危险。另外，湿疹是一种慢性反复发作性疾病，长期使用糖皮质激素可引起许多副作用，因此尽可能不用。只有急性严重、泛发性湿疹或湿疹性红皮病患者，采用其他治疗无效，又无糖尿病、高血压、溃疡病等应用激素的禁忌证时方可使用，在病情缓解后逐渐减量至完全停药。不应减药或停药过快，以免出

现反跳现象。

三、特应性皮炎

特应性皮炎亦称遗传过敏性皮炎、异位性皮炎，是一种与遗传过敏素质有关的慢性炎症性皮肤病，表现为瘙痒、多形性皮损并有渗出倾向。本人或家族中常有哮喘、过敏性鼻炎、过敏性鼻结膜炎、荨麻疹等病史。

诊断要点

该病呈慢性经过，临床表现多种多样，最基本的特征是皮肤干燥、慢性湿疹样皮损和明显瘙痒。据在不同年龄段的表现分为婴儿期（出生至 2 岁）、儿童期（2～12 岁）、青少年与成人期（12～60 岁）和老年期（＞60 岁）四个阶段。

① 婴儿期：皮损多分布于两颊、额部和头皮，皮疹以急性湿疹表现为主，后逐渐蔓延至四肢伸侧。

② 儿童期：多由婴儿期演变而来，也可不经过婴儿期而发生，多发生于面颈、肘窝、腘窝和小腿伸侧，以亚急性和慢性皮损为主要表现，皮疹往往干燥肥厚，有明显苔藓样变。

③ 青少年与成人期：皮损与儿童期类似，主要发生在肘窝、腘窝、颈前等部位，也可发生于躯干、四肢、面部、手部，大部分呈干燥、肥厚性皮炎损害，部分患者也可表现为痒疹样。

④ 老年期：男性多于女性，皮疹通常严重而泛发，甚至出现红皮病。

如果患者表现为湿疹样皮损，应当怀疑有特应性皮炎的可能，需详细询问病史、家族史、必要时进行外周血嗜酸性粒细胞计数、血清总 IgE、过敏原特异性 IgE 及斑贴试验等检测。

本病是一种异质性疾病，表现多种多样，诊断需要一定标准。目前常用的诊断标准包括 Hanifin-Rajka 标准、Williams 标准和中国 AD 诊断标准，根据患者年龄等选用。

治疗方案

① 外用药物治疗

预案 1：外用糖皮质激素（topical corticosteroids，TCS）

本病的一线疗法。TCS 强度一般分为四级：超强效、强效、中效及弱效。初治时应选用足够强度的制剂，炎症控制后逐渐过渡到中弱效制剂或钙调磷酸酶抑制剂（topical calcineurin inhibitors，TCI）。

要注意长期大面积使用糖皮质激素，可能导致不良反应。面颈部及皱褶部位推荐短期使用中弱效激素制剂。

肥厚性皮损可选用封包疗法。

急性期泛发性严重或者顽固皮损推荐短期（通常 3 天，不超过 14 天）湿包治疗。

预案 2：外用 TCI

推荐用于面颈部、褶皱部位以及乳房、肛门外生殖器部位控制炎症与瘙痒症状。常用的包括 1% 吡美莫司乳膏、0.03%（儿童用）与 0.1%（成人用）他克莫司软膏。不良反应主要为局部烧灼和刺激感，大部分患者可随用药时间延长而逐步消失。

中重度或易复发特应性皮炎患者在皮损控制后应过渡到长期"主动维持治疗"，即在易复发的原有皮损区每周 2 次外用 TCS 或 TCI，有效减少复发。

预案 3：其他外用药

氧化锌油（糊）剂、黑豆馏油软膏等也有效；

生理氯化钠溶液及其他湿敷药物可用于急性渗出期；

外用磷酸二酯酶-4（PDE4）抑制剂软膏等。

② 系统治疗

预案 1：抗组胺类药。同湿疹治疗。

预案 2：免疫抑制剂

适用于重度特应性皮炎且常规疗法不易控制的患者，使用时间多需 6 个月以上，注意适应证和禁忌证，密切监测不良反应。

环孢素应用最多，起始剂量 3～5mg/(kg·d)，分 2 次口服，控制病情后渐减量至最小剂量维持［0.5～1mg/(kg·d)］，疗程建议不超过 2 年。

甲氨蝶呤每周 10～15mg 口服，监测肝功能。

硫唑嘌呤每日 50～100mg/d，服药前需检测硫嘌呤甲基转移酶活性或基因多态性，避免出现骨髓抑制等严重不良反应。

预案 3：系统应用糖皮质激素

原则上尽量不用或少用，对于病情严重、其他药物难以控制的急性发作期患者可短期应用。

预案4：生物制剂

度普利尤单抗（Dupilumab）是白细胞介素4（IL-4)/13受体α链的全人源单克隆抗体，目前在中国其适应证为6岁以上中重度特应性皮炎患者。

③ 紫外线疗法

适用于中重度成人特应性皮炎患者慢性期、苔藓化皮损，以控制瘙痒症状及维持治疗，光暴露加重症状的患者不建议进行。

优先选择窄谱中波紫外线（NB-UVB）和中大剂量UVA1治疗。12岁以下儿童应避免使用全身紫外线疗法。

④ 控制瘙痒

对于慢性顽固性瘙痒（尤其夜间剧烈瘙痒），如上述治疗控制欠佳者，可尝试米氮平、普瑞巴林、帕罗西汀、纳曲酮等止痒药治疗，但要注意其不良反应。

⑤ 抗微生物治疗

如有明显感染征象时，短期系统使用或外用抗生素治疗；

发生疱疹性湿疹时，积极给予系统抗病毒治疗，如阿昔洛韦、伐昔洛韦等；

考虑伴发马拉色菌感染时，可外用或系统使用唑类抗真菌药。

⑥ 对尘螨过敏且病情严重的特应性皮炎患者，可同时进行尘螨过敏原特异性免疫治疗。

说明

① 本病是慢性复发性疾病，需长期治疗，需对疾病全程管理，做好患者教育。寻找发病病因和诱发加重因素（包括非特异性诱发因素及特异性过敏原诱发因素等），告知患者进行回避。

② 合理洗浴，建议洗浴水温度在32～37℃，时间5～10min，使用低敏无刺激洁肤用品。外用保湿润肤剂是本病的基础治疗，建议足量多次使用，沐浴后立即使用。冬季应选用富含脂类的润肤剂。

③ 改善环境：避免各种机械、化学物质及接触性致敏物等刺激，如搔抓、摩擦，以及毛织物、酸性物质、漂白剂、镍、香料、甲醛、防腐剂、羊毛脂和橡胶等；及时清除汗液；避免饮酒和辛辣食物；避免过

度干燥和高温等刺激；控制环境中的致敏物，如尘螨、动物皮屑、花粉等。

④ 如果食物和皮疹间的因果关系明确，建议避食 4～6 周，观察皮疹改善情况。除非明确食物和发疹之间的因果关系，否则不推荐盲目避食。

第五节　药物性皮炎

药物性皮炎又称药疹，指药物通过任何途径进入体内引起皮肤、黏膜的急性炎症，重者可伴有系统累及，危及生命。临床上易引起药疹的药物主要有抗生素、解热镇痛药、催眠镇静药及抗癫痫药、中草药、抗痛风药、抗甲状腺功能药、吩噻嗪类药、抗结核药、异种血清制剂、疫苗和生物制剂等。

诊断要点

除固定型药疹有特定部位特征性表现外，多数药疹可模拟其他疾病的皮肤表现，皮疹类型多样。将病情严重、死亡率较高的重症多形红斑型药疹、大疱性表皮松解型药疹、剥脱性皮炎型药疹及药物超敏反应综合征称为重型药疹。

① 明确的用药史。停用致敏药物，皮疹可自愈，一般在 1～3 周恢复。

② 一定的潜伏期，首次用药潜伏期在 5～20 天；重复用药，则可数分钟或数小时发病。别嘌呤醇及抗结核药引起的药疹潜伏期较长，首次用药可长达 90 天。

③ 多有前驱症状，如发热、皮肤瘙痒、黏膜灼热干燥或全身不适。

④ 重症常伴多腔黏膜损害，累及口腔、外生殖器、眼、呼吸道及消化道黏膜，且可影响心、肝、肾、关节及造血系统，往往起病急骤，病情凶险。

⑤ 抗过敏治疗及皮质类固醇激素治疗有效。

⑥ 固定型药疹因每次皮损常在同一部位出现而命名。皮疹可发生于全身任何部位，以口腔和生殖器皮肤-黏膜交界处好发，亦可累及躯

干四肢。典型皮损为局限性圆形或类圆形边界清楚的水肿性暗紫红色或鲜红色斑疹、斑片，1个或数个，重者红斑上可出现水疱或大疱，会阴部、黏膜皱褶处可有糜烂渗出。

治疗方案

立即停用致敏药物，包括可疑致敏药物，慎用结构相近似的药物，多饮水或静脉输液以加速药物的排出。

预案 1：全身治疗

抗组胺药物、维生素 C、钙制剂等抗过敏治疗。

糖皮质激素：轻型药疹必要时给予小剂量糖皮质激素，皮损好转后逐渐减量，重型药疹应及早、足量使用糖皮质激素。

重型药疹需注意加强护理，防治继发感染、黏膜粘连，加强支持疗法，及时纠正低蛋白血症、水电解质紊乱，静脉注射人免疫球蛋白及血浆置换等。

如发生过敏性休克，尽早使用糖皮质激素、肾上腺素等。

预案 2：局部治疗

视皮疹情况给予湿敷，炉甘石洗剂或皮质激素霜外擦。糜烂、渗出性损害，可用 3% 硼酸液、生理盐水或 0.1% 依沙吖啶（利凡诺）等予以湿敷，重组人表皮生长因子或成纤维细胞生长因子外用以促进表皮修复。

眼结膜损害者，每天数次用生理盐水冲洗，清除分泌物，定期交替滴醋酸氢化可的松眼药水、氯霉素眼药水，晚上涂 3% 硼酸眼膏或 0.5% 金霉素眼膏，以预防粘连。

口腔损害者，可用 2% 碳酸氢钠含漱液或康复新液含漱，唇部用凡士林纱贴敷，口腔溃疡者可贴口腔溃疡薄膜或涂口腔溃疡膏。

预案 3：物理治疗　氦氖激光照射，烤灯照射创面。

说明

① 病历上注明禁用的致敏药物或可疑致敏药物的名称，勿用结构相关药物，以免发生交叉过敏。

② 多饮水或输液以促进致敏药物排出，每日可静脉滴注 1000～2000ml 液体。

第六节 红斑丘疹鳞屑性皮肤病

一、银屑病

银屑病是一种常见的慢性、复发性、炎症性皮肤病，其病因和发病机制仍不十分清楚。目前认为，银屑病是遗传因素和环境因素等多种因素相互作用的多基因遗传病和代谢综合征，其发病机制可能是一种免疫介导性疾病。感染、精神紧张和应激条件、季节变换、外伤、手术、妊娠、吸烟和某些药物作用等是促发和加重银屑病的环境因素，本病还与心血管事件、肥胖、代谢综合征等有相关性。根据银屑病的临床特征，可分为寻常型、关节病型、脓疱型及红皮病型，其中寻常型占90%以上，其他类型多由寻常型银屑病转化而来。

诊断要点

① 典型皮损为红色斑丘疹，表面覆厚层银白色鳞屑，若刮除最上层的银白色鳞屑，可观察到鳞屑呈层状，似在刮蜡滴（蜡滴现象），刮去银白色鳞屑可见淡红色发光半透明薄膜（薄膜现象），剥去薄膜可见点状出血。蜡滴现象、薄膜现象与点状出血现象对银屑病有诊断价值。

② 皮损边界清楚，可以累及皮肤的任何部位，以头皮及躯干、四肢伸侧为主。存在于头皮的皮损使毛发呈束状。龟头、耳道等处也常有皮损。指趾甲受累可见甲板点状凹陷、失去光泽，甲板变形等。

③ 根据临床表现本病分为三期。

进行期：不断出现新的皮损，色红，原皮损逐渐扩大，痒感加重，伴有同形现象。

静止期：病情处于稳定状态，无新疹发生，色泽变暗。

消退期：原皮损逐渐缩小、变平，炎症基本消退，留下色素减退或色素沉着斑。

④ 急性点滴型银屑病：多在急性扁桃体炎或上呼吸道感染后发生，皮损遍布全身，为大小一致的蜡滴状红色丘疹，上覆少许鳞屑。经适当治疗可在数周内消退，少数患者可转化为慢性病程。

⑤ 组织病理学表现有一定的诊断价值，可见角化过度伴角化不全，角化不全区可见 Munro 微脓肿，颗粒层明显减少或消失，棘层增厚，表皮突呈棒槌样下延，真皮乳头内毛细血管扩张、迂曲，乳头上方表皮变薄。浅层血管周围淋巴细胞浸润。

治疗方案

① 外用药物治疗

预案 1： 润肤剂　保湿和润肤在银屑病治疗中很重要，常用含有尿素等的护肤品等。

预案 2： 糖皮质激素　是最常用的外用药，外用不应超过体表面积的 10%。一般需要中效或以上的皮质激素，对于限局性、肥厚性、顽固性的斑块状皮损，可外用强效激素或局部封包治疗。面部、腋下、腹股沟及其他皱褶部位慎用。

预案 3： 维生素 D_3 衍生物　钙泊三醇和他卡西醇，一般外用 6～8 周后皮疹可好转，然后可减少用药次数或间歇用药以维持长期疗效。

预案 4： 维 A 酸类　0.05% 和 0.1% 他扎罗汀凝胶，外用后可能对皮肤有一定刺激性，如瘙痒、灼热、刺痛、红斑等。维 A 酸有致畸性，虽外用吸收很少，但慎重起见，禁用于孕妇或哺乳期妇女。

预案 5： 焦油　常用的有煤焦油、松馏油、糠馏油及黑豆馏油等。缺点是有气味，易脏衣物，可能引起光敏感、毛囊炎。

预案 6： 蒽林　蒽林又称地蒽酚，外用 1%～3% 的高浓度蒽林制剂，10～30min 即擦去，并用酸性肥皂清洗局部，然后外用润肤霜或合适的糖皮质激素软膏，每日 1 次或每周 3 次，适用于慢性、处于静止期的斑块型银屑病。

预案 7： 钙调磷酸酶抑制剂　他克莫司或吡美莫司，用于面部或间擦部位。

预案 8： 其他　5% 以上的水杨酸软膏有角质溶解作用，可用于头皮、掌跖等处较厚的皮损。喜树碱软膏或酊剂、辣椒碱软膏等。

预案 9： 多种药物交替或联合应用　对单一外用药物不良反应明显或效果不好的患者，可选择两种或多种药物交替或联合治疗，以提高疗效，降低不良反应。常见的联合用药方案包括：维生素 D_3 衍生物＋钙调磷酸酶抑制剂、糖皮质激素＋维生素 D_3 衍生物（如卡泊三醇倍他米松软膏、卡泊三醇倍他米松凝胶）、糖皮质激素＋维 A 酸类药物（如复方丙酸氯倍他索软膏）等。

② 系统药物治疗

预案1：维A酸类 临床上最常用的为阿维A，口服剂量为 $0.5\sim$ $1mg/(kg\cdot d)$，控制症状后缓递减少药量，并维持。主要不良反应为致畸，生育年龄妇女在服药及停药后的 2 年内需避孕。

预案2：甲氨蝶呤 一般采用低剂量间歇治疗，常用方案为每周 1 次性口服或注射 $5\sim15mg$，治疗期间要定期查血象及肝功能。肝功能障碍、贫血、白细胞低下者及妊娠妇女禁用。

预案3：环孢素 口服，$2\sim5mg/(kg\cdot d)$，通常 4 周内可观察到疗效，停药后较易复发。服药期间应定期检查肝功能、肾功能及血压，必要时监测其血药浓度。

预案4：雷公藤多苷 疗效与阿维A相似，口服 $30\sim60mg/d$，分 $2\sim3$ 次口服，注意不良反应。

预案5：其他免疫抑制剂 不能使用上述治疗时，可选用他克莫司、羟基脲、硫唑嘌呤、霉酚酸酯等。

预案6：生物制剂 目前国内经 CFDA 批准可用于治疗银屑病的生物制剂主要为 TNF-α 拮抗剂，包括依那西普生物类似物、英夫利西单抗、阿达木单抗；IL-12/23 抑制剂（乌司奴单抗）和 IL-17A 抑制剂（司库奇尤单抗、依奇珠单抗）。

预案7：抗生素 对于发病与上呼吸道感染有关的急性点滴型银屑病患者，在发病初期，宜用抗生素清除细菌感染，消除诱因。

③ 物理疗法

预案1：光疗 窄谱 UVB（NB-UVB）、PUVA、308nm 准分子激光、308nm 准分子光等。

预案2：光疗联合疗法 NB-UVB 是目前临床治疗寻常型银屑病的一线疗法，如果单用 NB-UVB 照射疗效欠佳者，临床上常通过联合局部或系统用药增加疗效。如 NB-UVB 联合维A酸类药物、甲氨蝶呤及生物制剂系统治疗；NB-UVB 联合局部维生素 D_3 衍生物、维A酸类、糖皮质激素、焦油、地蒽酚及中药药浴等。

预案3：洗浴疗法 温泉浴、日光浴、海水浴及沙浴等。用 2 次。

说明

① 对于病情较轻的患者应以局部治疗为主。

② 重视心理治疗，避免劳累、焦虑、精神紧张、上呼吸道感染等诱发或加重因素。

③ 进行期患者禁用刺激性强的药物。

二、白色糠疹

白色糠疹也称为单纯糠疹，是一种常发生在儿童或少年面部的轻度炎症性皮肤病，病因尚不清楚。本病预后好，通常可自愈。

诊断要点

① 本病多见于儿童，青壮年亦可发病。常于春季发病，夏、秋季节好转。

② 皮疹特点是轻度色素减退性圆形或卵圆形斑片，上覆干燥、细碎鳞屑，淡白色或淡红色。无自觉症状或轻度瘙痒。面部多见。

治疗方案

本病有自限性，经过数月或更长一些时间可自愈。治疗目的主要是缩短病程，对症处理。

预案 1： 口服维生素（如维生素 B_6、维生素 B_2 和 B 族维生素等）。

预案 2： 以润肤为主，也可用 5％ 硫黄软膏、唑类霜膏、他克莫司膏等。局部避免各种刺激。

三、荨麻疹

荨麻疹俗称"风疹块"，是皮肤黏膜由于暂时性血管通透性增加而发生的局限性水肿，临床以局限性、瘙痒性、暂时性红斑和风团为特征。药物、食物、吸入物、感染、物理刺激、昆虫叮咬等因素均可诱发本病，某些系统性疾病也可伴发。按病程分为急性荨麻疹和慢性荨麻疹。

诊断要点

① 急性荨麻疹为突然发生的皮肤黏膜潮红斑和（或）风团，常伴有瘙痒，少数伴发热、关节痛、头痛、恶心、呕吐，甚至腹痛、腹泻、胸闷、呼吸困难等。单个风团常持续数分钟至数小时，消退后不留痕

迹，可反复发生。详问病史多数能找到诱因，常在治疗或脱离诱因后数日或 1~2 周痊愈。

② 血管性水肿，又称巨大性荨麻疹。呈突然发生的局限性水肿，多发生于组织疏松处，如眼睑、口唇、包皮、阴囊、舌、咽喉等。持续数小时或 2~3 天，消退后不留痕迹。

③ 慢性荨麻疹指荨麻疹反复发作，病程超过 6 周。部分有明确的诱因，而多数找不到诱因，治疗较困难。

④ 皮肤划痕症可单独发生或与其他型荨麻疹同时存在。往往自觉局部灼热、瘙痒，搔抓后出现与抓痕形态一致的线状风团。有时在紧束的腰带和袜带等处也可发生。

⑤ 寒冷性荨麻疹的发生与冷刺激有关。

⑥ 胆碱能性荨麻疹是在运动、遇热及情绪激动后发生。皮疹特点为泛发的直径 1~3mm 的小风团，周围有明显的红晕，持续数十分钟后自行缓解。有时唯一的症状是皮肤瘙痒而无风团。

治疗方案

寻找和去除病因，抗过敏和对症治疗。

① 急性荨麻疹

预案 1：首选镇静作用较轻的第二代 H_1 受体拮抗剂治疗。

维生素 C 及钙剂可降低血管通透性，与抗组胺药有协同作用；

伴腹痛的可给予解痉药物（如山莨菪碱、阿托品等）；

感染引起者应用抗生素并处理感染病灶；

原因明确的急性荨麻疹可系统应用糖皮质激素。

预案 2：病情严重，伴有休克、喉头水肿及呼吸困难者，应立即抢救。

0.1% 肾上腺素皮下注射或肌内注射，必要时可重复使用；

糖皮质激素肌内注射或静脉注射，可选用地塞米松、氢化可的松或甲泼尼龙等；

支气管痉挛严重时可静脉注射氨茶碱；

喉头水肿呼吸受阻时可行气管切开；

心跳呼吸骤停时应进行心肺复苏术。

② 慢性自发性荨麻疹

预案 1：首选第二代 H_1 受体拮抗剂，一种抗组胺药物无效时，可更改抗组胺药物的种类，也可 2 种抗组胺药物联用或交替使用，某些药物可增加剂量。也可视病情联合应用第一代 H_1 受体拮抗剂、H_2 受体拮抗剂（如雷尼替丁）或曲尼斯特等白三烯受体拮抗剂，还可酌情选用羟氯喹、雷公藤总苷等口服。控制症状后宜继续用药维持治疗，逐渐减量，直到停药。

预案 2：生物制剂（如奥马珠单抗）和免疫抑制剂（环孢素等）多用于上述常规治疗无效的难治性慢性自发性荨麻疹。

说明

① 在抗组胺药基础上，皮肤划痕症者可联合使用酮替芬或者 UVA1 及窄波 UVB；寒冷性荨麻疹可联合使用赛庚啶、多塞平或进行冷脱敏治疗；胆碱能性荨麻疹可联合使用达那唑、酮替芬等。

② 可配合使用外用药物治疗，如薄荷酚液、炉甘石洗剂、苯海拉明霜、复方樟脑乳膏等止痒剂。

第七节　皮肤附属器疾病

一、痤疮

痤疮是一种累及毛囊皮脂腺的慢性炎症性皮肤病，各年龄段人群均可患病，青少年发病率为高。

诊断要点

① 多发于 15～30 岁青年男女，皮损好发于面颊、额部，其次是胸部、背部及肩部，多对称性分布，常伴有毛孔粗大和皮脂溢出。皮损包括毛囊口处的粉刺、炎性丘疹、脓疱以及结节、囊肿及瘢痕等。

② 自觉症状轻微，炎症明显时可有疼痛。病程慢性，时轻时重，多数患者病情至中年期逐渐缓解，部分可遗留红色印迹和色素沉着、肥厚性或萎缩性瘢痕。

③ 痤疮分级是痤疮治疗方案选择及疗效评价的重要依据。依据皮损性质将痤疮分为 3 度 4 级，即轻度（Ⅰ级）：仅有粉刺；中度（Ⅱ

级）：有炎性丘疹；中度（Ⅲ级）：出现脓疱；重度（Ⅳ级）：有结节、囊肿。

治疗方案

外用药物治疗是痤疮的基础治疗，轻度及轻中度痤疮以外用药物治疗为主，中重度及重度痤疮在系统治疗的同时辅以外用药物治疗。

① 外用药物治疗

预案1：维A酸类 可作为轻度痤疮的单独一线用药、中度痤疮的联合用药以及痤疮维持治疗的首选。常用药物包括0.025%～0.1%维A酸霜或凝胶、0.1%阿达帕林凝胶及0.1%他扎罗汀乳膏或凝胶。此类药物建议睡前应用，常会出现轻度皮肤刺激反应，随时间延长往往可逐渐耐受。

预案2：过氧化苯甲酰 有2.5%～10%不同浓度的洗剂、乳剂或凝胶，应从低浓度及小范围试用开始。使用中可能会出现轻度刺激反应。

预案3：抗生素 常用的包括红霉素、林可霉素及其衍生物克林霉素、氯霉素及夫西地酸等。外用抗生素易诱导痤疮丙酸杆菌耐药，不推荐单独或长期使用。

预案4：其他 不同浓度及剂型的壬二酸、氨苯砜、二硫化硒、硫黄和水杨酸等药物可作为痤疮外用药物治疗的备选。

② 系统药物治疗

预案1：抗菌药物 首选四环素类药物，如多西环素（100～200mg/d）、米诺环素（50～100mg/d）等。四环素类药物不能耐受或有禁忌证时，可考虑用大环内酯类药物代替。复方磺胺甲噁唑也可酌情使用。四环素类药物不宜与口服维A酸类药物联用，以免诱发或加重良性颅内压升高；也不宜用于孕妇、哺乳期妇女和8岁以下的儿童。

预案2：维A酸类 维A酸类是目前针对痤疮发病4个关键病理生理环节唯一的口服药物。目前常用异维A酸和维胺酯，需与脂餐同服。异维A酸有明确的致畸作用，育龄期女性患者应在治疗前1个月、治疗期间及治疗结束后3个月内严格避孕。

预案3：抗雄激素药物 可用于伴有高雄激素表现、青春期后、经前期明显加重、常规治疗反应较差或停药后迅速复发的女性痤疮患者。包括雌激素与孕激素，通常使用二者混合的复方制剂（短效避孕药）、螺内酯、胰岛素增敏剂如二甲双胍。

预案 4：糖皮质激素　针对暴发性痤疮、聚合性痤疮及较重炎症反应的重度痤疮，泼尼松 5～10mg/d 或等效地塞米松，疗程不超过 4 周，并联合口服异维 A 酸治疗。

③ 物理与化学治疗

主要包括光动力、红蓝光、激光与光子治疗、化学剥脱治疗等，作为痤疮辅助或替代治疗以及痤疮后遗症处理的选择。

说明

① 限制高糖和油腻饮食及奶制品尤其是全脂牛奶的摄入，适当控制体重，规律休息，避免熬夜及过度日晒。如出现焦虑和抑郁，需配合心理疏导。

② 如伴有皮脂溢出，可选用控油保湿清洁剂洁面，但不能过度清洗，忌挤压和搔抓。清洁后根据皮肤类型选择相应护肤品。谨慎使用或选择粉底、隔离、防晒剂及彩妆等，避免化妆品性痤疮的发生。

二、脂溢性皮炎

脂溢性皮炎是在皮脂溢出较多的部位发生的慢性、炎症性、复发性皮肤病，目前认为与马拉色菌定植、脂质增多、皮肤屏障功能受损、免疫反应及个体易感性相关。

诊断要点

① 典型皮损为黄红色斑疹、斑片或斑丘疹，表面覆油腻性鳞屑；或干性红斑上有灰白色糠秕样鳞屑。

② 皮疹好发于头皮、眉部、眼睑、鼻及两旁、耳后、颈、前胸、肩胛间区、腋下、腹股沟及脐窝等皮脂腺分布较丰富部位，可有不同程度的瘙痒。

治疗方案

① 外用药物治疗

原则为去脂、杀菌、消炎、止痒、去屑及控制脱发。头皮用溶液、酊剂等，面部、耳后、眉等部位用乳膏制剂。

预案1： 复方硫黄制剂　5％硫黄软膏外用，每晚1次；二硫化硒香波或硫黄软皂，每周洗头1～2次。

预案2： 抗真菌制剂　2％酮康唑洗剂或1％联苯苄唑香波洗发、洗澡，3％克霉唑乳膏、2％咪康唑乳膏、联苯苄唑乳膏等均可。

预案3： 维生素 B_6 乳膏、维生素E乳膏等可轮换选用，每日1～3次。

预案4： 糖皮质激素制剂　在皮疹炎症重、瘙痒明显时，可酌情加用。如1％氢化可的松乳膏或0.1％丁酸氢化可的松乳膏、糠酸莫米松、曲安奈德氯霉素乳膏等，选择一种，每日1～2次外用。不宜长期应用，以免出现激素局部副作用。

预案5： 面部脂溢性皮炎可外用他克莫司软膏或吡美莫司乳膏。

② 系统药物治疗

预案1： 可补充B族维生素或锌剂。

预案2： 瘙痒剧烈时可给予抗组胺药类口服止痒、镇静。

预案3： 真菌感染或泛发性损害可口服伊曲康唑。

预案4： 伴细菌感染或有明显渗出时，口服四环素类或大环内酯类抗生素。

预案5： 炎症明显或皮疹广泛，其他治疗不能控制时，可短期应用中小剂量糖皮质激素。

说明

限制多脂及多糖饮食，忌饮酒和辛辣刺激性食物，避免过度清洁和摩擦，加强控油与保湿，使用温和润肤乳，生活起居规律。

第八节　白癜风

白癜风是一种获得性、特发性色素脱失性疾病，病程慢性，病因不明。

诊断要点

① 典型皮损为乳白色或瓷白色色素脱失斑，单发、散发或泛发，

大小不等，边界清楚，无萎缩、硬化及肥厚等改变。常无自觉症状，进展期可有短时瘙痒。任何部位均可受累。毛发部位可见白发。

② Wood灯检查：进展期皮损呈灰白色荧光，边界不清；稳定期呈高亮的蓝白色荧光，边界清楚，可见色素岛或边缘色素沉着。

③ 反射式共聚焦激光扫描显微镜（RCM）检查：进展期皮损表皮-真皮交界处色素环失去完整性，与周边正常皮肤边界不清，周围可见高折光性细胞；稳定期表皮-真皮交界处色素环完全缺失，边界清楚，无炎症细胞浸润。

治疗方案

① 外用药物治疗

预案1：糖皮质激素　适用于白斑累及面积＜3%体表面积的进展期皮损，选择（超）强效激素。面、皱褶及细嫩部位皮肤用1个月后更换为钙调磷酸酶抑制剂，肢端可持续使用。糖皮质激素避免用于眼周。

预案2：钙调磷酸酶抑制剂　适用于成人及儿童，尤其面部、黏膜及薄嫩部位，可选择0.03%、0.1%他克莫司软膏或1%吡美莫司乳膏。

预案3：维生素D_3衍生物　卡泊三醇或他卡西醇软膏，与NB-UVB、308nm准分子激光等联用可增强疗效。

② 光疗

NB-UVB、308nm准分子激光、308nm准分子光。光疗联合疗法效果优于单一疗法，包括联合口服或外用激素、外用钙调磷酸酶抑制剂、外用维生素D_3衍生物、外用光敏剂、移植治疗、口服抗氧化剂等。

③ 系统药物治疗

预案1：糖皮质激素　系统应用仅适用于进展期患者，注意禁忌证及可能出现的副作用。成人可小剂量口服泼尼松，0.3mg/(kg·d)，连服1～3个月，无效则终止；见效后每2～4周递减5mg，至隔日5mg，维持3个月。或复方倍他米松注射液1ml肌内注射，每20～30天1次。

预案2：中医中药　如白癜风丸、白灵片口服。

④ 移植治疗

适用于稳定期（稳定1年以上）患者，进展期白癜风及瘢痕体质者禁用。常用的方法包括自体表皮片移植、微小皮片移植、刃厚皮片移植、自体非培养表皮细胞悬液移植、自体培养黑素细胞移植、单株毛囊移植以及自体组织工程表片移植等。

⑤ 遮盖疗法

用于暴露部位皮损，采用含染料的物理或者化学遮盖剂涂搽白斑，使颜色接近周围正常肤色。

⑥ 脱色治疗

主要适用于白斑累及＞95％体表面积的患者。已经证实对复色治疗的各种方法抵抗，在患者要求下可接受皮肤脱色。可外用 20％氢醌单苯醚、10％ ～ 20％ 对苯二酚单甲醚。可选用 Q755nm、Q694nm、Q532nm 激光。

说明

① 临床诊断为白癜风的患者可进一步检测抗甲状腺球蛋白抗体等相关抗体，对提示有自身免疫性疾病或综合征的患者，应进行相应的自身抗体检测。

② 重视健康教育，避免不良的心理应激，避免疲劳熬夜，避免局部压迫和摩擦，避免日光暴晒，避免接触酚类化合物，可以食用富含维生素 C 的蔬菜水果，保持饮食和营养均衡。

③ 维生素 D_3 衍生物、钙调磷酸酶抑制剂的说明书中并未包括其对白癜风的治疗，但国内外已有大量文献证明这些药物对白癜风有效，故超说明书范围使用时应坚持知情同意原则。

第九节　遗传性皮肤病

一、鱼鳞病

鱼鳞病是一种以皮肤干燥、伴有鱼鳞状鳞屑为特征的遗传性角化障碍性疾病。临床上分为寻常性鱼鳞病、X 连锁鱼鳞病、片层状鱼鳞病、先天性大疱性鱼鳞病样红皮病和先天性非大疱性鱼鳞病样红皮病等多种类型。

诊断要点

① 寻常性鱼鳞病：最常见，系常染色体显性遗传。幼年起病，冬

重夏轻。好发于四肢伸侧及背部，屈侧及皱褶处少见，通常无自觉症状。典型皮损是淡褐色至深褐色菱形或多角形鳞屑，鳞屑中央固着，周边微翘起，如鱼鳞状。轻者仅表现为冬季皮肤干燥，表面有细碎的糠秕样鳞屑。

②X连锁鱼鳞病：较少见，系性连锁隐性遗传。在出生时或生后不久即发病，仅发生于男性。皮疹分布广泛，以面部两侧、颈部、头皮受累最重，屈侧及皱褶部可累及。基本损害为散在的、大的棕黑色鳞屑，有"肮脏"感，可伴角膜点状混浊、隐睾等。

③片层状鱼鳞病：常染色体隐性遗传。出生后全身即有一层广泛的火棉胶样膜，2周后该膜脱落，代之棕灰色四方形鳞屑（板层状），遍及整个体表，犹如铠甲。1/3患者可有眼睑、唇外翻。

④先天性大疱性鱼鳞病样红皮病：常染色体显性遗传。出生时或出生后不久出现大疱，随后全身可见角化性、疣状或嵴状的厚层鳞屑，呈"豪猪"样外观，常继发感染，严重时可伴发败血症、电解质紊乱而导致死亡。

⑤先天性非大疱性鱼鳞病样红皮病：常染色体隐性遗传。出生时全身皮肤紧张、潮红，覆有细碎鳞屑。可见睑外翻。青春期后皮损可能趋于好转。

治疗方案

治疗以外用药为主，以温和、保湿、轻度剥脱为原则。

预案1： 10%～20%尿素霜、α-羟基酸或40%～60%丙二醇溶液可增加皮肤水合程度。

预案2： 维A酸外用制剂或钙泊三醇软膏可改善角化，减少鳞屑，与糖皮质激素联用可增加疗效。

预案3： X连锁鱼鳞病可外用10%胆固醇霜。严重患者在冬季可口服维生素A或维A酸类药物，能明显缓解病情。

二、毛发角化病

毛周角化病又称毛发苔藓，是一种慢性毛囊角化性皮肤病。发病率较高，常始发于儿童期，青春期皮损明显加重，成年后缓解。

诊断要点

① 皮损多对称分布于四肢伸侧，重者可及躯干。

② 受累部位皮肤有特殊粗糙感，皮损为针尖至粟粒大小的毛囊性丘疹，肤色，不融合，顶端有灰褐色角质栓，内含卷曲毛发，剥去角栓后遗留漏斗状小凹陷，但很快形成新角栓。

③ 冬重夏轻，但一般不会完全缓解。

治疗方案

本病一般无需治疗。可局部外用 0.05％～0.1％维 A 酸乳膏、3％～5％水杨酸软膏、10％～20％尿素霜，软化或溶解角质，改善症状。病情严重者可口服维生素 A、维生素 E 或维 A 酸类药物治疗。

第十节　物理性皮肤病

一、痱子

痱子亦称粟粒疹，为夏季或炎热环境下常见的一种表浅性、炎症性皮肤病。

诊断要点

① 白痱：又称晶形粟粒疹，临床表现为针尖大小的浅表性水疱，周围无红晕，易破，一般无自觉症状，1～2 天内吸收，留有细小脱屑。常见于卧床不起、大量出汗患者，好发于躯干和间擦部位。

② 红痱：又称红色粟粒疹，最常见，临床表现为密集排列的针尖大小丘疹、丘疱疹，周围绕以红晕，有灼热和刺痒感。多见于幼儿、家庭妇女、高温作业者，好发于腋窝、肘窝、额、颈、躯干、乳房下等处。

③ 脓痱：多由红痱发展而来。皮损为密集的丘疹，顶端有针尖大小浅在脓疱，细菌培养常为阴性。好发于皮肤皱褶处及小儿头颈部。

④ 深痱：汗管破裂形成密集的与汗孔一致的非炎性肤色水疱、丘

疹，无光泽，出汗时皮损增大，不出汗时皮损不明显。无痒和烧灼感。全身皮肤出汗减少或无汗，但常有代偿性面部多汗。

治疗方案

预案 1：外用药物治疗　以清凉、收敛、止痒为原则，可外用炉甘石洗剂和痱子粉，脓痱可外用 2‰ 鱼石脂炉甘石洗剂、黄连扑粉。

预案 2：系统药物治疗　瘙痒明显可口服抗组胺药，脓痱感染严重时可口服抗生素；也可服用清热、解毒、利湿的中药（如金银花）。

二、鸡眼

鸡眼是由于足部长期摩擦和受压后出现的限局性鸡眼状角质增生性损害。其原因包括机械性摩擦、压迫或者局部畸形、骨刺等。

诊断要点

本病损害为针头至蚕豆大小的淡黄色、黄褐色圆形、椭圆形角质栓，表面光滑，平于皮面或稍隆起。境界清楚，若削去表面的角质则可见到中心有一倒置的圆锥状角质致密物向下嵌入真皮，周围有一灰白色薄膜包绕。当受到外力压迫时可感到剧痛。

治疗方案

预案 1：局部治疗　腐蚀性或剥脱性药物外敷，使皮损软化脱落。如鸡眼膏、50％ 水杨酸软膏、10％ 硝酸银等，需注意保护周围正常皮肤。

预案 2：物理治疗　液氮冷冻治疗、二氧化碳激光治疗、微波治疗等。

预案 3：手术切除。

三、胼胝

胼胝俗称"茧子"，是手足长期受压迫和摩擦部位出现的局限性角质增厚。

诊断要点

手足掌跖易受摩擦及挤压处出现边界不清的淡黄色或深黄色、扁平或稍隆起的局限性角质增生块，中央较厚、边缘稍薄，质硬而略透明，皮纹明显，局部汗液分泌减少、感觉迟钝，多无自觉症状。

治疗方案

一般不需要治疗，关键是预防。如果去除摩擦、压迫及足畸形等病因，可逐渐自愈。

较厚皮损出现疼痛时可先用热水浸泡再用刀削除，也可外用角质剥脱剂如维 A 酸软膏、硫黄水杨酸软膏。

发生在足跖的胼胝，可在鞋底放一个软厚的毡垫，在相当于胼胝的位置挖一个洞，或在鞋内放一个海绵垫，以减缓局部压迫，使症状缓解。

第十一节　性传播疾病

一、梅毒

梅毒是由梅毒螺旋体引起的一种慢性、系统性性传播疾病，主要通过性接触、母婴传播和血液传播。属法定报告乙类传染病。梅毒可根据传染途径的不同分为后天获得性梅毒与胎传梅毒（先天梅毒）。后天获得性梅毒又分为早期梅毒和晚期梅毒。早期梅毒指感染梅毒螺旋体 2 年内的梅毒，晚期梅毒的病程≥2 年。胎传梅毒又分为早期（出生后 2 年内发现）胎传病毒和晚期（出生 2 年后发现）胎传梅毒。早期梅毒传染性较强，晚期梅毒传染性较弱。

诊断要点

① 流行病学史：有不安全性行为史、多性伴侣或性伴侣感染梅毒史，或有输血史（供血者为早期梅毒患者）。

② 一期梅毒：主要症状为硬下疳。潜伏期一般为 2～4 周。单发或多发。初为粟粒大小高出皮面的结节，后可发展成直径 1～2cm 的圆形或椭圆形浅在溃疡。典型的硬下疳界限清楚、边缘略隆起，疮面平坦清洁；触诊呈软骨样硬度，浸润明显；无明显疼痛或轻度触痛。3～6 周

可逐渐自行愈合。多见于外生殖器。腹股沟或皮损近卫淋巴结肿大。

③ 二期梅毒：系一期梅毒未治疗或治疗不规范，梅毒螺旋体由淋巴系统进入血液循环大量繁殖播散而出现的症状。可侵犯皮肤、黏膜、骨、内脏、心血管及神经系统。常有流感样全身症状及全身淋巴结肿大，皮肤黏膜损害可模拟各种皮肤病损害，包括斑疹、斑丘疹、丘疹、鳞屑型皮损、毛囊疹及脓疱疹等。掌跖部暗红斑及脱屑性斑丘疹和外阴及肛周的湿丘疹或扁平湿疣为其特征性损害。可出现口腔黏膜斑、鼻黏膜结节样损害和虫蚀样脱发。可出现梅毒性骨关节、眼、内脏及神经系统损害等。

④ 三期梅毒（晚期梅毒）：病程 2 年以上。典型表现为结节性皮疹或黏膜、骨骼树胶肿。可累及呼吸道、消化道、肝脾、泌尿生殖系统、内分泌腺、心血管系统、神经系统及骨骼肌等。

⑤ 暗视野显微镜检查：取硬下疳、扁平湿疣、黏膜斑等皮损及羊水、新生儿口腔分泌物，采用暗视野显微镜或镀银染色检查可见梅毒螺旋体。

⑥ 梅毒血清学试验：包括非螺旋体抗原血清试验及螺旋体抗原血清试验两类。前者常用的有快速血浆反应素环状卡片试验（RPR）、甲苯胺红不加热血清试验（TRUST）、性病研究实验室试验（VDRL），可做滴度定量。根据病程及治疗前后滴度的变化，有助于判断疗效、复发及再感染。后者常用的有梅毒螺旋体颗粒凝集试验（TPPA）、梅毒螺旋体血球凝集试验（TPHA）、荧光密螺旋体抗体吸收试验（FTA-ABS）。这两类血清试验结果具有不同的临床意义，诊断时需两者互为验证，并结合病史和临床表现才能做出正确诊断。

⑦ 脑脊液检查对神经梅毒的诊断、治疗、预后的判断均有帮助。

治疗方案

治疗原则：及早发现，及时正规治疗，越早治疗效果越好；剂量足够，疗程规则，不规则治疗可增加复发风险及促使晚期梅毒损害提前发生；所有梅毒患者均应做 HIV 咨询和检测。

① 早期梅毒（包括一期、二期梅毒及病期在 2 年以内的隐性梅毒）推荐方案

预案：苄星青霉素 240 万单位，分两侧臀部肌内注射，每周 1 次，共 1～2 次；或

普鲁卡因青霉素80万单位/d，肌内注射，连续15天。

替代方案：头孢曲松0.5～1g，每日1次肌内注射或静脉注射，连续10天。

对青霉素过敏者用多西环素100mg，每日2次，连服15天。

② 晚期梅毒（三期皮肤、黏膜、骨骼梅毒，晚期隐性梅毒或不能确定病期的隐性梅毒）及二期复发梅毒推荐方案

预案：苄星青霉素240万单位，分两侧臀部肌内注射，每周1次，共3次；或

普鲁卡因青霉素80万单位/d，肌内注射，连续20天为1个疗程，也可考虑给第2个疗程，疗程间停药2周。

对青霉素过敏者用多西环素100mg，每日2次，连服30天。

③ 心血管梅毒推荐方案

如有心力衰竭，首先治疗心力衰竭，待心功能可代偿时，可注射青霉素，但从小剂量开始以避免发生吉海（Jarisch-Herxheimer）反应，造成病情加剧或死亡。

预案1：青霉素，第1天10万单位单次肌内注射。第2天每次10万单位，共2次肌内注射。第3天每次20万单位，共2次肌内注射。自第4天起按下列方案治疗：普鲁卡因青霉素80万单位/d肌内注射，连续20天为1个疗程，共2个疗程（或更多），疗程间停药2周；或苄星青霉素240万单位分两侧臀部肌内注射，每周1次，共3次。所有心血管梅毒均需排除神经梅毒，合并神经梅毒的心血管梅毒必须按神经梅毒治疗。心血管梅毒也可以采用神经梅毒治疗方案。

预案2：对青霉素过敏者用多西环素100mg，每日2次，连服30天。

④ 神经梅毒、眼梅毒、耳梅毒推荐方案

预案：青霉素1800万～2400万单位/d，静脉滴注（每次300万～400万单位，每4小时1次），连续10～14天；必要时，继以苄星青霉素每周240万单位，肌内注射，共3次。或

普鲁卡因青霉素240万单位/d，单次肌内注射，同时口服丙磺舒，每次0.5g，每日4次，共10～14天；必要时，继以苄星青霉素每周240万单位，肌内注射，共3次。

替代方案：头孢曲松2g，每日1次，静脉给药，连续10～14天。

对青霉素过敏者用多西环素100mg，每日2次，连服30天。

⑤ 妊娠期梅毒推荐方案

对妊娠期新诊断梅毒及有既往梅毒感染证据的孕妇，应予苄星青霉素240万单位，分两侧臀部肌内注射，每周1次，共3次。治疗后每月做1次非梅毒螺旋体血清学定量试验，观察有无复发及再感染。妊娠期梅毒患者只需1个疗程的抗梅毒治疗。任何时刻只要发现未经正规治疗的孕妇梅毒，均需及时治疗。

孕妇如对青霉素过敏，目前尚无最佳替代治疗方案，可在无头孢曲松过敏史的情况下谨慎选用头孢曲松，但要注意与青霉素可能的交叉过敏反应。

⑥ 胎传梅毒的治疗

预案1：早期胎传梅毒（2岁以内）推荐方案

脑脊液异常者，用青霉素每日10万～15万单位/kg，静脉给药；出生后7天内的新生儿，以每次5万单位/kg，静脉给药，每12小时1次；出生后7天以上的新生儿，以青霉素5万单位/kg，静脉给药，每8小时1次，总疗程10～14天；或

普鲁卡因青霉素每日5万单位/kg，肌内注射，每日1次，疗程10～14天。

脑脊液正常者，用苄星青霉素5万单位/kg，单次注射（分两侧臀部肌内注射）。

对无条件检查脑脊液者，可按脑脊液异常者治疗。

对青霉素过敏者，目前尚无最佳替代治疗方案，可在无头孢曲松过敏史的情况下选用头孢曲松，剂量为125（脑脊液正常者）～250mg（脑脊液异常者），每日1次肌内注射，连续10～14天，但要注意与青霉素可能的交叉过敏反应。

预案2：晚期胎传梅毒（2岁以上）推荐方案

普鲁卡因青霉素，每日5万单位/kg，肌内注射，连续10天为1个疗程（对较大儿童的青霉素用量，不应超过成人同期患者的治疗量）。

对青霉素过敏者，目前尚无最佳替代治疗方案，可在无头孢曲松过敏史的情况下选用头孢曲松，如头孢曲松250mg，每日1次，肌内注射，连续10～14天，但要注意与青霉素可能的交叉过敏反应。

8岁以下儿童禁用四环素类药物。

说明

① 梅毒治疗后可发生吉海反应，又称疗后剧增反应，常发生于首

剂抗梅毒药物治疗后数小时，并在 24h 内消退。全身反应似流感样，包括发热、畏寒、全身不适、头痛、肌肉或骨骼疼痛、恶心、心悸等。此反应常见于早期梅毒，除非引发其他严重合并症，否则无需特殊处理。在晚期梅毒中其发生率虽不高，但反应较严重，特别是在心血管梅毒和神经梅毒患者中，因此患者必须住院治疗。此反应还可致孕妇早产或胎儿宫内窒息，应给予必要的医疗监护和处理。为减轻吉海反应，可在治疗前 1 天口服泼尼松，每日 20～30mg，分 2 次给药，2～3 天后停用。但应用泼尼松是否能阻止吉海反应的发生尚不明确。

② 早期梅毒在充分治疗后建议随访 2～3 年，第 1 次治疗后隔 3 个月复查，以后每 3 个月复查 1 次，1 年后每半年复查 1 次。如非梅毒螺旋体血清学试验由阴性转为阳性或滴度较前次升高 4 倍以上，属血清学复发；如有临床症状反复并伴有非梅毒螺旋体血清学试验的上述异常，属临床复发。遇到上述两种情况，首先考虑是否有再感染可能，若确定是复发，要排除神经梅毒可能，排除神经梅毒后应药物剂量加倍复治（治疗 2 个疗程，疗程之间间隔 2 周）。

③ 对于血清固定者首先要排除再感染可能，其次应进行全面体检，包括 HIV 检测以及心血管系统、神经系统和脑脊液检查，以早期发现无症状神经梅毒、心血管梅毒，在排除了上述系统感染的可能性后，可定期观察，包括全身体检及血清学随访。如滴度有上升趋势，应予复治。

④ 晚期梅毒需随访 3 年或更长，第 1 年每 3 个月 1 次，以后每半年1 次。对血清固定者，如临床上无复发表现，并除外神经、心血管及其他内脏梅毒，可不必再治疗，但要定期复查血清反应滴度，随访 3 年以上判断是否终止观察。

⑤ 神经梅毒治疗后每 3～6 个月做 1 次检查，包括血清学及脑脊液检查。如果治疗后 3 个月脑脊液细胞计数不下降，或者 2 年后脑脊液仍未完全恢复正常，则应考虑复治。部分心血管梅毒及神经梅毒症状，虽经充分治疗，其症状和体征也难以完全改善。

⑥ 应通知所有性伴侣并检查及随访 3～4 个月，如不能立即进行血清学检查或不能保证其后的随访检查，应进行预防性抗梅毒治疗，苄星青霉素 240 万单位分两侧臀部肌内注射，共 1 次。

二、尖锐湿疣

尖锐湿疣也称为肛门生殖器疣，是由人乳头瘤病毒（ human papilloma virus，HPV）感染引起的以皮肤黏膜疣状增生性病变为主的性传播疾病。

诊断要点

① 典型的皮损为柔软、粉红色、菜花状或乳头状赘生物，大小不等，表面呈花椰菜样凹凸不平。常见于潮湿且部分角化的上皮部位，如包皮内侧冠状沟、尿道口、小阴唇内侧、阴道口、阴道、宫颈、肛门，也可见于腹股沟、会阴等部位。

② 不典型皮损可能表现为非菜花状圆形或半圆形丘疹状突起、斑丘疹状及微刺，易被忽视。

③ 亚临床感染和潜伏感染：人体暴露于 HPV 后，亚临床感染或潜伏感染可能是最常见的形式。亚临床感染是指肉眼观察皮肤黏膜表面正常，但辅助检查（如醋酸白试验、皮肤镜、阴道镜、电子肛肠镜、病理检查等）有可能发现异常病变。潜伏感染是指皮肤黏膜表面外观正常，其他辅助检查均为阴性，仅 HPV 核酸检测阳性。

治疗方案

① 药物治疗

预案 1：0.5％鬼臼毒素酊或 0.15％鬼臼毒素软膏，适用于治疗直径≤10mm 的生殖器疣。对柔软、非角质化的较小疣体效果较好。外用，每日 2 次，连续 3 天，随后停药 4 天，7 天为一疗程。如有必要，可重复治疗达 3 个疗程。可能有局部刺激。此药有致畸作用，孕妇忌用。

预案 2：5％咪喹莫特乳膏，对柔软、非角质化的疣体效果较好，复发率较低。涂药于疣体上，隔日 1 次，睡前外用，每周 3 次，用药 6～10h 后，以肥皂和水清洗用药部位，最长可用至 16 周。可能有局部刺激。

预案 3：80％～90％的三氯醋酸（TCA）溶液，适用于小的皮损或丘疹样皮损，不能用于角化过度或疣体较大、数目较多的疣体。单次外用，如有必要，隔 1～2 周重复 1 次，最多 6 次。不良反应为局部刺激、红肿、糜烂、溃疡等。孕期可用。

预案 4：皮损内干扰素注射治疗，病灶内注射，隔日 1 次，3 周为 1 个疗程。常有一过性低热和流感状症状。

预案5：氟尿嘧啶，外用，每日1～2次。使用时注意避免涂抹到阴囊上，防止阴囊皮肤发生疼痛性糜烂。因局部不良反应较明显，不能作为一线疗法。

预案6：中药，在我国以含鸦胆子、苦参、金银花、大青叶、白花蛇舌草、露蜂房、蛇床子等中药为主的复方外用制剂已使用多年。也有单方斑蝥素的外用制剂。但受限于难以标准化及所采用研究方法的局限性，缺乏相关高质量循证医学证据。

② 物理治疗

包括冷冻治疗、电外科治疗、激光治疗、微波治疗和温热治疗。

③ 手术治疗

当皮损数量较少，为有蒂或大体积疣时，可以在局部麻醉下使用剪切术、切除术，辅以电灼等治疗破坏残余的疣体并控制出血。巨大疣、广泛疣、肛周疣、肛内疣和儿童特殊群体，可能需要全身麻醉，并请外科医生共同诊疗。

④ 光动力疗法

单个疣体直径<0.5cm、疣体团块直径<1cm者可直接采用光动力疗法治疗，超出以上疣体大小的建议采用其他物理疗法联合光动力疗法治疗。

说明

① 目前没有有效的针对HPV的抗病毒药，不能靠系统应用抗病毒药根除HPV感染。外科及物理疗法可以去除肉眼可见的疣体，所有疗法均有可能复发。在实际治疗尖锐湿疣的过程中经常联合多重疗法。

② 亚临床感染可视具体情况给予相应治疗（如激光、冷冻、外用咪喹莫特、光动力疗法）。潜伏感染可暂不处理。

③ 4价或9价HPV疫苗可预防90%～95%的尖锐湿疣，但均不能用于治疗已发生的HPV感染和已存在的尖锐湿疣。

（张悦）

第十五章 ▸▸▸▸

中毒性疾病

第一节　急性一氧化碳中毒

在生产和生活环境中，含碳物质燃烧不完全，都可产生一氧化碳（CO）。如果不注意煤气管道的密封和环境通气等预防措施，吸入过量一氧化碳后可发生急性一氧化碳中毒（acute carbon monoxide poisoning，ACOP）。ACOP 是常见的中毒之一，也是急性中毒死亡的最主要原因。

诊断要点

① 病史特点：CO 为无色、无臭、无刺激性的窒息性气体，通过呼吸道吸入进入机体引起中毒。常见于生活性中毒，如不正确使用取暖炉具、违规安装和使用燃气热水器，同时居室通风不良；亦可见于封闭包房吃火锅烧烤等。工业性生产运输、瓦斯爆炸事故及汽车尾气也可造成一氧化碳中毒。生活性中毒高发于冬季，应详细询问病史，以防漏诊。

② 临床表现：CO 被人体吸收的量依赖于每分钟通气量、CO 暴露时间、CO 浓度及环境含氧量。患者血一氧化碳血红蛋白（HbCO）浓度与其临床表现往往不一致。HbCO 浓度受脱离环境时间、途中是否接受氧疗等的影响，临床病情严重程度需综合评估。

a. 轻度：有头晕、乏力、心悸、胸闷的症状。

b. 中度：表现为呕吐，视物不清，定向力异常；反应减弱，反射迟钝；皮肤黏膜可有樱桃红色；气促，脉快，可有血压下降。

c. 重度：表现为昏迷，体温升高。可发生脑水肿、休克、心律失常、心肌梗死、惊厥、肺水肿、上消化道出血；皮肤可出现红肿和大水疱及筋膜间隙综合征；偶可致急性肾衰竭。

③ 血液 COHb 浓度升高。轻度中毒：血中 COHb 浓度 10%～30%。中度中毒：血中 COHb 浓度 30%～50%。重度中毒：血中 CO-Hb 浓度>50%。

治疗方案

积极纠正缺氧和防治脑水肿。

预案 1： 立即脱离中毒环境，保持呼吸道通畅，避免呕吐物导致的窒息，现场氧疗，鼻导管、面罩吸氧，吸氧浓度为 8～10L/min。尽早给予高压氧治疗。

预案 2： 治疗脑水肿

20%甘露醇 250ml 静脉滴注，每 8 小时一次，待神志好转可减量。也可注射呋塞米。必要时应用肾上腺皮质激素。

预案 3： 亚低温治疗　对昏迷患者可早期应用亚低温疗法，使用冰帽、冰囊等。昏迷未清醒的患者亚低温持续 3～5 天。

预案 4： 改善神经功能　依达拉奉、吡咯烷酮类（比拉西坦、奥拉西坦等）。

说明

① 必须尽快脱离中毒现场；高压氧治疗要早期、足疗程，尤其是重症患者。

② 迟发脑病：少数患者经治疗清醒后，经过 2～3 周的假愈期，发生以痴呆和精神异常及锥体外系异常表现为主要症状的神经精神后遗症，为一氧化碳中毒（COP）迟发脑病。

③ 伴有其他有毒气体（如二氧化硫、二氯甲烷等）会增强毒性。处于高温环境、既往贫血、心肌缺血、脑供血不足、发热、糖尿病及各种原因所致低氧血症者病情会更加严重，临床上应重视这类患者。

第二节　急性镇静催眠药中毒

一、苯二氮䓬类中毒

苯二氮䓬类包括长效的地西泮、氟西泮、氯氮䓬，中效的阿普唑仑、艾司唑仑、劳拉西泮，短效的三唑仑、咪达唑仑、奥沙西泮等。

诊断要点

① 有过量摄入苯二氮䓬类药物的病史。

② 出现中枢神经系统抑制的表现。轻者有头晕、嗜睡、健忘、共济失调、反射减弱、瞳孔缩小；重者昏迷、血压下降、体温降低、呼吸停止。老年人昏迷时间延长。这类中毒相对安全，很少出现严重的症状和死亡，除非同时服用其他中枢神经系统抑制剂（如乙醇或巴比妥类）。静脉注射速度过快、剂量过大，也可引起呼吸抑制。

③ 血液、尿液或胃液毒物鉴定阳性。对重症患者还应进行肝功能、肾功能、电解质、动脉血气等检查。

治疗方案

预案 1： 口服中毒者用微温清水或 1：5000 高锰酸钾溶液洗胃。

活性炭 50g 加入 100ml 水中，口服或胃管注入，每 2～4 小时重复一次，直到症状改善。注意监测肠鸣音。

预案 2： 特效解毒剂治疗

氟马西尼（安易醒）0.2～0.3mg，缓慢静脉注射，如 60s 未清醒可重复使用，直至患者清醒，总量不超过 2mg。

预案 3： 对症支持治疗　保持呼吸道通畅，静脉输液，血压低者可加入血管活性药物。

预案 4： 昏迷或呼吸抑制的治疗　纳洛酮 0.4～0.8mg，静脉注射，可根据情况间隔 15min 重复注射，总量不超过 2mg。尼可刹米 1.125～1.875g，静脉滴注。

预案 5： 血液净化疗法　上述预案对重症患者治疗效果不好时，可考虑血液灌流治疗，部分患者可取得较好效果。

说明

① 昏迷患者应该下尿管，注意保暖，防治肺部感染及泌尿系感染。给予高流量吸氧。

② 纳洛酮是阿片受体拮抗剂，本身并无明显药理效应和毒性。其对昏迷和呼吸抑制的治疗作用可能与其促进儿茶酚胺释放有关，有高血压病史的患者应用本品时注意观察血压。

③ 氟马西尼是苯二氮䓬类受体拮抗剂。除治疗外还可用于鉴别其他药物及颅脑损伤所致昏迷。如反复使用后清醒程度未见改善，应考虑其他原因致病。

二、巴比妥类中毒

诊断要点

① 有过量摄入巴比妥类药物的病史。

② 临床特点

a. 以中枢神经系统抑制为主的表现：头痛、嗜睡、共济失调，重者昏迷。早期瞳孔缩小，晚期瞳孔扩大。

b. 呼吸系统：可出现潮式呼吸，可有呼吸困难及发绀，严重者可出现呼吸衰竭。

c. 循环系统：低血压，休克，心律失常。

d. 消化系统：胃肠平滑肌痉挛，肝功能损害。

e. 泌尿系统：少尿，无尿。

f. 皮肤损害：可有大疱，外周有红斑。

g. 低体温。

h. 早期死因是呼吸抑制，晚期死因有循环衰竭、肺炎、肺水肿。

③ 实验室检查：血液、尿液或胃液中毒物鉴定阳性。

治疗方案

预案 1：可用大量温盐水或 1：5000 高锰酸钾洗胃，继以 10～15g 硫酸钠导泻。活性炭 50g，加入 100ml 水中，口服或胃管灌入，每 2～4 小时重复，共用 48h，直到症状改善。在第 2 次给药前听肠鸣音，如果没有肠鸣音，则停止给活性炭。

硫酸钠 30～40g，口服或胃管注入。

碱化利尿：4％碳酸氢钠 100～150ml 静脉滴注，以后每 2～4 小时重复半量，直至尿液 pH 达 7.5～8.0。此法对中效、短效巴比妥类无效。

静注呋塞米，每次 40～80mg，要求尿量在 250ml/h 以上。

预案 2：纳洛酮为抢救主药，0.4～1.2mg 肌注，之后 4mg 加入补液中静脉滴注。

预案 3：血液透析　仅用于严重中效类药物中毒及肾功能不全时，短效药物中毒时其效果不理想。

说明

① 长效巴比妥类中毒者可昏迷数日，应注意监护生命体征，及时处理并发症（如低血糖、肺炎、肺水肿、胃肠道出血、肾功能衰竭、败血症等）。

② 巴比妥类中毒无特效解毒剂，慎用中枢兴奋剂。

③ 维持水、电解质、酸碱平衡，注意保温并纠正体温过低。

④ 保持气道通畅，必要时行气管插管、人工通气。补充血容量，如血压仍不上升，给予多巴胺。

第三节　有机磷农药中毒

有机磷农药是全球使用最广泛、用量最大的农药，生产使用过程中接触或误服可引起有机磷中毒。常见的剧毒类有机磷农药有甲拌磷、对硫磷、内吸磷等。高毒类有机磷农药：甲基对硫磷、甲胺磷、氧乐果、敌敌畏等。中毒类有机磷农药：乐果、乙硫磷、敌百虫、毒死蜱等。低毒类有机磷农药：马拉硫磷、辛硫磷、氯硫磷等。

诊断要点

① 有明确的有机磷农药接触史。

② 有三大特征性表现。

a. 毒蕈碱样症状。平滑肌痉挛：瞳孔缩小、胸闷气短、呼吸困难；括约肌松弛：恶心、呕吐、腹痛腹泻、大小便失禁；腺体分泌增加：大汗、流涎；气道分泌物增多、心率减慢、肺水肿等。

b. 烟碱样症状：肌纤维颤动（面、眼睑、舌、四肢）、肌肉抽搐、痉挛等。也可因呼吸肌麻痹死亡。

c. 中枢神经系统症状：早期头晕、头痛、疲乏无力，继后出现烦躁不安、谵妄、运动失调、言语不清、惊厥、抽搐，严重者出现昏迷、中枢性呼吸抑制、循环衰竭。

③ 中毒分级：分为三级。

a. 轻度中毒：以毒蕈碱症状为主，多汗、恶心、呕吐、视物模糊、瞳孔可缩小。全血胆碱酯酶活力50％～70％。

b. 中度中毒：除上述症状加重外，出现烟碱样症状，如肌纤维颤动、瞳孔缩小、呼吸困难、步态蹒跚、意识模糊。全血胆碱酯酶活力30％～50％。

c. 重度中毒：除上述症状外，出现肺水肿、呼吸衰竭、昏迷、脑水肿。全血胆碱酯酶活力在30％以下。

④ 辅助检查：全血胆碱酯酶活力下降。

治疗方案

预案1： 皮肤中毒的脱去污染的衣物，肥皂水彻底清洗体表皮肤、毛发、指甲。

口服中毒的先催吐后洗胃，洗胃后可给予活性炭，每次50～100g，2～4h重复。如存在肠梗阻则禁止给予活性炭。洗胃后给予20％甘露醇250ml或硫酸镁20～30g经口或胃管注入导泻。

预案2： 特效解毒剂治疗

原则：早期、足量、足疗程。

轻度中毒时：氯解磷定（如为碘解磷定，剂量参照氯解磷定）首次0.5～1.0g，肌内注射。根据病情需要，每2～4小时重复给药。疗程3～5天。

阿托品首次用量2～4mg，重复给药至阿托品化，之后0.5～1.0mg，每4～6小时一次。

中度中毒时：氯解磷定首次1.0～2.0g，肌内注射或静脉注射。随后0.5～1.0g，根据病情需要，每2～4小时重复给药。疗程3～5天。

阿托品首次用量 4～10mg，重复给药至阿托品化，之后 0.5～1.0mg，每 2～4 小时一次。

重度中毒时：氯解磷定首次 1.5～3.0g，肌内注射或静脉注射。随后 0.5～1.0g，根据病情需要，每 2～4 小时可重复给药。

阿托品首次用量 10～20mg，重复给药至阿托品化，之后 0.5～1.0mg，每 1～2 小时一次。

预案 3：血液净化治疗 其确切效果尚有争议，多数文献报道有效。此法在清除毒物的同时，也有清除吸附解毒剂、降低疗效、诱发症状反跳的风险。重度中毒患者推荐尽早使用，首选血液灌流。

预案 4：脂肪乳剂 一些研究提示，脂肪乳剂可减轻多种亲脂类物质的毒性。脂肪乳联合解磷定及阿托品可减轻有机磷农药中毒导致的肺损伤，但循证医学证据仍不足。常规治疗效果不理想的患者可考虑给予 20%脂肪乳，每日 1 次，静脉滴注。

说明

① 应立即脱离中毒现场，立即脱去被污染的衣服，彻底清洗染毒的皮肤、毛发，眼部用清水冲洗。催吐洗胃，最好是插管洗胃，直到洗出液体澄清、无味而止。

② 中间综合征，多发生于中毒后 24～96h，持续 2～3 天，目前无特效治疗方法，以对症支持治疗为主。早期正确识别并及时给予高级生命支持（监测、机械通气）是救治成功的关键。

③ 迟发周围神经病变，目前无特效治疗方法，可给予糖皮质激素、B 族维生素、中医针灸调理。

④ 阿托品为阻断 M 胆碱能受体的抗胆碱药，体温过高和心率过速时慎用。青光眼和前列腺增生的患者禁用。阿托品化的剂量因人而异，应个性化。为避免静脉注射短时间内药物浓度过大并迅速下降的缺点，可微量泵入和静脉滴注。

⑤ 阿托品静脉注射 1～4min 即可起效，8min 效果达峰值。一般首次给药 10min 未见症状缓解即可重复给药，直至达阿托品化。

⑥ 发生反跳后应积极查找原因（如清洗不彻底，肠肝循环、肠道祛毒不彻底），并给予处理。重新按胆碱能危象给予解毒治疗。

第四节 乙醇中毒

乙醇可以从消化道、呼吸道进入人体，因其有脂溶性，可迅速吸收，经消化道进入的乙醇20%由胃吸收、80%由小肠吸收。一般情况下1.5h内能吸收95%，2.5h全部吸收。中毒剂量为纯酒精75~80g，致死量为纯酒精250~500g，但不同个体差异较大。

诊断要点

① 有大量接触乙醇蒸气或酗酒史。

② 有兴奋、欣快、话语增多、共济失调、恶心、呕吐、昏迷等表现。

③ 可出现呼吸抑制、严重酸中毒而死。

④ 实验室检查：气相色谱法测定血液、尿液中乙醇含量可确定诊断。

治疗方案

预案1： 纳洛酮0.4~1.2mg，静脉注射，必要时10~20min可以重复给药0.4~0.8mg。总量可达3~5mg。

预案2： 50%葡萄糖100ml静脉推注，维生素B_1 100mg、维生素B_6 100mg、烟酰胺100mg肌内注射，加快乙醇在体内氧化。

预案3： 胃黏膜保护剂奥美拉唑等静脉滴注。

说明

① 急性酒精中毒是一个排他性诊断，要除外低血糖、脑血管病、肝性脑病、混合性药物过量。还要注意有无隐蔽的创伤发生。

② 洗胃不是酒精中毒治疗的必要措施，病情可能恶化的昏迷患者及怀疑其他药物、毒物中毒的患者可洗胃。可用1%碳酸氢钠或温开水，每次<200ml，总量<4000ml。

③ 酒精能抑制糖原异生，使肝糖原明显下降引起低血糖，加重昏迷。治疗时注意监测血糖及补糖。

④ 严重者血液透析。

⑤ 谨慎使用镇静剂，仅用于过度兴奋有攻击行为者。可使用小剂量地西泮，避免使用吗啡、氯丙嗪、苯巴比妥类镇静药。

第五节　急性甲醇中毒

甲醇中毒多见于误服掺有甲醇的酒或防冻剂，口服中毒的最低剂量约为 100mg/kg，摄入 $0.3 \sim 1.0g/kg$ 可致死。

诊断要点

① 中毒表现：潜伏期 $8 \sim 36h$，中枢神经系统症状有酒醉状态、头痛、头晕、乏力，严重时谵妄、昏睡、神志不清、昏迷或惊厥。视力损害有双眼疼痛、视力模糊、复视，也可出现恶心、呕吐、腹痛。代谢性酸中毒为其特征性表现之一，可出现呼吸困难、潮式呼吸及全身症状。该患者死亡常与酸中毒相关。

② 肾功能损害表现：血尿、无尿。

③ 体征：视野缩小、瞳孔放大、眼球固定、视网膜充血、水肿。

④ 辅助检查：血液甲醇浓度>4mmol/L；CT 扫描可见皮质下白质密度减低，豆状核变性、坏死；高压液相色谱测定血液甲醇浓度>6mmol/L。

治疗方案

预案 1： 1%碳酸氢钠洗胃，口服或胃管内注入。

20%乙醇 250ml，口服，以后每小时给半量，口服 4 天；或

5%乙醇葡萄糖溶液 $500 \sim 1000ml$ 静脉滴注，负荷量 800mg/kg，维持 $1 \sim 2h$，以后 80mg/(kg·h) 维持，严重中毒者连用数天。

4%碳酸氢钠 250ml 静脉滴注，纠正酸中毒。

预案 2： 昏迷患者的治疗

50%葡萄糖溶液 50ml，静脉注射。

维生素 B_1 100mg，静脉注射。

纳洛酮 0.4mg，静脉注射。

预案 3： 脑水肿的治疗

20％甘露醇 250ml，快速静脉滴注，每 6 小时一次。或呋塞米 20～40mg，静脉注射，共 2～3 次。

地塞米松每日 30～60mg，每次 5～10mg，分数次静脉给药。

说明

① 保持呼吸道通畅，维持循环功能，必要时行气管插管。

② 活性炭对吸附甲醇无效。早期可行血液透析。血液灌流和利尿无效。

③ 经消化道摄入甲醇 2h 以内可催吐、洗胃。

第六节　急性杀鼠剂中毒

杀鼠剂是指一类可以杀死啮齿类动物的化学品。根据其毒理作用分为：①痉挛型神经兴奋剂，如有机氟杀鼠剂与毒鼠强。②抗凝血类杀鼠剂，如敌鼠钠、溴敌隆等。③其他硫脲类、无机化合物类杀鼠剂，如安妥、磷化锌、鼠立死等，已少见。引起人畜中毒的常为前两类。

一、氟乙酰胺、氟乙酸钠中毒

诊断要点

① 有误服灭鼠药史或误食浸拌的毒饵史。

② 中毒剂量：吸入或摄入 1mg 即可引起严重中毒。口服致死量为 2～10mg/kg。

③ 潜伏期 10～15h。主要累及中枢神经系统和心脏。开始时，可有头晕、头痛症状，以后可有烦躁不安、肢体阵发性震颤、心律失常、呼吸困难、抽搐昏迷症状。抽搐是氟乙酰胺中毒最突出的表现，来势凶猛，反复发作进行性加重，可危及生命。

④ 毒物测定：血、尿、呕吐物氟乙酰胺或氟乙酸钠定性阳性。

治疗方案

预案 1：尽早洗胃，以 1∶5000 高锰酸钾洗胃。

特效解毒剂：乙酰胺（解氟灵）2.5～5.0g，每日 2～4 次，肌内注射，连用 5～7 天。

预案 2：没有乙酰胺，可用无水酒精 5ml 溶于 10％ 葡萄糖溶液 100ml 中静脉滴注，每日 2～4 次。

预案 3：控制抽搐　地西泮 10～20mg，肌内注射或静脉注射；或水合氯醛溶液 10～20ml，灌肠。

预案 4：大剂量葡萄糖及能量合剂可改善中毒症状。

预案 5：重度中毒患者可给予血液灌流治疗。

说明

① 保持气道通畅，给氧，必要时辅助通气。心电监护至少 4～6h。

② 乙酰胺为氟乙酰胺的解毒剂，具有延长中毒潜伏期、减轻中毒症状或抑制发病的作用。所有氟乙酰胺中毒者，包括怀疑氟乙酰胺中毒者，不管发病与否，都必须早期足量用药。

③ 国家已禁止毒鼠强生产，目前临床上一般不会见到毒鼠强中毒。

二、抗凝血类杀鼠剂中毒

此类杀鼠剂包括敌鼠、敌鼠钠、氯鼠酮、溴敌隆等。

诊断要点

① 有毒物接触史或有食用路边摊贩烧烤的牛羊肉史。

② 中毒剂量：口服 0.16g 可发生中毒，肝功能不全、营养不良者危险性更大。

③ 潜伏期 1～3 天，出现乏力、恶心、呕吐、腹痛等症状。继之出现不同部位、不同程度的出血。

④ 实验室检查：贫血，凝血时间延长，凝血酶原时间延长。

⑤ 毒物鉴定。

⑥ 与出血性疾病鉴别。

治疗方案

预案 1：口服中毒者催吐、洗胃。活性炭按 1g/kg 加入 100ml 水中，口服或胃管内注入。或用 20%～30%硫酸镁导泻。

预案 2：轻度中毒的治疗

维生素 K_1 10～20mg，肌内注射或静脉注射，每日 2～3 次。直到出血现象消失、凝血酶原时间完全正常再停药。

预案 3：重度中毒的治疗

维生素 K_1 120mg/d，静脉滴注。

维生素 C 5.0g 加入 10%葡萄糖溶液 500ml 中，静脉滴注，每日 1 次。

地塞米松 20mg，静脉注射，每日 1 次，连用 3 天。

输全血 400～800ml；或

新鲜冷冻血浆 400ml；或

凝血酶原复合物。

说明

①对症治疗，防治肝、肾功能衰竭和蛛网膜下腔出血等。

②该类药物半衰期长，维生素 K_1 治疗常需持续 2 个月以上。

第七节 百草枯中毒

百草枯又名一扫光、克芜踪，是接触灭生性除草剂。由于病死率极高，虽然毒理学将其归类为中等毒物，但临床上列为剧毒毒物。目前国家已禁止生产，但临床上仍可偶见。肺为中毒损伤的主要靶器官，亦可合并肝肾损伤。

诊断要点

① 有百草枯接触史。

② 口服中毒患者首先出现口咽部及食管烧灼伤、剧烈呕吐、腹痛等，可并发消化道出血及穿孔。呼吸系统损害最突出：胸闷、咳嗽、进

行性呼吸困难和发绀、肺水肿及 ARDS。局部接触可出现红斑、水疱、溃疡、眼结膜角膜灼伤。

③ 成人致死量为 20％水溶液 5～15ml（20～40mg/kg）。摄入量达到 20～40mg/kg，多数患者在 2～3 周内死于肺功能衰竭。摄入量达到 40mg/kg，多于 1～4 天内死于多脏器功能衰竭。

④ 实验室检测

a. 尽快进行毒物鉴定（洗胃抽出液、血、尿、残余毒物等），尿检测为阴性时可于摄入百草枯 6h 后再次测定，如仍为阴性，则表明出现严重损害的可能性小。

b. 血清定量分析可预测病情的严重程度和对预后做出判断（所采样本为摄入百草枯 4h 后的血样，样本要保存在塑料试管内，不可用玻璃试管）。

治疗方案

预案 1：清洗＋洗胃＋全胃肠洗消

经皮肤污染者用肥皂水清洗 15min 后用清水清洗；眼部污染者用 2％～4％碳酸氢钠液冲洗 10min 后再用生理盐水洗净。

口服者用肥皂水或 1％～2％碳酸氢钠等碱性液体洗胃。

"白＋黑方案"洗消：思密达 30g 溶于 20％甘露醇 250ml，分次服用；活性炭 30g 粉剂溶于 20％甘露醇 250ml，分次服用。首剂 2h 内服完，第 2 天开始分次服用。第 3～4 天开始剂量减半。

预案 2：导泄 甘露醇 250ml，口服或胃管内注入。也可试用中药大黄、芒硝、甘草做导泄剂。

预案 3：尽早血液灌流 可采用 4-3-2-1 方案（第一天 4 罐，第二天 3 罐，逐渐减量）。

预案 4：肺纤维化的预防和治疗 甲泼尼龙 500～1000mg/d 冲击治疗，连用 3 天后逐渐减量，疗程 7～14 天。由于环磷酰胺具有严重肝肾毒性，其使用尚有争议，建议 2 周后肝肾功能恢复，但仍有肺损伤时，可考虑使用，800mg＋生理盐水静脉滴注一次。

预案 5：抗凝抗氧化 低分子肝素 5000U，日 1 次，皮下注射。有出血倾向者暂缓使用。还原型谷胱甘肽，2.4g，日 1 次，静脉滴注。

说明

① 除非出现严重的缺氧表现，$PaO_2 < 40mmHg$ 或 ARDS，否则不建议吸氧。

② 补液、利尿有利于保护肾脏功能及促进百草枯的排泄。

③ 控制继发感染。

④ 百草枯中毒患者往往出现严重低钾，应积极补钾治疗。

第八节 敌草快中毒

敌草快是一种非选择性速效灭活性除草剂，与百草枯同属吡啶类化合物，对肺泡上皮细胞损伤轻微并可逆。但市场上存在敌草快与百草枯混配情况，因此敌草快中毒也需高度重视。

诊断要点

① 有敌草快接触史。90％以上病人为口服中毒。

② 口腔灼痛或溃疡形成、黏膜水肿、食管损伤、恶心呕吐、腹痛腹泻等症状。1～4 天可出现麻痹型肠梗阻。

③ 肾脏为敌草快中毒主要靶器官。症状轻者蛋白尿，重者肾功能衰竭。肝损害，转氨酶、胆红素升高。

④ 头晕、嗜睡、烦躁等神经症状。肺损伤程度轻。

⑤ 实验室检测

a. 尽快进行毒物鉴定（洗胃抽出液、血、尿、残余毒物等）。

b. 完善血生化、肝肾功能、血气等检查。

治疗方案

预案 1：洗胃、吸附、导泄、灌肠

清水或肥皂水洗胃。

50g 活性炭或 15％白陶土溶液（2g/kg，最大 150g）或蒙脱石散30g 口服吸附。

20％甘露醇 250ml 口服导泄。

肥皂水或清水灌肠。

预案2：强化利尿 快速大量补液，同时呋塞米（速尿）20mg 静脉注射。

预案3：血液净化治疗 血液灌流清除毒物，连续肾脏替代治疗（CRRT）稳定内环境。

预案4：抗氧化和清除氧自由基

乙酰半胱氨酸 150mg/(kg·d)，首选静脉剂型。

还原型谷胱甘肽，可减轻敌草快的氧化应激反应，按说明书推荐剂量使用。

维生素 C，3～5g/d。

说明

① 有充分证据证实敌草快混有百草枯时，按百草枯中毒治疗。

② 分级

轻度中毒：摄入剂量<9ml，一般均可恢复。

中度中毒：摄入剂量 9～112ml，2/3 患者可恢复。

重度中毒：摄入剂量>112ml，进展迅速，多在 24～48h 内死亡。

③ 患者存在肠梗阻时，禁忌给予吸附、导泻及灌肠治疗。

④ 没有证据表明使用大剂量糖皮质激素及免疫抑制剂对敌草快中毒治疗有效。

第九节　急性亚硝酸盐中毒

诊断要点

① 过量食用含有亚硝酸盐或硝酸盐的食品，如用硝酸盐加工的香肠、午餐肉、咸肉，未腌透的腌菜，腐烂的青菜，变质剩菜。

② 组织缺氧的表现

a. 首先出现显著发绀，口唇、颜面、指甲尤甚。

b. 精神不振、头痛、大汗、反应迟钝，嗜睡，严重者昏迷、呼吸衰竭。

c. 腹胀、呕吐、腹泻。

d. 低血压、心动过速、心肌损害。

③ 血中高铁血红蛋白明显高于正常（>15%）。

治疗方案

预案 1： 催吐、洗胃。

预案 2： 活性炭 50g 加入 100ml 水中，口服。

预案 3： 特效解毒剂治疗

亚甲蓝 1～2mg/kg，加入 25% 葡萄糖溶液 40ml 中，缓慢静脉注射，视病情 1～2h 后可重复给药。

预案 4： 维生素 C 300～600mg/d，加入 10% 葡萄糖溶液中，静脉滴注。

说明

亚甲蓝不良反应：静脉注射剂量过大（每次 10mg/kg）时，可加重病情，引起恶心、腹痛、眩晕、头痛、出汗、心前区痛、尿道灼痛和神志不清；用药后尿呈蓝色，大剂量使用时可出现全身发蓝。不可皮下注射、肌内注射或鞘内注射。

第十节 急性对乙酰氨基酚中毒

诊断要点

① 有服用对乙酰氨基酚或服用含对乙酰氨基酚成分的阿片类药、其他解热镇痛药、镇静药、消炎药和抗组胺药等病史。

② 中毒剂量：儿童>140mg/kg，成人>7.5g。

③ 临床表现

Ⅰ期（0.5～24h）：厌食、恶心、呕吐、苍白、多汗、不适，也可无症状。

Ⅱ期（24～72h）：Ⅰ期的症状变得不明显，可有右上腹痛、肝酶学改变、低血糖和代谢性酸中毒，肾功能损害明显。

Ⅲ期（72～96h）：以肝坏死为特征，凝血障碍、黄疸、肾功能衰竭、心肌病常见。

Ⅳ期（4 天～2 周）：恢复期。

④ 实验室检查：血药浓度测定，服药后 4h 采血。治疗浓度 5～20μg/ml，血药浓度＞150μg/ml，即可发生肝毒性。常规化验肝、肾功能可异常。

治疗方案

预案 1：催吐、洗胃。

预案 2：活性炭 50g 加入 100ml 水中，口服。

预案 3：硫酸钠 30～50g，口服。

预案 4：特效解毒剂治疗

乙酰半胱氨酸应用指征：已知或怀疑对乙酰氨基酚摄入量＞7.5g（或儿童服用量大于 150mg/kg），尽早开始治疗，超过 12h 后应用效果差。

负荷量：乙酰半胱氨酸 140mg/kg，口服，4h 后序贯维持量。

维持量：乙酰半胱氨酸 70mg/kg，口服，每 4 小时 1 次，共 17 次。

预案 5：对症治疗，维持水、电解质平衡，防治脑水肿。

预案 6：治疗肝功能衰竭和肾功能衰竭。

说明

① 乙酰半胱氨酸的治疗非常有效，只有重症患者或伴有肾功能衰竭患者可用血液净化疗法。

② 入院时和每 24 小时测肝功能、凝血功能，如发生肝功能衰竭，除了床边监护生命体征、精神状态、出血情况外，还应监测血糖、酸碱平衡、淀粉酶、心电图等。

③ 乙酰半胱氨酸的水溶液有硫化氢的臭味，可使部分患者出现恶心、呕吐。本品能增加金制剂的排泄，减弱青霉素、四环素、头孢菌素的抗菌活性，故不宜与这些药并用。

第十一节　毒品中毒

一、笑气中毒

笑气，成分为一氧化二氮（N_2O），是一种无色、稍带甜味的气体，临床上作为吸入麻醉剂使用。因吸入后有欣快感，现在一些年轻人常出现滥用情况，导致中毒，造成不可逆性神经损害。

诊断要点

① 有笑气吸入病史。

② 临床表现为肢体无力麻木、四肢手套袜套样痛觉减退、步态不稳、踩棉花感及闭目行走困难。通常下肢重于上肢。少数有幻觉妄想、记忆力下降及皮肤色素沉着。

③ 实验室检查：血清维生素 B_{12} 水平下降、同型半胱氨酸水平升高，可伴巨幼细胞贫血。肌电图表现为混合轴突和脱髓鞘性神经病变，下肢重于上肢。脊髓 MRI 提示脊髓后索 T_1WI 低信号，T_2WI 高信号。

治疗方案

预案 1： 停止接触笑气。

预案 2： 补充高剂量维生素 B_{12}，$500\sim1000\mu g/d$，静脉注射或肌内注射，治疗 4 周，后改为口服。

预案 3： 加强肢体功能锻炼、针灸、理疗、康复训练。

说明

① 一些年轻病人有意隐瞒病史，应注意询问，避免漏诊。

② 需注意与以下疾病相鉴别，如脊髓病变、脑脱髓鞘病变、周围神经病变及脊髓炎。

③ 治疗效果与受累范围和开始治疗时间明显相关，早期积极治疗则预后良好。如不治疗，患者神经系统症状会持续加重，甚至死亡。

二、阿片类药物中毒

阿片类药物是从罂粟中提取的生物碱及体内外衍生物，包括吗啡、海洛因、可待因等。

诊断要点

① 有阿片类药物过量接触史。

② 临床表现：轻度中毒患者有头痛、头晕、恶心、呕吐、兴奋或

抑制、幻想、丧失时间及空间感、血压下降、脉搏变慢、尿便障碍。重度中毒患者可有昏迷、瞳孔针尖样大小、高度呼吸抑制三大特征。也可出现惊厥及角弓反张、呼吸浅慢、休克。

③ 急性中毒12h内，大多死于呼吸麻痹。超过48h仍存活者，预后良好。

④ 尿及胃内容物毒物检测可明确诊断。

治疗方案

预案1： 首先确定中毒途径。

预案2： 口服中毒者，立即洗胃。皮下注射过量者，迅速用止血带扎紧注射部位上方，局部冷敷，延缓吸收。

预案3： 特效解毒剂为纳洛酮，0.4～0.8mg静脉滴注或静脉注射，不配合者可肌内注射。间隔2～3min重复给药。重症患者可加量。用药10mg以上未改善者应考虑诊断是否有误。

预案4： 重症患者应积极联合血液透析及血液灌流治疗。

说明

① 因该类病人多存在幽门痉挛，可能有药物长期驻留胃内，即使中毒时间较久，洗胃仍有效。

② 结扎带应间断放松。

③ 慢性中毒患者，不可突然停药，应在2～3周内逐渐撤药。

第十二节　动植物毒中毒

一、毒蛇咬伤

我国毒蛇种类众多，各省均有分布，以长江以南及西南各省为多，剧毒类约占1/5，以金环蛇、银环蛇、竹叶青、蝰蛇、眼镜蛇最为常见。毒蛇咬伤多发生于夏秋季节，死亡率在5%～10%。

诊断要点

① 有蛇咬伤史，伤口留有2个"··"分布或4个"::"分布的大而

深的牙痕。

②临床表现：首先出现头痛、恶心呕吐、出汗、感觉异常等应激反应，而后才出现蛇毒中毒的表现。

a. 神经毒表现：金环蛇、银环蛇、眼镜蛇咬伤可引起。早期麻痒感，1～3h后开始出现视力模糊、声音嘶哑、言语和吞咽困难、共济失调。重者昏迷、休克、呼吸肌麻痹。危险期1～2天，呼吸衰竭为主要死亡原因。

b. 血液毒表现：蝰蛇、五步蛇、竹叶青咬伤可引起。皮下及全身各部位出血、瘀斑。可合并DIC及休克而导致死亡。

c. 细胞毒表现：患肢肿胀、溃烂坏死、横纹肌溶解、肌红蛋白尿、心肌损害、心律失常、心衰。存活病人肌力恢复需数月。

d. 混合毒表现：眼镜蛇、眼镜王蛇、蝮蛇兼具神经毒、血液毒与细胞毒。海蛇蛇毒兼具神经毒和细胞毒。五步蛇兼具血液毒和细胞毒。

③完善血常规、生化检查，动态监测凝血功能。完善降钙素原和CRP检查，判断感染情况。

治疗方案

蛇咬伤不能区分有毒无毒时，均需按有毒处理。

预案1：现场伤口局部处理　在伤口近心端、肿胀部位上方缚扎，每15分钟放松3min。

预案2：使用抗蛇毒血清　原则：早期用药、同种专一、异种联合。我国为单价抗蛇毒血清，使用前需试敏。方法：0.1ml蛇毒血清＋生理盐水1.9ml稀释后，取0.1ml于前臂掌侧皮内注射，30min后观察皮丘，直径2cm以内无红晕为阴性。试敏阳性者按脱敏方案使用。初始剂量2～4支（具体剂量参照不同种类蛇毒血清说明书），加入生理盐水250ml，推荐静脉使用，速度先慢后快，1h内静点完毕。如患肢已做缚扎处理，应在滴入抗毒血清数分钟后再解除缚扎。

预案3：在院处理伤口　清除局部坏死组织，负压吸引伤口排毒，2%高锰酸钾或过氧化氢或肥皂水清洗。残留毒牙必须取出。

预案4：预防破伤风感染　在抗蛇毒血清使用1h后再开始皮试及用药，不可与蛇毒血清同时使用。

预案5：神经毒性蛇咬伤患者，在充分使用抗毒血清的基础上，出现肌无力时可给予新斯的明1.5～2.0mg肌内注射，30min症状改善，可重复使用 0.5mg 皮下注射，同时阿托品 0.6mgQ8h，直至症状好转。

预案 6： 中医药　可使用季德胜蛇药片。

预案 7： 对症支持治疗。

说明

① 在处理的先后顺序上，优先使用抗毒血清，不应因处理伤口延误抗毒血清的使用时间。

② 使用抗毒血清后，要每 6～8 小时动态评估凝血功能及症状，效果不理想可追加 2 支，至少评估 3 次。

③ 抗毒血清容易发生过敏反应，使用前必须备好肾上腺素等抢救药物，并充分扩容。过敏反应包括荨麻疹、恶心呕吐、腹痛、寒战发热、关节淋巴结肿痛、喉头水肿、低血压、休克等。

处理：a. 立即停止使用抗毒血清。b. 肾上腺素 0.3～0.5mg 皮下注射。

二、蜂类蜇伤

蜂类的毒刺刺入皮肤，将毒液注入人体，可引起局部和全身反应。蜜蜂毒液呈酸性，含神经毒及溶血毒；胡蜂等毒液呈碱性。

诊断要点

① 有蜂类蜇伤史。

② 临床表现

a. 轻症表现：局部红肿、疼痛、瘙痒，少数有水疱坏死，数小时自愈。

b. 重症表现：多见于群蜂多次蜇伤。迅速出现发热、头痛、恶心呕吐、肌肉痉挛、昏迷。严重者横纹肌溶解、消化道出血、DIC、多器官功能障碍综合征（MODS）。

c. 变态反应：蜂毒中含抗原性蛋白，可引起严重变态反应，出现荨麻疹、喉头水肿、支气管痉挛、过敏性休克等。

治疗方案

预案 1： 结扎蜇伤肢体近心端。

　　预案 2： 取出残留的毒刺和毒囊。局部用弱酸或弱碱性溶液冲洗和冷敷。

　　预案 3： 严重过敏时，地塞米松 10mg 静脉注射，肾上腺素 0.5ml 皮下注射。

　　预案 4： 肌肉痉挛者，静脉注射 10％葡萄糖酸钙 10ml。

　　预案 5： 发生多器官功能障碍综合征（MODS）的患者，应及早行血液净化治疗，降低病死率。

说明

　　① 应仔细查找蜇伤部位，有时为多个，务必确保所有毒刺毒囊均拔出。

　　② 有的病人被蜇伤后变态反应发生很快，可迅速出现血压下降、休克及呼吸衰竭。症状进展迅速者应尽快就医。

三、毒蕈中毒

　　中毒高峰季为 6～9 月。云南、贵州、四川和广西为中毒高发地，多呈家族聚集型发病。鹅膏类蘑菇毒性最大、死亡率最高，我国蘑菇中毒总体病死率为 11.6％～42.3％。

诊断要点

　　① 有毒蕈食用史，同食者也出现相应症状。

　　② 临床表现：临床分 7 型，各型表现有交叉。

　　a. 胃肠炎型：潜伏期＜2h。表现为恶心、呕吐、腹痛、腹泻等胃肠炎症状。少数出现电解质紊乱、休克。预后良好。

　　b. 肝损害型：潜伏期 10～14h。初期表现为胃肠炎症状，并可一过性缓解，即假愈期。36～48h 后出现黄疸、出血、凝血时间延长、急性肝衰。致死率极高。

　　c. 急性肾衰竭型：潜伏期＞6h。表现为少尿，血肌酐、尿素氮升高，急性肾功能衰竭。致死率中等。

　　d. 溶血型：潜伏期 0.5～3h。表现为少尿、无尿、血红蛋白尿、贫血、DIC、休克。致死率中等。

　　e. 横纹肌溶解型：潜伏期 10min～2h。表现为乏力、肌肉酸痛、恶心呕吐，后期可致急性肾衰死亡。致死率高。

f. 神经精神型：潜伏期＜2h。表现为出汗、流涎、流泪、谵妄、幻觉、共济失调。预后良好。

g. 光过敏皮炎型：潜伏期 3h 至 2 天。表现为日晒后颜面、四肢出现皮疹、瘙痒。预后良好。

③有条件的应尽快进行蘑菇物种鉴定及毒物检测。毒素在血液里存留时间不超过 48h，尿液检测阳性率可长达 96h。

④完善血常规、生化检查，动态监测凝血功能及肝肾功能。

治疗方案

预案 1： 洗胃、吸附、导泻、胆汁引流。尽量于食用 1h 内洗胃，务必彻底清洗；活性炭 20～50g 灌胃治疗；甘露醇、硫酸镁导泻。鹅膏毒肽存在于肠肝循环，胆囊穿刺胆汁引流可减少肠道毒素吸收。

预案 2： 致死性蘑菇中毒无特效解毒剂，应尽快收入 ICU，尽早血液净化治疗。血浆置换为首选方式，可联合血液灌流、人工肝及连续性肾脏替代治疗。

预案 3： 解毒药物

青霉素 G 30 万～100 万单位/(kg·d)，连续 2～3 天。

水飞蓟素 20～50mg/(kg·d)，连续 2～4 天。

乙酰半胱氨酸（150mg/kg）＋5％葡萄糖 200ml 静脉滴注，随后按 50mg/kg＋5％葡萄糖 500ml 静脉滴注（大于 4h），然后按 100mg/kg＋5％葡萄糖 1000ml 静脉滴注（大于 16h）。如无静脉制剂，可使用口服制剂 2g/次，Q8h，口服，至症状消失。

灵芝煎剂：200g 灵芝水煎至 600ml，分 3 次口服，每天 1 剂，连续 7～14 天。

二巯基丙磺酸钠注射液或二巯丁二钠 0.125～0.25g，Q6h，肌内注射，症状缓解后改为 Q12h，使用 5～7 天。

预案 4： 出现毒蕈碱样症状时，可给予阿托品 0.5～1.0mg，每 0.5～6 小时一次皮下注射。

预案 5： 发生溶血的患者，5％碳酸氢钠 250ml，QD 或 Q12h，静点。

预案 6： 非致死性蘑菇中毒以对症治疗、补液、呼吸支持、保肝、护肾、预防感染、营养支持治疗为主。

说明

① 大多数蘑菇中毒早期表现均为胃肠道反应，但重症病人会存在1～2天假愈期之后病情急剧加重，因此留院时间务必要足够。

② 致死性中毒多为鹅膏类蘑菇引起，有条件的行物种鉴别，可提高病情严重程度判断的准确性。

第十三节　急性强酸、强碱中毒

具有强腐蚀作用的无机酸类，如硫酸、硝酸或盐酸等强酸类经皮肤、呼吸道或消化道侵入和损伤人体，称为强酸中毒。具有强腐蚀作用的氢氧化钠、氢氧化钾等碱类经皮肤、呼吸道或消化道侵入和损伤人体，称为强碱中毒。

诊断要点

① 有强酸及强碱类口服或皮肤接触史。

② 临床表现

a. 口服中毒：口、咽、喉、食管、胃烧灼痛，呕吐、吞咽困难或胃穿孔。出现腹膜刺激征或胰腺炎体征。穿孔后，腹部 X 线显示有游离气体。

b. 吸入中毒：呛咳、咳嗽、气短、肺水肿。

c. 皮肤接触中毒：不同程度的灼伤、烧伤。

d. 全身症状：酸摄入者可引起酸中毒，碱摄入者可引起碱中毒；休克，肝、肾功能衰竭，呼吸麻痹，昏迷。

治疗方案

预案 1：口服中毒者无食管或胃穿孔时，给予温水漱口，尽快做食管镜检查，如能吞咽，给予如下处置。

强酸中毒：氢氧化铝凝胶 60ml，或 5％氧化镁溶液 60ml，或极稀的肥皂水 60ml，口服。

强碱中毒：3％～5％醋酸，或 5％稀盐酸，或橘子汁、柠檬汁，口服。

预案2： 皮肤接触中毒者给予大量清水冲洗。口服中毒者暂时停止进食，维持水、电解质平衡及营养支持。

预案3： 抗生素及镇静剂的应用。必要时应用泼尼松30mg，每日1次，共4～5天。

预案4： 血钙过低时给予10％葡萄糖酸钙5ml，缓慢静脉注射，使血钙恢复至正常水平。

说明

① 禁用催吐、插管洗胃。禁用强酸、强碱洗胃。

② 强酸性烧伤由于强酸与组织中的蛋白结合形成凝固的蛋白质化合物，不溶于水，使后来的酸不易向内渗透，所以强酸烧伤一般不太严重，易于修复。

强碱性烧伤由于强碱与组织中的脂类发生皂化反应，使碱性化学剂快速渗透损伤组织，可造成深部损伤，易发生器官损伤，后果严重。

（梁媛媛）

第十六章
骨科疾病

第一节　骨与关节的感染性疾病

一、急性化脓性骨髓炎

　　本病多见于儿童，发生在股骨远端、胫骨近端最多见，其次为肱骨与髂骨，多由溶血性金黄色葡萄球菌引起，其次为乙型链球菌和革兰阴性杆菌。

诊断要点

　　① 起病急骤，多有高热，有时伴有寒战，可有头痛、呕吐等脑膜刺激症状。白细胞计数明显增高，一般在 $10 \times 10^9/L$ 以上，中性粒细胞可占 90% 以上。

　　② 早期局部剧烈疼痛，为保护性痉挛，患者常将肢体置于保护性姿势，以减轻疼痛。脓肿形成至穿破密质骨到骨膜下时，常伴剧痛，随后骨内压缓降，疼痛减轻。

　　③ 早期急性化脓性骨髓炎患儿 X 线平片一般正常。发病 7～14 天后 X 线示骨膜隆起，增生明显，骨膜下产生新骨，围绕骨干形成骨包壳。这是慢性骨髓炎的表现。有时出现病理性骨折。

治疗方案

　　预案 1： 对疑有骨髓炎的病例应早期及时使用足量有效抗菌药物，

在发病 5 天内使用往往可以控制炎症，而在 5 天后使用或细菌对所用抗生素不敏感，都会影响疗效。青霉素每日（6～20）$\times 10^6$U，分 4～6 次肌内注射或静脉滴注。

急性期主张尽早静脉给予足量抗生素，通常宜两种或两种以上联合使用，并根据药敏试验进行调整。

预案 2：手术治疗　目的是排毒和阻止急性骨髓炎转变为慢性骨髓炎。

应用大剂量抗生素 48h 后高热仍不退者或骨膜下穿刺有脓时应手术治疗，包括骨膜切开、钻孔或开窗。如已形成骨膜下脓肿，则应早期切开引流，髓腔内放置两根硅胶管进行抗生素溶液灌洗。

预案 3：全身支持及对症治疗，调节水、电解质平衡，补充维生素。中毒症状明显者可给予少量多次输血、降温、止痛等治疗。

预案 4：用石膏、夹板、皮牵引等行患肢抬高和制动。

说明

① 对青霉素过敏者改用头孢噻吩、头孢唑啉，也可用氨苄西林，4～6g/d，分 4～6 次肌内注射或静脉滴注。

② 炎症得以控制但患肢必须制动，可用皮牵引或石膏托，抬高患肢并保持功能位，能够减少扩散，减轻肌肉痉挛与疼痛，防止畸形和病理性骨折。

③ 急性血源性骨髓炎以往死亡率很高（约 25%），近年来由于对此病有进一步的认识，通过早期诊断和积极治疗，以及适当抗菌药物与综合疗法的应用，死亡率已大为降低（约 2%）。由于骨骼感染引起骨质破坏，形成死骨，常转为慢性化脓性骨髓炎，甚至发生各种并发症，影响功能。

二、慢性骨髓炎

常由急性骨髓炎治疗不及时或不彻底转变而来，或因低毒力细菌感染引发，有死骨弹片等异物和死腔存在，局部广泛瘢痕组织及窦道形成，循环不佳，利于细菌生长，而抗菌药物又不能达到，发病时即表现为慢性骨髓炎。

诊断要点

① 全身症状轻，易反复发作，局部有窦道形成，流脓且有异味，偶尔可流出小死骨。可数十年不愈，病程长，窦道口皮肤反复受到脓液的刺激会癌变。全身健康状况较差时，也易引起发作。

② X线检查：早期阶段有虫蚀状骨破坏与骨质稀疏，逐渐出现硬化区骨膜掀起并有新生骨形成，骨膜反应为层状，骨髓腔变窄或消失，周围有坏死骨。

治疗方案

手术治疗为主，及早摘除死骨、扩清肉芽肿后，窦道继续引流换药，引流不畅的病骨处凿成形，敞开创面，以凡士林纱布填充药物。不重要部位的慢性骨髓炎，如肋骨、腓骨、髂骨翼等处，可将病骨整段切除，一期缝合伤口。部分病例病程较久，已有窦道口皮肤癌变，或足部广泛骨髓炎骨质毁损严重，不可能彻底清除病灶者，可实行截肢术。术后患肢制动，全身应用抗生素。

三、化脓性关节炎

关节内有化脓性细菌感染，血行感染多见，常见致病菌为金黄色葡萄球菌，受累的多为单一肢体的大关节，好发于髋关节、膝关节。外伤引起者多属开放性损伤，尤其是伤口没有获得适当处理的情况下容易发生。邻近感染病灶如急性化脓性骨髓炎，可直接蔓延至关节。

诊断要点

① 病前有其他部位感染史或外伤史，起病急，高热寒战。

② 病变关节出现剧痛与功能障碍，浅表的关节（如膝关节、肘关节、踝关节）局部可有红、肿、热、痛。深部的关节（如髋关节）局部红、肿、热不明显。由于肌肉痉挛，关节常处于屈曲畸形位，久之可发生关节挛缩，甚至脱位和半脱位。成人多累及膝关节，儿童多累及髋关节，其次为踝关节、肘关节、腕关节和肩关节，手足小关节罕见。患者常将膝关节置于半弯曲位，使关节囊松弛，以减轻张力。如长期屈曲，必将发生关节屈曲挛缩，关节稍动即有疼痛，有保护性肌肉痉挛。

③ 血白细胞计数可增高至 $10\times10^9/L$ 以上，中性粒细胞计数增多，红细胞沉降率增加。

④ X 线检查：早期关节肿胀、积液、间隙增宽，软骨下骨质疏松和破坏，骨端逐渐有脱钙现象；晚期关节挛缩畸形，关节间隙变窄、消失，发生纤维性强直或骨性强直。儿童期有时可见到骨骺滑脱或病理性关节脱位。假体置换术后感染的 X 线检查多显示假体周围透光带或松动征象。

治疗方案

① 早期

预案： 足量全身性使用抗生素。补液以纠正水、电解质紊乱。采用皮肤牵引或石膏托板将患肢固定于功能位。积极锻炼。关节穿刺引流，用生理盐水冲洗。

② 急性期

预案1： 固定　用石膏、夹板或牵引方法限制患肢活动，减少感染扩散，防止出现畸形或病理性脱位。

预案2： 关节穿刺注射抗生素　关节穿刺抽出关节液后注入抗生素溶液，以青霉素、链霉素及卡那霉素效果好，每日1次，至关节液澄清和培养阴性为止，穿刺时切勿伤及关节软骨。

预案3： 关节腔灌洗　适用于表浅的大关节（如膝关节）。在膝关节的两侧穿刺，经穿刺套管插入两根塑料管留置在关节腔内。一根灌注，一根引流。每日灌入抗生素溶液 2000～3000ml。引流液转清，经培养无细菌生长后可停止灌流，但引流管继续引流数天，待无引流液吸出、局部症状和体征都已消退后将管子拔出。

预案4： 关节切开引流　适用于较深的大关节（如髋关节）、穿刺插管难以成功的部位。切开关节囊，放出关节内液体，用生理盐水冲洗后安置灌洗引流装置。

③ 恢复期

预案1： 功能锻炼　可做持续性关节被动活动。至急性炎症消退时，一般在3周后，即可鼓励患者做主动活动。但也不可活动过早或过多，以免症状复发。

预案2： 关节已有畸形时，应用牵引逐步矫正。

预案3： 严重化脓性关节炎，常留有畸形，需手术治疗。

说明

患者恢复期应注意休息，适量劳动，劳逸结合；保持皮肤清洁卫生，防止感染；遵照医嘱，按时服药；定期门诊随访。

第二节　运动系统慢性损伤

一、肩关节周围炎

肩关节周围炎简称肩周炎，又称冻结肩，是由于肩关节周围软组织病变而引起肩关节疼痛和活动功能障碍。因 50 岁左右为高发年龄，因而又叫"五十肩"，女多于男（约 3∶1），左肩多于右肩。

诊断要点

① 一般可分为急性期、慢性期和恢复（缓解）期 3 个阶段。冻结肩起病急，疼痛剧烈，肩部肌肉保护性痉挛，致肩关节活动受限。急性期一般持续 2～3 周，之后进入慢性期。但多数患者无明显急性期，而是起病缓慢。多数无外伤史，少数仅有轻微外伤。主要症状是逐渐加重的肩部疼痛及肩关节活动障碍。疼痛一般位于肩前外侧，有时可放射至肘、手及肩胛区，但无感觉障碍。持续疼痛可引起肌肉痉挛与肌肉萎缩。肩前、肩后、肩峰下、三角肌止点处有压痛，而以肱二头肌长头腱部压痛最为明显。当上臂外展、外旋、后伸时疼痛加剧，致使穿衣、梳头，甚至便后擦手纸等动作均感困难。

② X 线检查：肱骨头骨质疏松或冈上肌腱、肩峰下滑囊钙化征。肩肱关节造影示关节囊缩小、关节囊下褶皱消失等改变。

治疗方案

预案 1：本病主要保守治疗 肩关节的活动练习必不可少，在发病之初就应积极进行。肩关节功能锻炼包括肩关节外展运动、肘关节高举过肩的环转运动、外展外旋的联合运动等。肩部痛区可采用物理治疗、口服水杨酸类等消炎止痛药物。局部注射可的松能取得较好的效果，但要注意药物应注射在关节周围的软组织中。麻醉下手法推拿对肩关节僵硬的治疗并非必要，在疼痛已消失而运动没有恢复的病例中可应用，但手法必须轻柔。理疗、针灸、按摩推拿、关节内注射（激素＋利多卡因）行压力扩张（盂肱关节）关节囊，均有一定疗效。

预案 2：手术治疗　经长期保守治疗无效者应考虑手术治疗。包括关节镜下局部松解术、肱二头肌长腱头固定或移位术、喙肱韧带切断术。

说明

① 本病预后良好，多可自愈。

② 虽然有自愈倾向，但患病期间仍需积极进行功能锻炼，否则肩部疼痛消失后，仍会留下肩关节活动障碍。

二、肩袖损伤

肩袖是由冈上肌、冈下肌、肩胛下肌及小圆肌的腱性部分组成的鞘状结构。它包绕盂肱关节、肱骨头、关节囊，形成近似袖套样肌样结构，也称为"旋转袖"，具有保持盂肱关节稳定，维持上臂各种姿势和完成各种运动的功能，由于肩袖止点位于大结节及肱骨外科颈的外侧，易受到该处骨折、脱位及其他损伤的累及。

诊断要点

① 创伤是青少年肩袖损伤的主要原因。患者突感肩关节外展受限，且伴有肩上方的疼痛感，其程度与肩部活动相关。肩部慢性撞击损伤是长期肩部撞击磨损的结果。血供不足也可引起肩袖组织退行性变。

② 局部压痛、外展及上举功能受限。肩峰下凹征阳性，臂坠落试验阳性，撞击试验及疼痛弧征可为阳性。病史超过 3 周以上，可有肩周肌肉不同程度萎缩。病史超过 3 个月可发生关节继发性挛缩。

③ X 线检查用来评估肩峰形态、肱骨头和肩盂的关系，以及除外其他疾病；MRI 目前是诊断肩袖疾病中最常用的检查，可以直观地观察肩袖肌腱；肩关节造影可显示造影剂通过肩关节腔经断裂的肩袖进入肩峰滑囊。另外，超声诊断是一种非侵入性诊断方法，对肌腱部分断裂的诊断优于关节造影。

治疗方案

预案 1：非手术治疗 对于怀疑有肩袖损伤的老年患者或活动量小、病程短、肩袖部分撕裂的患者，早期多主张进行保守治疗。包括非甾体类抗炎药物；肩峰下封闭注射；物理治疗，包括离子导入、超声透入疗法、神经电刺激、推拿等。治疗的同时配合肩关节功能锻炼，可获得良好疗效。

预案 2：手术治疗 如保守治疗 3～6 个月，病情无好转，或完全肩袖损伤的患者则考虑手术治疗，其目的是阻断病理过程、解除疼痛、恢复肩关节稳定功能。目前手术方式包括开放或关节镜下修复，肩袖部分撕裂进行清创或修复，肩峰下减压、肌腱转位、补片技术及上关节囊重建，反肩置换术等。

说明

肩袖损伤在治疗上存在很多不确定因素，要针对患者制定个性化治疗方案，严格把握治疗指征，深入了解肩袖损伤，是提高治疗肩袖损伤成功率的关键。

三、腱鞘囊肿

腱鞘囊肿是关节附近的一种囊性肿块，病因尚不清楚。慢性损伤使滑膜腔内滑液增多而形成囊性疝出或结缔组织黏液退行性变，可能是其发病的重要原因。囊肿内含有无色透明或橙色、淡黄色的浓稠黏液，多发于腕背和足背部。

诊断要点

① 本病以女性和青少年多见。好发于腕关节、踝关节及手、足，多发生于背侧面。患者会感到关节疼痛，通常关节晨僵的感觉在起床后最为明显，而症状并不会随着活动频繁而明显缓解，受影响的关节肿胀，甚至影响关节活动。一般生长缓慢，偶见扭伤后骤然发病者。包块长大到一定程度，活动关节时有酸胀感。

② 检查发现直径 0.5～2.5cm 的圆形包块或椭圆形包块，表面光滑，不与皮肤粘连。因囊内液体充盈，张力较大，扪之如硬橡皮实质性

感觉。囊颈较小者，略可推动；囊颈较大者，则不易推动，易误诊为骨性包块。B超检查可确定肿块的性质。

治疗方案

预案 1：非手术方法　是把囊肿里面的胶体挤出而散在周围的组织中。如不能挤破时，则用一个粗针于局麻下做多处穿刺，再加压挤到临近组织中。常有复发，但经几次治疗最终也可以治愈。也可在囊内注入醋酸泼尼松龙 0.5ml，然后加压包扎。本法简单，痛苦较少，复发率也较低。

预案 2：手术治疗　较大与反复发作的腱鞘囊肿则需要手术治疗。术中应完整切除囊肿，如系腱鞘发生者，应同时切除部分相连的腱鞘；如系关节囊滑膜疝出，应在根部结扎切除，以减少复发。术后应避免患病关节剧烈活动。

说明

囊肿有时可被挤压破裂而自愈，临床治疗方法较多，但复发率较高。

四、弹响髋

典型弹响髋是指髋关节主动屈伸活动或行走时，有纤维索条状物（为增厚髂胫束的后缘或臀大肌肌腱的前缘）在大转子上滑动而发出弹响，有时可看到弹跳，被动运动时无此现象。髂胫束因某些原因导致肥厚或紧张，或大转子过于突出，或有滑囊炎，就可以造成髋关节活动时两者相互摩擦而产生弹响。

诊断要点

一般多不痛或只有轻度的疼痛，许多患者因响声而感不安，如大转子滑囊因摩擦发炎而疼痛。患者站立或卧于健侧，主动屈曲、内收或内旋髋关节时，可用触诊判明产生弹响的部位和原因。弹响髋的诊断不难，检查时令患者做患侧髋关节的伸屈、内收或内旋活动，在大转子部听到弹响，同时摸到或看到索状物在大粗隆上滑移，就可确诊。但需与关节内弹响相鉴别（关节内弹响较少见，由于股骨头在髋臼的后上方边缘轻度自发性移位，造成大腿的屈曲和内收而发生弹响）。

治疗方案

① 无痛苦者无须治疗，但须向患者解释清楚。

② 有轻微疼痛不适者，可用适当休息、理疗、软绷带局部包扎固定及防止屈髋动作等方法治疗。

③ 如因精神过度紧张或职业关系要求手术时，可在局麻下切除部分髂胫囊与臀大肌的腱性附着部。单纯将髂胫囊切断容易复发，也有主张切除大转子突出者。

④ 如症状重，条索状物增厚明显，保守治疗无效时应手术治疗，在局麻下进行。

a. 将增厚的条索状物切断或切除，直至弹响、摩擦完全消除为止，这是常用的术式。

b. 切断条索状物，远侧断端移位缝合，如伴有滑囊炎同时切除大转子滑囊。

c. 髂胫束延长术，可保持骨盆在站立或行走时的稳定性。

d. 如局部骨突过大，也可将骨突部分凿去，术后早期功能锻炼。

五、网球肘

网球肘又称肱骨外上髁炎，是一种由于前臂伸肌反复牵拉伤引起的肱骨外上髁肌总腱处的慢性损伤性肌筋膜炎。网球肘是过劳综合征的典型例子。

诊断要点

① 本病好发于前臂劳动强度大的工作人员，有手和腕长期反复用力的劳损史，如网球运动员、木工、家庭主妇等。本病多数发病缓慢，网球肘初期，患者只是感到肘关节外侧酸痛，自觉肘关节外上方活动痛，疼痛有时可向上或向下放射，感觉酸胀不适，不愿活动。手不能用力握物，握锹、提壶、拧毛巾、织毛衣等运动可使疼痛加重。

② 肱骨外上髁疼痛，持续性酸痛。压痛点位于肱骨外上髁、环状韧带或肱桡关节间隙处。Mills试验（伸肌腱牵拉试验）阳性，即让患者的前臂内旋，腕关节掌屈，再伸直肘关节，可出现外上髁疼痛。

③ 在检查时可发现桡侧腕短伸肌起点即肘关节外上压痛。关节活动度正常，局部肿胀不常见。患者前臂内旋，腕关节由掌屈再背伸重复损伤机制时，即会出现肘关节外上疼痛。

④ 一般不需要拍 X 线片，必要时可通过 X 线片了解肘关节骨骼是否正常、伸肌腱近端处有无钙盐沉着。

治疗方案

预案 1：非手术治疗　适用于绝大多数病例。包括休息、理疗、按摩、中药蒸洗、石膏托制动。用可的松类药物局部封闭，1％普鲁卡因 1～2ml，痛点注射，每周 1 次，3～4 次为 1 个疗程。也可在麻醉状态下手法松解肘外侧粘连。体外冲击波治疗可以改善局部血运，减轻炎症，对肌腱末端病变疗效较好。

预案 2：手术治疗　对于晚期网球肘或顽固性网球肘，经过正规保守治疗半年至 1 年后，症状仍然严重、影响生活和工作，可以采取手术治疗。手术方法有微创的关节镜手术和创伤不大的开放性手术，以清除不健康组织，改善或重建局部血液循环，使肌腱和骨愈合。手术包括伸肌总腱附着点松解术、环状韧带部分切除术、腕短伸肌延长术、皮下神经血管囊切除术等。

六、疲劳骨折

在骨相对纤细部位或结构形态变化大的部位，易产生应力集中，当受到长时间反复、集中的轻微外力后，首先发生骨小梁骨折，并随即进行修复。但在修复过程中继续受到外力的作用，导致修复障碍，骨吸收增加。这一过程反复发生，终因骨吸收大于骨修复而导致完全骨折。其好发于第 2 跖骨干和肋骨。第 3、第 4 跖骨，腓骨远侧，胫骨近侧和股骨远侧也可发生。

诊断要点

① 损伤部位出现逐渐加重的疼痛为其主要症状。这种疼痛在训练中或训练结束时尤为明显。

② 体检有局部压痛及轻度骨性隆起，但无异常活动，少数可见局部软组织肿胀。

③ X线检查：在出现症状的 1～2 周内常无明显异常，3～4 周后可见一横型骨折线，周围有骨痂形成，病程长者，骨折周围骨痂有增多趋向，但骨折线更为清晰，且骨折端有增白、硬化征象，因此，当临床疑有疲劳骨折而 X 线检查又是阴性时，其早期诊断方法是进行放射性核素骨显像。

治疗方案

由于骨折多为无移位的，故仅需局部牢固的外固定和正确的康复功能锻炼。就诊较晚的疲劳骨折，因断端已有硬化现象，骨折愈合较为困难，近年有人建议用微电流或骨诱导、生长因子等方法来促进骨折愈合。

说明

合理治疗能获良好效果，但在恢复训练前必须制订妥善计划，纠正错误动作、姿势，以免再伤。老人肋骨疲劳骨折时，还应治疗慢性咳嗽。

七、髌骨软骨软化症

髌骨软骨软化症是指髌骨软骨面慢性损伤后，软骨肿胀、侵蚀、龟裂、破碎、脱落，最后与之相对的股骨髁软骨也发生相同的病理改变，而形成的髌骨关节病。

诊断要点

① 青年运动员多见。初期为髌骨下疼痛，开始训练时明显，稍加活动后缓解。后期疼痛时间多于缓解时间，以致不能下蹲、上下楼梯困难。

② 膝关节长期磨损，是本病的常见原因。髌骨边缘压痛。伸膝位挤压或推动髌骨可有摩擦感，伴疼痛。可伴滑囊炎而出现关节积液，此时浮髌试验阳性。病程长者，可出现股四头肌萎缩。诊断髌骨软骨软化症的主要依据是髌骨后疼痛，髌骨压磨试验和单腿下蹲试验引起髌骨后疼痛。

③ X线检查：照膝关节正、侧位及髌骨切线位 X 线片，早期无异

常，晚期可见髌骨边缘骨赘形成，髌骨关节不光滑或间隙狭窄。

④ 放射性核素骨显像检查时，侧位显示髌骨局限性放射性浓聚，有早期诊断意义。

⑤ 关节镜检查是确诊髌骨软骨软化症最有价值的方法，可以明确关节软骨是否有病变以及累及范围，明确髌骨软化的程度，更能较好地与以膝前疼痛为特点的疾病鉴别。

治疗方案

① 以非手术治疗为主，如制动、理疗、抗炎、关节腔封闭等。出现症状后，首先制动膝关节 1～2 周。同时进行股四头肌抗阻力锻炼。选用非甾体抗炎药。

② 肿胀、疼痛突然加剧时，应行冷敷，48h 后改用湿热敷和理疗。

③ 关节内注射透明质酸钠可增加关节液的黏稠性和润滑功能，保护关节软骨，促进关节软骨的愈合和再生，缓解疼痛和增加关节活动度。

④ 关节内注射醋酸泼尼松龙虽然可以缓解症状，但对软骨修复不利，故慎用。

⑤ 严格非手术治疗无效，或有先天畸形者可手术治疗。如外侧关节囊松解术、股骨外髁垫高术、髌骨切除术等。

手术目的为增加髌骨关节活动过程中的稳定性（如关节镜下软骨缺损处钻孔术、外侧关节囊松解术、股骨外髁垫高术等）；刮除髌骨关节软骨上较小的侵蚀病灶，促进修复。

髌骨关节软骨已完全破坏者，可用髌骨切除方法减轻髌骨关节骨关节病的发展，但术后膝关节明显无力，难以继续运动生涯。

八、腕管综合征

腕管综合征是正中神经在腕管内受压而出现的一组症状和体征，是周围神经卡压综合征中最常见的一种，也是手外科医生最常进行手术治疗的疾病。

诊断要点

① 中年女性多见，如为男性患者则常有职业病史。本病的双侧发

病率可高达 30%以上，其中绝经期女性占双侧发病者的 90%。

② 患者首先感到桡侧三指指端麻木或疼痛，持物无力，以中指为甚。夜间或清晨症状最重。

③ 体检：拇指、示指、中指有感觉过敏或迟钝。大鱼际肌萎缩，拇指对掌无力。腕部正中神经 Tinel 征阳性。屈腕试验阳性。

④ 电生理检查：大鱼际肌肌电图及腕、指的正中神经传导速度测定有神经损害征。

⑤ Phalen 试验是让患者手腕保持于最大屈曲位，如果 60s 内出现桡侧三个手指的麻木不适感，则为阳性。66%～88%的腕管综合征患者可出现 Phalen 试验阳性，但 10%～20%的正常人也会出现 Phalen 试验阳性。

治疗方案

① 早期，腕关节制动于中立位。非肿瘤和化脓性炎症者，可注射醋酸泼尼松龙。

② 对于腕管内腱鞘囊肿、病程长的慢性滑囊炎、良性肿瘤及异位的肌腹，应手术切除。

③ 腕管壁厚、腕管狭窄者可行腕横韧带切开减压术。

④ 手术中发现正中神经已变硬或局限性膨大时，应做神经外膜切开、神经束间瘢痕切除、神经松解术。

九、肘管综合征

本病是指尺神经在经过肱骨内上髁后面的尺神经沟处受压迫或由于摩擦导致尺神经炎而引发的综合征。过去又称为迟发性尺神经炎。

诊断要点

① 首先发生手背尺侧、小鱼际、小指及环指尺侧半感觉异常，通常为麻木或者刺痛。

② 发生感觉异常一段时间后，可出现小指对掌无力及手指收、展不灵活。

③ 检查可见手部小鱼际肌、骨间肌萎缩，环指、小指呈爪状畸形。夹纸试验阳性及尺神经沟处 Tinel 征阳性。

④ 电生理检查发现肘下尺神经传导速度减慢，小鱼际肌及骨间肌肌电图异常。

⑤ X 线显示局部有移位骨块或异常骨化等。

治疗方案

诊断一旦明确，通常应及早进行手术探查，手术方式通常可分为尺神经松解术、尺神经前置术两种。尺神经前置术是基本治疗方法。术后多能较快恢复正常感觉，但已萎缩的手部小肌肉却难以恢复正常体积。

第三节　骨与关节结核

一、脊柱结核

脊柱结核发病率占骨与关节结核的首位，约占 50%，绝大多数发生于椎体，附件结核仅占 1%～2%。椎体以松质骨为主，它的滋养动脉为终末动脉，结核分枝杆菌容易停留在椎体部位。腰椎结核发生率最高，其次是胸椎、颈椎。儿童、成人均可发生。

诊断要点

① 起病缓慢。有低热、消瘦、盗汗、食欲不振与贫血等全身症状。儿童常有夜啼。

② 疼痛是最早出现的症状。通常为轻微疼痛，休息后症状减轻，劳累后则加重。颈椎结核可伴上肢麻木等神经根受压表现。可出现双手撑住下颌的典型姿势。腰椎结核有背部疼痛症状，可伴拾物试验阳性，后期可有腰大肌脓肿形成。患者往往双手托住腰部，头及躯干向后倾，以减轻对病变椎体的压力。

③ X 线表现以骨质破坏和椎间隙狭窄为主。中心型骨质破坏集中在椎体中央。边缘型骨质破坏集中在椎体上缘或下缘，很快侵犯至椎间盘，表现为椎体终板的破坏和进行性椎间隙狭窄，并累及邻近两个椎体。寒性脓肿在颈椎侧位片上表现为椎前软组织影增宽，气管前移；腰椎正位片上可见椎旁增宽软组织影，可为球状、梭状或筒状，一般不

对称。

④ CT 检查对了解软组织病灶的界限以及证实骨质破坏的程度有帮助，MRI 是影像学中首选的检查，不仅显示骨和软组织的病变，同时可行多个切面的检查。

治疗方案

预案 1：抗结核药物治疗 脊柱结核是全身结核病的局部表现，故抗结核药物治疗应贯穿于治疗全过程中，国际防痨联合会推荐 6 种主要抗结核药物：异烟肼、利福平、吡嗪酰胺、链霉素、氨硫脲、乙胺丁醇，应遵循"早期、规律、全程、联合、适量"的原则。

预案 2：局部固定 用石膏背心或支架（腰椎结核及上腰椎结核）及石膏腰围带（下腰椎结核）固定 3 个月。

预案 3：手术 如切开脓肿、病灶清除术、矫形术。

二、脊柱结核并截瘫

脊柱结核并截瘫的发生率大约为 10％，以胸椎结核发生截瘫的最多见，其次为颈椎、颈胸段、胸腰段，腰椎最为少见。脊柱附件结核少见，但一旦发病，容易发生截瘫。

诊断要点

除了有脊柱结核的全身症状和局部表现外，还有脊髓受压迫的临床表现。

① 运动障碍：运动障碍对患者影响最大，也最便于观察，故发现最早，痉挛性截瘫者感觉下肢发硬、发挺、颤抖、无力、易跌倒，走路时呈痉挛性步态或剪刀步。迟缓性瘫痪患者则感觉下肢松软、无力，易跌倒。初起时或能扶杖而行，以后则卧床不起。在床上有的患者下肢尚能做自主的伸躯或抬腿活动，有的则完全丧失自主运动能力。

除两下肢的自主运动丧失外，截瘫平面以下的躯干肌肉也不能幸免。胸 9～10 椎体结核的患者，肚脐以下的腹肌瘫痪。患者在仰卧位自动抬头时肚脐以上未瘫痪的上腹肌牵拉向上移动，此现象可称肚脐移动试验。

颈椎结核合并瘫痪的患者，上肢和胸壁肌肉也都瘫痪，有发生肺炎、窒息的危险。

肋间肌瘫痪以后，肋骨的自主运动丧失，只靠膈肌的运动来维持气体交换，出现矛盾呼吸。

② 感觉障碍：轻度的感觉障碍表现为感觉异常或过敏，如患肢冷感、热感、蚁走感、针刺感、感觉过敏等；重度的感觉辨析障碍为感觉迟钝；严重的感觉障碍则为感觉消失。

③ 括约肌功能障碍：膀胱功能障碍最初表现为排尿困难，虽有尿意但不能及时将尿排出。须采取某种体位，或经过一些时候，或用手按压小腹部，始能将尿排出，但也不能排净。再发展则为完全尿闭。

④ 自主神经功能障碍：在早期，截瘫平面以下干燥无汗，无汗平面常与感觉平面一致。截瘫平面以下血管无舒缩能力，出现营养障碍。患者营养不良，血浆白蛋白低，下肢水肿，足背尤甚。

⑤ 反射异常：在截瘫平面以下的浅反射减弱或消失，腱反射在迟缓性瘫痪中减弱，在痉挛性瘫痪中亢进或出现髌阵挛和踝阵挛现象。腱反射，可在上肢查肱二头肌反射、肱三头肌反射、桡骨骨膜反射，在下肢可检查髌腱反射和跟腱反射，可出现巴氏征、霍夫曼征等病理反射。

⑥ 脑脊液动力测试可以确定脑脊液通畅，不会梗阻。

⑦ CT 和 MRI 检查，可以清楚地显示病灶及脊髓受压情况。

治疗方案

脊柱结核出现神经症状而影像学检查确有脊髓受压者，且受压节段与临床症状、体征检查平面相一致时，原则上都应该手术治疗。部分不能耐受手术者可行非手术治疗，待情况好转时再争取手术。通常主张手术彻底清除病灶、减压、支撑植骨。根据患者情况选择前路手术、后路手术、前后路联合手术或分期手术等。

三、关节结核

关节结核是最常见的肺外继发性结核，是由单纯的骨、滑膜结核发展而来。结核病变突破原来的骨、滑膜，进入关节腔，侵入关节软骨，同时累及关节的三大组成部分，使关节功能受到破坏而发生全关节结核。骨关节结核中脊柱结核约占 50%，其次为膝关节结核和髋关节结核。

诊断要点

① 多为单发病灶。起病缓慢。有低热、消瘦、盗汗、食欲不振与贫血等全身症状。儿童常有夜啼。浅表关节检查可见关节肿胀和积液，并有压痛。关节常处于半屈曲状态以缓解疼痛。晚期病人可见肌肉萎缩，关节呈梭形肿胀，也可向体表、体内空腔器官破溃形成窦道或者内瘘。

② 血沉在病变活动期明显增快。在感染早期或机体免疫力严重低下时结核菌素试验可为阴性。近来结核抗体检测和 T-SPOT 检测，也被用来辅助诊断。脓肿穿刺或病变部位的组织学检查是结核感染确诊的重要途径。

③ X 线诊断：一般在起病 6～8 周后方有 X 线平片改变。其特征性表现为区域性骨质疏松和周围少量钙化的破坏性病灶。

治疗方案

预案 1：支持疗法，如休息、日光照射和合理的营养来改善和控制病变。

预案 2：骨关节结核的药物治疗应遵循抗结核药物治疗的原则，即"早期、规律、全程、联合、适量"的原则。

预案 3：手术治疗 若无手术禁忌，尽快行病灶清除术，使病变尽快停止进展，维持关节的功能。对于全身情况差不能耐受病灶清除术的患者可采用脓肿切开引流术。

第四节 骨关节炎

骨关节炎是一种以关节软骨退行性变和继发性骨质增生为特征的慢性疾病。疾病累及关节软骨或整个关节，包括软骨下骨、滑膜和关节周围肌肉。多见于中老年人，女性多于男性。好发于负重较大的膝关节、髋关节、脊柱及远侧指间关节等部位。本病又称骨关节病、退行性关节炎、增生性关节炎、老年关节炎和肥大性关节炎等。

诊断要点

① 关节疼痛及压痛：初期为轻度或中度间歇性隐痛，休息时好转，活动后加重，疼痛常与天气变化有关。晚期可出现持续性疼痛或夜间痛。关节局部有压痛，在伴有关节肿胀时尤为明显。

② 膝关节浮髌试验阳性。关节周围肌萎缩。严重者出现关节畸形，如膝内翻。髋关节 Thomas 征阳性。手指远侧指间关节侧方增粗，形成 Heberden 结节。

③ X 线诊断：非对称性关节间隙变窄，软骨下骨硬化和囊性变，关节边缘增生和骨赘形成，或伴有不同程度的关节积液，部分关节内可见游离体，严重者出现关节畸形，如膝内翻。

治疗方案

预案 1：一般治疗　注意保护关节，适当的康复治疗。严重者应卧床，支具固定，防止畸形。

预案 2：药物治疗　比如活血化瘀的中药、非甾体抗炎药。关节内注射透明质酸钠。

预案 3：手术治疗　早期患者可行关节清理术，晚期出现畸形或持续疼痛，生活不能自理时，可行手术治疗，如膝内畸形可行胫骨上端高位截骨术，髋关节炎晚期可行截骨术。依年龄、职业及生活习惯等可选用人工关节置换术。

第五节　脊柱及其周围软组织疾病

一、颈椎病

颈椎病是颈椎椎间盘组织退行性改变及其继发病理改变累及神经根、脊髓、椎动脉、交感神经等周围组织结构，而产生的系列相应症状和体征。

依临床表现常分为四型，即神经根型、椎动脉型、脊髓型和交感神经型。各型可单独发生，也可混合发生。

（一）神经根型

诊断要点

① 多 40 岁以上发病，低头工作者易发，是最常见的类型。

② 颈、肩、臂、手疼痛与麻木为主要症状。

③ 患肢可出现肌力减弱，肌萎缩，握力减退，持物不稳。

④ 部分病人颈部僵直，活动受限。

⑤ 病史中常有颈肩痛逐渐反复加重，发展到放射痛。

⑥ X 线显示颈椎生理弧度变直或后突、椎体前后缘骨质增生致密、椎间隙变窄、钩椎关节增生致密、椎间孔变形变窄、后纵韧带骨化等。

治疗方案

预案 1：牵引 布袋牵引或器械牵引，坐位或仰卧位都可以，使椎间、椎间孔的距离加大，解除对神经根的压迫。牵引角度以颈前屈 15°～30°为宜，重量 2.5～5.0kg，持续 15～60min 以上可以达到疗效，间歇性牵引的一次时长为 15～30min，每天 1～2 次，维持 2～4 周。如果患者没有不适，可以根据病情的需要加长牵引时间，每天持续 6～8h 甚至 24h 持续牵引（长时间持续牵引可以每牵引 1～2h 休息 10～15min）。牵引后围领或颈支架保护效果更好。

预案 2：按摩 各家手法繁多，各有所长，但主张以轻手法为主，切忌暴力。

预案 3：理疗、封闭、针灸、药物及颈枕疗法等都有一定疗效。

预案 4：手术治疗 保守治疗无效或发作频繁、症状重者可行手术治疗。一般行颈椎病变部位前路减压植骨融合术，多能达到满意效果。

（二）脊髓型

诊断要点

① 好发于 40～60 岁，常是多节段病变，颈椎间盘脱出或骨赘引起脊髓压迫症状。

② 开始四肢麻木无力，逐渐加重。手部活动不灵活，下肢行动迟缓，易摔倒。重者不能坐立，大小便障碍，生活不能自理。

③ 临床常见锥体束征，表现为四肢生理反射亢进，Hoffmanm 征（＋），下肢肌张力增强，肌无力，膝、跟腱反射亢进，髌踝阵挛（＋），Babinski 征（＋）。受累平面以下感觉迟钝。平面部位有束带感。颈椎单侧受压可显 Brown-Sequard 综合征，即同侧肢体肌力减退、肌张力增强、自主运动消失、对侧痛温觉消失。

④ 影像学检查：X 线检查示病变椎间盘狭窄，椎体增生，特别是后缘增生有重要意义。在侧位 X 线片上可发现椎体后有钙化阴影，呈点状、条状。连续型者可自第 2 颈椎到第 7 颈椎连成一长条，CT 片上此骨片占位在椎体后椎管前壁，使椎管明显狭窄。脊髓压迫症状常较严重。MRI 检查，对脊髓、椎间盘组织显示清晰，椎间盘脱出、脊髓受压等都能看得出，对诊断、治疗均有帮助。

治疗方案

早期轻症患者可用非手术治疗。当已经出现肌张力高等阳性体征，因脊髓受压过久而不可逆转时，应早期行前路椎间盘切除椎体间植骨术、前路开长窗减压扩大椎管植骨融合术、前路椎体次全切除减压植骨融合术、后路单开门式扩大椎管、后路双开门式扩大椎管。

（三） 椎动脉型

诊断要点

① 颈椎间盘退变、椎间隙变窄、颈椎力线改变均可使椎动脉扭曲，骨质增生，特别是钩椎关节增生可直接刺激与压迫椎动脉，使脑基底动脉供血不足，出现眩晕、耳鸣、恶心、呕吐。因体位改变，颈过度伸屈旋转而症状加重。因椎动脉痉挛脑严重缺血，可出现猝倒。

② X 线正位片及斜位片示钩椎关节横向突出，椎动脉造影示椎动脉扭曲或狭窄。

治疗方案

制动可以限制椎动脉和钩椎关节摩擦产生的椎动脉痉挛；手术治疗时可行椎动脉松解术、横突孔切开术、钩椎关节切除椎间孔切开术。

（四）交感神经型

诊断要点

① 眼睑无力、视力不清、眼痛、流泪和眼前冒金星等。

② 头痛、眩晕，枕后痛。

③ 心率改变，心前区不适。

④ 耳鸣、耳聋、眼球震颤等。

⑤ 周围血管征：血管痉挛的可有肢体发凉，血管舒张的可出现指端麻木、红热、疼痛与过敏。

⑥ 多汗或少汗。

治疗方案

椎动脉型和交感神经型的治疗一般与神经根型相同。病程长、发作频繁，保守治疗效果不佳影响生活与工作者可行手术治疗，常采取前路或侧前方减压植骨术。

二、颈椎间盘突出症

颈椎间盘突出症是指在颈椎间盘退变的基础上因轻微外力或无明确诱因的椎间盘突出而致脊髓和神经根受压的一种疾病。

诊断要点

① 急性颈椎间盘突出常造成脊髓受压，损伤平面以下出现完全截瘫或不全截瘫。

② 慢性损伤发病缓慢、逐渐加重。根据椎间盘突出的大小、压迫范围，可出现神经根或脊髓压迫症状与体征。

③ X 线检查：主要排除脊椎骨病变。X 线片可显示颈椎前凸消失或后凸，病变部位椎间隙可前后等宽或前窄后宽。

④ CT 检查：可以显示椎间盘突出的类型，骨赘形成与否，是否合并后纵韧带和黄韧带肥厚、钙化或骨化，关节突出的增生肥厚程度，椎管形态的改变。

⑤ MRI 检查：对软组织显影清晰，可显示突出的椎间盘对硬膜囊、

神经根压迫的部位与范围。

治疗方案

颈椎间盘突出引起神经根压迫，按颈椎病神经根型治疗，大部分能得到缓解。造成脊髓压迫者，应行手术治疗，以前方减压摘除突出的椎间盘、前路植骨融合术为宜。对于严重的多节段椎间盘突出，可采用后路颈椎管减压扩大成形术，也可行后路神经减压，如颈椎侧块钛板或经颈椎弓根螺钉内固定术。

三、腰椎间盘突出症

腰椎间盘突出症主要是在椎间盘退变的基础上由急慢性损伤、着凉等因素引起纤维环破裂，髓核突出，压迫神经根或马尾神经致腰痛和坐骨神经痛，是临床常见病。

诊断要点

① 本病好发于 20～40 岁，男多于女。常有腰部外伤或着凉史。

② 腰腿痛是本病的特点。活动或劳累时症状加重，卧床休息则减轻。

③ 腰部可出现侧弯，生理性前凸变浅或后凸，常显腰后凸，向患侧弯曲受限，且有患肢放射性痛加重。突出的椎间隙棘突旁压痛向下肢放射。

④ 直腿抬高试验阳性。Laseque 征阳性。患肢膝反射、跟腱反射常减弱或消失。患肢可出现肌萎缩，拇背伸力减弱。患肢大腿、小腿外侧以及足部感觉减退。马尾神经受压可显鞍区皮肤感觉减退和大小便障碍。

⑤ X 线检查：摄腰椎正位、侧位、斜位 X 线片，主要为了排除腰椎骨质病变。有参考价值的表现为腰椎变直或后凸、椎间隙变窄或前窄后宽、相邻椎体缘骨质增生等。X 线片表现要与临床检查部位体征相吻合。

⑥ 脊髓造影后 CT 检查诊断准确率高。

⑦ MRI 对诊断椎间盘突出有重要意义，通过不同层面的矢状像及所累及椎间盘的轴位像，可以观察病变椎间盘突出形态及其所占椎管内位置。

治疗方案

预案 1：保守治疗

卧床休息，一般严格卧床 3 周，戴腰围逐步下床活动，过伸性腰背肌功能锻炼和腰部支具限制弯腰活动，适用于症状较轻的患者。

牵引、推拿：应在了解病理变化的情况下辨证施治。一般对早期轻微患者疗效较好。症状严重和中央型突出者慎用或禁用。

部分轻型患者可行椎管内注射药物除痛治疗，效果较满意。此疗法一般不超过 3 次，多次注射治疗无效者，手术时发现明显粘连，可导致症状长期不缓解。

化学溶核疗法：将蛋白溶解酶注入破裂的椎间盘，破坏髓核的亲水性，促进软骨黏多糖由尿排出，使椎间盘内压力降低而达到治疗目的。国产胶原酶药物已被应用。注射药物应在透视下进行，先做碘剂椎间盘造影，确定位置及破坏程度，再注射药物。应用于膨出型与突出型患者。优良率达 60%～80%。主要合并症为过敏、蛛网膜炎、括约肌障碍等。

预案 2：手术治疗

适应证：腰腿痛症状严重，反复发作，经半年以上非手术治疗无效，且病情逐渐加重，影响工作和生活者；中央型突出有马尾神经综合征、括约肌功能障碍者，应急诊进行手术；有明显神经受累表现者。

手术方法的选择

全椎板切除髓核摘除术：适用于椎间盘突出合并椎管狭窄、椎间盘向两侧突出、中央型巨大突出及游离椎间盘突出，此手术减压充分。

半椎板切除髓核摘除术：适用于单纯椎间盘向一侧突出者。术中切除椎间盘突出侧的椎板和黄韧带。

显微外科腰椎间盘摘除术：适用于单纯椎间盘突出者。椎间盘突出合并椎管狭窄、椎间孔狭窄及后纵韧带钙化者都不适合此手术。

经皮腰椎间盘切除术：适用于单纯腰椎间盘突出者。

人工椎间盘置换术：是近年来临床开展的术式。人工椎间盘设计基本上分为两类：一类是替代全部或部分纤维环和髓核；另一类仅置换髓核。其手术适应证尚存争议，选择此手术需谨慎。

四、腰椎管狭窄症

腰椎管狭窄症是腰椎管因组成椎管的骨性结构或纤维性结构异常导

致椎管内有效容量减少，以至于位于管道内的神经组织受压或刺激产生的功能障碍及一系列症状。病因包括先天性椎管发育不全、退变性椎管狭窄、腰椎滑脱、中央型椎间盘突出、腰椎爆裂骨折、继发性病变如全椎板切除之后。

诊断要点

① 发病于 40 岁以上，男多于女，下腰段为主。

② 多年腰背痛，可伴单侧下肢或双侧下肢放射性疼痛，可沿股神经或坐骨神经分布区放射，严重者出现大小便功能障碍。可有下肢麻木、乏力或软瘫。

③ 间歇性跛行，站立、行走数百米时下肢发胀、乏力或麻木，越走症状越重，严重者行走数十步即可产生症状。下蹲或卧床时症状减轻或缓解，再走症状重复出现。

④ 脊柱常后伸受限，过伸时可出现下肢症状，可有肌力障碍、感觉障碍，跟腱反射常减弱或消失。一旦脊柱恢复到伸直位或前屈位，下肢症状可以立刻得到缓解。

⑤ 影像学检查

a. X 线：腰椎可有退变性改变，如椎间隙变窄、椎体骨唇增生、小关节肥大等，侧位片腰椎管矢状径常小于 5mm。还应观察有无退变性滑脱，有滑脱者，应再拍摄前屈后伸侧位片，观察滑脱间隙的稳定性，如前后移位相差 3cm，说明退变滑脱间隙不稳定。

b. MRI：可显示腰椎管情况，硬膜后方受压节段黄韧带肥厚，腰椎间盘膨出、突出或脱出，马尾异常等。

c. CT：可见关节突肥大，椎板增厚，特别是可知侧隐窝情况。

治疗方案

预案 1：保守治疗

病情重、急性期患者应卧床休息，配合镇痛、活血、营养神经药物。

轻型患者做腹肌锻炼、理疗或牵引治疗，可佩戴腰围，避免外伤及剧烈活动。

静脉滴注能量合剂。

腰骶管注药除痛疗法。

预案2: 手术治疗

手术适应证:病程长、发作频繁、症状重而影响工作与生活,非手术疗法无效,有大、小便功能障碍者。

手术方法:主要为全椎板切除加侧方减压。强调减压要充分彻底,解除马尾神经与神经根的压迫。脊柱滑脱者,减压后应行椎弓根、椎体钢板螺钉内固定或植骨融合术。

五、腰椎滑脱症

腰椎峡部因外伤或退行性变等因素崩裂后,上关节突、横突、椎弓根、椎体作为上部,下关节突、椎板、棘突作为下部,上下两部分因失去骨性连接而导致的相对滑移称为腰椎滑脱症。

诊断要点

① 单纯峡部裂,轻者无症状。一般因腰骶部不稳,腰骶部软组织劳损致慢性腰痛或腰腿痛。可因行走、劳累而症状加重,休息则减轻。

② 腰椎滑脱可出现腰椎前凸,臀部后倾,腰骶部凹陷,背伸肌痉挛,腰活动受限。下肢感觉运动以及腱反射多无异常。

③ 第5腰椎棘突后凸,常有压痛或叩击痛。

④ 滑脱重者或出现马尾神经受压综合征。

⑤ X线检查:轻者正位片中常看不到峡部裂隙及滑脱。重者可见滑脱椎体上下缘有重叠,呈新月形密度增厚。侧位片能看到滑脱程度。斜位片临床诊断意义最大,峡部可见裂隙或椎体滑脱。

治疗方案

预案1: 保守治疗 无症状或轻型患者,以轻体力劳动为宜;腹肌锻炼,或配合腰椎保护。

预案2: 手术治疗 影响生活、工作或伴有神经压迫者可手术。手术常用植骨融合和减压后行椎弓根、椎体钢板螺钉内固定术等。

六、急性腰扭伤

常见于青壮年、体力劳动者。下腰段好发,损伤可涉及肌肉、韧带、筋膜、椎间关节和关节囊、腰骶关节及骶髂关节。

诊断要点

① 临床表现。可有腰部疼痛、腰硬、两手扶腰、行走困难、咳嗽和喷嚏时腰痛加重等。患者有搬抬重物史，有的患者主诉听到清脆的响声。伤后重者持续性剧烈疼痛，并呈向患侧屈曲的强迫体位。患者多能指出疼痛部位。轻者尚能工作，但休息后或次日疼痛加重，甚至不能起床，咳嗽、深呼吸时剧烈疼痛。检查时见患者腰部僵硬，腰前凸消失，可有脊柱侧弯及骶棘肌痉挛。在损伤部位可找到明显压痛点。

② 检查

a. 视诊：脊柱侧弯，疼痛引起的不对称性肌肉痉挛，可改变脊柱的正常生理曲线，多数表现为不同程度的脊柱侧弯畸形，一般是向患侧侧弯。

b. 触诊：局部压痛，多数患者有明显的压痛点，与受伤部位一致，部分患者同时有下肢牵扯痛；肌肉痉挛，多数患者有单侧或双侧腰部肌肉紧张、痉挛，多位于骶棘肌、臀大肌，这是一种疼痛引起的保护性动作。

c. 专科检查：直腿抬高试验阴性或弱阳性、骨盆旋转试验阳性。

d. 辅助检查：X线检查多无异常发现或仅见下胸段及腰段生理前凸消失或侧弯，骨关节畸形或退行性变等。扭伤严重者，应拍腰骶部X线正位、侧位、斜位片，排除腰部各部的骨折、脱位、腰椎间盘突出等。

治疗方案

① 局部制动，腰背部肌腹或附着点损伤一般范围较大，局部制动可减轻肌肉痉挛和疼痛，以利损伤部位的修复，损伤严重者需绝对卧床2~3周，而后石膏腰围固定3~4周。

② 压痛敏感点局部封闭。常用2%普鲁卡因2~3ml＋醋酸泼尼松龙或醋酸氢化可的松0.5~1ml，每周1次，4次为1个疗程。

③ 按摩推拿。对骶棘肌损伤、腰背筋膜损伤、小关节突半脱位、骶髂关节损伤等效果明显。但不适用于早期及严重损伤者。

④ 部分患者经骨盆牵引可减轻疼痛，可配合镇痛、活血化瘀药物。

⑤ 棘上韧带、棘间韧带损伤严重者可手术修补。

⑥ 急性期后腰部僵硬、活动受限的应做理疗、轻手法按摩、背伸

肌锻炼以促进恢复。

七、慢性腰肌劳损

常由于急性腰背部扭伤后遗症及累积性慢性损伤导致，气温低及潮湿等因素会提高发病率。

诊断要点

① 腰痛时重时轻，通常白天工作时腰痛减轻，夜间休息时反而加重。部分患者遇到阴雨天或天气转凉以及春秋换季时腰痛症状会有所加重。

② 慢性腰痛一般压痛区较广泛，不同部位损伤也可找到敏感压痛点。

③ 除去先天畸形外，一般腰背部无畸形。常见背伸肌紧张，前屈受限较显著。

治疗方案

① 寻找并除去慢性腰肌损伤的原因。

② 按摩、理疗、应用镇痛活血化瘀药物。

③ 压痛敏感点的局部封闭。

④ 指导背伸肌、腹肌的锻炼。

第六节　脊柱侧凸

脊柱矢状面有四个生理弯曲，额状面不应有任何弧度，一旦向两侧出现弧度，则称为脊柱侧凸。可概括为两大类：功能性脊柱侧凸及结构性脊柱侧凸。

功能性脊柱侧凸即代偿性脊柱侧凸，没有脊柱内部结构破坏。该畸形除姿势不正外，还可因某些器官畸形代偿形成，如下肢不等长、坐骨神经痛等。功能性脊柱侧凸常为暂时性，一旦原因被去除即可恢复到正常结构。X线特征：脊柱结构无破坏，仅呈C形弯曲。

结构性脊柱侧凸由脊柱的骨骼、肌肉及神经病理改变所致，无法自行矫正。

诊断要点

① 原因不明者约 80％，多为姿势性，好发于 6～7 岁女孩，男孩较少。早期畸形不明显，易被忽视，10 岁以后椎体骨骼发育迅速，1～2年侧凸明显。

② 从患者背部观察可见：

a. 双肩、肩胛高低不等。

b. 一侧腰部皮肤出现褶皱皮纹。

c. 腰前屈时两侧背部不对称，呈"剃刀征"。

d. 脊柱偏离中线。

③ 严重者可继发胸廓畸形，胸腔容积缩小，引起气短、心悸、消化不良等内脏功能障碍。脊柱侧凸长期得不到有效治疗，可出现脊髓神经牵拉或压迫症状。

④ X 线检查

a. 直立位全脊柱正侧位像：摄片时必须强调直立位，不能卧位。若患者不能直立，宜用坐位像，这样才能反映脊柱侧凸的真实情况。摄片需包括整个脊柱，是诊断的最基本手段。

b. 仰卧位左右弯曲及牵引像：反映其柔软性。Cobb 角大于 90°或神经肌肉性脊柱侧凸，由于无适当的肌肉矫正侧凸，常用牵引像检查其弹性，以估计侧弯的矫正度及脊柱融合所需的长度。对于脊柱后凸的柔软性，需摄过伸位侧位像。

c. 斜位像：检查脊柱融合的情况，腰骶部斜位像用于脊柱滑脱、峡部裂患者。

d. Ferguson 像：检查腰骶关节连接处，为了消除腰前凸，男性病人球管向头侧倾斜 30°，女性倾斜 35°，这样可得出真正的正位腰骶关节像。

e. Stagnara 像：严重脊柱侧凸患者（大于 100°），尤其伴有后凸、椎体旋转者，普通 X 像很难看清肋骨、横突及椎体的畸形情况，需要摄取旋转像以得到真正的前后位像。透视下旋转病人，出现最大弯度时拍片，片匣平行于肋骨隆起内侧面，球管与片匣垂直。

f. 断层像：检查病变不清的先天畸形、植骨块融合情况以及某些特殊病变如骨样骨瘤等。

　　g. 切位像：患者向前弯曲，球管与背部成切线。主要用于检查肋骨。

　　⑤ 脊髓造影：并不常规应用，应用指征是脊髓受压、脊髓肿物、硬膜囊内疑有病变；X线片见椎弓根距离增宽、椎管闭合不全、脊髓纵裂、脊髓空洞症；以及计划切除半椎体或拟做半椎体楔形切除时，均需脊髓造影，以了解脊髓受压情况。

　　⑥ CT 和 MRI：对合并脊髓病变的患者很有帮助，如脊髓纵裂、脊髓空洞症等。可了解骨嵴的平面和范围，对手术矫形、切除骨嵴及预防截瘫非常重要。但价格昂贵，不宜作为常规检查。

治疗方案

　　① 功能性脊柱侧凸以预防为主，学龄前儿童应保持正确姿势，加强腰背肌、腹肌、髂肌及肩部肌肉锻炼，轻者可自行矫正，不需治疗。特发性脊柱侧凸、没有结构异常者，可穿戴支具，预防畸形发展。患儿长至 12～16 岁（即青春生长期）时畸形容易恶化，应严密观察，积极采取有效治疗措施。

　　② 手术治疗：对有脊柱结构异常（如先天性半椎体、脊柱纵裂、颈肋、并肋）、脊柱结构病理改变（如结核、肿瘤等）及脊柱外各种组织畸形（如胸廓畸形及烧伤遗留瘢痕等）的，均应积极采取措施，充分治疗，消除这些病理变化及脊柱外结构畸形，为矫治脊柱侧凸畸形打好基础。

　　③ 矫正脊柱侧凸的手术方法有特殊矫正器械、脊柱融合（棘突旁植入松质骨），有时两种方法同时使用。

　　④ 手法复位：有剥离韧带粘连、改善肌肉营养、加强肌肉中的新陈代谢、增强肌肉弹力的作用，可以通经活络，改善气血循环，使软组织和韧带得以软化。

　　⑤ 牵引：可加大椎体间隙，使已发生粘连的组织剥离，达到复位的目的。经牵引后使用必要的支具迫使已复位的脊椎稳定不变，不发生回缩变化，也有扩大椎体间隙的作用。

　　⑥ 电疗：比如电磁疗法。

　　⑦ 药物：根据不同病情及患者体质，采用不同药物、药量予以辅助配合治疗。

第七节　骨肿瘤

一、骨瘤

骨瘤是一种隆凸于骨面、生长缓慢的成骨性良性肿瘤。

诊断要点

① 好发于儿童或青春期。病程长达数年或数十年。

② 颅面部为好发部位，常隆起或形成肿块。局部无疼痛及压痛，坚硬如骨，不活动。肤色正常，皮下无粘连。

③ X线片：表现为骨表面光滑的半球形隆起，一般不超过 2cm，内部多呈高密度骨化影。肿瘤界限清楚，与正常骨组织间有明显的分界线，一般无骨膜反应。恶性骨瘤见肿瘤边界不清，骨破坏，骨结构紊乱。

治疗方案

无症状的骨瘤无需治疗，有压迫症状或成年后仍继续生长者考虑切除，术后极少复发，预后良好。

二、骨样骨瘤

骨样骨瘤是一种骨性肿瘤，由成骨细胞及其所产生的骨样组织构成，直径一般不超过 2cm，小于 1cm 者居多。

诊断要点

① 临床表现为局限性疼痛，夜间疼痛加重，水杨酸盐如阿司匹林制剂可在半小时内有效缓解疼痛症状，饮酒可使疼痛加重。

② 早期 X线检查多为阴性，如有典型临床症状，应在 4～6 周后复查。X线表现为位于皮质内的圆形或卵圆形小的低密度阴影，界限清晰，外围有致密的反应骨，反应骨使皮质增厚，距瘤巢达数厘米。随病情发展，瘤巢中心出现部分钙化，可呈"鸟蛋"样表现。

③ 病理检查：镜下可见瘤巢中央为不定型、杂乱无序的骨样组织，有大量深染的骨母细胞陷入其间，瘤巢边缘为增生的纤维血管组织。

治疗方案

① 非手术治疗

对症状较轻，尤其是手术较困难或术后会发生严重并发症的患者，可行保守治疗，即口服水杨酸盐对症治疗。保守治疗有自愈可能。

② 手术治疗

预案 1：瘤巢刮除灭活植骨术　对于活跃的 2 期骨样骨瘤，当瘤巢位置很明确时，行刮除术。可使用石炭酸、95％酒精或冷冻等方法灭活囊壁，一般做局部刮除后行自体骨、人工骨或异体骨移植，也可应用骨水泥充填瘤腔以降低复发率。

预案 2：边缘大块切除术　当瘤巢位置不明确时，行边缘大块切除，去除瘤巢和反应骨。

预案 3：经皮瘤巢去除术　当瘤巢位置很明确时，可在 CT 引导下，用空心钻钻入病灶，切除病灶，或将变速磨钻的磨头导入瘤巢内，消灭瘤巢和周围的反应骨。另外一种方法是微波治疗，在 CT 引导下置入一根探针，用它产生的高频"微波"来消灭瘤巢。

三、软骨瘤

软骨瘤为常见的良性软骨性肿瘤，发生于软骨化骨的骨骼。

诊断要点

① 孤立性软骨瘤：骨性肿块，40％～65％发生在手部，近节指骨最多，缓慢膨胀生长或向一侧突出。表面光滑，疼痛轻微，压痛轻微。近关节者影响关节活动范围。

② 多发性软骨瘤：亦称 Oliver 病，很少有疼痛，主要为肿瘤部位变形及影响肢体发育而产生的畸形。多倾向于半侧肢体分布。

治疗方案

① 孤立性软骨瘤：位于手足者，宜行刮除植骨术，刮除后应用磨

钻或苯酚处理瘤腔。一般可治愈，极少复发、恶变。骨膜下软骨瘤应连同基底一并切除。发生在四肢长骨者应彻底刮除，否则易复发，甚至恶变为软骨肉瘤。

② 多发性软骨瘤：容易恶变为软骨肉瘤等，可考虑截肢。已恶变者，按恶性肿瘤处理。

四、骨软骨瘤

骨软骨瘤最为常见，好发于长骨干骺端，也可见于任何软骨化骨部位。

诊断要点

① 常好发于 30 岁以下，为缓慢生长的无痛性肿块，单发或多发，好发于长管状骨，特别是股骨、肱骨。与皮下无粘连，无压痛、触痛。

② X线检查：X线表现为骨性病损自干骺端突出，一般比临床所见的要小，因软骨帽和滑囊不显影，肿瘤的骨质影像与其所在部位干骺端的骨质结构完全相同，不易区别。其形状不一，可有一个很长的蒂和狭窄的基底，或很短粗呈广阔的基底，较大的肿瘤其顶端膨大如菜花，呈悬垂状骨性骨块，其尖端朝向邻近关节相反方向，其基底直接或有一细蒂与骨皮质相连续。瘤体表面的软骨帽虽然在 X线上不显影，但常有钙化和骨化。位于前臂、小腿的较大肿瘤可压迫邻近骨骼，产生压迫性骨缺损或畸形。多发性者往往合并骨骼畸形。儿童软骨帽超过 3cm 时考虑恶变可能，而成年人超过 1cm 时则有恶变可能。病变分布点状或环状钙化，也是骨软骨瘤的典型特征。多发性骨软骨瘤最典型的畸形是前臂及腕部畸形，尺骨、桡骨发育不平衡，导致桡骨向外侧（桡侧）及背侧弯曲或尺偏畸形伴桡骨小头脱位。

③ CT检查：能清晰显示出肿瘤与受累骨皮质和松质骨相连，软骨帽部分呈软组织密度，有时可见不规则的钙化及骨化。脊柱的骨软骨瘤多位于椎弓根、椎板、横突等附件。

④ MRI检查：骨性部分的信号与相邻干骺端松质骨的信号相同，软骨帽在 T_1 加权像上呈低信号，T_2 加权像上呈高信号。MRI检查可以明确软骨帽的厚度，超过 25mm 者应考虑恶变可能。

治疗方案

人体停止生长发育，肿瘤一般不再生长。瘤体小、无症状者无需特殊治疗。如肿瘤较大、疼痛或有压迫症状者可行肿瘤切除术。如人体发育停止，肿瘤继续生长，伴疼痛或有恶变趋势者应及时手术治疗。手术时应切除基底部部分正常骨组织，不要遗留骨性突起，同时不应残留软骨帽。位于骨盆、肩胛骨、四肢长骨的多发性骨软骨瘤常生长活跃，较易恶变，手术时应广泛切除，以减少术后复发。

五、骨巨细胞瘤

骨巨细胞瘤为一种潜在恶性肿瘤，破坏性强，经常复发，或有转移倾向。

诊断要点

① 好发于 20～40 岁成年人，男多于女。好发于四肢长骨的骨端部，以股骨下端、胫骨上端、桡骨下端多见。

② 患部疼痛、肿胀和功能障碍。病程长者骨质变薄，压之有羊皮纸样感觉。

③ X 线检查：显示肿瘤为侵入骺板的溶骨样改变，多偏心生长于骨端，为骨性破坏，病变逐渐向四周扩张膨胀。典型者呈多囊状或肥皂泡样外观。很少有骨膜反应。

治疗方案

预案 1：局部切除　骨巨细胞瘤切除后，若对功能影响不大，可完全切除，如腓骨上端、尺骨下端、桡骨上端、手骨、足骨等部位的骨细胞瘤。

预案 2：刮除加辅助治疗　本疗法既可降低肿瘤的复发率，又可保留肢体的功能。化学方法可应用苯酚溶液或无水乙醇涂抹刮除后的肿瘤空腔的内表面。细胞毒素物质可用于局部复发的表面。物理疗法有冷冻和热治疗。用骨水泥填充肿瘤内切除所剩的空腔时，产生的热量可预防复发，即骨水泥的致热反应造成局部发热，使残存肿瘤组织坏死，却不损伤正常组织，避免并发症出现。

预案 3：切除或截肢　骨巨细胞瘤如为恶性，范围较大，有软组织浸润或术后复发，应根据具体情况考虑局部切除或截肢。有的切除肿瘤后，关节失去作用（如股骨颈），可考虑应用人工关节或关节融合术。

预案 4：放射治疗 骨巨细胞瘤手术不易操作或切除后对功能影响过大者（如椎体骨巨细胞瘤），可采用放射治疗，有一定疗效。但 15% 患者放疗后可发生迟发性恶变。因此常规不提倡使用外照射作为骨继续保留的辅助治疗方法。

说明

经手术或放疗的患者，应长期随诊，注意有无局部复发、恶变及肺部转移。

六、骨肉瘤

骨肉瘤为发生在骨髓内的高度恶性肿瘤，是危害青少年生命的常见骨肿瘤。

诊断要点

① 好发于 10～20 岁的青少年。多为男性。多发生在股骨下端和胫骨上端。

② 本病发病急，病程短，疼痛剧烈，压痛明显，皮肤发亮，表浅静脉怒张。

③ X 线检查显示病灶周围可有套袖状骨膜新生骨（称 Codman 三角）。生长于中心的骨肉瘤呈筛孔状、斑片状、虫蚀样溶骨性破坏，可见"日光放射线"状。骨密度高，如象牙。

治疗方案

① 外科治疗：如肿瘤局部切除、全骨关节置换术、截肢术、关节离断术（包括 1/4 肢体截除或半骨盆截除术）。

② 药物治疗

预案 1：大剂量甲氨蝶呤加亚叶酸钙辅助化疗（HD-MTX＋CF），全身化疗。也可用多柔比星、顺铂治疗。

预案 2：局部可行动脉灌注疗法或动脉灌注＋高热疗法（灌注液升温至 43℃），灌注药可用顺铂或甲氨蝶呤。

③ 综合治疗：以手术为主，辅以化疗、放疗、免疫治疗、干扰素、中医中药的综合治疗，可提高治疗骨肉瘤的有效率。

说明

骨肉瘤预后较差，单纯行手术治疗 5 年存活率只有 15％～20％。而采用综合治疗后 5 年存活率提高到 50％～60％，高热局部灌注疗法使患者 3 年存活率高达 86％左右。最后患者多因肿瘤经血、淋巴转移于肺、脑而死亡。

七、软骨肉瘤

软骨肉瘤是由肉瘤性成软骨细胞及基质构成的恶性肿瘤，分为中心型和周围型。

诊断要点

① 好发于 20～30 岁的青壮年，男多于女。多位于四肢长骨，股骨是最常见的部位。症状轻、病史长。最常见的症状是疼痛，逐渐加重。

② X 线检查：中心型软骨肉瘤多位于长骨的干骺端，髓腔内呈单房或多房的边缘不规则溶骨透亮区，其中可有点状、片状、云絮状、环形钙化。除 X 线所见溶骨区外，还有骨内扇贝样花边、钙化和骨膜反应等。

治疗方案

① 手术治疗：截肢术、广泛肿瘤切除，假体置换可保存肢体功能。

② 不适宜手术的部位或多次手术复发者可行局部热疗加小剂量放射治疗，可收到一定的疗效。该肿瘤比骨肉瘤预后好，经治疗 5 年存活率为 49％～76％。

八、骨转移瘤

常见的骨转移瘤原发部位是乳腺、肺、前列腺、肾、甲状腺和肝。转移肿瘤细胞的生长常引起骨痛、骨折、高钙血症、神经压迫等症状。

诊断要点

① 男性多于女性，多发生在 40～60 岁。骨转移瘤多发生在椎体、腰椎、胸椎比颈椎多见。股骨和肱骨的近端多见，骨盆次之。膝关节、肘关节的远侧较少发生。病程长短不一，症状轻重不同，疼痛、压痛、肿胀和病理性骨折为首发症状，因关节活动功能障碍常被误诊为骨关节病或背痛而延误确诊。

② X 线检查

a. 溶骨性破坏：骨髓腔内多发的虫蛀状、穿凿样或囊性骨缺损，边缘不规则、界限不清、周边无硬化。

b. 成骨性改变：骨破坏区出现絮状、球形、斑点状或片状骨密度增高，致密的骨化形象，骨小梁增粗、结构紊乱。

治疗方案

① 根据肿瘤的转移部位、患者的具体身体条件、原发灶是否切除，全面分析后决定手术治疗方案，如肿瘤局部截肢术、化学治疗和放射治疗、免疫治疗和激素辅助控制性治疗，有助于减轻患者的痛苦，延长寿命。

② 合并病理性骨折的患者需外固定稳定骨折，减轻患者的痛苦。

③ 放射性核素治疗：这是一种疗效明显、副作用小、不成瘾，并且对肿瘤有直接杀灭作用的治疗方法。

④ 化疗和内分泌治疗：主要根据原发肿瘤的生物学特征，采取不同的化疗和激素治疗。

（李锡　阚亮）

第十七章 ➤➤➤➤
口腔科疾病

第一节　牙体牙髓病

一、龋病

龋病是一种由口腔中多种复合因素作用所导致的牙齿组织进行性破坏，表现为无机质的脱矿和有机质的分解，随病程的发展由色泽变化到形成缺损演变。其特点是发病率高，分布广。一般平均龋患率可在50%左右，是口腔科主要的常见病，也是人类最普遍的疾病之一，世界卫生组织已将其与肿瘤和心血管病并列为人类三大重点防治疾病。龋病在临床病理上分为釉质龋、牙本质龋、牙骨质龋。按龋损的发展速度分为急性龋、慢性龋、静止性龋。按龋损的发生与充填治疗的关系分为原发性龋、继发性龋。按龋病的损害程度分为浅龋、中龋、深龋。

诊断要点

① 视诊：观察牙面上有黑褐色和失去光泽的斑点，有大小洞形成，或者白垩色斑。当怀疑有邻面龋时，可从殆面观察邻近的边缘嵴有无变暗的黑晕出现。

② 探诊：利用探针检查龋损部位，有粗糙、勾拉或者插入的情况。探测洞底或牙颈部有变软、酸痛或者过敏的感觉。还可以探测龋洞部位、深度、大小、有无穿髓孔等。邻面的早期龋损，探针不易进入，可用牙线自咬合面滑向牙间隙，然后至牙颈部拉出，检查牙线有无变毛或

撕断的情况。如有，则可能有龋病病变。

③ 温度和酸甜刺激试验：当龋洞达到牙本质的时候，会对冷、热、酸、甜发生敏感，甚至难忍的疼痛。也可用电活力测试。

④ X线检查：邻面龋、继发性龋、隐匿性龋不容易用探针检查出来，可用 X 线检查，龋病在 X 线上投射显像。

治疗方案

预案 1：浅龋的治疗　对于 1 年左右即将更换的乳牙，可用药物或者再矿化处理。其余应一次性充填完毕。

预案 2：中龋的治疗　应该去除变坏的牙体组织，水门汀垫底，上面再用永久充填材料。

预案 3：深龋的治疗　一般情况下，深龋不会产生自发性疼痛。视情况采取直接盖髓法或间接盖髓法。

说明

定期检查口腔情况，做好口腔卫生的宣传教育。

二、楔状缺损

牙齿唇颊面颈部发生的慢性磨损，由于这种缺损经常呈现楔状，故而得名。

诊断要点

① 缺损只是发生在牙齿唇颊面，口大底小，呈楔形。表面坚硬、光滑，无染色。

② 成年人少见，不刷牙的人也少见。

③ 上牙多于下牙，一般累及多个牙，用力横刷牙的人多见。

④ 伴有牙龈萎缩。

治疗方案

预案 1：组织缺损少而无症状者，不处理。

预案 2：有过敏症状者可做脱敏治疗。

预案 3：缺损较大者可用充填法，较深的需要垫底处理。光敏固化无论在黏结力、光泽还是颜色匹配上都应该列为首选。

预案 4: 缺损达髓腔者,行根管治疗。

说明

采用正确的刷牙方法,不要横刷,使用柔软的牙刷,不要过分用力。消除高耸的牙尖,调整咬合关系。

三、牙髓病

牙髓病指发生在牙髓组织上的疾病,包括牙髓炎、牙髓坏死和牙髓退变等,其中临床最多见的是牙髓炎。根据牙髓病的临床表现和治疗预后可分为可复性牙髓炎、不可复性牙髓炎 [包括急性牙髓炎、慢性牙髓炎(包括残髓炎)、逆行性牙髓炎]、牙髓坏死、牙髓钙化(包括髓石、弥漫性钙化)、牙内吸收。

诊断要点

(1)可复性牙髓炎

① 对温度刺激有一过性敏感,一般有较深的龋洞和牙周袋。

② 没有自发性疼痛史,可找到引起牙髓病变的病因。

(2)急性牙髓炎

① 疼痛症状明显,自发性阵发性疼痛,夜间痛。

② 疼痛不能定位,呈放射性或牵涉性,肯定能查到引起牙髓病变的病因。

③ 刺激去除后,疼痛症状要持续一段时间。

(3)慢性牙髓炎

① 患牙可定位。

② 有长期的冷热刺激痛病史,或有自发痛史。

③ 患牙温度测试异常,能查出引起牙髓炎的病因,可有轻度叩痛或不适。

(4)残髓炎

① 患牙可见有做过牙髓治疗的材料。

② 有牙髓炎症状。

③ 去除充填材料,用根管器械探查根管至深部时有感觉或疼痛,

可有轻度叩痛或不适。

（5）逆行性牙髓炎

① 有长期的牙周病史。

② 近期出现牙髓炎症状，不能查到引起牙髓病变的牙体硬组织疾病。

（6）牙髓坏死　无自觉症状，牙冠变色，牙髓活力测试无反应。牙冠完整情况及病史可作为参考。

（7）牙髓钙化和牙内吸收　X线检查结果是重要的依据。

治疗方案

预案 1：急性期开髓引流，减少压痛，在髓腔内放置一樟脑酚小棉球。

预案 2：机械或外伤引起的意外穿髓，穿髓孔直径较小、根尖孔尚未形成的年轻恒牙可用氢氧化钙类制剂直接盖髓。

预案 3：病变仅局限于冠髓而根尖尚未发育完成的年轻恒牙采用活髓切断术，尽量切除病变的冠髓，将盖髓剂覆盖在根管口根髓断面上。牙根一旦发育完成，再行牙髓摘除术。

预案 4：干髓术　即除去感染的冠髓，保留无菌干尸化根髓，从而保存患牙的方法。常用失活剂为多聚甲醛、亚砷酸等，乳牙和年轻恒牙不宜用亚砷酸失活。

预案 5：根管治疗术　将全部牙髓摘除，然后用根管材料严密充填根管，是牙髓治疗最常用的方法。

说明

保存活髓与保存患牙。

四、根尖周炎

根尖周炎是指发生于根尖周围组织的炎症性疾病，多数为牙髓病的继发病。可分为急性根尖周炎（包括急性浆液性根尖周炎、急性化脓性根尖周炎）、慢性根尖周炎（包括慢性根尖周炎肉芽肿、慢性根尖周囊肿、慢性根尖周脓肿、慢性致密性骨炎）。

诊断要点

① 患牙有反复肿胀史，患牙有伸长感、咬合痛，持续性自发痛，

疼痛能定位，疼痛与冷热刺激无关。

②牙齿有明显的松动，牙髓无活力，患牙根尖部肿胀，前庭沟变浅，患牙附近牙龈可有瘘道形成或皮瘘。

③X线片显示根尖周骨质破坏，多数有明显病因。

治疗方案

预案1： 急性根尖周炎时，髓腔开放引流，脓肿期则局麻下切开排脓。

预案2： 根管治疗是临床上治疗根尖周炎最常用的方法。

预案3： 儿童或年轻的恒牙病变时，用根尖诱导成形术。

第二节　牙周病

一、牙龈炎

牙龈炎是指发生在牙龈组织的疾病，多为炎症，也可为增生、坏死和瘤样病变。表现为牙龈出血、红肿、胀痛，继续发展侵犯硬组织，产生牙周炎，包括牙龈组织的炎症及全身疾病在牙龈的表现。

诊断要点

①游离龈和龈乳头色泽鲜红或紫红，边缘肿胀圆钝。

②牙龈出血，无牙周袋形成和牙槽骨吸收。

③菌斑控制及其他刺激因素去除后疾病可逆。

④龈沟液量增多、温度升高。

治疗方案

预案1： 行龈上洁治术、龈下刮治术、根面平整术、咬合调整。

预案2： 3％过氧化氢或1：5000高锰酸钾液冲洗牙周袋。

预案3： 手术消除增生牙龈。

预案4： 用牙周夹板固定患牙。

说明

①正确刷牙、使用牙线和含漱水。

② 每 3～6 个月复查一次。

二、牙周炎

牙周炎是一种普遍而且广泛的疾病，易导致患者牙列缺损或缺失，严重者甚至造成颌骨骨吸收，导致患者后期镶牙困难。随着人们健康水平的不断提高、寿命的延长，保存健康牙齿、减缓牙周炎的患病率成为迫切需求。

诊断要点

① 通过询问是否定期牙齿洁治、是否做到了良好的个人口腔卫生。
② 通过牙龈状况、牙齿松动度等临床综合检查评估患者牙周状况。
③ 影像学检查可判断患者牙槽骨吸收程度，对预后起到指导作用。

治疗方案

① 牙龈下洁治，配合局部冲洗用药，常用 0.2％氯己定溶液冲洗。
② 口腔健康宣教，定期复诊，杜绝牙周炎导致患者牙列缺损或缺失。

第三节　口腔颌面部感染

一、智齿冠周炎

智齿冠周炎是指智齿（第 3 磨牙）萌出不全或阻生时，牙冠周围软组织发生的炎症。主要症状为牙冠周围软组织肿胀疼痛。如炎症影响咀嚼肌，可引起不同程度的张口受限，如波及咽侧则出现吞咽疼痛，导致病人咀嚼、进食及吞咽困难。病情重者尚可有周身不适、头痛、体温上升、食欲减退等全身症状。临床上下颌智齿冠周炎多见，上颌智齿冠周炎发生率较低，且临床症状较轻，并发症少，治疗相对简单。

诊断要点

① 好发于 18～30 岁的年轻人，常以急性炎症形式出现。
② 临床检查，多数患者可见萌出不全的智齿。

③ X 线牙片检查能发现阻生智齿的存在及其阻生的形态、位置。

治疗方案

预案 1：生理盐水、1％～3％过氧化氢反复冲洗，蘸碘甘油入龈袋内，每日 3 次。

预案 2：脓肿形成的则及时切开引流。

预案 3：牙冠周围龈瓣切除。

预案 4：智齿拔除。

说明

急性炎症期以消炎、镇痛、切开引流、增强全身抵抗力的治疗为主。慢性炎症期后，若为不可能萌出的阻生牙则尽早拔除。

二、颌面部间隙感染

颌面部间隙感染系指在口腔、颌面及上颈部各潜在筋膜间隙中所发生的细菌性炎症的总称。化脓性炎症弥散时称为蜂窝织炎，局限时则称为脓肿。

诊断要点

① 感染均为继发性，常由牙源性感染或腺源性感染扩散所致，损伤性、医源性、血源性感染较少见。化脓性感染的局部表现为红、肿、热、痛和功能障碍。炎症反应严重者，出现高热、寒战、脱水等中毒症状。

② 感染多为需氧菌和厌氧菌引起的混合感染，常伴白细胞总数增加和中性粒细胞比例增加。

治疗方案

预案 1：炎症早期可采用外敷药物、针灸、封闭理疗措施，有消炎、消肿、解毒、止痛的作用。常用外敷药有金黄散、六合丹，敷于患处皮肤表面，可使炎症消散或局限。炎症局限形成脓肿时，应及时行切开引流术。

预案 2：头孢拉定　　1g
　　　　　生理盐水　　250ml ｜ 每 2 小时 1 次，静脉滴注。或

$$
\left.\begin{array}{ll}
\text{头孢呋辛} & 1.5\text{g} \\
\text{生理盐水} & 100\text{ml}
\end{array}\right\} \text{每 8 小时 1 次，静脉滴注。}
$$

三、颌面部疖痈

单个毛囊及其附件的急性化脓性炎症称为疖；相邻多个毛囊及其附件同时发生的急性化脓性炎症称为痈。

诊断要点

① 病原菌以金黄色葡萄球菌最多见。

② 疖为皮肤上的圆锥形隆起，数日后顶部出现黄白色脓点，不久破溃，创口自行愈合。

③ 痈好发于唇部，其感染的范围和组织坏死的深度均较疖为重，常伴有剧烈疼痛。

④ 颌面部疖、痈，尤其是发生在上唇与鼻部危险三角区者，最易发生全身并发症。

治疗方案

预案 1：2％碘酊局部外敷，每日 1 次。

预案 2：10％高渗盐水局部湿敷。

预案 3：50％硫酸镁局部湿敷。

说明

① 避免损伤，严禁挤压、挑刺、热敷或用苯酚、硝酸银烧灼，以防止感染扩散。

② 唇痈还应限制唇部活动，如说话及咀嚼。

第四节　口腔颌面部损伤

一、口腔颌面部软组织伤

常见的损伤类型包括擦伤、挫伤、刺伤、割伤、撕裂或撕脱伤、咬伤。

治疗方案

步骤1：冲洗伤口，先用消毒纱布保护伤口，再用肥皂水洗净伤口周围皮肤，在局麻下用大量生理盐水或1%～3%过氧化氢溶液冲洗伤口。

步骤2：清理伤口，去除异物，创缘修整。

步骤3：24～48h以内严密缝合。

说明

① 伤口较深的需分层缝合，消灭死腔。

② 如有组织缺损则需减张缝合。

二、牙及牙槽骨损伤

损伤类型包括牙挫伤、牙折、牙脱位和牙槽突骨折。

诊断要点

① 牙挫伤：外力造成牙周膜和牙髓损伤。

② 牙脱位：分为完全牙脱位和部分牙脱位。

③ 牙槽突骨折：常是外力直接作用于牙槽突所致，多见于上颌前部。

治疗方案

预案1：牙髓治疗。

预案2：牙弓夹板固定。

预案3：金属结扎丝固定。

预案4：正畸托槽方丝固定。

说明

牙弓夹板和正畸托槽的放置均应跨过骨折线至少3个牙位。

第五节　颞下颌关节紊乱综合征

颞下颌关节紊乱综合征并不表示某一种特定的疾病，而是代表累及咀嚼肌和（或）颞下颌关节的具有相关临床问题的一组疾病的总称。可分为关节功能紊乱、关节结构紊乱和关节器质性破坏。

诊断要点

关节区疼痛，运动时关节弹响，下颌运动障碍。

治疗方案

采用综合治疗方案，如对患者进行心理疗法和医学教育、理疗、局部封闭、肌功能锻炼。针对性药物治疗（如非甾体抗炎药塞来昔布200mg，口服，每日1次，止痛）、肌电反馈治疗、关节腔灌洗、关节镜治疗、关节手术及可逆性的牙𬌗治疗（各种类型咬合板）和不可逆性的牙𬌗治疗（调𬌗、修复、正畸）等。

第六节　口腔种植体植入与相关疾病

一、口腔种植体植入准备

种植牙作为修复牙齿缺损或牙列缺失的常规治疗方式之一，已经成为口腔界公认的缺牙首选修复方式。作为口腔种植医师，判断全身情况是否适合种植，可以为患者最终种植的成功打下基础。

诊断要点

① 糖尿病患者：通过空腹化验检查，筛查血糖控制不达标人群。

② 吸烟人群：种植体植入前，主动了解患者吸烟史，是否已戒烟。

③ 牙周基础疾病患者：全面系统的牙周检查，并结合影像学检查，判断患者牙周病程度及预后。

治疗方案

① 种植体植入术实施前，患者应能保证做到严格控制血糖。

② 吸烟患者会增加发生种植体植入相关并发症的风险，建议最好戒烟或限制吸烟频率，保证种植体植入的效果。

③ 确定患者牙槽骨条件适宜，不存在种植体缺少足够支持力或其他可能导致种植体脱落的问题，术前与患者充分沟通，并取得知情同意。

二、种植体相关疾病

（一）骨吸收

诊断要点

种植体周围会出现骨消失的现象。少量的骨吸收无需特别处理。

治疗方案

定期拍摄 X 线片，如果出现快速或较多的骨质吸收，则需就诊以明确原因，及时处理。

（二）种植体周围炎

诊断要点

牙菌斑可以引起种植体周围组织的慢性炎症，导致种植体周围骨组织的持续性吸收，临床称为种植体周围炎。它会增加种植失败的风险，一旦确诊，恢复非常困难。

治疗方案

除养成良好的口腔卫生习惯之外，定期来院复查也是非常必要的。一些其他因素，例如控制不良的糖尿病、过度吸烟等都会增加种植体周围炎发生的可能性。

（房旭　阮姗）

第十八章 ▸▸▸▸▸▸

耳鼻喉科疾病

第一节 鼻腔炎性疾病

一、急性鼻炎

急性鼻炎是由病毒感染引起的鼻腔黏膜急性炎症性疾病，俗称"伤风""感冒"。四季均可发病，但冬季更多见。本病有自限性，若无并发症，7～10 天后痊愈。

诊断要点

① 局部表现：鼻内干燥、烧灼感或痒感，打喷嚏，鼻塞，清水样鼻涕，伴嗅觉减退和闭塞性鼻音。并发细菌感染后，鼻涕变为黏液性、黏脓性或脓性。

② 全身表现：全身不适、倦怠、头痛和发热等。儿童全身症状较成人重，多有高热，甚至惊厥，常出现消化道症状，如呕吐、腹泻等。

③ 鼻腔检查：可见鼻黏膜及下鼻甲充血、肿胀，总鼻道或鼻底有较多水样、黏脓性或脓性分泌物。

治疗方案

以支持和对症治疗为主，同时注意预防并发症。

预案 1： 对症处理

a. 解热镇痛药

阿司匹林肠溶片 0.3～0.5g，口服，每日 3 次。或

对乙酰氨基酚 0.3～0.6g，口服，每日 4 次。或

复方氨酚烷胺片 1 片，口服，每日 2 次。

12 岁以下小儿可用布洛芬 4～10ml，口服，每日 3 次。

b. 鼻内用减充血剂：盐酸羟甲唑啉喷雾剂，适用于成人及 6 岁以上儿童，喷鼻，每次 1～3 喷，每日 2 次，连续应用不宜超过 7 天。

预案 2：中药治疗

速效感冒胶囊 1～2 粒，口服，每日 3 次。或

抗感解毒颗粒 10g，口服，每日 3 次。或

复方板蓝根冲剂 15g，冲服，每日 3 次。

预案 3：合并细菌感染或有并发症，可用抗生素治疗。

阿莫西林肠溶片 0.5g，口服，每 6～8 小时 1 次。或

头孢拉定胶囊 0.25～0.5g，口服，每 6 小时 1 次。

预案 4：穴位针刺或按摩，如迎香、鼻通穴，可减轻鼻塞。

二、慢性鼻炎

慢性鼻炎指鼻腔黏膜或黏膜下的慢性炎症性疾病。临床表现以鼻腔黏膜肿胀、分泌物增多、无明确致病微生物感染、病程持续数月以上或反复发作为特征。可分为慢性单纯性鼻炎和慢性肥厚性鼻炎。

诊断要点

（1）慢性单纯性鼻炎

① 间歇性、交替性鼻塞，黏液涕，继发感染时可有脓涕。

② 有时可有头痛、头昏、咽干、咽痛、闭塞性鼻音、嗅觉减退等。

③ 鼻腔检查可见鼻黏膜充血，下鼻甲肿胀，表面光滑，富有弹性，对减充血剂敏感。鼻底或下鼻道有黏液性分泌物。

（2）慢性肥厚性鼻炎

① 单侧或双侧持续性鼻塞，无交替性。

② 鼻涕不多，为黏液性或黏液脓性，不易擤出。

③ 常伴有闭塞性鼻音、耳鸣和耳、鼻阻塞感，以及头痛、头昏、咽干、咽痛等症状，少数患者可有嗅觉减退。

④ 鼻腔检查可见下鼻甲黏膜肥厚，鼻甲骨增生。黏膜表面凹凸不

平，探针压之为实质感，对减充血剂不敏感。鼻底和下鼻道有黏液性或黏液脓性分泌物。

治疗方案

（1）慢性单纯性鼻炎

① 病因治疗：找出全身及局部病因，及时治疗全身性慢性疾病、邻近感染病灶、鼻中隔偏曲等。

② 局部治疗

预案 1： 鼻内用减充血剂及糖皮质激素类喷鼻剂

盐酸羟甲唑啉喷雾剂，喷鼻，每次 1～3 喷，每日 2 次，连续应用不宜超过 7 天。或

糠酸莫米松喷雾剂，喷鼻，每次每鼻孔 1 喷，每日 1 次。该喷雾剂适用于 3 岁以上儿童。或

布地奈德或丙酸氟替卡松喷雾剂，喷鼻，每次每鼻孔 1 喷，每日 1 次。

预案 2： 封闭疗法　0.25％～0.5％普鲁卡因做迎香、鼻通穴位封闭。或下鼻甲前端黏膜下注射，每次 1～1.5ml，隔日 1 次，5 次为 1 个疗程。

（2）慢性肥厚性鼻炎

① 保守治疗

预案 1： 下鼻甲硬化剂注射　常用硬化剂有 80％甘油、5％石炭酸甘油、5％鱼肝油酸钠或 50％葡萄糖，每次 1～2ml，每 7～10 天 1 次，3 次为 1 个疗程。

预案 2： 局部激光、冷冻、微波治疗　因其对鼻黏膜损伤较重，现较少使用。黏膜下低温等离子治疗可作为选择之一，但操作务必规范。

② 手术治疗。

三、萎缩性鼻炎

萎缩性鼻炎系鼻黏膜和骨质萎缩的一种慢性病，伴有奇臭者又称臭鼻症。青年女性患者较多。

诊断要点

① 鼻塞、鼻出血、嗅觉障碍、呼出特殊腐烂臭味、鼻及咽部干燥

感、头痛、头昏等。

② 鼻腔检查可见鼻黏膜干燥、糜烂、易出血，鼻甲缩小，下鼻甲尤甚，鼻腔宽大，有大量黄色或黄绿色脓痂充填并有恶臭，严重者外形可见鞍鼻。咽后壁黏膜干燥，有痂皮附着。

治疗方案

① 全身治疗

维生素疗法可保护黏膜上皮，促进组织细胞代谢。

预案： 维生素 AD 胶丸 1 丸，口服，每日 4 次。

维生素 B_2 10mg，口服，每日 3 次。

维生素 C 200mg，口服，每日 3 次。

维生素 E 软胶囊 100mg，口服，每日 3 次。

② 局部治疗

润滑黏膜、促进黏膜血液循环，抑制细菌生长，减少鼻腔分泌物分解。

预案 1： 用温生理盐水冲洗鼻腔，每次 500ml，每日 2 次。

预案 2： 复方薄荷樟脑石蜡油或鱼肝油滴鼻，每次 2～3 滴，每日 4～6 次。或

1‰链霉素溶液，滴鼻，每次 2～3 滴，每日 4～6 次。或

25％葡萄糖甘油，滴鼻，每次 2～3 滴，每日 4～6 次。

③ 手术治疗。

第二节　变应性鼻炎

变应性鼻炎系发生在鼻黏膜的变态反应性疾病，以鼻痒、打喷嚏、鼻分泌功能亢进、鼻黏膜肿胀等为主要特点。近年来发病率有增高趋势，分为常年性变应性鼻炎和季节性变应性鼻炎，后者又称"花粉症"。可并发支气管哮喘、变应性鼻窦炎及分泌性中耳炎。

诊断要点

① 有接触某种变应原的病史。

② 以鼻痒、阵发性喷嚏连续发作、大量清水样涕和鼻塞为主要特征。部分患者尚有嗅觉减退、眼痒、上腭痒及结膜充血等症状。

③ 鼻腔检查可见常年性变应性鼻炎患者的鼻黏膜苍白、充血或呈浅蓝色，季节性变应性鼻炎患者在花粉播散期鼻黏膜明显水肿。用1%麻黄碱可使肿胀充血的鼻甲缩小。

④ 可做特异性皮肤试验、鼻黏膜激发试验和体外特异性 IgE 检测，或用花粉浸液做特异性皮肤试验查找致敏变应原。

治疗方案

① 非特异性治疗

预案 1： 抗过敏药

氯雷他定 10mg，口服，每日 1 次。或

马来酸氯苯那敏 4mg，口服，每日 3 次。

孟鲁司特 10mg，口服，每日 1 次。

预案 2： 糖皮质激素类药物

布地奈德喷雾剂或丙酸氟替卡松喷雾剂或糠酸莫米松喷雾剂，喷鼻，每次每鼻孔 1 喷，每日 1～2 次。

全身应用糖皮质激素，仅应用于少数季节性加重的患者。

② 特异性治疗：生活环境处理，避免与变应原接触。

③ 免疫治疗。

第三节　鼻出血

鼻出血是临床常见症状之一，可由鼻腔、鼻窦或者邻近结构疾病引起，也可由某些全身性疾病引起，但以前者多见。

诊断要点

根据不同的病因、年龄、鼻出血部位、出血量多少及出血次数，鼻出血症状及体征变化较大。

① 局部原因引起出血者多为单侧出血，全身性疾病多引起双侧出血或交替性出血。

② 鼻腔检查可见儿童、青少年患者鼻出血部位多在鼻中隔前下方的易出血区，鼻腔后段出血多见于中老年患者，出血多较凶猛。

治疗方案

预案 1： 出血量较少、出血部位在鼻中隔前下部者可采取简易止血法，用手指紧捏患者两侧鼻翼 10～15min，冷敷前额和后颈；或用浸以 1‰麻黄碱的棉片塞入鼻腔暂时止血。

预案 2： 反复少量出血且能找到出血点者可用化学药物烧灼法或电烧灼法破坏出血点组织，使血管封闭或凝固而达到止血目的。临床上常用的化学药物有 30％～50％的硝酸银或 30％的三氯乙酸。烧灼时要注意范围越小越好，避免烧灼过深，避免烧灼时间过长，避免烧灼鼻中隔两侧对称部位，以免损伤正常组织或引起鼻中隔穿孔。

预案 3： 出血较剧烈、渗血面较大或出血部位不明者可采用以下方式止血。

a. 前鼻孔或后鼻孔填塞止血术，可用可吸收性材料、凡士林油纱条、抗生素油膏纱条或碘仿纱条、膨胀海绵等材料填塞。

b. 部分患者可行鼻内镜下探查止血术。

c. 极少数患者上述治疗无效，可根据出血部位行相应的血管栓塞术或结扎术。

说明

① 询问有无与鼻出血有关的局部因素或全身性疾病，有无家族史，有无接触风沙或气候干燥的生活史等。

② 若反复出血，需做血细胞分析、出血和凝血时间、凝血酶原时间、凝血因子等相关检查。

③ 鼻咽部检查可以判断鼻咽部有无新生物、有无明确出血点。

④ 注意出血量，患者在短时间内失血量达 500ml 时，可出现头昏、口渴、乏力、面色苍白；失血量在 500～1000ml 时，可出现出汗、血压下降、脉速而无力；若收缩压低于 80mmHg，提示血容量已损失约 1/4。此时应全身使用止血剂、补液等治疗，必要时输血。应积极治疗原发病。

第四节　鼻窦炎性疾病

一、急性鼻窦炎

急性鼻窦炎系鼻窦黏膜的急性卡他性炎症或化脓性炎症，严重者可累及骨质，并可累及周围组织和邻近器官，引起严重并发症。

诊断要点

① 全身症状可有畏寒、发热、食欲减退、便秘、全身不适等。儿童可发生呕吐、腹泻、咳嗽等消化道和呼吸道症状。

② 鼻塞、黏液脓性或脓性鼻涕、头痛和局部疼痛为本病最常见症状。

③ 鼻内镜检查可见鼻黏膜充血、肿胀，中鼻道或嗅裂有黏液脓性或脓性分泌物。

④ 鼻窦 CT 检查可清楚地显示鼻窦黏膜情况、鼻窦炎症范围等。鼻窦 X 线平片检查现已少用。

⑤ 上颌窦穿刺冲洗（即诊断性穿刺）须在患者无发热和在抗生素控制的情况下施行。冲洗出的脓性分泌物可做细菌培养和药物敏感试验，以利进一步治疗。

治疗方案

治疗原则为根除病因；解除鼻腔鼻窦引流和通气障碍；控制感染；预防并发症。

① 全身治疗

预案 1： 应用足量抗生素

阿莫西林胶囊 0.5g，口服，每 6～8 小时 1 次。或

阿奇霉素 0.5g，口服，每日 2 次。或

头孢拉定 0.25～0.5g，口服，每 6 小时 1 次。或

头孢克洛 0.25g，口服，每 8 小时 1 次。或

左氧氟沙星 0.5g，口服，每日 1 次。

预案 2: 如有过敏因素可应用抗过敏药

氯雷他定 10mg,口服,每日 1 次。或

马来酸氯苯那敏 4mg,口服,每日 3 次。

预案 3: 对邻近感染病变,如牙源性上颌窦炎或全身慢性疾病等应针对性治疗。

② 局部治疗

预案 1: 鼻内用减充血剂和糖皮质激素治疗(见"慢性单纯性鼻炎")。

预案 2: 体位引流　促进鼻窦内分泌物的引流。

预案 3: 物理治疗　局部热敷、短波透热或红外线照射等。

预案 4: 鼻腔冲洗　推荐使用专用鼻腔冲洗器,每日 1～2 次。

预案 5: 上颌窦穿刺冲洗　应在全身症状消退和局部炎症基本控制后施行。每周冲洗 1 次,直至再无脓液冲洗出为止。冲洗后可向窦腔内注入抗生素、替硝唑或甲硝唑溶液。

预案 6: 鼻窦开放引流术　保守治疗无效且病情加重时,为避免骨髓炎和眶内、颅内并发症,可行此术。

二、慢性鼻窦炎

慢性鼻窦炎是因急性鼻窦炎反复发作未彻底治愈而迁延所致,可单侧发病或单窦发病,但双侧发病或多窦发病极常见。

诊断要点

① 流脓涕、鼻塞,可伴有精神不振、易疲倦、头痛、头昏、记忆力减退、注意力不集中等。

③ 鼻内镜检查可见中鼻道黏膜水肿,增生,有黏液脓性分泌物,伴或不伴息肉。

③ 鼻窦 CT 扫描可准确判断各鼻窦病变范围,鉴别鼻窦占位性或破坏性病变。鼻窦 X 线片对本病诊断亦有参考价值。

④ 上颌窦穿刺冲洗可以了解窦内脓液的性质、量、有无恶臭等,并行脓液细菌培养和药物敏感试验。

治疗方案

预案 1: 鼻内应用减充血剂和糖皮质激素(见"慢性单纯性鼻

炎"），改善通气和引流。

预案 2：黏液促排剂

标准桃金娘油胶囊，成人 300mg，4～10 岁儿童 120mg，口服，每日 2～3 次。或

欧龙马滴剂，1～6ml，口服，每日 3 次。

预案 3：鼻腔冲洗　每日 1～2 次，清除鼻腔分泌物。可用生理盐水冲洗，建议使用专用冲洗器。

预案 4：上颌窦穿刺冲洗　适当选用，每周 1 次，清除上颌窦腔内脓性分泌物，并可注入抗生素。

预案 5：负压置换法　用负压吸引法使药液进入鼻窦。应用于额窦炎、筛窦炎和蝶窦炎，最宜用于慢性全鼻窦炎者，尤其适用于儿童及老年患者。

预案 6：鼻腔手术　鼻中隔偏曲、中鼻甲肥大、鼻息肉或息肉样变、肥厚性鼻炎、鼻腔异物和肿瘤等造成窦口阻塞，需手术矫正或切除。

预案 7：鼻窦手术　保守治疗无效后可选择。鼻内镜手术较好，可解除鼻腔和鼻窦口的引流和通气障碍，尽可能地保留鼻腔和鼻窦结构，如中鼻甲、鼻窦正常黏膜和可良性转归的病变黏膜，术后功能保留较好。

说明

鼻腔可用 1% 的麻黄素收缩黏膜，使窦口通畅，促进分泌物排出。若为上颌窦炎症，则头前倾 90°，患侧向上；如为额窦病变，则头位直立；如为前组筛窦积脓，则头稍向后仰；如为后组筛窦病变，则头稍向前俯；如为蝶窦病变，则需低头，面向下将额部和鼻尖抵在某一平面。保持要求的位置 15min。

第五节　鼻中隔偏曲

鼻中隔偏曲是指鼻中隔在形态上向一侧或两侧偏曲或局部突起，并引起鼻腔功能障碍或产生症状者。偏曲按形态可分为 C 形、S 形、棘状突或矩状突、骨嵴，也可以为更复杂的偏曲类型；按部位可分为软骨部

偏曲、骨部偏曲、高位偏曲、低位偏曲等。

诊断要点

① 鼻塞：是最常见的症状，多呈持续性鼻塞，若呈双侧鼻腔交替性鼻塞，往往提示并发慢性鼻炎。

② 鼻出血：偏曲的突起处表面黏膜较脆弱，受刺激易发生糜烂出血。

③ 头痛：偏曲突出部位与下鼻甲或中鼻甲接触甚至相抵，可引起同侧反射性头痛，成为鼻部神经痛原因之一。

④ 邻近结构受累症状：如偏曲部位在鼻甲及中鼻道相对应处，可压迫鼻甲外移，黏膜增生肥厚，中鼻道狭窄阻碍鼻窦通气引流，可诱发鼻窦炎并出现相应症状。

⑤ 前鼻镜检查：可发现偏曲的大致类型和程度，鼻甲常有"代偿性肥大"。

⑥ 鼻窦 CT：可评估鼻中隔偏曲详细部位、程度，以及与相邻解剖结构的关系、与鼻窦炎的相关性，是否同时存在其他疾病，如肿瘤、异物、鼻窦炎、鼻息肉等。

治疗方案

预案 1：鼻中隔偏曲伴有鼻炎者，宜先针对炎症给予相应药物治疗。

预案 2：保守治疗无效者，行鼻中隔手术。经典的方法是鼻中隔黏膜下切除术，现多采用鼻中隔成形术。鼻中隔偏曲矫正后，仍有鼻腔通气障碍者，可同时行下鼻甲外移术或下鼻甲部分切除术。

第六节 咽炎

一、急性咽炎

急性咽炎系咽黏膜、黏膜下组织以及咽部淋巴组织的急性炎症。本病可单独发生，也可继发于急性鼻炎或急性扁桃体炎。常见于秋季、冬季及冬季、春季之交。

诊断要点

① 常有受凉、劳累或烟酒过度及感冒、发热等病史。

② 起病较急，开始时患者有咽部干燥、灼热、粗糙感，随即咽痛明显，吞咽时加重，甚至放射至耳部。

③ 鼻咽镜检查可见口咽及鼻咽黏膜呈急性弥漫性充血、肿胀，咽后壁淋巴滤泡及咽侧索隆起，表面可见黄白色点状渗出物，悬雍垂及软腭水肿，下颌角淋巴结肿大并有压痛，喉咽部也可急性充血。严重时可见会厌水肿。

④ 血常规检查可见白细胞总数和中性粒细胞数增多。

治疗方案

① 局部治疗

无全身症状或症状较轻者，可采用复方硼砂溶液含漱；选用度灭芬喉片、碘喉片、薄荷喉片、草珊瑚含片、西瓜霜含片、华素片及溶菌酶含片等含服，每日4～6片。另外，还可用1%～3%碘甘油、2%硝酸银涂抹咽后壁肿胀的淋巴滤泡，以达到消炎的目的。

② 支持对症治疗

预案：头痛发热者可给予解热镇痛药。

双氯芬酸钠缓释片25～50mg，口服，每日2次。或

对乙酰氨基酚0.5g，口服，每日4次。

③ 针对病因治疗

预案1：抗病毒治疗

吗啉胍0.1～0.2g，口服，每日3次，或

金刚烷胺0.1g，口服，每日2次。

全身症状较明显伴有高热者，可静脉滴注生理盐水250ml＋注射用头孢唑啉钠2.0g，每日2次。或

生理盐水250ml＋利巴韦林300mg，每日1次。

预案2：中药治疗

蒲地蓝口服液10ml，口服，每日3次。

复方板蓝根冲剂15g，口服，每日3次。

二、慢性咽炎

慢性咽炎系咽部黏膜、黏膜下及淋巴组织的慢性炎症，常为上呼吸道慢性炎症的一部分。多发生于成年人，病程长，症状顽固，较难治愈。

诊断要点

① 患者有咽部异物感、痒感、灼热感、干燥感或微痛感。由于咽后壁黏稠分泌物的刺激，患者晨起时常出现频繁的咳嗽及恶心。

② 咽部检查可见黏膜慢性充血、血管扩张、呈暗红色，咽后壁有散在的淋巴滤泡，常有少量黏稠分泌物附着在黏膜表面（慢性单纯性咽炎）。或黏膜充血肥厚，咽后壁淋巴滤泡显著增生（慢性肥厚性咽炎）。

治疗方案

① 局部治疗

预案 1： 适用于单纯性咽炎

常用复方硼砂溶液、呋喃西林溶液、2％硼酸液含漱。亦可含服碘喉片、薄荷喉片、银黄喉片以及六神丸等。

预案 2： 适用于肥厚性咽炎

除预案 1 中的治疗外，还可用 10％的硝酸银涂抹咽黏膜以收敛消炎。也可用激光、冷冻或电凝固法治疗。

② 病因治疗

戒掉烟酒、刺激性食物等不良嗜好，改善工作和生活环境，积极治疗鼻炎、气管炎、支气管炎等呼吸道慢性炎症及其他全身性疾病。

③ 中医治疗

咽喉片、西瓜霜、草珊瑚含片等。

第七节 扁桃体炎

一、急性扁桃体炎

急性扁桃体炎系腭扁桃体的急性非特异性炎症，伴有不同程度的咽黏膜和淋巴组织炎症，常继发于上呼吸道感染，是一种很常见的咽部疾病。多见于儿童及青年，在季节交替、气温变化时最容易发病。

诊断要点

① 全身症状多见于急性化脓性扁桃体炎。起病急，常有高热、畏寒、头痛、乏力、食欲下降、关节酸痛等症状。儿童可因高热而引起抽搐、呕吐及昏睡。

② 剧烈咽痛，疼痛可放射至耳部，常伴有吞咽困难。有时可见下颌角淋巴结肿大，转头不便。

③ 查体可见咽部黏膜呈弥漫性充血，以扁桃体及两腭弓最为严重。腭扁桃体肿大，在其表面可见黄白色脓点或在隐窝口处有黄白色或灰白色点状豆渣样渗出物，容易拭去。

治疗方案

预案 1： 生理盐水 100ml ＋注射用头孢唑啉钠 2.0g，静脉滴注，每日 2 次。或

若治疗 2～3 天后病情未见好转，高热不退，应分析原因，可根据药敏试验改用其他种类的抗生素，或将抗生素升级。酌情使用糖皮质激素。

头孢拉定胶囊 0.5g，口服，每日 4 次；或注射用头孢拉定 1g，静脉滴注，每日 2 次。或

头孢呋辛酯片 0.5g，口服，每日 2 次；或注射用头孢呋辛钠 0.75g，静脉滴注，每日 3 次。

预案 2： 适用于咽痛剧烈或高热时

双氯芬酸钠缓释片 25～50mg，口服，每日 2 次。或

对乙酰氨基酚 0.5g，口服，每日 4 次。

预案 3： 常用复方硼砂溶液、复方氯己定含漱液或 1：5000 呋喃西林液漱口。

预案 4： 蒲地蓝口服液 10ml，口服，每日 3 次。

复方板蓝根冲剂 15g，口服，每日 3 次。

说明

① 该病容易传染，患者要适当隔离。

② 对频繁反复发作的急性扁桃体炎或有并发症者，应建议在急性炎症消退 2～3 周后行扁桃体摘除手术。

③ 频繁发作一般是指 1 年内有 5 次或以上的急性发作，或连续 3 年平均每年有 3 次或以上发作。

二、慢性扁桃体炎

慢性扁桃体炎系由急性扁桃体炎反复发作，或因扁桃体隐窝引流不畅，窝内细菌、病毒滋生感染而致的慢性炎症。

诊断要点

① 常于急性扁桃体炎、呼吸道炎症之后发生。

② 有咽内发干、发痒、异物感、刺激性咳嗽等轻微症状。

③ 当出现扁桃体隐窝内潴留干酪样腐败物或有大量厌氧菌感染时，常出现口臭。

④ 儿童扁桃体过度肥大时，可能出现睡眠时打鼾、呼吸不畅、吞咽或言语共鸣障碍。

⑤ 检查可见扁桃体和舌腭弓呈弥漫性充血，黏膜呈暗红色，隐窝口可见黄色、白色干酪样点状物溢出。成人扁桃体多已缩小，但可见瘢痕，凹凸不平，常与周围组织粘连。

⑥ 触诊常可摸到肿大的下颌角淋巴结。

治疗方案

预案 1： 抗生素应用同"急性扁桃体炎"。

预案 2： 免疫疗法或抗变应性治疗。

使用有脱敏作用的细菌制品（如用链球菌变应原和疫苗进行脱敏）以及各种增强免疫力的药物，如转移因子 25～50mg、口服、每日 3 次，或匹多莫德口服液 400mg、口服、每日 2 次等。

预案 3： 施行扁桃体切除术。

第八节　腺样体疾病

一、急性腺样体炎

急性腺样体炎是儿童常见疾病，多由细菌感染引起，主要致病菌为乙型溶血性链球菌，其他如金黄色葡萄球菌等，少数也可由病毒感染引起，常并发于急性扁桃体炎，可合并咽侧、咽后及咽鼓管周围淋巴组织炎症。

诊断要点

① 病初时突然出现高热等全身症状。

② 鼻塞严重，鼻分泌物增多，张口呼吸，可致吞咽及吸吮困难，阻塞性鼻音，睡眠时打鼾。

③ 前鼻镜检查可见鼻黏膜充血肿胀，通气不畅，有黏液脓性分泌物积存；咽部检查可见稠厚黏液脓性分泌物自鼻咽部流下附着于咽后壁。鼻咽镜检查见腺体充血、肿大，表面附有脓性分泌物。

④ 影响咽鼓管时可并发耳痛、耳闷、听力减退等中耳炎症状。颈深上淋巴结常肿大、有压痛，鼓膜可有充血或分泌性中耳炎表现。

治疗方案

预案 1：建立鼻腔通道引流，儿童给予 0.5％麻黄素滴鼻。婴儿吸吮困难的应在喂奶前应用 0.5％麻黄素滴鼻，使用时间不超过 1 周。

预案 2：以 2 岁小儿为例。

青霉素 $8×10^5$ U，肌内注射，每日 2 次；或

注射用头孢唑啉钠 0.3g，肌内注射，每日 2 次。

儿童剂量：青霉素 $(5\sim10)×10^4$ U/(kg·d)，分 2 次肌内注射；或头孢唑啉钠 $30\sim100$ mg/(kg·d)，分 2 次肌内注射。

预案 3：对症疗法　给予解热镇痛剂（以 2 岁小儿为例），布洛芬糖浆 2ml，口服，每日 3 次。

二、腺样体肥大

腺样体又称咽扁桃体，6～7岁发育到最大，青春期后逐渐萎缩消失。若其过度发育或反复炎症刺激产生病理性增生肥大，出现相应症状者称腺样体肥大。以3～5岁儿童多见。

诊断要点

① 临床表现

a. 鼻塞、流鼻涕、闭塞性鼻音。

b. 耳闷胀感、耳鸣、传导性听力下降等分泌性中耳炎的症状。

c. 睡眠时打鼾，张口呼吸，有时伴憋气，甚至憋醒。

d. 阵咳、气管炎等下呼吸道感染症状。

e. 腺样体面容：硬腭高拱、牙列不齐、上切牙突出、唇厚、缺乏表情等。

f. 营养发育不良、反应迟钝、注意力不集中、夜惊、磨牙、遗尿等。

② 鼻咽镜检查：鼻咽顶后壁腺体增生肥厚。

③ 听力检查：可有传导性听力下降，声导抗呈 B 型或 C 型曲线。

④ 鼻咽部触诊可扪及顶后壁有柔软的淋巴组织团块，不易出血。

⑤ 鼻咽侧位 X 线片或 CT 扫描可清楚显示腺样体大小。

治疗方案

应尽早行腺样体切除术。常与扁桃体一同切除，也可单独切除。手术时机一般选在 3 岁以后，病重者手术不受年龄限制。

第九节　急性喉炎

单纯的急性喉炎常常是上呼吸道感染的一部分，喉黏膜因炎症而充血、肿胀。常因受凉、疲劳、烟酒过度而诱发本病，也与发音、用嗓过度或化学气体及粉尘吸入等职业环境有关。

诊断要点

① 可伴有上呼吸道感染症状，同时有咽喉痛、痒、异物感、堵塞感，干咳或声音嘶哑，自觉讲话费力，严重者可完全失声。

② 间接喉镜下可见喉黏膜充血、肿胀，声带呈粉色或深红色，间或可见点状或条状瘀血，有黏稠分泌物。

治疗方案

预案 1：严格禁声，使声带得到充分休息。

预案 2：抗炎治疗

阿莫西林胶囊 0.5g，口服，每 6～8 小时 1 次。或

头孢羟氨苄片 0.5g，口服，每日 2 次。或

头孢拉定胶囊 0.25～0.5g，口服，每日 4 次。或

头孢克洛胶囊 0.25g，口服，每日 3 次。

预案 3：炎症重者治疗方案

头孢拉定胶囊 0.5g，口服，每日 4 次；或注射用头孢拉定 1g，静脉滴注，每日 3 次。或

头孢呋辛酯片 0.5g，口服，每日 2 次；或注射用头孢呋辛钠 0.75g，静脉滴注，每日 3 次。

预案 4：糖皮质激素用于症状重、声带肿胀明显的病例，短期应用，使用剂量范围较大。

醋酸泼尼松片 15mg，晨起空腹口服，每日 1 次。或

甲泼尼龙片 8mg，晨起空腹口服，每日 1 次。

预案 5：药物雾化吸入

布地奈德混悬液，2ml，每日 1～2 次。或

硫酸庆大霉素注射液 8×10^4 U＋地塞米松磷酸钠注射液 5mg，每日 2 次，5 天为一疗程。

预案 6：中药治疗。

预案 7：物理治疗。

第十节 喉的慢性炎症性疾病

一、慢性喉炎

慢性喉炎系喉黏膜的非特异性慢性炎症，可能与反复或持续的喉部刺激有关，如用声过多或过度、鼻腔或鼻窦疾病引起的分泌物长期刺激喉部、烟酒过度、长时间吸入有害气体以及反复的上呼吸道感染等。

诊断要点

① 声音嘶哑，时轻时重，咽喉不适、疼痛、干咳，常清嗓子，病程较长。

② 喉黏膜弥漫性充血，室带肥厚，声带充血、边缘变钝，黏膜表面有黏稠分泌物。

③ 严重的病例喉黏膜明显肿胀、增生，声带呈圆柱状或息肉样变性。

④ 常有胃食管反流引起的颈、胸部烧灼感等症状。

治疗方案

预案 1：去除或减少刺激因素，如治疗鼻部疾病、禁声、戒烟酒、使用正确的发声方法。

预案 2：雾化吸入，方法同"急性喉炎"。

预案 3：各种含漱液及口含片依说明使用。

预案 4：抗反流治疗 奥美拉唑 20mg，每日睡前一次口服。

预案 5：对息肉样变的声带或已形成声带息肉者，可手术治疗。

二、声带小结和声带息肉

声带小结和声带息肉均为喉部慢性炎症性病变，多数与用声不当有关。两者均为引起声音嘶哑的常见疾病。

诊断要点

① 声音嘶哑，巨大声带息肉可引起呼吸障碍。

② 间接喉镜检查见双侧声带前、中 1/3 交界处有对称性结节状隆起，为声带小结。见一侧声带前、中 1/3 附近半透明、白色或粉色的肿物，表面光滑，为声带息肉。息肉可带蒂，也可广基，带蒂的息肉可随呼吸上下移动，可为双侧。

治疗方案

① 通过禁声，使声带得到充分休息，早期声带小结可自行消失。儿童声带小结也可能在青春发育期自行消失。

② 经保守治疗无效的声带小结和声带息肉可手术切除。

第十一节　喉癌

喉癌是头颈部常见的恶性肿瘤，高发年龄为 50～70 岁，男性显著多于女性，男女发病率之比为（7～10）∶1。绝大多数患者都有长期大量吸烟史。

诊断要点

根据癌肿发生部位的不同，临床表现不一。

① 声门上型：原发部位在会厌、室带、喉室、杓状会厌襞、杓间区等声门上区域的喉癌。早期无显著症状，可仅有咽部不适感或异物感。癌肿向喉咽部发展时，有喉咽部疼痛，并可放射到同侧耳部。若侵犯梨状窝或食管入口，可影响吞咽。当癌肿表面溃烂时，有咳嗽和痰中带血，并有臭味。当癌肿向下侵及声带时，才出现声嘶、呼吸困难等。由于该区淋巴管丰富，癌肿易向位于颈总动脉分叉处的淋巴结转移。

② 声门型：早期多发生于声带的前、中 1/3 处，影响声带的闭合和发音，症状为声嘶，时轻时重，随着肿块增大，声嘶逐渐加重，如进一步增大，则阻塞声门，引起呼吸困难。

③ 声门下型：即位于声带以下、环状软骨下缘以上的癌肿。因位置隐蔽，早期无明显症状，肿块增大则可出现呼吸困难，肿瘤溃烂则可

出现咳嗽和痰中带血，肿瘤侵及声带则出现声嘶。

④ 间接喉镜检查可了解癌肿的部位、形态、范围和喉各部分的情况，观察声带运动和声门大小等。癌肿的形态有菜花型、溃疡型、结节型和包块型。

⑤ 直接喉镜或喉内窥镜检查能进一步观察癌肿大小和基底部，必要时进行活检。

⑥ 影像学检查：颈侧位片可了解声门下区或气管上端有无浸润，因精确度不足现已少用。颈部和喉部 CT 和 MRI 能了解病变范围及颈部淋巴结转移情况，协助确定手术范围。

治疗方案

预案 1：手术治疗　目前为治疗喉癌的主要手段。手术方式主要分为喉部分切除术及喉全切除术。喉部分切除术包括 CO_2 激光喉显微手术、喉裂开术、喉垂直部分切除术、喉水平部分切除术、喉次全切除或近全切除术等，主要适用于较早期的喉癌。喉全切除术适用于不适宜行喉部分切除术的 T_3 期喉癌、T_4 期喉癌、原发声门下癌、喉部分切除术后或放疗后复发的患者等。根据肿瘤原发部位和范围，常需同期行颈淋巴结清扫术。

预案 2：放射治疗

适应证：小而表浅的单侧或双侧声带癌，声带运动正常；病变小于 1cm 的声门上癌；全身情况差，不宜手术者；病变范围广，术前先行放疗，术后补充放疗者。术前放疗，通常在 4 周内照射放疗总量的 3/4，放疗结束后 2～4 周内行手术切除。术后放疗通常在手术切口愈合后进行。放疗的剂量和疗程根据具体情况而定。

说明

喉癌的治疗还包括化疗和免疫治疗等。主要根据病变的部位、范围、扩散情况和全身情况，选择合适的治疗方案或综合治疗。

第十二节　阻塞性睡眠呼吸暂停低通气综合征

阻塞性睡眠呼吸暂停低通气综合征系指睡眠时上气道塌陷阻塞引起

的呼吸暂停和通气不足，具体指成人 7h 的夜间睡眠时间内，至少有 30 次呼吸暂停，每次呼吸暂停时间至少 10s，伴有打鼾、睡眠结构紊乱、频繁发生血氧饱和度下降、白天嗜睡等症状。本病可见于任何年龄，但多见于 40 岁以上的肥胖男性患者。

诊断要点

① 夜间张口呼吸及打鼾，伴有呼吸暂停，易从噩梦惊醒，睡时乱动、挣扎，突然挥动手臂，甚至坐起或站立。晨起后头痛，常感困倦，易疲劳，嗜睡，情绪紊乱，性格怪癖，注意力不集中，记忆力及分析判断能力下降等。

② 多导睡眠监测记录可以了解患者睡眠期机体的变化，确定睡眠呼吸暂停的性质和程度。

③ 电子喉镜或鼻、咽喉部 CT 检查可以判断上气道塌陷阻塞的部位和程度，对手术有指导意义。

治疗方案

① 非手术治疗

预案 1：调整睡眠姿势　采取侧卧位，可减少舌根后坠，减轻呼吸暂停。

预案 2：减肥　控制饮食，戒烟酒，适量运动。

预案 3：鼻腔持续正压通气　在睡眠时应用鼻腔持续正压通气呼吸机，通过密闭的面罩将正压空气送入气道，防止上气道塌陷引起的呼吸阻塞。

② 手术治疗

根据上呼吸道阻塞部位的不同和阻塞程度的差异，可选择施行鼻部手术、咽部手术、舌部手术、下颌骨手术、舌骨手术等。

第十三节　化脓性中耳炎

一、急性化脓性中耳炎

急性化脓性中耳炎系由细菌感染导致的中耳黏膜的急性化脓性炎

症。病变主要位于鼓室。好发于儿童，冬春季多见，常继发于上呼吸道感染。

诊断要点

① 耳痛、听力减退及耳鸣、流脓等，儿童全身症状较重，常伴呕吐、腹泻等类似消化道中毒症状。

② 耳镜检查：早期鼓膜松弛部充血，锤骨柄及紧张部周边可见放射状扩张的血管。当病情进展时，鼓膜弥漫性充血、肿胀、向外膨出，炎症不能得到及时控制则可发展为鼓膜穿孔。

③ 听力检查：多为传导性耳聋。

④ 血象：白细胞总数增多，多形核白细胞增加，鼓膜穿孔后血象恢复正常。

⑤ X 线检查：乳突部呈云雾状模糊，但无骨质破坏。

治疗方案

治疗原则是控制感染，通畅引流，去除病因。

预案 1：足量抗生素治疗

生理盐水 100ml ＋ 注射用头孢唑啉钠 2.0g，静脉滴注，每日 2 次，或

头孢拉定胶囊 0.5g，口服，每日 4 次；或注射用头孢拉定 1g，静脉滴注，每日 3 次。或

头孢呋辛酯片 0.5g，口服，每日 2 次；或注射用头孢呋辛钠 0.75g，静脉滴注，每日 3 次。或

左氧氟沙星 0.4g，静脉滴注，使用 10 天左右或流脓停止后 5～7 天。

预案 2：局部治疗

鼓膜穿孔前：可用 2% 酚甘油滴耳，消炎止痛。1% 麻黄素和氯霉素眼药水与地塞米松混合液滴耳。

鼓膜穿孔后：先用 3% 双氧水彻底清洗并拭净外耳道脓液，局部用抗生素滴耳剂滴耳，如 0.3% 氧氟沙星（泰利必妥）滴耳液、利福平滴耳剂等；脓液减少、炎症逐渐消退时，可用甘油或酒精制剂滴耳，如 3% 硼酸酒精甘油、3% 硼酸酒精、5% 氯霉素甘油等；炎症完全消退后，多数鼓膜穿孔可自行愈合。穿孔长期不愈者，可行鼓膜修补术。

二、慢性化脓性中耳炎

慢性化脓性中耳炎是中耳黏膜、骨膜或深达骨质的慢性化脓性炎症。病变不仅位于鼓室，还常侵犯鼓窦、乳突和咽鼓管。临床上以耳内长期间断或持续性流脓、鼓膜穿孔、伴有或不伴有听力下降为特点；在一定条件下，可以引起颅内、外并发症。

诊断要点

① 耳溢液：耳溢液为间断性，或长期持续。分泌物为黏液脓，或稀薄或黏稠，偶可混有血液；多少不等。

② 听力下降：听力损失程度不等，轻者可不自觉。

③ 耳鸣：部分患者可出现耳鸣。

④ 鼓膜穿孔：穿孔位于鼓膜紧张部，大小不等，可分为中央性和边缘性两种；外耳道、鼓室内或肉芽周围有脓性分泌物。

⑤ 听力检查：纯音听阈测试可见传导性或混合性听力损失，程度轻重不一。少数可为重度感音性听力损失。

⑥ 颞骨高分辨率 CT：炎症主要表现为软组织影，骨质可模糊，甚至吸收。

治疗方案

治疗原则为控制感染，通畅引流，清除病灶，恢复听力，消除病因。

（1）药物治疗　引流通畅者，以局部用药为主，炎症急性发作时，宜全身应用抗生素。有条件者，用药前先取脓液作细菌培养及药敏试验，以指导用药。

① 局部用药种类

预案 1：抗生素溶液，如 0.3％氧氟沙星滴耳液、0.25％ 氯霉素滴耳液等，日 2～3 次，用于鼓室黏膜充血、水肿，分泌物较多时。

预案 2：乙醇或甘油制剂，如 3％～4％硼酸甘油、3％～4％硼酸乙醇、2.5％～5％氯霉素甘油等。适用于脓液少，鼓室潮湿时。

② 局部用药注意事项：a. 用药前用 3％双氧水或生理盐水彻底清洗外耳道及鼓室的脓液，清理干净后方可滴药；b. 忌用氨基糖苷类抗

生素制剂（如新霉素、庆大霉素等）；③脓液多或穿孔小者忌用粉剂，否则影响引流，甚至导致并发症；④忌用腐蚀剂。

（2）手术治疗 经正规药物治疗效果不良者需手术治疗。

第十四节 梅尼埃病

梅尼埃病是以膜迷路积水为主要病理基础，以发作性眩晕、波动性耳聋、耳鸣和耳满胀感为临床特征的内耳疾病。首次发病年龄以30～50岁居多。单耳患病者约占85%，累及双侧者常在3年内先后患病。

诊断要点

① 无先兆突发旋转性眩晕，持续数十分钟至数小时，长者可达数日甚至数周。眩晕常伴恶心、呕吐、出冷汗、面色苍白及血压下降等自主神经反射症状。可伴耳鸣、耳聋及耳满胀感等。

② 耳镜检查：鼓膜大多正常，咽鼓管功能良好。发作期可见自发性水平型或水平旋转型眼球震颤，发作过后，眼球震颤逐渐消失。

③ 前庭功能检查：眼震电图检查早期可表现正常，多次发作者患耳可能前庭功能减退或丧失。

④ 甘油试验：试验前进行纯音测听，确定基准听阈，患者禁食2h后，一次顿服50%甘油2.4～3.0ml/kg，每小时测听一次，如250～1000Hz气导听力改善＞15dB，则为甘油试验阳性，提示耳聋系膜迷路积水引起，处于波动性、部分可逆性阶段。

治疗方案

预案1：发作期对症处理 对初次发作或间隔1年、数年再次发作者，应予积极对症处理。按急诊处理常规，尽快缓解眩晕、恶心、呕吐，选用脱水剂、抗组胺药、镇静剂或自主神经调整药物。

50%葡萄糖注射液40ml＋维生素B$_6$注射液100mg，静脉注射。或

茶苯海明50mg，口服，每日3次。或

盐酸氟桂利嗪10mg，睡前口服，每日1次。或

地西泮 5mg，口服，每日 3 次。或盐酸氯丙嗪 25mg，口服，每日 3 次。

预案 2：间歇期药物治疗　目前尚无特效疗法，可试用以下几类药物。

血管扩张剂：甲磺酸倍他司汀 6～12mg，口服，每日 3 次；或尼莫地平 30～40mg，口服，每日 4 次。

抗组胺药：盐酸异丙嗪 12.5mg，口服，每日 3 次。

中效或弱效利尿剂：氢氯噻嗪 25～50mg，口服，每日 2 次。

钙通道阻滞剂：盐酸氟桂利嗪 10mg，睡前口服，每日 1 次。

前庭功能破坏剂：硫酸链霉素注射液或庆大霉素注射液，鼓室内注射，但一般限于双耳听觉功能已完全丧失者，应慎用。

维生素类：B 族维生素、烟酸、维生素 C、维生素 E 等。

中药治疗：复方丹参片，3 片，口服，每日 3 次。或天麻定眩宁片，6 片，口服，每日 3 次。

预案 3：手术治疗　适用于发作频繁、病状较重、病程较长，并对工作、生活有明显影响者。

第十五节　耳聋

一、传导性耳聋

传导性耳聋指经空气径路传导的声波受到外耳道、中耳病变的阻碍，使到达内耳的声能减弱，导致不同程度听力减退。各种原因引起的外耳道堵塞（炎症、异物、肿瘤等）、鼓膜穿孔、急慢性中耳炎及其后遗症、耳硬化症、听骨链脱位、中耳肿瘤等均可引起传导性耳聋。

诊断要点

① 耳鸣，多为低音调，听力不同程度的减退。

② 听功能检查

a. 音叉检查：Rinne 试验阴性；Weber 试验偏患侧；Schwabach 试

验阳性，骨导延长，是传导性耳聋的重要特征。

b. 纯音测听：骨导听阈基本正常。气导下降，气导听阈＞25～60dB，以低频损失为主。

c. 声导抗检查：用于耳道和鼓膜完整的病例。检查鼓室图及声反射，可以帮助判断鼓室气压功能及听骨链的完整性。

治疗方案

预案 1：可根据病因进行相应治疗。

预案 2：手术治疗　鼓膜修补术与各型鼓室成形术是目前治疗慢性中耳炎等疾病引起的传导性耳聋的主要方法。

预案 3：选配适宜的助听器。

二、感音神经性耳聋

感音神经性耳聋是由于内耳听毛细胞、血管纹、螺旋神经节、听神经或听觉中枢的器质性病变阻碍了声音的感受与分析或影响声音信息的传递，导致听力减退或听力丧失。病因主要有遗传、药物中毒、梅尼埃病、噪声、自身免疫性内耳病、听神经病、颅内肿瘤等。

诊断要点

① 听力下降，耳鸣，耳鸣多为高音调。

② 听功能检查

a. 音叉检查：Rinne 试验阳性；Weber 试验偏向健侧；Schwabach 试验阴性，骨导缩短。

b. 纯音测听：气导、骨导均下降，以高频损失较重。

c. 声导抗检查：A 型鼓室导抗图，镫骨肌反射存在，反射阈和纯音气导听阈差值＜60dB。

治疗方案

治疗原则是早发现、早诊断、早治疗，适时进行听觉言语训练，适当应用人工听觉。

预案 1：药物疗法

应根据耳聋病因与类型选择适当药物。

对已在分子水平查明遗传缺陷的遗传性耳聋可探索相应的基因疗法。

对病毒感染或细菌感染致聋的早期可试用抗病毒、抗细菌药物。

对自身免疫性耳聋可试用激素和免疫抑制剂。

对因某些维生素缺乏或必需元素代谢障碍引起的感音神经性耳聋可试用补充缺乏元素或纠正代谢障碍的药物。

临床还可用辅助治聋药物，如血管扩张剂、降低血液黏稠度和血栓溶解药物、神经营养药物等（见"梅尼埃病"）。

预案 2： 高压氧疗法

此法对早期药物性耳聋、噪声性耳聋、突发性耳聋、创伤性耳聋等有一定辅助治疗作用。

预案 3： 手术疗法

主要目的是改善局部血液循环，使内耳可逆损害部分恢复功能。

预案 4： 应用助听器。

预案 5： 人工耳蜗植入。

第十六节 良性阵发性位置性眩晕

头部迅速运动至某一特定头位时，出现短暂阵发性发作的眩晕及眼震，由于此征象是在头部运动过程中出现，故又有变位性眩晕之称。本病为眩晕疾病中最为常见者。可继发于前庭神经炎、梅尼埃病、突发性耳聋、慢性中耳炎、头外伤、中耳及内耳术后等。不明原因者称为"耳石症"。

诊断要点

① 突然发病，眩晕发生于激发头位后 3～10s，如卧位坐起时，或坐位突然躺卧时，俯身、低头、仰头、向左或右转头时，突然发作强烈旋转性或摇晃性眩晕，一般在 30～60s 内，改变头位后眩晕减轻或消失。可伴眼震、恶心及呕吐。

② 听力及前庭功能检查正常。

③ 无中枢系统症状及特征。

④ 根据 Dix-Hallpike 变位试验及滚转试验可以确定该病是由后半规管还是外半规管壶腹嵴受到耳石刺激所致。

治疗方案

预案 1： 避免出现眩晕的头位或体位。

预案 2： 耳石复位疗法（首选）。通过改变头位，使沉积的耳石从壶腹嵴松脱，复位到椭圆囊斑上。

预案 3： 眩晕严重者可用前庭抑制剂。

盐酸氟桂利嗪 10mg，睡前口服，每日 1 次。

预案 4： 手术疗法　保守治疗无效且严重影响生活质量者可考虑手术。

（边志刚）

第十九章 →→→

眼科疾病

第一节　睑腺炎及睑板腺囊肿

　　睑腺炎（麦粒肿）为常见的眼睑化脓性炎症。发生在睑板腺的炎症，称为内睑腺炎（内麦粒肿）；发生在 Zeis 腺、睫毛毛囊或其附属腺体 Moll 腺的炎症，则称为外睑腺炎（外麦粒肿）。睑板腺囊肿（霰粒肿）系因睑板腺出口阻塞，腺体分泌物潴留在睑板内，并对其周围组织形成慢性刺激所产生的炎性肉芽组织。

诊断要点

　　① 病史：询问有无眼睑红肿及疼痛病史、既往是否有眼部手术史。
　　② 触诊受累眼睑是否有结节存在。
　　③ 裂隙灯检查：评价睑板腺情况并翻转受累的眼睑（这样更易发现病变）。

治疗方案

　　预案 1：物理疗法
　　睑腺炎病变初期局部红肿明显时，可行局部热敷，每日 3～4 次，每次 10～15min。对于霰粒肿伴有炎症、皮肤潮红肿胀的患者，可行病变局部微波理疗，每日 1 次，疗程视病变情况而定。
　　预案 2：抗生素治疗
　　局部滴抗生素滴眼液如妥布霉素滴眼液（眼膏）、左氧氟沙星滴眼液（眼膏）等，每日 3～4 次。反复发作及伴有全身反应者，可口服抗生素控制感染。

预案 3： 手术治疗

若有脓肿形成，如脓肿尚未破溃或虽破溃但难以排出脓液时，应行脓肿切开排脓，并放置引流条进行引流。

经过 3～4 周治疗后如霰粒肿仍未消失，可行霰粒肿刮除术。

说明

注意内睑腺炎应在睑结膜面切开，切口与睑板腺走行方向平行，即与睑缘相垂直；外睑腺炎从皮肤面切开，切口应与睑缘平行。

第二节　急性卡他性结膜炎

急性卡他性结膜炎俗称"红眼病"，传染性强，多见于春秋季节，可散发感染，也可流行于学校、工厂等集体生活场所。发病急，潜伏期 1～3 天，双眼同时或间隔发作。常见致病菌为肺炎双球菌、金黄色葡萄球菌、流感嗜血杆菌。

诊断要点

① 起病急，眼红，灼热，疼痛，分泌物多。

② 中度、重度黏液脓性分泌物，结膜充血，结膜乳头增生，可累及角膜，出现点状角膜病变或周边部角膜浸润溃疡。

治疗方案

局部治疗为主：根据不同致病菌选择敏感抗生素，早期可局部使用广谱抗生素，如左氧氟沙星滴眼液，早期 15min 一次，连续 2～3h，随后改为每小时 1 次，连续 24～48h，随后根据病情酌减药量，睡前可涂妥布霉素或氧氟沙星眼膏，直至分泌物消失。并发角膜炎的患者，按角膜炎处理。

说明

切勿包扎患眼，但可佩戴太阳镜以减少光线的刺激。急性期患者需要隔离，以避免传染，防止流行。

第三节 单纯疱疹病毒性角膜炎

单纯疱疹病毒（HSV）引起的角膜感染称为单纯疱疹病毒性角膜炎（单疱角膜炎），此病为最常见的角膜炎。临床特点为反复发作，多次发作后角膜混浊逐次加重，常最终导致失明。

诊断要点

① 病史：既往发作史、角膜擦伤史、接触镜佩戴史，鼻、口、生殖器溃疡史，近期局部或全身应用激素及全身免疫缺陷史。

② 体格检查：若有皮肤疱疹，应注意其分布，当病变集中在眼周围而没扩展到前额和头皮时，HSV 感染的可能性较带状疱疹病毒大。

③ 裂隙灯检查：树枝状、地图状角膜溃疡，或盘状角膜基质炎。

④ 角膜知觉检查，不使用表面麻醉药，角膜知觉减退。

⑤ 多数患者可根据临床表现进行诊断，不需要实验室检查。诊断可疑时，可以行角膜或皮肤病灶刮片、病毒分离培养。

治疗方案

预案 1：药物治疗

常用抗病毒药物有更昔洛韦滴眼液和眼膏、阿昔洛韦滴眼液和眼膏等。急性期每 1～2 小时点眼一次，晚上涂抗病毒药物眼膏。

完全由免疫反应引起的盘状角膜基质炎，一般临床可使用糖皮质激素治疗。

有虹膜睫状体炎时，要及时使用阿托品滴眼液或眼膏扩瞳。

预案 2：手术治疗

已穿孔的病例可行治疗性穿透性角膜移植，手术宜在静止期进行，术后局部使用激素的同时应全身使用抗病毒药物。

预案 3：减少复发

本病容易复发，1/3 患者在原发感染 2 年内出现复发。口服阿昔洛韦 400mg，每日 2 次，持续 1 年，可减少病毒复发率。控制诱发因素对于降低复发率也很重要。

第四节　急性闭角型青光眼

急性闭角型青光眼系既往存在异常虹膜构型而发生的前房角被周边虹膜组织机械性阻塞，导致房水流出受阻，造成急性眼压升高的一类青光眼。女性多见，多发生在 50 岁以上，是我国常见的青光眼类型。

诊断要点

（1）典型表现

① 临床前期：有家族史，浅前房，窄房角，没有自觉症状，但激发试验阳性。

② 先兆期：先有多次小发作，一时虹视、雾视，轻度偏头痛，轻度眼压高，瞳孔稍大，休息后可完全自然缓解。

③ 急性发作期：多为一眼眼压急剧上升，出现明显眼痛、头痛，可伴有恶心、呕吐等症状；视力严重减退。眼部检查可见球结膜水肿，睫状充血或混合充血，角膜水肿，雾状混浊。角膜后可有虹膜色素沉着，房水闪辉。房角大部分关闭或全部关闭，眼压常在 50mmHg 以上。瞳孔中等散大，常呈竖椭圆形，光反射消失。晶状体前囊下有时可见小片状白色浑浊，称为青光眼斑。眼底因角膜水肿多看不清。

④ 间歇期：小发作后自行缓解，症状、体征消失，眼压至正常，房角大部分开放，视力有所恢复。

⑤ 慢性期：急性大发作或反复小发作后，角膜透明，瞳孔开大，前房角广泛粘连，眼压中度高，视乳头凹陷萎缩，视野缺损等。

⑥ 绝对期：视力丧失，角膜混浊，前房极浅，虹膜萎缩，有新生血管，晶体混浊。

（2）不典型表现

① 患者自觉症状轻微，仅有轻度眼部酸胀、头痛。视力影响不明

显，但有雾视、虹视现象。

②　眼前部没有显著的充血、水肿，角膜透明度稍有减退。瞳孔形态正常，反应略显迟钝，前房较浅。发作时间短暂，经休息后可自行缓解。

治疗方案

（1）临床前期及先兆期

可考虑预防性施行周边虹膜切除术。

（2）急性发作期

一经确诊，立即进行全身及局部用药。青光眼在急性发作期，不应急于手术，首先行药物治疗予以缩瞳、降眼压、减轻眼内组织水肿和高压性虹膜反应、镇静。

预案1：缩瞳剂

1％毛果芸香碱滴眼液，每15分钟1次，瞳孔恢复正常大小时逐步减少用药次数，最后维持在每日3次。

预案2：碳酸酐酶抑制剂和肾上腺素受体阻滞剂，如0.5％噻吗洛尔和2％卡替洛尔滴眼液，每日2次。1％布林佐胺滴眼液，每日2次。

预案3：乙酰唑胺250mg，口服，每日2次。

预案4：20％甘露醇250ml快速静脉滴注，用于青光眼急性发作期的患者或各类青光眼手术前。使用时注意老年患者，尤其是有高血压和心功能不全、肾功能不全以及电解质紊乱的患者，以免发生意外。

预案5：长期应用碳酸酐酶抑制剂和高渗剂后尿中排钾较多，可影响全身电解质平衡，所以，应用时给予氯化钾1g，口服，每日2～3次。

预案6：口服或肌内注射镇静剂如苯巴比妥可以减轻患者恐惧症状，止痛，缓解症状，有助于降低眼压；2％利多卡因3～4ml，球后注射或颞侧注射，可以止痛、减压；吲哚美辛有抑制前列腺素合成的作用，减轻眼内组织水肿和高眼压性虹膜反应，有助于降低眼压。

预案7：急性发作患眼，如采取上述治疗措施，眼压正常后，可行滤过性手术（如小梁切除术）；3天内仍持续性高眼压，需行减压手术（前房穿刺术）。

（3）间歇期

经过抢救，房角全部开放或2/3圆周重新开放，眼压及C值均恢复正常，可施行周边虹膜切除术。

（4）慢性期

房角已发生器质性粘连，眼压高，可在眼部血管反应减轻时进行滤过性手术。在术前用药把眼压降至一个较低的水平，以减轻术后并发症的发生。

（5）绝对期

为了解除痛苦，可进行滤过性手术或破坏性手术或联合性抗青光眼手术。

第五节　虹膜睫状体炎

虹膜睫状体炎又称前葡萄膜炎，指炎症波及眼前部虹膜、睫状体组织，是葡萄膜炎中最常见的类型。患者多有风湿性疾病及特殊类型的强直性脊柱炎、Reiter 综合征等。

诊断要点

① 眼部疼痛，畏光，流泪，视力减退。

② 睫状充血或混合充血，睫状区压痛，角膜后沉着物（KP），前房深，房水闪辉，瞳孔缩小、对光反射迟钝，一般眼底正常。

③ 炎症重者，虹膜后粘连，虹膜结节。瞳孔闭锁或膜闭。虹膜充血、纹理不清、色暗，晶状体表面可有色素沉着，前房积脓。

治疗方案

预案 1： 散瞳治疗

急性炎症时用后马托品或托吡卡胺散瞳，当不能拉开瞳孔时可用阿托品（0.5%～2.0%）；如急性期粘连较重者单用散瞳剂不能散开时可用散瞳合剂 0.1～0.2ml（1%阿托品、1%可卡因、0.1%肾上腺素等量混合），结膜下注射，每日 1 次。

预案 2： 糖皮质激素治疗

局部用糖皮质激素滴眼液，如醋酸泼尼松龙（百力特）眼药水，每日 4～6 次。

病情严重者可口服或静脉滴注糖皮质激素。泼尼松 30～40mg，晨起顿服，1 周后减量，治疗时间 2～4 周。

预案 3：抗生素治疗

由感染因素引起的应选用敏感的抗生素或抗病毒药物局部或全身应用。如左氧氟沙星滴眼液，每日 5～6 次。

预案 4：非甾体抗炎药治疗

局部应用非甾体抗炎药，如普拉洛芬滴眼液、双氯芬酸钠滴眼液，每日 3～4 次。

预案 5：辅助疗法

热敷；戴遮光眼镜；如炎症为顽固性或特殊类型，有明确免疫指标者，可用免疫抑制剂治疗，一般应该慎用。环磷酰胺 50mg，口服，每日 2 次，2 周为 1 个疗程。其他有理疗、离子透入等。

预案 6：全身支持促吸收治疗

卧床休息，营养支持，防便秘；给予维生素、钙制剂、ATP、肌苷、碘剂、透明质酸酶。

预案 7：手术治疗

眼压高者可行前房穿刺术；瞳孔闭锁、继发青光眼者可行减压术；并发白内障者可行晶状体摘除术。

说明

① 阿托品作用力强，持续时间长，但副作用大，容易出现中毒症状，滴眼后应压迫泪囊部防止吸收中毒，对小儿慎重使用。

③ 老年人或疑有原发性闭角型青光眼者，为了安全，应避免使用阿托品，可用后马托品或托吡卡胺等代替。

第六节　视网膜中央动脉阻塞

视网膜中央动脉阻塞是急性发作、严重影响视力的眼病。阻塞动脉供给营养的视网膜由于缺血、缺氧而水肿，视细胞迅速死亡，从而导致不同范围和不同程度的视力损害。

诊断要点

① 多见于 50 岁以上年长患者，患者多患有心血管疾病、动脉硬化、高血压，亦可见于术后高眼压、眶内高压等情况。

② 多为单眼发病，视力突然急剧下降至仅见手动或有光感。

③ 瞳孔开大，直接对光反射迟缓，间接光反射存在。眼底表现为后极部视网膜呈弥漫乳白色水肿，有时见出血点，黄斑区樱桃红斑。视乳头色淡、水肿、边界模糊。视网膜动、静脉变细，严重阻塞病例，动脉和静脉均可见节段性血柱。

④ 荧光造影可有动脉充盈延迟和动静脉循环时间延长，动静脉血管内荧光素流变细，不能达到血管末梢。

⑤ 数周后视网膜水肿渐消退，恢复正常色泽，黄斑区可见色素沉着或色素紊乱，动静脉变细，可伴有白鞘。视乳头色苍白。黄斑由樱桃红色变棕红色。

治疗方案

预案 1： 应用血管扩张剂（以下药物合用效果更佳）

立即吸入亚硝酸异戊酯或舌下含服硝酸甘油（青光眼患者慎用）。球后注射妥拉唑啉或山莨菪碱 10mg。

复方樟柳碱（含 0.05% 樟柳碱 0.5ml 加维生素 B_{12} 100μg、2% 普鲁卡因 0.3ml）患侧颞浅动脉旁皮下注射，每日 1 次，14 天为 1 个疗程，可持续 4 个疗程，逐渐停药。

预案 2： 应用纤溶制剂

尿激酶 $(1\sim3)\times10^4$ U，静脉滴注。可同时口服胰激肽释放酶片，每次 1~2 片，每日 3 次。

预案 3： 降低眼压

按摩眼球 15min 或口服醋甲唑胺，或静脉滴注 20% 甘露醇 250ml，或前房穿刺放水。

预案 4： 吸氧

吸入 95% 氧气和 5% 二氧化碳混合气体，白天每小时 1 次，晚上每 4 小时 1 次。

预案 5： 营养视网膜

维生素 B_1、维生素 B_{12}、维生素 E、维生素 C 及 ATP、肌苷、芦丁等，也可给予能量合剂。

说明

视网膜缺血超过 90min，光感受器的死亡将不可逆，故视网膜动脉阻塞需要急诊处理。发病后 1h 以内阻塞得到缓解者，有可能恢复部分视力，超过 4h 则很难恢复。因此，开始治疗的时间至关重要。

第七节　视网膜中央静脉阻塞

视网膜中央静脉阻塞是临床常见的视网膜血管疾病，患眼视力易于受损，甚至因并发症而致盲。

诊断要点

① 大部分发生于中老年人，常为单眼受累。与心脑血管疾病、动脉硬化、高血压、糖尿病等危险因素密切相关。

② 视力可轻度减退或严重下降，无头痛。出现部分视野缺损，视力丧失后瞳孔散大，光反应消失。

③ 缺血型者视乳头高度水肿、充血，边界模糊。黄斑被出血遮盖，受损时明显水肿，出血可形成囊样水肿，而后色素沉着，胶质增生。静脉高度迂曲扩张，可埋于水肿中，沿静脉大量片状出血和斑状出血布满整个眼底。浅层出血者以视乳头为中心呈放射状、火焰状出血；深层出血呈点状、圆形出血。大血管破裂者视网膜前出血、玻璃体出血。可见白色脂肪变性灶与出血灶相偎形成错综复杂的典型眼底。

④ 荧光造影：视网膜静脉充盈时间延长，毛细血管呈瘤样扩张，并有荧光素渗漏。静脉管壁染色，黄斑可有弥漫荧光素渗漏或花瓣状渗漏。部分病例出现大片毛细血管无灌注区。

⑤ 非缺血型者眼底出血较少，黄斑正常或轻度水肿。

⑥ 3～6 个月后缺血型者出血及白色灶吸收留下色素沉着，神经胶质增生，在视网膜周边部形成大片无灌注区，诱发新生血管形成或诱发新生血管性青光眼。

治疗方案

预案 1：应用纤溶制剂、扩血管治疗（以下药物合用效果更佳）

肝素或尿激酶静脉滴注或口服胰激肽释放酶片。

复方樟柳碱（含 0.05% 樟柳碱 0.5ml 加维生素 B_{12} 100μg、2% 普鲁卡因 0.3ml）患侧颞浅动脉旁皮下注射（亦可球旁注射或球后注射），每日 1 次，10 天为 1 个疗程，可持续 4 个疗程，逐渐停药。

预案 2：应用活血化瘀中药

丹参注射液 4～12g，静脉滴注，每日 1 次；或

血栓通注射液 70～210mg，静脉滴注，每日 1～2 次；或

中药复方片剂等。

预案 3：激光治疗

视网膜激光光凝封闭无灌注区，以预防和治疗新生血管。

预案 4：激素

青年患者应用激素可减轻水肿，改善循环（可用醋酸泼尼松龙口服，依据病情轻重可选用 0.5～1.5mg/kg 的剂量）。

预案 5：营养视网膜

维生素 B_1 10mg 日 3 次，口服。

维生素 B_{12} 25μg，日 3 次，口服。

维生素 E 100mg，日 3 次，口服。

维生素 C 100mg，日 3 次，口服。

三磷酸腺苷二钠（ATP）片 20～40mg，日 3 次，口服。

肌苷片 200～600mg，日 3 次，口服。

芦丁片 20～40mg，日 3 次，口服。

预案 6：应用抗血管内皮生长因子（VEGF）药物治疗黄斑水肿有较好疗效，如雷珠单抗、康柏西普、阿柏西普等玻璃体腔注射。

说明

① 病变早期慎用纤溶制剂，减少血凝（适用于血黏度增高的患者）。避免应用止血剂。

② 减少血黏度，改善微循环，同时可每日服小剂量阿司匹林减少血小板凝集（有出血倾向者慎用）。

③ 年轻患者无危险因素者多为免疫性疾病致血管炎症，可根据全

身情况给予糖皮质激素治疗。

第八节　年龄相关性白内障

年龄相关性白内障又称老年性白内障，是最为常见的白内障类型，多见于 50 岁以上的中老年人，随年龄增加发病率升高。它是晶状体老化的退行性病变。

诊断要点

常双眼患病，但发病有先后，严重程度也不一致。散大瞳孔后，以裂隙灯显微镜检查晶状体。根据晶状体开始出现混浊的部位，分为三种类型：皮质性白内障、核性白内障及后囊下白内障。

（1）皮质性白内障　是最常见的老年性白内障类型，根据其病变发展可分为 4 期。

① 初发期：裂隙灯下晶状体皮质中可见到空泡和水隙，晶状体周边前、后皮质形成楔形混浊。早期周边的混浊并不影响视力，病程发展缓慢，经数年才发展到下一期。

② 膨胀期（或未熟期）：晶状体混浊加重，体积增大，前房变浅，可诱发闭角型青光眼急性发作。晶状体呈灰白色混浊，斜照法检查时可见虹膜投影。视力明显下降，眼底难以观察清楚。

③ 成熟期：晶状体肿胀消退，体积变小，前房深度恢复正常。晶状体完全混浊，呈乳白色。视力可降至手动或光感，眼底不能窥入。

④ 过熟期：成熟期持续时间过长，经数年后晶状体内水分丢失，体积缩小，囊膜皱缩和有不规则的白色斑点及胆固醇结晶形成，前房加深，虹膜震颤。晶状体纤维分解液化，呈乳白色。此期可诱发葡萄膜炎和晶体状体溶解性青光眼。

（2）核性白内障　此型白内障发病较早，进展缓慢。核的混浊从胎儿核或成人核开始，初期为黄色，不影响视力。随病程进展，核的颜色逐渐加深而呈黄褐色、棕色、棕黑色甚至黑色。早期可出现晶状体性近视，远视力下降缓慢，后期因晶状体的严重混浊，眼底不能窥见，视力极度减退。

（3）后囊下白内障 晶状体后囊膜下浅层皮质出现棕黄色混浊，为许多致密小点组成，其中有小空泡和结晶样颗粒，外观似锅巴状。早期出现明显视力障碍。进展缓慢。

治疗方案

预案 1：药物治疗，疗效不确切。

预案 2：手术治疗

囊内摘除术：将混浊的晶状体完整摘除，切口大，玻璃体脱出发生率高，并发症多，目前极少应用。

囊外摘除术：将混浊的晶状体核和皮质摘除，保留后囊膜。术中保留的后囊膜易发生后发性白内障。

超声乳化白内障抽吸术：应用超声能量将混浊的晶状体核和皮质乳化后吸除，保留后囊膜。具有小切口、免缝合、组织损伤小、手术时间短、视力恢复快等优点。

人工晶状体植入术：人工晶状体为无晶体眼屈光矫正的最好方法，配合超声乳化技术，为目前白内障手术的主流术式。

说明

白内障手术的主要适应证是视功能不能满足患者的需要，手术后可改善患者的视功能并提高生活质量；也适用于因晶状体混浊而妨碍眼后节疾病（如视网膜脱离、糖尿病视网膜病变等）的治疗，或因晶状体引起的眼部其他病变（如晶状体溶解、晶状体过敏反应、继发性青光眼等）。

第九节 糖尿病视网膜病变

糖尿病视网膜病变是最常见的视网膜血管病，是 50 岁以上人群最主要的致盲眼病之一。

诊断要点

① 糖尿病患者早期可无自觉症状，病变累及黄斑后可有不同程度的视力减退。

② 非增殖期：Ⅰ期——眼底微血管瘤，小出血点。Ⅱ期——深层和浅层出血斑，硬性渗出。Ⅲ期——增加棉绒斑，视网膜水肿。

③ 增殖期：Ⅳ期——损害进一步加重，视网膜新生血管、玻璃体积血。Ⅴ期——新生血管和纤维血管膜，机化。Ⅵ期——进一步导致视网膜脱离、新生血管性青光眼而失明。

治疗方案

预案 1：全身预防

首先严格控制血糖，治疗高血压、高血脂，定期检查眼底及荧光血管造影。

预案 2：药物治疗（改善循环药物，作为辅助治疗）

羟苯磺酸钙2片，每日3次，口服。

欧洲越橘果β胡萝卜素2片，每日3次，口服。

芪明颗粒1袋，每日3次冲服。

预案 3：光凝治疗或手术治疗

全视网膜激光光凝用于增殖期，以防止新生血管形成，并使已形成的新生血管退化，阻止病变继续恶化；玻璃体积血长时间不吸收、新生血管增殖膜形成、牵拉视网膜等，应行玻璃体切割术。

预案 4：对于新生血管形成重、黄斑水肿的病例，可用抗VEGF药物玻璃体腔注射。

说明

① 由于糖尿病视网膜病变晚期严重损害视力，以至于造成不可恢复盲，所以及时防治十分重要。发现糖尿病后，在内科医生指导下严格控制血糖、血压、血脂，定期检查眼底。

② 一旦出现增殖性病变，及早行激光光凝，防止进一步发生新生血管等一系列并发症，保存一定的视力。

第十节　原发性视网膜脱离

原发性视网膜脱离又称孔源性视网膜脱离，发生在视网膜裂孔的基础上，液化的玻璃体经视网膜裂孔进入视网膜下，使视网膜神经上皮与色素上皮分离而引起。

诊断要点

① 老年人及高度近视、无晶体眼、人工晶体眼、眼外伤者等易发。

② 发病初期有眼前漂浮物、闪光感及黑影遮挡，并逐渐变大。累及黄斑时视力明显减退。

③ 视野缺损，脱离对侧阴影。

④ 眼压降低，B超异常。

⑤ 眼底检查：早期轻度脱离仅见视网膜失去正常红色，仍透明，血管暗红弯曲。后期脱离视网膜失去透明性，呈灰白色，表面皱褶似波浪状，随眼飘动。可呈高度隆起，血管迂曲爬于其上，暗红。可见裂孔呈红色，界清，大小不等，圆形或马蹄形，颞上方居多。

治疗方案

预案 1： 药物治疗

营养视网膜，如口服维生素 B_1、维生素 B_{12}、维生素 E、维生素 C 及 ATP、肌苷、芦丁等。

碘剂，如卵磷脂络合碘 2 片，每日 3 次，口服。

预案 2： 保护性体位

采用保护性体位，使裂孔处于最低位；双眼包扎，减少活动。

预案 3： 手术封闭裂孔

冷凝术、激光光凝术、巩膜外垫压术、巩膜环扎术等，严重者玻璃体切割治疗。

说明

① 应尽早施行视网膜复位术，大多可选择巩膜环扎术。直视下行定位、冷凝或光凝封闭全部裂孔，促使视网膜神经上皮与色素上皮粘连，还是目前最简便、最有效的手术方法，手术成功率达 90% 以上。

② 视力预后与术前黄斑是否脱离、脱离时间的长短密切相关。黄斑未脱离或脱离 1 周之内，术后有望恢复较好视力；黄斑脱离超过 1 个月，术后视力不易完全恢复。

③ 已形成严重玻璃体视网膜病变者，需要行玻璃体切除术。

第十一节　高血压性视网膜病变

高血压性视网膜病变可反映高血压病的病程及其与全身重要器官的关系。高血压性视网膜病变可分为慢性和急性两型。

诊断要点

① 慢性高血压性视网膜病变：视网膜动脉对高血压的反应是血管痉挛、变窄，血管壁增厚，严重时出现渗出、出血及棉絮斑。

临床上根据病变及进展程度，分为四级：Ⅰ级，视网膜动脉轻度硬化，视网膜动脉功能性狭窄；Ⅱ级，动静脉交叉征阳性，视网膜动脉局部狭窄；Ⅲ级，视网膜出血、渗出等表现，视网膜动脉明显硬化、狭窄、收缩；Ⅳ级，视网膜病变加重，合并视盘水肿。

② 急性高血压性视网膜病变：见于 40 岁以下青年。主要改变是视盘水肿和视网膜水肿，同时可见视网膜火焰状出血、棉絮斑、硬性渗出及脉络膜梗死灶（Elschning 斑）。

治疗方案

预案 1： 全身治疗，控制高血压。

预案 2： 眼部对症治疗　药物治疗（改善循环药物，促进吸收）。

和血明目片 5 片，每日 3 次，口服。

卵磷脂络合碘（沃丽汀）1.5～3mg，每日 3 次，口服。

预案 3： 光凝治疗或手术治疗

视网膜激光光凝用于新生血管形成的病变，阻止继续恶化。

对于玻璃体积血长时间不吸收、新生血管增殖膜形成、牵拉视网膜等应行玻璃体切割术。

说明

最初每个月复查一次，之后 3 个月检查一次。

第十二节 甲状腺相关眼病

甲状腺相关眼病（TAO）是一种与内分泌有关的免疫性疾病。部分患者可伴有甲状腺功能亢进，以中青年发病率较高，女性多于男性。

诊断要点

① 眼部临床表现：眼睑退缩，上睑迟落；单侧或双侧眼球进行性突出，眼球运动障碍，甚至可出现复视或斜视；眶压增高时出现眼睑闭合不全、暴露性角膜炎、角膜溃疡；视神经受压发生病变。

② 影像学检查：CT 水平位结合冠状位扫描可显示肥大的眼外肌病变部位，以及眶内其他病变。MRI：T_1WI 病变处为较高信号；其他显示同 CT，但成像质量更好。

③ 放射免疫法：甲状腺吸碘率增高。

④ 甲状腺功能测定：血清 T_3、T_4 水平高于正常，TSH 水平数值多不稳定。抗甲状腺球蛋白抗体（TGAb）、促甲状腺激素受体抗体（TRAb）、甲状腺微粒体抗体（TMA）可升高。

治疗方案

① 全身治疗

内分泌科控制患者血清甲状腺素水平正常，促甲状腺素水平趋于稳定，各种抗体水平正常。

② 眼部治疗

预案 1：药物治疗

病变早期以抑制炎症反应为主，应用糖皮质激素，静脉、口服给药或眶内注射均可。静脉给药以大剂量短期冲击方法为原则，然后逐渐减量维持；眶内注射多选择病变较为严重的眼外肌周围浸润注射；配合使用脱水剂减轻眶内水肿；

肉毒杆菌素 A 注射于上睑提肌改善眼睑退缩，也可用于稳定期的限制性眼外肌病患者，减轻复视症状；

眼球突出、眼睑闭合不全引起的角膜病变者，需及时使用抗生素眼膏，严重者使用湿房镜，必要时睑裂缝合。

预案 2：放射治疗

药物治疗无效或禁忌者，可采用放射治疗，总剂量 20Gy。

预案 3：手术治疗

适用于病情稳定的眼睑、眼外肌病变者，包括 Müller 肌切除术、上睑提肌延长术、斜视矫正术、眼眶减压术等。

第十三节　缺血性视神经病变

缺血性视神经病变系视神经的营养血管发生急性循环障碍所致。高血压、动脉硬化、心血管病为常见的原因，国外多数为颞动脉炎所致。

诊断要点

① 本病多发生于老年人，国内发病年龄较国外低，平均 49 岁，国外平均 60 岁。常双眼受累，先后发病间隔不一。

② 常突然视力减退，严重者可致盲。早期视乳头轻度水肿，呈淡红色或灰白色，多局限于视乳头某一象限，同时可伴有小出血点。以后视乳头色稍浅，附近动脉变细，晚期发生视神经萎缩，界清，某一局限位或上下苍白或全白。视网膜血管一般无异常。

③ 视野缺损常与生理盲点相连，缺损大约占视野的一个象限或一半范围，多见于下方。

④ 荧光血管造影早期可见视乳头区域性低荧光或充盈延缓或缺损。后期可见病变区荧光素渗漏，与视野缺损区对应。

⑤ 彩色多普勒超声检查可有眼血流减少。

治疗方案

预案 1：糖皮质激素治疗

急性期一般采用静脉滴注地塞米松后改用泼尼松口服，必须根据发病年龄及全身状况而定，亦可口服泼尼松（每千克体重 1～2 倍剂量），每晨 7～8 时一次顿服，每 3 天减 10～20mg，以后慢减。可球后注射地塞米松 2mg 及山莨菪碱 10mg，每日 1 次。

预案 2： 复方樟柳碱治疗（以下方法合用效果最佳）

复方樟柳碱（含 0.05% 樟柳碱 0.5ml 加维生素 B_{12} 100μg、2% 普鲁卡因 0.3ml）患侧颞浅动脉旁皮下注射（亦可球旁注射或球后注射），每日 1 次，14 天为 1 个疗程，最多可持续 4 个疗程，逐渐停药。

预案 3： 改善眼内压

乙酰唑胺片 250mg，口服，每日 2 次；或

醋甲唑胺片 25mg，口服，每日 2 次。

预案 4： 应用神经营养类药物或活血化瘀药物。

说明

目前国内外多数均赞成发病后应用糖皮质激素治疗，以减少局部视乳头水肿及促进渗出的吸收。

第十四节　眼化学性烧伤

眼化学性烧伤是由化学物品的溶液、粉尘或气体接触眼部所致。多发生在化工厂、实验室或施工场所，其中以酸、碱烧伤最为常见。酸性烧伤，酸对蛋白质有凝固作用，浓度较低时，仅有刺激作用；强酸能使组织蛋白凝固坏死，可阻止酸性作用向深层渗透，组织损伤相对较轻。碱性烧伤，常由氢氧化钠、生石灰、氨水等引起，碱能溶解脂肪和蛋白质，能渗透到深层和眼内，使细胞分解和坏死，后果更严重。

诊断要点

根据酸碱物质的种类和浓度，可引起眼部不同程度的刺激症状，如刺痛、畏光、流泪和眼睑痉挛，视力不同程度下降。

（1）酸烧伤

① 低浓度酸烧伤：球结膜充血，结膜及角膜上皮剥脱。

② 高浓度酸烧伤：可立即发生烧伤。浓度越高或接触时间越长，损伤也越严重。接触部位的表面被覆白色略带黄色或污秽色的薄膜（坏死性薄膜）。轻度的表面烧伤，经过几天后，薄膜可脱落，代之以新生上皮。较重的烧伤，可有明显的球结膜水肿和深部组织坏死。

③ 酸烧伤的一般特点

a. 酸向眼内渗透慢，病变边缘较为清晰。

b. 酸烧伤一般为非进行性，故在烧伤后数小时内，即可判断其预后如何。

c. 角膜上皮很少呈片状脱落。

d. 虹膜炎时纤维蛋白渗出反应较轻。

e. 对血管的侵犯如结膜高度水肿、缺血等不如碱烧伤显著。

（2）碱烧伤　碱烧伤的创面边界不清，创面可在1～2天内继续扩大，组织水肿及炎性刺激症状亦加重，故在伤后1～2天难以判断预后。有的碱性物质，如生石灰（氧化钙）与组织接触后，可吸收组织中的水分，变成熟石灰（氢氧化钙），造成强碱烧伤；同时在反应过程中，由于释放热量，又造成组织热烧伤；对角膜的胶原、黏液质、蛋白质、间质细胞以及内皮细胞，均产生严重影响。

① 睑球粘连：高浓度碱性物质与结膜、角膜等组织接触后，可立即形成广而深的组织坏死，修复后形成深层瘢痕收缩，从而发生睑球粘连、上下睑缘粘连，甚至眼睑闭锁。

② 结膜损伤：球结膜充血、水肿，甚至坏死。角膜周围血管网被破坏。

③ 角膜损伤：角膜上皮剥脱、混浊，甚至可呈瓷白色，由于角膜周围血管网的破坏和阻塞，严重影响角膜的营养，可反复发生无菌性角膜溃疡，重者2～3周发生角膜穿孔。这是由于角膜组织释放的胶原酶使角膜组织溶解所致。

④ 房水混浊：由于碱性物质的刺激及渗透使房水混浊，pH 升高。若用荧光素着染角膜，有时可见房水绿染，说明碱性物质已进入前房。

⑤ 虹膜睫状体炎：常在碱烧伤的晚期发生顽固的虹膜睫状体炎及由此而发生的一系列并发症，如继发性青光眼、白内障、眼球萎缩。

治疗方案

① 现场急救

这是化学性烧伤始发期的紧急处理措施，应立即分秒必争地现场就地取材，用大量清水或其他水源反复冲洗，冲洗时应翻转眼睑，转动眼球，暴露穹隆部，将结膜囊内的化学物质彻底洗出。应至少冲洗 30min 后，送至医院再行冲洗，直到用试纸测试结膜囊 pH 值正常为止。眼部冲洗是处理酸、碱烧伤最重要的一步，及时彻底冲洗能将烧伤减少到最小程度。

② 后续治疗

预案 1：在烧伤始发期，眼部彻底冲洗后即行适当的创面清创处理，清除颗粒样物质和失活的眼表组织，同时用 1‰ 阿托品散瞳，并行抗感染治疗。若浓度大、时间长，尤其是碱烧伤，必要时可行前房穿刺或结膜切开，以利于清除。

预案 2：在急性期，主要是局部和全身应用抗生素防止感染，用糖皮质激素抑制炎症反应和新生血管形成。同时应尽力改善结膜囊环境，促进上皮愈合，支持修复，最大限度地减少溃疡的发生。

预案 3：在早期修复期，随着感染或炎症被有效控制，抗生素和激素应逐渐撤除，尤其是激素继续应用会诱发溃疡。此时，创造适宜条件，努力促使眼表上皮化进程为治疗重点。维生素 C、胶原酶抑制剂等全身及局部应用有很好的治疗效果。

预案 4：晚期修复，应视眼表上皮化进程的具体情况选择适宜的治疗措施。对一般上皮化接近完成或正在进行的，仍继续以促使眼表上皮化进程为治疗重点。对再生不良，上皮化难以形成的持续性缺损、溃疡或穿孔，以及后期形成的血管翳、睑球粘连等，要针对具体病症选择使用组织黏合剂、角膜接触镜、羊膜贴敷以及睑裂缝合、口腔黏膜移植、角膜缘上皮细胞移植、角膜板层或全层移植等手术治疗。

③ 后遗症治疗

重度化学性烧伤经过初期治疗后，在病情相对稳定的情况下，应对后遗症进行妥善处理。同样应针对具体病症选择合适的手术方式，如睑及结膜囊成形术、睑外翻矫正术、睑球粘连分离术、增视性角膜移植术等。若出现继发性青光眼、白内障、玻璃体视网膜病变时，可选用相应的手术及药物治疗。

第十五节　老年性黄斑变性

老年性黄斑变性（SMD）病因不明，患者多为 50 岁以上，双眼先后或同时发病，视力呈进行性损害。该病是 60 岁以上老人视力不可逆性损害的主要原因。其发病率随年龄增加而增高。

诊断要点

① 干性 SMD：又称萎缩性或非新生血管性 SMD。起病缓慢，双眼视力逐渐减退，可有视物变形。眼底表现为黄斑区玻璃膜疣、色素紊乱及地图样萎缩。

② 湿性 SMD：又称渗出性或新生血管性 SMD。脉络膜新生血管引发渗出性或出血性视网膜脱离。视力突然下降、视物变形或中央暗点。眼底表现为后极部暗红或暗黑色出血，病变区可隆起。病变区内或边缘有黄白色脂性渗出及玻璃膜疣。大量出血时产生玻璃体积血。病程晚期黄斑下出血机化，形成盘状瘢痕，中心视力完全丧失。

治疗方案

① 激光光凝。

② 光动力疗法（PDT）、经瞳孔温热疗法（TTT）。

③ 抗 VEGF 药物（雷珠单抗、康柏西普、阿柏西普）玻璃体腔注射。

（柴广睿　阚亮）

第二十章 ››› ››› ›››
普外科疾病

第一节　甲状腺腺瘤

甲状腺腺瘤是最常见的甲状腺良性肿瘤，多见于 40 岁以下的妇女。按形态学分为滤泡状腺瘤和乳头状囊性腺瘤两种：滤泡状腺瘤多见，周围有完整包膜；后者与乳头状腺癌不易区别，诊断时注意。

诊断要点

① 大部分病人无任何症状，体检或偶然发现颈部结节。多为单发圆形或椭圆形结节。体检发现颈部随吞咽运动的单个结节，质地稍硬，表面光滑，无压痛。

② B 超对于确定肿块大小和部位有帮助，核素扫描通常表现为温结节或凉结节，热结节提示高功能腺瘤。

治疗方案

因甲状腺腺瘤有发生恶变的可能，因此应早期行外科手术治疗。术中须行冰冻切片检查，以排除癌变。

（张方圆）

第二节　急性乳腺炎

急性乳腺炎是乳腺的急性化脓性感染，多见于初产哺乳期妇女，因乳汁淤积或乳头皲裂细菌入侵所致。最常见的致病菌为金黄色葡萄球菌。

诊断要点

① 乳房疼痛伴局部红肿及发热。乳房疼痛初为缓起，疼痛呈持续性，逐渐加重。随着炎症的发展，病人可有寒战、高热等全身感染症状。

② 初期患侧乳房呈蜂窝织炎样改变，皮肤红肿、局部皮温增高，可触及边界不清的硬结，有触痛。若炎症进一步发展形成局部脓肿，除局部红肿热痛，肿块可触及波动感。常伴有患侧腋窝淋巴结肿大、压痛。

③ 实验室检查多提示白细胞增高，部分出现全身感染症状者血培养可为阳性。形成局部脓肿的穿刺细胞学培养多为金黄色葡萄球菌。

④ 未形成脓肿前 B 超检查提示局部实性肿块，回声增高，无明显边界。脓肿形成后 B 超检查提示液性暗区。

治疗方案

① 一般治疗：若未应用影响婴儿健康的药物抗炎（如四环素、氨基糖苷类、喹诺酮类、磺胺类和甲硝唑等药物），早期乳腺炎时建议以未患病侧乳房哺乳。患病侧乳房应及时吸尽乳汁，以防乳汁淤积。

② 初期患侧乳房呈蜂窝织炎样改变未形成脓肿时，因最常见的致病菌为金黄色葡萄球菌，故抗革兰阳性菌抗生素如青霉素、一代头孢等的治疗效果良好。若青霉素过敏者可应用红霉素。

③ 脓肿形成后，主要治疗措施是及时行脓肿切开引流。此时应停止哺乳。

说明

急性乳腺炎的预防在于针对病因进行预防，如避免乳汁淤积、防止乳头内陷，哺乳时避免乳头损伤并保持其清洁。

（张方圆）

第三节 疝与腹壁疾病

一、腹股沟疝

腹股沟区是前外下腹壁一个三角形区域，其下界为腹股沟韧带，内界为腹直肌外侧缘，上界为髂前上棘至腹直肌外侧缘的一条水平线。腹股沟疝是指发生在这个区域的腹外疝。

腹股沟疝分为斜疝和直疝两种。疝囊经过腹壁下动脉外侧的腹股沟管深环（内环）突出，向内下前方斜行经过腹股沟管，再穿出腹股沟管浅环（皮下环），并可进入阴囊，称为腹股沟斜疝（indirect inguinal hernia）。疝囊经腹壁下动脉内侧的直疝三角区直接由后向前突出，不经过内环，称为腹股沟直疝（direct inguinal hernia）。

斜疝是最多见的腹外疝，发病率占全部腹外疝的 75%～90%，或占腹股沟疝的 85%～95%。腹股沟疝男性患者占大多数，男女发病率之比约为 15:1，右侧比左侧多见。

诊断要点

① 易复性斜疝：腹股沟区有肿块（多站立/行走/咳嗽时出现，平卧后消失）；可伴胀痛、咳嗽冲击感；可回纳；肿块叩之为鼓音时为肠祥，叩之为浊音时为大网膜。

② 难复性斜疝：胀痛稍重；不可完全回纳；滑动性疝可有消化不良和便秘。

③ 嵌顿性疝：疝囊突然增大且伴明显疼痛；不可回纳；肠祥为内容物时可有机械性肠梗阻表现；肠管壁疝易误诊。

④ 绞窄性疝：疼痛突然减轻但肿块仍存在→提示肠祥坏死/穿孔

（注意不是病情好转）。

⑤ 腹股沟直疝：腹股沟内侧端/耻骨结节外上方出现半球形肿块；无疼痛，很少进入阴囊。

急性肠梗阻时勿忘腹股沟疝的可能性。

治疗方案

① 非手术治疗

适应证：1 岁以下婴儿；年老体弱者/伴其他严重疾病而禁忌手术者。

方法：可使用疝带（但长期使用可增加嵌顿和粘连的可能性）。

② 手术治疗

预案 1：传统疝修补术——疝囊高位结扎＋腹股沟管修补术。

a. 疝囊高位结扎：内环口结扎（以腹膜外脂肪为标志）、贯穿缝扎、切去疝囊；随后进行腹股沟管修补术（但婴幼儿、绞窄性疝伴坏死/严重感染时不采用）。

b. 腹股沟管修补术

Ferguson 术（加强前壁，最常用）：在精索前方将腹内斜肌下缘、联合腱缝到腹股沟韧带；适用于腹横筋膜无明显缺损、后壁健全者。

Bassini 术（加强后壁）：在精索后方将腹内斜肌下缘、联合腱缝到腹股沟韧带；适用于腹横筋膜松弛、腹股沟管薄弱者。

Halsted 术（加强后壁）：和 Bassini 术类似，但把腹外斜肌腱膜也在精索后缝合；适用于腹横筋膜松弛、腹股沟管薄弱者。

Shouldice 术（加强后壁）：将修补重点放在内环 & 腹横筋膜；适用于较大的成人疝。

McVay 术（加强后壁）：在精索后方将腹内斜肌下缘 & 联合腱缝到耻骨梳韧带；适用于后壁严重薄弱者（大斜疝、复发疝、直疝、股疝、老年人）。

预案 2：无张力疝修补术

a. 特点：不做高位结扎，而将疝囊回纳，用补片填塞（即只修补不结扎）；缝合张力小、术后疼痛轻、恢复快、复发率低；不适用于急诊手术且有感染、嵌顿风险，以及腹股沟管未发育完全的儿童。

b. 补片放置位置为腹股沟管后壁、腹膜前间隙（Bogros 间隙，即壁腹膜和腹横筋膜之间的间隙；间隙内无任何血管、神经，是补片放置的最理想位置）。

c. 术式

平片无张力疝修补术（Lichtenstein 术）：补片加强后壁，目前应用最广泛，原因在于最容易推广，存在一定的疼痛发生率。

疝环填充式无张力疝修补术（Rutkow 术）：锥形网塞固定＋补片加强后壁，目前区县级医院应用较多，逐渐被外科医生发现弊端，应用越来越少。

巨大补片加强内脏囊手术（Stoppa 术）：无粘连补片止于腹膜前间隙。

其他：PHS 术、Kugel 术。

预案 3： 经腹腔镜疝修补术

特点：创伤小、术后疼痛轻、恢复快、复发率低。

常用方法：经腹膜前法（TAPP）、完全经腹膜外法（TEP）（最理想方式，不过学习曲线长）、经腹腔内法（IPOM）、单纯疝环缝合法。

③ 嵌顿性疝的治疗

预案 1： 手法复位

适应证：嵌顿时间在 3～4h 内、局部压痛不明显、无腹膜刺激征；年老体弱/伴其他严重疾病但估计未绞窄坏死者。

方法：头低足高卧位＋注射镇静剂＋托起阴囊后持续缓慢地将疝块推入腹腔并用左手轻揉浅环和深环以协助回纳；复位后严密观察腹部情况（如有腹膜炎和肠梗阻应尽早手术探查）。

预案 2： 紧急手术治疗

术前准备：如补液和纠正电解质紊乱。

手术关键：判断疝内容物的活力，然后根据病情确定正确处理方法；肠管确已坏死且患者全身状况允许，则切除坏死肠管＋一期肠吻合；患者全身状况差的，则肠外置＋二期肠切除吻合。

注意事项：警惕逆行性嵌顿疝的可能性；疝因麻醉作用自行回纳时需仔细探查，避免遗漏坏死肠袢于腹腔内；切勿将活力可疑的肠管送回腹腔内；手术区污染又高位结扎疝囊时不宜做疝修补术。

④ 绞窄性疝的治疗

急诊手术：只结扎不修补（避免因感染而失败）。

⑤ 复发性疝的治疗

真性复发疝：在疝手术部位再次发生疝（且解剖部位和疝类型方面完全一致）。

遗留疝：临床上未发现，术中又未进行彻底探查。

新发疝：疝在解剖部位上不同。

二、腹壁切口疝

切口疝（incisional hernia）是发生于腹壁手术切口处的疝，临床上比较常见，占腹外疝的第 3 位。腹部手术后切口获得一期愈合者，切口疝的发病率通常在 1% 以下；如切口发生感染，则其发病率可达 10%；伤口哆开者，其患病率甚至可高达 30%。在各种常用的腹部切口中，最常发生切口疝的是经腹直肌切口。

诊断要点

根据患者病史（患者一般都有腹部手术史）、症状（腹壁手术切口处逐渐膨隆，出现肿块或包块，站立或腹部用力时较为明显，平躺或休息时可缩小或者消失）、体征（手术切口瘢痕处可触及肿块，可大可小，有时可见肠型及蠕动波；肿块可用手复位，复位后能触及疝环边缘）、实验室检查（腹部 CT，可以看见腹壁缺损，以及缺损的位置和大小，还可以对疝进行评估，为手术提供相关信息）进行诊断。

治疗方案

治疗原则是手术修补。手术步骤：微创或开放手术均可采用，手术中注意显露疝环，回纳疝内容物后（回纳疝内容物时注意保护肠管、膀胱、血管等脏器），拉拢缝合疝环边缘，逐层细致地缝合腹壁组织，必要时可用重叠缝合法加强。对于较小的切口疝，容易做到无张力或者低张力。对于较大的切口疝，因腹壁组织萎缩的范围过大，要求在无张力前提下拉拢健康组织有一定困难。对这种病例需应用人工高分子修补材料或自体筋膜组织进行修补。

（孟相真）

第四节 直肠肛管疾病

一、直肠肛管周围脓肿

直肠肛管周围脓肿是指直肠肛管周围软组织或其周围间隙发生的急性化脓性感染，并形成脓肿。直肠肛管周围脓肿是直肠肛管周围炎症的急性期表现，而肛瘘则为慢性期表现。绝大多数直肠肛管周围脓肿由肛腺感染引起，病原菌多为肠道内革兰阴性杆菌，如大肠杆菌、厌氧菌等。

诊断要点

① 若感染位于肛周皮下间隙，可出现病侧局部红肿、皮温升高、肛周持续性跳痛等局部炎症症状。若感染位于深部的骨盆直肠窝，则以会阴直肠部坠胀感和全身症状为主，如畏寒、发热、头痛及白细胞升高等全身中毒症状。

② 浅部脓肿，局部可触及皮温升高及压痛性肿块，脓肿形成后局部可触及波动感；深部脓肿，肛周可无异常而直肠指诊时可扪及压痛性肿块。

③ 肛周周围超声、直肠内超声检查可帮助确诊。

治疗方案

预案 1：切开引流

直肠肛管周围脓肿一旦确诊，应积极外科手术治疗，脓肿切开引流是治疗直肠肛管周围脓肿的主要方法；脓肿切开引流＋一期挂线术可一次完成引流并找到感染的肛腺。

预案 2：对症治疗

包括选择对革兰阴性杆菌及厌氧菌有效的抗生素；可口服缓泻剂以减轻排便时的疼痛；温水坐浴，促进局部炎症消散。

二、肛瘘

肛瘘是直肠或肛管与肛周皮肤相通的肉芽肿性管道，由内口、瘘管、外口三部分组成。因其多由直肠肛管周围脓肿引起，故其内口常位于肛窦，外口位于肛周皮肤。任何年龄均可发病，多见于青壮年男性。按照瘘管位置可分为以下两类。①低位肛瘘：瘘管位于外括约肌深部以下，又可再分为低位单纯性肛瘘（只有一个瘘管）和低位复杂性肛瘘（有多个外口和瘘管）。②高位肛瘘：瘘管位于外括约肌深部以上，亦可再分为高位单纯性肛瘘（只有一个瘘管）和高位复杂性肛瘘（有多个外口和瘘管）。复杂性肛瘘是肛肠外科难治性疾病之一。

诊断要点

① 采集病史时注意询问既往是否有直肠肛管周围脓肿病史。反复发作的肛周皮肤外口处持续或间断流脓或黏液是其主要临床表现。外口周围肛旁皮肤反复受到黏液或脓性分泌物的刺激可出现皮肤潮湿瘙痒，甚至形成湿疹。有时外口皮肤暂时愈合，脓液集聚，可出现局部肿痛或发热，待暂时封闭的外口皮肤破溃，排出脓液后症状好转。

② 体格检查时肛周皮肤可见单个或多个瘘管外口，挤压外口有脓性或脓血性分泌物流出。直肠指诊可触及肛腺内口似硬结样且有轻压痛，低位肛瘘多可触及外口及内口间条索样瘘管。

③ 肛门指诊不能明确内口时可行染色检查：可将干纱布放入直肠内，自外口注入少量亚甲蓝溶液，等待一段时间将纱布缓慢拉出，观察纱布染色部位以判断内口部位。经瘘管碘油造影可发现瘘管的数目、分支、深浅等情况。

治疗方案

肛瘘形成后不能自愈，需手术治疗。

预案1：肛瘘切开术　适用于低位肛瘘。

预案2：肛瘘切除术　适用于瘘管壁坚硬的低位肛瘘。

预案3：挂线疗法　适用于高位肛瘘，或作为复杂性肛瘘切开、切除的辅助治疗。

三、肛裂

肛裂是齿状线下肛管皮肤层裂伤后形成的缺血性溃疡，方向与肛管纵轴平行，呈梭形或椭圆形，排便时常引起肛周剧痛。肛裂分急性和慢性两种。发病前多有长期便秘、粪便干结或腹泻等诱发因素。

诊断要点

① 肛裂常见症状为疼痛、便秘和便血，排便时肛管刀割样或烧灼样疼痛是肛裂的主要症状，排便后疼痛缓解数分钟后又因肛门括约肌收缩痉挛再次出现剧痛。这种疼痛使病人不愿排便，粪便留存在大肠内又使粪便更加干结，加重便秘症状，形成恶性循环。排便时出血也是肛裂的常见症状，多为少量鲜血，出血量多者少见。

② 问诊后可疑肛裂者查体时需要注意轻柔操作，急性肛裂病史短，查体时裂口创面新鲜、色红，基底无瘢痕形成；慢性肛裂病史长，查体时可见裂口色苍白，基底部肉芽组织增生，裂口上端常见肥大肛乳头，下端皮肤水肿增生形成"前哨痔"。肛裂、肛乳头肥大、前哨痔被称为肛裂"三联征"。

治疗方案

① 肛裂的治疗原则是润便、止痛、解除括约肌痉挛和促进创面愈合。具体做法有口服缓泻剂保持大便通畅，排便后温水坐浴促进局部血液循环。

② 慢性肛裂长久不能自愈者可采用外科手术治疗。术式有肛裂切除术和肛管内括约肌切断术。

说明

绝大多数肛裂位于肛管的后正中线上，也可在前正中线上，侧方出现肛裂者极少，若侧方出现肛裂应考虑到肠道炎症性疾病（如克罗恩病、溃疡性结肠炎或肠结核）或肿瘤等其他疾病。

四、痔

痔是最常见的肛肠疾病，分内痔、外痔、混合痔。痔的病因尚不明确，目前认为内痔是由于肛垫充血、下移，增生肥大移位而形成。外痔是因齿状线远侧皮下静脉丛的病理性扩张或结缔组织增生而形成。若内痔通过静脉丛吻合支和相对应部位的外痔相融合即称为混合痔。

内痔，根据痔的脱出程度，可分为四度：Ⅰ度，只在排便时出血，痔不脱出肛门外；Ⅱ度，排便时痔脱出肛门外，排便后自行还纳，可伴出血；Ⅲ度，内痔脱出于肛门外，需用手辅助才可还纳，可伴出血；Ⅳ度，内痔不能还纳或还纳后又立即脱出，可伴出血。

诊断要点

① 无痛性间歇性便后出血和痔核脱出是内痔的主要临床症状。出血可表现为滴血，内痔严重时可出现喷射状出血。病人多有饮酒、便秘或食用刺激性食物等诱发因素。外痔的常见临床症状是肛周不适、潮湿或瘙痒，血栓形成时可出现剧痛。混合痔表现为内痔和外痔的临床症状同时出现，内痔发展到Ⅲ度以上时多形成混合痔。内痔或混合痔脱出嵌顿出现感染、糜烂、血栓形成甚至坏死时，则有不同程度的疼痛。

② 应做好肛门直肠检查：首先做肛门视诊，血栓性外痔时可见肛周暗紫色肿物，表面皮肤水肿，肿物局部触痛明显。直肠指诊可帮助了解直肠肛管内有无其他病变，如直肠息肉、肥大肛乳头、低位直肠癌等。最后行肛门镜检查，内痔好发于截石位3、7、11点钟位（胸膝位1、5、9点钟位）。除Ⅰ度内痔外，Ⅱ～Ⅳ度内痔在肛门镜下可观察到呈紫红色或暗红色突起的血管团块，有时可见表面糜烂或出血。

治疗方案

痔的治疗原则是：以非手术治疗为主，无症状的痔无需治疗，有症状的痔重在减轻或消除症状。

① 痔的对症治疗包括合理的饮食结构，适当增加纤维性食物，防治便秘或腹泻的发生，保持排便通畅。可于便后温水坐浴改善局部血液循环。

② 当痔并发出血、脱垂、血栓形成及嵌顿时，可考虑局部注射硬化剂治疗、胶圈套扎治疗、超声肠镜引导下痔动脉结扎术。

③ 手术治疗适用于非手术治疗无法缓解或不宜行非手术治疗者。传统的手术方式包括血栓性外痔剥离术和内痔痔核结扎切除术。近年兴起的痔疮微创手术方式如吻合器痔环切术（PPH术）、选择性吻合器痔切闭术（TST手术）具有疼痛轻微、术后恢复快等优点。

说明

肛垫是指在肛管的黏膜下有一层环状的由静脉（或称静脉窦）、平滑肌和结缔组织组成的肛管血管垫。其生理作用是闭合肛管、节制排便。

（张方圆）

第五节　急性阑尾炎

　　急性阑尾炎是最常见的急腹症之一。阑尾是近端开口于回盲瓣附近盲肠处的细长盲管状器官，形似蚯蚓状。阑尾的动脉血供阑尾动脉是回结肠动脉的终末支，当血运障碍时，因其无侧支代偿易导致阑尾坏死。阑尾静脉与阑尾动脉伴行，最终汇入门静脉，当阑尾炎症时，菌栓脱落随静脉回流可引起门静脉炎或细菌性肝脓肿。其致病菌多为肠道内的革兰阴性菌或厌氧菌。根据急性阑尾炎的临床过程和病理解剖学变化，可分为以下几种病理类型：急性单纯性阑尾炎、急性化脓性阑尾炎、坏疽性阑尾炎及穿孔性阑尾炎和阑尾周围脓肿。

诊断要点

　　① 现病史：70%～80%的病人会出现转移性右下腹痛这一典型腹痛特点。腹痛开始位于剑突下或脐周，数小时后转移并固定于右下腹并逐渐加重。部分病人发病即出现右下腹痛。不同类型的阑尾炎其腹痛也有差异，如单纯性阑尾炎表现为轻度隐痛；化脓性阑尾炎呈阵发性胀痛和剧痛；坏疽性阑尾炎呈持续性剧烈腹痛；穿孔性阑尾炎因阑尾腔压力骤减，腹痛可暂时减轻，但出现腹膜炎后，腹痛又会持续加剧。不同位置的阑尾炎，其腹痛部位也有区别，如盲肠后位阑尾炎疼痛在右侧腰部，盆位阑尾炎腹痛在耻骨上区，肝下区阑尾炎可引起右上腹痛。

　　早期还可出现恶心、呕吐、便秘、腹泻等胃肠道症状。穿孔性阑尾炎可致弥漫性腹膜炎而出现麻痹性肠梗阻症状。

　　早期全身症状一般表现为乏力。炎症感染重时可出现心率快、发热等全身症状。化脓性、坏疽性或穿孔性阑尾炎并发弥漫性腹膜炎时可出现感染性休克症状。

　　② 固定于右下腹麦氏点的压痛是急性阑尾炎最常见的体征。当出现反跳痛、腹肌紧张、肠鸣音减弱或消失等腹膜刺激征象时，是壁层腹膜受刺激的防卫性反应，常提示化脓、坏疽或穿孔等病理改变的出现。阑尾周围脓肿时右下腹可扪及固定有压痛的包块。

　　③ 实验室检查多出现白细胞计数和中性粒细胞比例升高。对于闭

经的育龄期女性，需检查血清 β-HCG。尿常规检查一般无明显异常，若出现明显血尿应注意与泌尿系结石相鉴别。

④ 超声多提示肿大的阑尾或脓肿。诊断困难时可考虑腹部 CT 检查。

治疗方案

预案 1：手术治疗 绝大多数急性阑尾炎一旦确诊，应早期行阑尾切除术。术前应用覆盖肠道需氧菌群和厌氧菌群的抗生素，有助于防止术后感染的发生。对于阑尾周围脓肿，需行禁食、补液、抗炎等综合治疗，若脓肿包裹可在超声引导下穿刺或放置引流。若脓肿在综合治疗下无局限，可行外科切开引流术。

预案 2： 主要包括有效的抗生素和补液治疗，仅适用于单纯性阑尾炎早期，或全身情况差有手术禁忌者。需告知患者，一部分经非手术治疗炎症消退的早期单纯性阑尾炎，大部分会转归为慢性阑尾炎，易复发。

（张方圆）

第六节　胆囊息肉和良性肿瘤

一、胆囊息肉

胆囊息肉（gallbladder polyps）是形态学的名称，泛指向胆囊腔内突出或隆起的病变，呈球形、半球形或乳头状，有蒂或无蒂，多为良性。按其病理可分为：①肿瘤性息肉，包括腺瘤和腺癌，其他少见的还有血管瘤、脂肪瘤、平滑肌瘤、神经纤维瘤等；②非肿瘤性息肉，如胆固醇息肉、炎性息肉、腺肌增生，尚有很少见的如腺瘤样增生、黄色肉芽肿、异位胃黏膜或胰腺组织等。由于胆囊息肉术前难以确诊，故笼统称为"胆囊息肉样病变"（polypoid lesions of gallbladder）或"胆囊隆起性病变"。胆固醇息肉是胆囊黏膜面的胆固醇结晶沉积；炎性息肉是胆囊黏膜的增生，呈多发，直径常小于 1cm，多同时合并胆囊结石和胆囊炎；胆囊腺肌增生是胆囊壁的良性增生性病变，如为局限型则类似肿瘤。

本病一般无症状，多为体检时超声检查发现。少数病人可有右上腹疼痛、恶心呕吐、食欲减退；极个别病例可引起阻塞性黄疸、无结石性胆囊炎、胆道出血、诱发胰腺炎等；体检时可能有右上腹压痛。

诊断要点

临床诊断需借助于如下某项检查：

① 常规超声（最常用、最有效）；

② 超声内镜（endoscopic ultrasonography，EUS）；

③ CT 或 MRI；

④ 超声导引下经皮细针穿刺活检等。

治疗方案

预案 1：非手术治疗

适用于无症状者，但需定期复查（6 个月一次 B 超）。

预案 2：手术治疗

适应证：a. 有明显症状；b. 胆囊单发息肉直径＞1cm；c. 胆囊颈部息肉影响排空；d. 胆囊息肉伴胆囊结石；e. 年龄＞50 岁。

二、胆囊腺瘤

本病是胆囊常见的良性肿瘤，约占胆囊切除标本的 1.1％，多见于中、老年女性。可单发或多发，直径大小不等，最大者可充满胆囊。腺瘤局部可发生缺血坏死，如继发感染，会导致溃破而出血。胆囊腺瘤是胆囊癌的癌前病变，恶变率约为 1.5％，一旦确诊，应行手术治疗。手术处理原则参见胆囊息肉。

（孟相真）

第七节　肝脏疾病

一、肝海绵状血管瘤

肝海绵状血管瘤常见于中年女性，多为单发，也可多发；左、右肝的发生率大致相等。肿瘤生长缓慢，病程长达数年以上。

诊断要点

① 瘤体较小时无任何临床症状，增大后主要表现为肝大或压迫胃、十二指肠等邻近器官，引起上腹部不适、腹胀、嗳气、腹痛等症状。

② 体格检查：腹部肿块与肝相连，表现光滑，质地柔软，有囊性感及不同程度的压缩感，有时可呈分叶状。

③ 30～50 岁女性多见，起病缓慢；分无症状型、腹块型、肿瘤压迫型（最常见，如出现梗阻性黄疸）、内出血型（死亡率最高）。

④ 实验室辅助检查中，超声检查最为常用，MRI 呈现"灯泡征"。

治疗方案

预案 1：手术切除

手术切除是治疗肝海绵状血管瘤最有效的方法。

如果病人临床症状明显且影响正常生活和工作，或肿瘤直径＞10cm，特别是位于肝缘，有发生外伤性破裂危险，观察期内肿瘤体积明显增大而影像学无法排除恶变，出现严重并发症，可行手术切除。通常沿肿瘤包膜外分离，完整地切除肿瘤，尽量不损伤正常的肝组织；如有必要，也可以做肝部分切除或解剖性肝切除术。病变广泛分布在左右半肝而不能切除者，可行肝动脉结扎术。

预案 2：保守观察

小的、无症状的肝海绵状血管瘤不需治疗，可每隔 6～12 个月做超声检查，以动态观察其变化。

说明

我国手术切除的最大一例肝海绵状血管瘤的体积为 63cm×48.5cm×40cm，重达 18kg。肝海绵状血管瘤最危险的并发症是肿瘤破裂引起的大出血，但极少发生。

二、细菌性肝脓肿

全身细菌性感染，特别是腹腔内感染时，细菌可侵入肝，如病人抵抗力弱，可发生肝脓肿。有基础性疾病，特别是糖尿病病人，是高发人群。

诊断要点

① 典型症状是寒战、高热、肝区疼痛和肝大。体温常可高达39~40℃，伴恶心、呕吐、食欲缺乏和周身乏力。肝区钝痛或胀痛多属持续性，有的可伴右肩牵涉痛，右下胸及肝区叩击痛，肿大的肝有压痛；如脓肿在肝前下缘比较表浅部位时，可伴有右上腹肌紧张和局部明显触痛；巨大的肝脓肿可使右季肋呈现饱满状态，有时甚至可见局限性隆起，局部皮肤可出现红肿。严重时或并发胆道梗阻者，可出现黄疸。

② 肝右叶脓肿可穿破肝包膜形成膈下脓肿，也可突破入右侧胸腔，左叶脓肿则偶可穿入心包。脓肿穿破腹腔，则发生急性腹膜炎。少数情况下，肝脓肿可穿破血管和胆管壁，引起大量出血并从胆道排出，临床表现为上消化道出血。

③ 实验室检查可见白细胞计数和中性粒细胞百分比增高，转氨酶和碱性磷酸酶增高，CRP增高，ESR延长，慢性病程病人可有贫血和低蛋白血症。超声可明确其部位和大小，超声造影表现为"黑洞征"，且可引导穿刺和治疗，阳性诊断率可达96%以上，为首选的检查方法；CT更易显示多发小脓肿；MRI对存在可疑胆道疾病时帮助较大；X线胸腹部检查：右叶脓肿可使右膈肌升高，肝阴影增大或有局限性隆起，有时出现右侧反应性胸膜炎或胸腔积液。

根据病史、临床表现、实验室和超声检查，即可诊断本病。必要时可在肝区压痛最剧处或超声引导下施行诊断性穿刺予以确诊。

治疗方案

细菌性肝脓肿必须早期诊断，积极治疗。

预案1：全身支持治疗

给予充分营养支持，必要时多次量输血和血浆、纠正低蛋白血症，增强机体抵抗能力，并纠正水和电解质平衡失调等。

预案2：抗生素治疗

未确定病原菌以前，应经验性选用广谱抗生素，通常为三代头孢联合应用甲硝唑，或者氨苄西林、氨基糖苷类联合应用甲硝唑，待脓腔脓液或血液细菌培养和药敏结果回报后选用敏感抗生素。抗生素应用应大剂量、足疗程。

预案3：中医药治疗

以清热解毒为主。

预案 4：经皮肝穿刺脓肿置管引流术

对于直径在 3～5cm 的单个脓肿，如在超声或 CT 下可见到液化区域，可在其引导下行穿刺抽尽脓液并冲洗，也可置管引流。置管引流术后第 2 日或数日起，即可用等渗盐水缓慢冲洗脓腔和注入抗菌药物。待引流管无脓液引出、病人一般情况好转、冲洗液变清亮、脓腔明显缩小，即可拔管。多数肝脓肿可经抗生素联合穿刺抽液或置管引流治愈。

预案 5：手术治疗

适用于脓肿较大、分隔较多；脓肿已穿破胸腔或腹腔；胆源性肝脓肿；慢性肝脓肿。手术方式为切开引流，适用于多数病人。经腹腔镜切开引流在很多医院已成为常规手术，开腹肝脓肿切开引流已很少应用。手术中应注意用纱布妥善隔离保护腹腔和周围脏器，避免脓液污染，脓腔内安置多孔橡胶管引流。

手术治疗中必须注意：a. 脓肿已向胸腔穿破者，应同时引流胸腔；b. 胆道感染引起的肝脓肿，应同时引流胆道；c. 血源性肝脓肿，应积极治疗原发感染灶。慢性肝脓肿，往往需施行肝切除治疗。

（孟相真）

第八节　胰腺疾病

一、急性胰腺炎

急性胰腺炎是常见的急腹症之一，主要是在胆道梗阻、胆道感染、酗酒、高脂血症、外伤或某些药物等致病因素的作用下，胰腺消化液被激活而对胰腺自身"消化"，所产生的炎性细胞因子继而对全身器官（如肺脏、肾脏、肝脏和脑组织等）损伤而引起多器官功能障碍或衰竭。按照病情严重程度可分为轻症急性胰腺炎、中症急性胰腺炎、重症急性胰腺炎；其中轻症和中症者占急性胰腺炎的 90%，重症胰腺炎多伴有不可逆的器官功能损伤，虽然只占 10%，但病死率高达 30%。

诊断要点

① 突发性腹痛，常见于饱餐或饮酒后左上腹剧烈疼痛，可向左肩

及左腰背部放射。腹胀随病情而加重。早期出现剧烈而频繁的呕吐，且呕吐后腹痛不缓解。合并胆道感染或结石者腹痛始发于右上腹，逐渐向左上腹转移，且多伴有寒战高热或黄疸。重症急性胰腺炎可伴有血钙降低而出现手足抽搐。严重者出现休克或 DIC 等临床表现。

② 查体时多有左上腹局限性压痛，重症急性胰腺炎可出现全腹压痛伴明显肌紧张、肠鸣音减弱或消失。重症急性胰腺炎时，少数患者胰腺的出血可经腹膜后渗入皮下而出现季肋或腰部或下腹部的大片青紫瘀斑，即 Grey-Turner 征，青紫瘀斑出现在脐周即为 Cullen 征。

③ 血清淀粉酶和尿淀粉酶是最常用的实验室检查。尿淀粉酶在发病 48h 达到高峰，1～2 周后恢复正常。血清淀粉酶在发病 24h 达到高峰，4～5 天恢复正常，但其升高与病情并不平行。血清脂肪酶明显升高这一点具有特异性。血清淀粉酶和（或）脂肪酶升高高于正常上限的 3 倍对于诊断很有意义。诊断性腹穿时抽出血性腹水，腹水中淀粉酶升高对诊断很有帮助。

④ 腹部 CT 扫描是最具有诊断价值的影像学检查，不仅能诊断急性胰腺炎，还可发现胰腺坏死。超声因受胃肠道气体的干扰可影响其诊断准确性，但可发现胆道结石等致病因素。

治疗方案

预案 1：非手术治疗

轻症及无外科手术指征的中重症胰腺炎可予非手术治疗。其目的是减少或抑制胰腺分泌和其他对症治疗，包括禁食、胃肠减压、质子泵抑制剂或 H_2 受体阻滞剂、生长抑素或胰蛋白酶抑制剂、补液营养支持，有感染证据时可经验性或针对性使用抗生素，在诊断明确的前提下可予以解痉止痛治疗。重症急性胰腺炎多需要进入重症监护病房行床旁透析或机械通气。

预案 2：手术治疗

胰腺和胰周继发感染、胆源性胰腺炎或合并肠穿孔大出血等是外科手术指征。坏死组织清除加引流术是主要术式。对于胆管结石合并胆道梗阻的病人，若无法耐受手术，宜急诊或早期内镜下 Oddi 括约肌切开、取石或鼻胆管引流术。

二、慢性胰腺炎

慢性胰腺炎是由于多种原因导致胰腺实质和胰管的不可逆慢性炎症

损害。常见的病因是长期大量饮酒和吸烟。病理变化主要是胰腺纤维化、胰管内胰石和胰管扩张。病人通常出现慢性胰腺炎的四联症：腹痛、体重下降、糖尿病和脂肪泻。

诊断要点

① 反复发作性腹痛最为常见，疼痛多位于上腹部剑突下或偏左，常放射到腰背部，呈束腰带状。病人可发生糖尿病；少数胰头炎性包块可引起黄疸。

② 粪便检查可有脂肪滴。超声或 CT 检查可见胰腺局限性结节，胰管扩张或胰管内结石；X 线平片可显示胰腺钙化或胰管结石。超声胃镜检查除了可显示胰管扩张或呈串珠样改变外，还能发现胰胆管开口异常，并可行穿刺活检、胰管引流。

治疗方案

预案 1：非手术治疗　主要是对症治疗，包括戒烟酒、镇痛、补充胰酶、控制糖尿病、营养支持等。建议慢性胰腺炎的病人少食多餐，宜高蛋白、高维生素、低脂饮食。

预案 2：手术治疗　手术治疗不能逆转本病的病理过程，主要目的是减轻疼痛，延缓疾病进展。主要的术式有胰管减压引流术和胰腺部分或全胰切除术。

（张方圆）

第九节　脾脏外伤

脾脏是腹部损伤后最易受损伤的器官，临床中脾脏破裂外伤引起者多见，有病理性脾脏的患者（如血吸虫病、疟疾、淋巴瘤等）更易破裂，甚至会在无致伤因素的情况下发生自发性破裂。在腹部闭合性损伤中，约 1/3 的病人会发生脾破裂。病理上脾破裂可分为三种：中央型破裂（破裂位于脾实质深部）、被膜下破裂（破裂位于脾实质周边部分）和真性破裂（破裂累及被膜）。前两种因脾被膜完整，出血量受限，故临床上可无明显腹腔内出血的表现，易被忽略。临床上多见的外伤后脾破裂多为真性破裂，破裂部位较多见于脾上极及膈面，可有对应部位肋骨骨折。

诊断要点

① 多数是由腹部钝器暴力引起，伤后腹痛尤其是左上腹部疼痛，呼吸时加剧，可逐渐扩展至全腹疼痛，疼痛多为持续性，可呈绞痛、隐痛、割裂痛或胀痛等，并可放射至左腰或左肩部。可迅速出现内出血和失血性休克的临床表现，如烦躁、口渴、心悸、四肢无力、呼吸急促等。

② 查体时可出现皮肤黏膜苍白、湿冷、脉搏加快、血压进行性下降。腹腔内因内出血刺激出现腹膜炎体征、移动性浊音（＋）等。

③ 血细胞和血红蛋白进行性下降，腹腔穿刺抽出不凝血。

④ B超和CT检查均可提示脾脏外形解剖结构是否破坏、脾脏周围或腹腔是否有积血或血性积液。

治疗方案

预案1：非手术治疗

适用于被膜下或中央型破裂且无腹腔内其他脏器合并伤，积极抗休克治疗后血流动力学稳定者，主要措施为绝对卧床休息至少1周、禁食和禁水、输血补液、应用止血药物和抗生素等。

预案2：手术治疗

适应证：非手术治疗期间若发现继续出血，或发现有其他脏器损伤，应立即手术；不符合非手术治疗条件的伤者，应尽快手术探查，以免延误治疗。手术探查时若脾脏损伤轻（Ⅰ、Ⅱ级损伤），可保留脾脏，根据伤情采用不同的处理方法，如生物胶黏合止血、单纯缝合修补、脾动脉结扎及部分脾切除等。如果损伤严重，如脾中心部碎裂，脾门撕裂缝合修补不能有效止血或有大量失活组织，或伴有多发伤，伤情严重，需迅速施行全脾切除术。

说明

脾脏损伤分型和分级迄今尚未达成统一标准。我国制订的Ⅳ级分级法（天津，2000年）：Ⅰ级，脾被膜下破裂或被膜及实质轻度损伤，手术所见脾裂伤长度≤5.0cm、深度≤1.0cm；Ⅱ级，脾裂伤长＞5.0cm、深度＞1.0cm，但脾门未累及，或脾段血管受累；Ⅲ级，脾破裂伤及脾门部或脾部分离断，或脾叶血管受损；Ⅳ级，脾广泛破裂，或脾蒂、脾动静脉主干受损。

（张方圆）

第十节　急腹症

急腹症是一类以急性腹痛为临床表现的外科临床病症，其病因复杂多样，起病急、进展快、病情重，需要紧急处理。根据急腹症病理特点，其诊断大致分为五类：①急性炎症性疾病（急性胆囊炎、急性胆管炎、急性胰腺炎、急性阑尾炎等）；②脏器破裂或穿孔性疾病（胃、十二指肠溃疡穿孔，急性肠穿孔，消化道肿瘤穿孔等）；③梗阻或绞窄性疾病（胆道结石、急性肠梗阻、腹腔脏器急性扭转等）；④腹腔脏器破裂出血性疾病（外伤性肝、脾、肾破裂出血，肿瘤破裂出血等）；⑤腹腔血管性疾病（腹主动脉瘤、肠系膜上动脉栓塞等）。

诊断要点

① 采集病史时需详细询问腹痛的诱因、初始发病部位、腹痛的发病缓急以及腹痛性质和程度。急腹症的病人多有消化道伴随症状，如厌食、恶心呕吐或排便异常。其他伴随症状如有无发热、寒战黄疸以及大小便有无异常等。育龄期妇女月经史的采集有助于与妇产科急腹症相鉴别。了解患者的既往疾病及手术史，对疾病的诊断也至关重要。

② 体格检查时注意患者有无皮肤巩膜苍白等贫血貌，有无皮肤巩膜黄染等黄疸症状，有无休克（口渴、面色苍白、脉搏细速、尿量少）等。急腹症患者的腹部查体范围为上至乳头、下肢两侧腹股沟区，按望、触、叩、听顺序检查，避免遗漏。另外，所有急腹症病人均需行直肠指诊检查，已婚妇女疑有妇科急腹症时需行腹壁阴道双合诊检查。

③ 血常规中白细胞总数及分类可提示有无感染炎症存在；红细胞、血红蛋白和血细胞比容的连续测定可判断有无失血及失血的速度；尿液中大量白细胞提示泌尿系感染；尿液中肉眼或镜下血尿提示泌尿系结石、肿瘤或出血。大便隐血试验阳性提示消化道出血病变。血、尿淀粉酶异常升高提示急性胰腺炎。其他生化指标如血清离子、肝肾功能及血气分析的检查可以反映机体的生理状况。育龄期女性的急腹症患者人绒毛膜促性腺激素（HCG）测定有助于异位妊娠的诊断。

④立位 X 线平片检查可以观察有无肠梗阻、胃肠道穿孔及泌尿系结石。除胃肠道疾病外，B 超检查既能发现腹腔实质脏器破裂、肿块及占位，对胆囊结石、泌尿系结石以及妇科急症诊断有极大价值。此外，可于超声下观察腹腔积液或积血的位置和量，以便腹腔穿刺。CT 检查目前已成为急腹症的常用诊断方法，较 B 超检查不受气体干扰，对于实质脏器破裂、急性胰腺炎、液体集聚或囊肿形成等诊断具有重要价值。对于怀疑有消化道出血的病人行内镜检查不仅可以诊断，同时可以行内镜下止血治疗。急性胆管炎时可经十二指肠乳头放置鼻胆管引流。对于不能明确出血部位的病变，可考虑行选择性动脉造影明确出血部位，病变部位同时采用栓塞止血治疗。对于诊断不明的患者可于左侧或右侧髂前上棘与脐连线的中、外 1/3 处行诊断性腹腔穿刺，女性病人也可以选择经阴道后穹隆穿刺以帮助诊断。随着微创外科的发展，对于无腹腔镜手术探查禁忌的患者，急诊腹腔镜检查既是诊断手段，又是治疗手段。

治疗方案

预案 1：一般治疗

包括禁食、建立静脉通路、胃肠减压、吸氧、留置导尿管等。

对于有休克的患者还应行心电监护，同时完成必要的实验室、影像学检查。这些既是治疗，亦是术前准备的重要组成部分。同时非手术治疗期间密切观察患者的生命体征、腹部体征和病情变化。

预案 2：药物治疗

对于尚未诊断明确的急腹症患者，禁用强效止痛药以免掩盖病情贻误诊断和治疗。急腹症的治疗初期可以选择广谱抗生素，以及抗厌氧菌的抗生素，以后可根据药敏试验结果进行调整。

预案 3：手术治疗

对于诊断明确、无手术禁忌的病人应积极行手术治疗。对于诊断不明但存在下列情况的病人也应行急诊手术探查：脏器有血运障碍者，如肠坏死；腹膜炎不能局限有扩散倾向者；腹腔有活动性出血者；非手术治疗病情无改善或恶化者。

（张方圆）

第十一节　血管外科

一、原发性下肢静脉曲张

原发性下肢静脉曲张，也称单纯性下肢静脉曲张，系指病变范围仅局限于下肢隐静脉者，大多数发生在大隐静脉，少数合并小隐静脉曲张，仅单独发生小隐静脉曲张者少见。静脉壁薄弱、浅静脉瓣膜缺陷和静脉内压力持续增高是发病的主要原因，导致浅静脉迂曲、伸长、扩张而呈曲张状态。与遗传因素、长期站立、重体力劳动、妊娠、慢性咳嗽或便秘等因素相关。

诊断要点

① 浅静脉走行区浅静脉隆起、扩张、迂曲或卷曲成团。大多数病人有久站或走路过多后下肢肿胀、胀痛或乏力感，休息或抬高患肢后症状可缓解。病程长或静脉曲张严重者，足靴区皮肤可出现色素沉着、皮炎、湿疹、皮下脂质硬化和溃疡形成等表现。

② 因其诊断需要排除慢性深静脉血栓形成导致的继发性静脉曲张或瓣膜功能不全，以及动脉脉瘘，故体格检查时需要行深静脉通畅试验（Perthes 试验）、大隐静脉瓣膜功能试验（Trendelenburg 试验）、交通静脉瓣膜功能试验（Pratt 试验）进行甄别。

③ 静脉多普勒超声检查可以确定大、小隐静脉及深静脉的瓣膜功能及通畅程度，并可了解功能不全的交通静脉瓣膜的位置。下肢静脉造影有顺行性与逆行性两种造影方法，疑有深静脉病变时可采用。

治疗方案

预案 1：非手术治疗

除适当休息、避免久站、抬高患肢外，主要包括压力治疗和药物治疗，目的为促进下肢静脉血液回流。如患肢穿医用弹力袜或裹弹力绷带，并口服黄酮类或七叶皂苷类药物，对减轻患肢肿胀有较好的作用。

预案 2：手术治疗

针对浅静脉倒流的手术。传统术式是隐静脉高位结扎加主干和曲张静脉剥脱术。近年来采用腔内激光、射频消融和微波等腔内热消融方法可将病变静脉凝闭，减少了手术创伤和切口瘢痕。对于较轻的曲张静脉，尚可用硬化剂注射治疗。目前腔内热消融结合硬化剂治疗及局部曲张静脉剥脱成为常用术式。

二、血栓闭塞性脉管炎

血栓闭塞性脉管炎（thromboangiitis obliterans，TAO）又称Buerger病，是一种累及周围中小动静脉管壁全层的炎症反应，具有节段性、反复发作的特点，伴有血栓形成、慢性管腔闭塞。主要侵袭四肢，尤其是下肢，引起肢体远端缺血、溃疡甚至坏死，致残率高。此病病因尚不明确，一般认为与吸烟、寒冷、遗传、免疫等因素相关。多见于有吸烟史的男性青壮年。

诊断要点

① 青壮年男性多见，多有吸烟嗜好。

② 本病起病隐匿，进展缓慢，有时可同时累及两个或两个以上肢体。患肢发凉、疼痛是主要症状。按其发展过程分为：Ⅰ期（局部缺血期），主要表现为患肢发凉、间歇性跛行；Ⅱ期（营养障碍期），表现为缺血症状逐步发展，出现静息痛，夜间尤甚，坐起放低患肢疼痛可缓解；Ⅲ期（组织坏死期），可出现患肢肢端发黑、溃疡或坏疽，静息痛更为明显，常整夜无法入睡。此外，一半以上病人会出现患肢游走性浅静脉炎。

血运障碍早期表现皮肤干燥、脱屑、肌肉萎缩，进一步发展为患肢趾端干性坏死，多为足趾，严重者可累及小腿。继发感染后，可变为湿性坏疽，严重者出现全身感染中毒症状，甚至危及生命。

③ 体格检查可见患肢营养障碍，皮温降低，皮色苍白或出现紫斑，肌肉萎缩，趾甲增厚变形，患肢足背动脉、胫后动脉搏动减弱或消失。严重时趾端发黑，甚至溃疡或湿性坏死等。特殊专科检查包括：a. 步行试验，用以检查患肢动脉功能代偿情况。方法是令病人赤足按120步/min快走，代偿功能正常者如常人，代偿不全时则不能坚持、肢端苍白、浅静脉瘪陷。代偿功能尚好者上述现象可在10s以内恢复，代偿功

能愈差则恢复时间愈长。b. Buerger 试验：或称肢体位置试验，其目的同上，方法是令病人平卧，患肢抬高 45°，3min 后观察足趾和足背渐成苍白或蜡黄色，有自觉麻木或疼痛；下肢自然垂于床旁，足部逐渐出现潮红或发绀则为阳性，提示患肢供血不足。

④ 影像学检查包括

a. 踝肱指数（ABI）测定：通过多普勒超声测定上肢和下肢各节段的血压，计算踝肱指数评估患肢的缺血程度及血管闭塞的平面，正常 ABI 应≥1，若 ABI<0.8 提示有缺血，若两个节段的 ABI 值下降 0.2 以上则提示该段血管有狭窄或闭塞存在。此外，本检查还可以作为随访疗效的一个客观指标。

b. 多普勒超声检查可以直观地显示患肢血管，尤其是肢体远端动脉的病变范围及程度。结合彩色多普勒血流描记，还可测算血管的直径和流速、方向和阻力，对选择治疗方案有一定的指导意义。

c. CT 血管造影（CTA）能整体显示患肢动、静脉的病变节段及狭窄程度、侧支循环等情况，是目前最为常用的影像学检查方法，但对细小血管显影效果可能不佳。

d. 数字减影血管造影（DSA）是判断血栓闭塞性脉管炎血管病变情况的"金标准"，可显示病变血管狭窄或闭塞，受累血管之间的血管壁光滑平整，即具有节段性病变特点。但 DSA 为有创检查，目前多在拟同时进行腔内治疗时采用。

治疗方案

治疗原则是防止病变发展，改善患肢血供，减轻患肢疼痛，促进溃疡愈合，尽量保存肢体。

预案 1：非手术治疗

禁烟、患者保暖、防止受寒。还可用以下方法。a. 血管扩张剂：解除动脉痉挛，常用药物有前列地尔（前列腺素 E_1）、妥拉唑林、烟酸、盐酸罂粟碱等；b. 抗血小板药物：常用阿司匹林肠溶片；c. 镇痛药物，缓解疼痛；d. 高压氧治疗：可增加肢体氧供，促进创口愈合。

预案 2：手术治疗

术式包括动脉旁路重建术、腔内血管成形术（PTA）、腰交感神经节切除术和截肢（趾）术。

三、下肢急性动脉栓塞

动脉栓塞是指栓子进入动脉，随血流冲向动脉远端并造成动脉管腔阻塞，导致肢体或内脏器官缺血坏死的急性病变。因栓子多阻塞于动脉分叉管径突然变窄处，故以下肢动脉多见。本病起病急骤，症状明显，及早诊断和积极治疗至关重要。

诊断要点

① 在有心脏或血管疾病的病人中，突然发生的肢体剧烈疼痛，出现典型的 5 "P" 征，即疼痛（pain）、感觉异常（paresthesia）、苍白（pallor）、无脉（pulseless）和麻痹（paralysis）。

② 查体时多可扪及皮温变温处，其多位于栓塞平面远端一手宽。栓塞远端动脉搏动消失，患肢深感觉丧失，运动功能障碍。

③ 双功能超声检查可探测远端动脉血流是否存在，并确定栓塞部位。CTA 及动脉造影可准确定位栓塞范围。应追查动脉栓塞的原因，心电图、心脏彩色多普勒超声等检查有助于对病因的诊断。

治疗方案

预案 1： 非手术治疗

应使用肝素等抗凝、祛聚药物，防止栓塞繁衍。妥拉唑林、罂粟碱、前列地尔等可扩张血管，解除痉挛。可试用尿激酶、链激酶等溶栓药物，给药途径包括静脉滴注和栓塞动脉近侧插管给药。

预案 2： 手术治疗

包括以下几种。a. Fogarty 导管取栓术：只要病人全身情况允许，都应及早施行，经动脉切口插入 Fogarty 导管，充胀球囊后外拉导管，取出血栓，以恢复患肢血供，如在 DSA 监视下操作更为精准。b. 截肢术：已发生肢体坏疽、肌组织广泛坏死者，须施行截肢术。

四、下肢深静脉血栓形成

下肢深静脉血栓形成（deep venous thrombosis，DVT），是临床常见病。血流淤滞、高凝状态和静脉壁损伤是其形成的三大因素。下肢DVT可分为股静脉远端和小腿深静脉血栓形成（周围型）、髂股静脉血栓形成（中央型）和全下肢深静脉及小腿肌间静脉丛均有血栓形成（混合型）。常发生于外科手术之后，以髋关节手术、妇产科手术和前列腺手术最多见，妊娠分娩、恶性肿瘤、凝血异常、口服避孕药等也可诱发血栓形成，也有无明显诱因的 DVT。

下肢深静脉血栓形成不仅可影响下肢静脉回流引起下肢肿胀、充血，而且血栓可能脱落，随血循环流经右心房、右心室，最后堵塞在肺动脉内，引起肺动脉栓塞，严重时可导致猝死。而血栓后遗症导致的继发性静脉曲张、下肢肿胀、溃疡可严重影响病人的工作能力，甚至致残，应积极预防和治疗。

诊断要点

① 下肢的不对称性肿胀是 DVT 的最常见症状。严重的主干静脉阻塞，表现为下肢肿胀、发紫、浅静脉扩张，病情严重时，静脉系统可全部阻塞，同时伴有动脉痉挛，患肢肿胀明显、疼痛剧烈，皮肤紧张发亮呈青紫色、起疱，皮温降低，甚至导致静脉型坏疽，也称为股青肿。值得注意的是，发生于小腿肌间静脉丛的血栓，可能仅有酸胀感或没有明显症状。

② 小腿腓肠肌压痛，又称 Homans 征阳性（即将足向背侧急剧屈曲时，引起小腿肌肉深部疼痛）。而主干静脉阻塞，体检时，沿深静脉走行部位有明显压痛。

③ 双功能超声是最常用的无创检查，可发现正常的静脉血流回声消失，管腔不能被压扁，内有絮状回声。静脉造影能使静脉直接显像，可以有效地判断有无血栓及血栓的位置、范围、形态和侧支循环情况，是可靠的诊断方法，但有一定创伤。少数病人在行盆腔及腹部 CT 扫描时可发现盆腔和下腔静脉的 DVT。

治疗方案

对于具有手术、长期卧床、血液高凝状态等发病高危因素的人群，均应采取一些预防深静脉血栓形成的措施，尤其是高凝状态者和曾有静脉血栓病史者。常用措施包括床上四肢屈伸运动、鼓励离床活动，以及抗凝、抗栓治疗，而抗凝治疗是 DVT 的基本治疗。

预案 1：包括卧床休息，防止血栓脱落引起肺动脉栓塞；抬高患肢，促进静脉回流。

预案2：药物治疗

主要为抗凝治疗，初期可采用肝素类药物静脉或皮下注射，逐渐过渡到口服抗凝药物如华法林、直接口服抗凝药（如利伐沙班、达比加群酯、艾多沙班等），需要平衡抗凝和出血风险，常规抗凝治疗3个月。经静脉应用溶栓药物目前已经少用。

预案3：腔内治疗

经导管溶栓术能提高溶栓效果，适用于急性期中央型和混合型血栓形成。此外，为防止致命的肺栓塞，放置下腔静脉滤器有助于预防。

预案4：手术治疗

DVT很少采用开放手术取栓，主要用于股青肿时需要迅速去除血栓负荷，解除动脉痉挛，可采用经股静脉切开、Fogarty导管取栓术，应在发病3～5天内进行，术后仍需抗凝治疗。

（胡海地　张方圆）

参考文献

[1] 中华医学会神经病学分会，中华医学会神经病学分会脑血管病学组. 中国急性缺血性脑卒中诊治指南2018. 中华神经科杂志，2018，51（9）：666-682.

[2] 中华医学会神经病学分会，中华医学会神经病学分会脑血管病学组. 中国脑血管病影像运用指南[J]. 中华神经科杂志，2016，49（3）：164-181.

[3] 贾建平，陈生弟主编. 神经病学（供基础、临床、预防、口腔医学专业类用）. 第8版. 北京：人民卫生出版社，2018.

[4] 李新钢，王任值主编. 外科学：神经外科分册（国家卫生和计划生育委员会住院医师规范化培训规划教材）. 北京：人民卫生出版社，2018.

[5] 葛均波，徐永健，王辰主编. 内科学. 第9版. 北京：人民卫生出版社，2018.

[6] 中华医学会，中华医学会杂志社，中华医学会全科医学分会，中华医学会《中华全科医师杂志》编辑委员会，心血管系统疾病基层诊疗指南编写专家组. 稳定性冠心病基层诊疗指南（2020年）. 中华全科医师杂志，2021，20（3）：265－273.

[7] 中华医学会，中华医学会临床药学分会，中华医学会杂志社，中华医学会全科医学分会，中华医学会《中华全科医师杂志》编辑委员会，基层医疗卫生机构合理用药指南编写专家组. 非ST段抬高型急性冠状动脉综合征基层合理用药指南. 中华全科医师杂志，2021，20（4）：410-422.

[8] 中华医学会心血管病学分会，中华心血管病杂志编辑委员会. 急性ST段抬高型心肌梗死诊断和治疗指南（2019）. 中华心血管病杂志，2019，47（10）：766-783.

[9] Vahanian A，Beyersdorf F，Praz F，et al. 2021 ESC/EACTS Guidelines for the management of valvular heart disease. Eur Heart J，2022，43（7）：561-632. doi：10. 1093/eurheartj/ehab395.

[10] Müller M，Cooper LT，Heidecker B. Diagnosis，risk stratification and management of myocarditis. Heart，2022，108（18）：1486-1497. doi：10. 1136/heartjnl-2021-319027.

[11] Panchal AR，et al. 2018 American Heart Association Focused Update on Advanced Cardiovascular Life Support Use of Antiarrhythmic Drugs During and Immediately After Cardiac Arrest. Circulation，2018，138.

[12] 中华医学会心血管病学分会心力衰竭学组，中国医师协会心力衰竭专业委员会，中华心血管病杂志编辑委员会. 中国心力衰竭诊断及治疗指南2018. 中华心血管病杂志，2018，46（10）：760-789.

[13] 国家卫生计生委合理用药专家委员会，中国药师协会. 心律失常合理用药指南. 第2版. 北京：人民卫生出版社，2019.

[14] 中国高血压防治指南修订委员会，高血压联盟（中国）中华医学会心血管病学分会，中国医师协会高血压专业委员会，等. 中国高血压防治指南（2018年修订版）. 中华心血管杂志，2019，24（1）：1-46.

[15] 中华医学会，中华医学会临床药学分会，中华医学会杂志社，等. 高血压基层合理

用药指南. 中华全科医师杂志，2021，20（1）：21-28.

[16] 支气管扩张症专家共识撰写协作组，中华医学会呼吸病学分会感染学组. 中国成人支气管扩张症诊断与治疗专家共识. 中华结核和呼吸杂志，2021，44（4）：311-321.

[17] 国家卫生健康委办公厅，国家中医药管理局办公室. 流行性感冒诊疗方案（2020年版）.

[18] 中华医学会呼吸病学分会慢性阻塞性肺疾病学组，中国医师协会呼吸医师分会慢性阻塞性肺疾病工作委员会. 慢性阻塞性肺疾病诊治指南（2021年修订版）. 中华结核和呼吸杂志，2021，44（3）：170-205.

[19] 中华医学会呼吸病学分会哮喘学组. 支气管哮喘防治指南（2020年版）. 中华结核和呼吸杂志，2020，43（12）：1023-1048.

[20] 中华医学会呼吸病学分会感染学组. 中国成人医院获得性肺炎与呼吸机相关性肺炎诊断和治疗指南（2018年版）. 中华结核和呼吸杂志，2018，41（4）：255-280.

[21] 吴孟超，吴在德，吴肇汉，等. 外科学. 第9版. 北京：人民卫生出版社，2018.

[22] 葛均波，徐永健，王辰主编. 内科学. 第9版. 北京：人民卫生出版社，2018.

[23] 中华医学会. 肺结核基层合理用药指南. 中华全科医学杂志，2019，18（8）：718-722.

[24] 中华医学会. 肺血栓栓塞症诊治与预防指南. 中华医学杂志，2018，98（14）：1060-1087.

[25] 王辰，王建安主编. 内科学. 第3版. 北京：人民卫生出版社，2015.

[26] Mearin F，Lacy BE，Chang L，et al. Bowel Disorders. Gastroenterology，2016，18：S0016-5085（16）00222-5.

[27] Chalasani NP，Maddur H，Russo MW，et al. ACG Clinical Guideline：Diagnosis and Management of Idiosyncratic Drug-Induced Liver Injury. Am J Gastroenterol，2021，116：878-898.

[28] 中华医学会肝病学分会. 原发性硬化性胆管炎诊断及治疗指南（2021）. 临床肝胆病杂志，2022，38（1）：50-61.

[29] Laine L，Barkun A N，Saltzman J R，et al. ACG clinical guideline：upper gastrointestinal and ulcer bleeding. Am J Gastroenterol，2021，116（5）：899-917. DOI：10. 14309/ajg. 0000000000001245.

[30] Barkun AN，Almadi M，Kuipers EJ，et al. Management of Nonvariceal Upper Gastrointestinal Bleeding：Guideline Recommendations From the International Consensus Group. Ann Intern Med，2019，171（11）：805-822. doi：10. 7326/M19-1795. Epub 2019 Oct 22.

[31] Kim JS，Kim BW，Kim DH，et al. Guidelines for Nonvariceal Upper Gastrointestinal Bleeding. Gut Liver，2020，14（5）：560-570. doi：10. 5009/gnl20154.

[32] Barkun AN，Bardou M，Kuipers EJ，et al. International consensus recommendations on

the management of patients with nonvariceal upper gastrointestinal bleeding. International Consensus Upper Gastrointestinal Bleeding Conference Group. Ann Intern Med，2010，152（2）：101-13. doi：10. 7326/0003-4819-152-2-201001190-00009.

[33] 中华医学会肝病学分会，中华医学会消化病学分会，中华医学会内镜学分会. 肝硬化门静脉高压食管胃静脉曲张出血的防治指南. 临床肝胆病杂志，2016，32（2）：203-219.

[34] 徐军，戴佳原，尹路. 急性上消化道出血急诊诊治流程专家共识［J］. 中国急救医学，2021，41（01）：1-10.

[35] 中华医学会消化内镜学分会结直肠学组，中国医师协会消化医师分会结直肠学组，国家消化系统疾病临床医学研究中心. 下消化道出血诊治指南（2020）. 中华消化内镜杂志，2020，37（10）：685-695.

[36] 中华医学会外科学分会胰腺外科学组. 中国急性胰腺炎诊治指南（2021）. 浙江实用医学，2021，26（06）：511-519＋535. DOI：10. 16794/j. cnki. cn33-1207/r. 2021. 06. 003.

[37] Gardner TB, Adler DG, Forsmark CE, et al. ACG Clinical Guideline：Chronic Pancreatitis. Am J Gastroenterol，2020，115（3）：322-339. doi：10. 14309/ ajg. 0000000000000535.

[38] 中国医师协会胰腺病专业委员会慢性胰腺专委会. 慢性胰腺炎诊治指南（2018，广州）. 临床肝胆病杂志，2019，35（1）：45-51. DOI：10. 3969/j. issn. 1001-5256. 2019. 01. 008.

[39] Pekmezci S，Saribeyoglu K，Korman U. Guidelines for management of small bowel obstruction. J Trauma，2009，66（4）：1262. doi：10. 1097/TA. 0b013e318198d6a2.

[40] Arasaradnam RP，Brown S，Forbes A，et al. Guidelines for the investigation of chronic diarrhoea in adults：British Society of Gastroenterology. 3rd edition. Gut，2018，67（8）：1380-1399. doi：10. 1136/gutjnl-2017-315909. Epub 2018 Apr 13.

[41] 马腾辉，秦启元，王怀明. 中国放射性直肠炎诊治专家共识（2018 版）. 中华胃肠外科杂志，2018，21（12）：321-1336.

[42] 张卓莉. 类风湿关节炎新的分类标准诞生. 中华风湿病学杂志，2010，14（3）：212-213.

[43] 马剑达，戴冽. 美国风湿病学会发布 2020 年类风湿关节炎药物治疗指南（草案）. 中华风湿病学杂志，2021，25（4）：286-288.

[44] 赵金霞，苏茵，刘湘源，等. 早期类风湿关节炎分类标准及其诊断意义的探讨. 中华风湿病学杂志，2012，16（10）：651-656.

[45] 中华医学会风湿病分会. 2018 中国类风湿关节炎诊疗指南. 中华内科杂志，2018，57（4）：242-251.

[46] 李常虹，刘湘源. 2019 欧洲抗风湿病联盟/美国风湿病学会系统性红斑狼疮分类标准发布. 中华风湿病学杂志，2019，23（12）：862-864.

[47] Aringer M，Costenbader K，Daikh D，et al. 2019 European League Against Rheu-

matism/American College of Rheumatology Classification Criteria for Systemic Lupus Erythematosus. Arthritis Rheumatol, 2019, 71 (9): 1400-1412.

[48] 谢雅, 杨克虎, 吕青, 等. 强直性脊柱炎/脊柱关节炎患者实践指南. 中华内科杂志, 2020, 59 (7): 511-518.

[49] 中华医学会风湿病分会. 强直性脊柱炎诊断及治疗指南. 中华风湿病学杂志, 2010, 14 (8): 557-559.

[50] 金月波, 何菁. 2016 年美国风湿病学会/欧洲抗风湿病联盟原发性干燥综合征分类标准. 中华风湿病学杂志, 2017, 21 (3): 213.

[51] 中华医学会风湿病分会. 干燥综合征诊断及治疗指南. 中华风湿病学杂志, 2010, 14 (11): 766-768.

[52] 刘佩玲, 赵金霞, 刘湘源. 干燥综合征治疗指南: 生物制剂的使用疲劳及炎性肌肉骨骼疼痛的治疗. 中华风湿病学杂志, 2017, 21 (1): 67-70.

[53] 王倩倩, 高聪聪, 梁文芳, 等. 2017 年欧洲抗风湿病联盟/美国风湿病学会特发性炎性肌病的分类标准对中国皮肌炎患者的适用性. 中华风湿病学杂志, 2020, 24 (12): 836-839.

[54] 张晓慧, 季兰岚, 张卓莉. 2017 年欧洲抗风湿病联盟/美国风湿病学会提出成人和儿童特发性炎性肌病的分类标准及其主要亚型. 中华风湿病学杂志, 2018, 22 (7): 501-502.

[55] 王盼, 任立红. 特发性炎症性肌病的诊治进展. 现代医学, 2018, 46 (1): 97-100.

[56] 徐传辉, 穆荣. 2012 年 IgG4 相关性疾病分类标准及病理诊断共识的解读. 中华风湿病学杂志, 2012, 16 (12): 851-852.

[57] 季兰岚, 张卓莉. IgG4 相关疾病诊断及治疗的国际专家共识. 中华风湿病学杂志, 2016, 20 (8): 576.

[58] 张盼盼, 张文. IgG4 相关性疾病脏器损伤的临床特点、影像学及病理特征. 中华内科杂志, 2016, 55 (8): 657-661.

[59] 中国罕见病联盟和中华医学会风湿病分会. IgG4 相关性疾病诊治中国专家共识. 中华内科杂志, 2021, 60 (3): 192-206.

[60] 张文, 曾小峰. 聚焦风湿罕见病, 规范 IgG4 相关性疾病的诊治. 中华内科杂志, 2021, 60 (3): 185-186.

[61] 中华人民共和国国家卫生健康委员会. 自身免疫性溶血性贫血诊疗指南 (2022 年版). 中国实用乡村医生杂志, 2022, 29 (05): 4-7.

[62] 付蓉, 刘春燕. 再生障碍性贫血诊断与治疗中国专家共识 (2017 版) 解读. 临床血液学杂志, 2017, 30 (11): 821-825.

[63] 杨浩, 陈涛. 过敏性紫癜的诊治进展. 医学综述, 2020, 26 (19): 3854-3859.

[64] 郑昌成, 曾庆曙, 付海霞, 等. 成人原发免疫性血小板减少症诊断与治疗中国指南 (2020 年版). 中华血液学杂志, 2020, 41 (8): 617-622.

[65] 王建祥, 肖志坚, 秘营昌, 等. 中国成人急性髓系白血病 (非急性早幼粒细胞白血

病）诊疗指南（2021 年版）. 中华血液学杂志，2021，42（8）：617-623.

［66］ 王建祥，韩明哲，刘兵城，等. 慢性髓性白血病中国诊断与治疗指南（2020 年版）. 中华血液学杂志，2020，41（5）：353-358.

［67］ 赫捷，李进，江泽飞，等. 中国临床肿瘤学会（CSCO）淋巴瘤诊疗指南 2022 版. 北京：人民卫生出版社，2022.

［68］ 蔡真，常英军，陈苏宁，等. 中国多发性骨髓瘤诊治指南（2022 年修订）. 中华内科杂志，2022，61（5）：480-487.

［69］ 阮长耿，吴德沛，陈苏宁，等. 骨髓增生异常综合征中国诊断与治疗指南（2019 年版）. 中华血液学杂志，2019，40（2）：89-97.

［70］ 王任直. 中国垂体催乳素腺瘤诊治共识（2014 版）. 中华医学杂志，2014，（31）：6.

［71］ 中华医学会内分泌学分会. 肢端肥大症诊治中国专家共识（2020 版）. 中华内分泌代谢杂志，2020，36（09）：751-760.

［72］ 中华医学会妇产科学分会内分泌学组及指南专家组. 多囊卵巢综合征中国诊疗指南. 中华妇产科杂志，2018，53（1）：5.

［73］ Feelders R A，Newell-Price J，Pivonello R，et al. Advances in the medical treatment of Cushing's syndrome［J］. The Lancet Diabetes& Endocrinology，2018，7（4）.

［74］ 中华医学会内分泌学分会. 成人甲状腺功能减退症诊治指南. 中华内分泌代谢杂志，2017，33（2）：167-180.

［75］ 熊晓慧，黄汉伟. 非毒性结节性甲状腺肿的诊疗进展. 医学综述，2019，25（1）：108-112.

［76］ 中华医学会，中华医学会杂志社，中华医学会全科医学分会，中华医学会《中华全科医师杂志》编辑委员会，内分泌系统疾病基层诊疗指南编写专家组. 甲状腺功能亢进症基层诊疗指南（2019 年）. 中华全科医师杂志，2019，18（12）：1118-1128.

［77］ 中华医学会，中华医学会杂志社，中华医学会全科医学分会，中华医学会《中华全科医师杂志》编辑委员会，内分泌系统疾病基层诊疗指南编写专家组. 甲状腺功能减退症基层诊疗指南（2019 年）. 中华全科医师杂志，2019，18（11）：1022-1028.

［78］ 高丽红，周翔海. 桥本甲状腺炎诊治研究进展. 中华全科医师杂志，2018，17（3）：235-238.

［79］ 中华医学会老年医学分会老年内分泌代谢疾病学组，中华医学会内分泌学分会甲状腺学组. 中国老年人甲状腺疾病诊疗专家共识（2021）. 中华内分泌代谢杂志，2021，37（5）：399-418.

［80］ 中华医学会，中华医学会杂志社，中华医学会全科医学分会，中华医学会《中华全科医师杂志》编辑委员会，内分泌系统疾病基层诊疗指南编写专家组. 原发性骨质疏松症基层诊疗指南（2019 年）. 中华全科医师杂志，2020，19（4）：304-315.

[81] 中华医学会，中华医学会临床药学分会，中华医学会杂志社，中华医学会全科医学分会，中华医学会《中华全科医师杂志》编辑委员会，基层医疗卫生机构合理用药指南编写专家组. 骨质疏松症基层合理用药指南. 中华全科医师杂志，2021，20（5）：523-529.

[82] 邱敏丽，谢雅，王晓红，等. 骨质疏松症患者实践指南. 中华内科杂志，2020，59（12）：953-959.

[83] 中华医学会内分泌学分会. 中国高尿酸血症与痛风诊疗指南（2019）. 中华内分泌代谢杂志，2020，36（1）：1-13.

[84] 中华医学会，中华医学会杂志社，中华医学会全科医学分会，中国医师协会风湿免疫科医师分会痛风专业委员会（学组），中华医学会《中华全科医师杂志》编辑委员会，《痛风及高尿酸血症基层诊疗指南》编写专家组. 痛风及高尿酸血症基层诊疗指南（2019年）. 中华全科医师杂志，2020，19（4）：293-303.

[85] 中华医学会糖尿病学分会，国家基层糖尿病防治管理办公室. 国家基层糖尿病防治管理指南（2022）. 中华内科杂志，2022，61（3）：249-262.

[86] 中华医学会糖尿病学分会. 中国2型糖尿病防治指南（2020）. 中华内分泌代谢杂志，2021，37（4）：311-398.

[87] 中国老年2型糖尿病防治临床指南编写组，中国老年医学学会老年内分泌代谢分会，中国老年保健医学研究会老年内分泌与代谢分会，北京医学奖励基金会老年医学专业委员会，国家老年疾病临床医学研究中心（解放军总医院）. 中国老年2型糖尿病防治临床指南（2022年版）. 中华内科杂志，2022，61（1）：12-50.

[88] 中国医疗保健国际交流促进会糖尿病足病分会. 中国糖尿病足诊治指南. 中华医学杂志，2017，97（4）：251-258.

[89] 中华医学会糖尿病学分会，中华医学会感染病学分会，中华医学会组织修复与再生分会. 中国糖尿病足防治指南（2019年）. 中华糖尿病杂志，2019，11.

[90] 中华医学会糖尿病学分会微血管并发症学组. 中国糖尿病肾脏病防治指南（2021年版）. 中华糖尿病杂志，2021，13（8）：762-784.

[91] 中华医学会肾脏病学分会专家组. 糖尿病肾脏疾病临床诊疗中国指南. 中华肾脏病杂志，2021，37（3）：255-304.

[92] 李兰娟，任红. 传染病学. 第9版. 北京：人民卫生出版社，2018.

[93] 魏来，李太生. 感染病学. 北京：人民卫生出版社，2016.

[94] 李兰娟. 传染病学. 第3版. 北京：高等教育出版社，2018.

[95] 林果为，王吉耀，葛均波. 实用内科学. 第15版. 北京：人民卫生出版社，2017.

[96] 中华医学会感染病学分会，中华医学会肝病学分会. 慢性乙型肝炎防治指南. 临床肝胆病杂志，2019，35（12）：2648-2669.

[97] 中华医学会肝病学分会，中华医学会感染病学分会. 丙型肝炎防治指南. 临床肝胆病杂志，2019，35（12）：2670-2686.

[98] 王绿化，黄静，韩泳涛，等. 中国临床肿瘤学会（CSCO）食管癌诊疗指南. 2022.

[99]　徐瑞华，沈琳，李进，等. 中国临床肿瘤学会（CSCO）胃癌诊疗指. 北京：人民卫生出版社，2018.

[100]　徐瑞华，李进，程颖，等. 中国临床肿瘤学会（CSCO）胃癌诊疗指南. 2022.

[101]　BensonA，VenookA，Al-Hawary M，et al. NCCN clinical practice guidelines in Oncology：colon cancer（Version 1. 2021）.

[102]　Tempero M，Malafa M，Al-Hawary M，et al. NCCN Clinical Practice Guidelines in Oncology：Pancreatic Adenocarcinoma（Version 1. 2022）.

[103]　Ettinger D，Wood D，Hutchinson F，et al. NCCN Clinical Practice Guidelines in Oncology：Non-Small Cell Lung Cancer（Version 4. 2022）.

[104]　Motzer R，Jonasch E，Agarwal N，et al. NCCN Clinical Practice Guidelines in Oncology：Kidney Cancer（Version 4. 2022）.

[105]　Schaeffer E，Srinivas S，Antonarakis E，et al. NCCN Clinical Practice Guidelines in Oncology：Prostate Cancer（Version 3. 2022）.

[106]　Gradishar W，Moran M，Abraham J，et al. NCCN Clinical Practice Guidelines in Oncology：Breast Cancer（Version2. 2022）.

[107]　马丁，华克勤，向阳，等. 中国临床肿瘤学会（CSCO）宫颈癌诊疗指南. 2022.

[108]　Nabors L，Portnow J，Ahluwalia M，et al. NCCN clinical practice guidelines in Oncology：Central Nervous System Cancers（Version 3. 2020.）

[109]　王宝成，张力，郭军，等. 中国临床肿瘤学会（CSCO）免疫检查点抑制剂诊疗指南. 2021.

[110]　牛晓辉，王杰，徐兵河，等. 中国临床肿瘤学会（CSCO）软组织肉瘤诊疗指南. 2022.

[111]　梅长林，余学清主编. 内科学肾脏内科分册. 北京：人民卫生出版社，2015.

[112]　KDIGO 2021 CLINICAL PRACTICE GUIDELINE FOR THE MANAGEMENT OF GLOMERULAR DISEASES. Kidney Disease：Improving Global Outcomes（KDIGO）Glomerular Diseases Work Group. Kidney International，2021，100：S1-S276.

[113]　王卫平，孙锟，常立文主编. 儿科学（供基础、临床、预防、口腔医学专业类用）. 第9版. 北京：人民卫生出版社，2018.

[114]　刘春峰，吴捷，魏克伦主编. 儿科诊疗手册. 第3版. 北京：科学出版社，2019.

[115]　中华预防医学会儿童保健分会. 中国儿童维生素A、维生素D临床应用专家共识. 中国儿童保健杂志，2021，29（01）：110-116.

[116]　儿童锌缺乏症临床防治专家共识编写专家组，中国研究型医院学会儿科学专业委员会. 儿童锌缺乏症临床防治专家共识. 儿科药学杂志，2020，26（03）：46-50.

[117]　中华医学会儿科学分会临床药理学组，国家儿童健康与疾病临床医学研究中心，中华医学会儿科学分会呼吸学组，中国医师协会儿科医师分会儿童呼吸专业委员会，中华儿科杂志编辑委员会. 中国儿童咳嗽诊断与治疗临床实践指南（2021版）. 中华儿科杂志，2021，59（09）：720-729.

[118] 中华医学会儿科学分会心血管学组，中华医学会儿科学分会风湿学组，中华医学会儿科学分会免疫学组，中华儿科杂志编辑委员会. 川崎病诊断和急性期治疗专家共识. 中华儿科杂志，2022，60（01）：6-13.

[119] 中国儿童原发性免疫性血小板减少症诊断与治疗指南改编工作组，中华医学会儿科学分会血液学组，中华儿科杂志编辑委员会. 中国儿童原发性免疫性血小板减少症诊断与治疗改编指南（2021版）. 中华儿科杂志，2021，59（10）：810-819.

[120] 朱学骏，顾有守，王京. 实用皮肤病性病治疗学［M］. 第4版. 北京：北京大学医学出版社，2017.

[121] 张学军，郑捷. 皮肤性病学［M］. 第9版. 北京：人民卫生出版社，2018.

[122] Sarah L Mcclain，Jefferson G Bohan，Dennis L Stevens，et al. 皮肤及软组织感染治疗进展［J］. 英国医学杂志：中文版，2017，20（3）：162-173.

[123] 中国体癣和股癣诊疗指南工作组. 中国体癣和股癣诊疗指南（基层实践版2022）［J］. 中国真菌学杂志，2022，17（3）：177-182.

[124] 中国手癣和足癣诊疗指南工作组. 中国手癣和足癣诊疗指南（科普版2022）［J］. 中国真菌学杂志，2022，17（2）：89-93.

[125] 甲真菌病指南专家工作组. 中国甲真菌病诊疗指南（2021年版）［J］. 中国真菌学杂志，2022，17（1）：1-7.

[126] 中国医师协会皮肤科医师分会带状疱疹专家共识工作组. 带状疱疹中国专家共识［J］. 中华皮肤科杂志，2018，51（6）：6.

[127] 中华医学会皮肤性病学分会儿童皮肤病学组. 中国儿童特应性皮炎诊疗共识（2017版）［J］. 中华皮肤科杂志，2017，50（11）：784-789.

[128] 中华医学会皮肤性病学分会免疫学组，特应性皮炎协作研究中心. 中国特应性皮炎诊疗指南（2020版）［J］. 中华皮肤科杂志，2020，53（2）：81-88.

[129] 中华医学会皮肤性病学分会银屑病专业委员会. 中国银屑病诊疗指南（2018完整版）［J］. 中华皮肤科杂志，2019，52（10）：667-710.

[130] 中华医学会皮肤性病学分会荨麻疹研究中心. 中国荨麻疹诊疗指南（2018版）［J］. 中华皮肤科杂志，2019，52（1）：1-5.

[131] 中国痤疮治疗指南专家组. 中国痤疮治疗指南（2019修订版）［J］. 临床皮肤科杂志，2019，48（9）：583-588.

[132] 中国中西医结合学会皮肤性病专业委员会色素病学组. 白癜风诊疗共识（2021版）［J］. 中华皮肤科杂志，2021，54（02）：105-109.

[133] 中国疾病预防控制中心性病控制中心，中华医学会皮肤性病学分会性病学组，中国医师协会皮肤科医师分会性病亚专业委员会. 梅毒、淋病和生殖道沙眼衣原体感染诊疗指南（2020年）［J］. 中华皮肤科杂志，2020，53（3）：168-179.

[134] 中华医学会皮肤性病学分会，中国医师协会皮肤科医师分会，中国康复医学会皮肤性病委员会. 中国尖锐湿疣临床诊疗指南（2021完整版）［J］. 中国皮肤性病学杂志，2021，35（4）：359-374.

[135]　王吉耀，葛均波，邹和健. 实用内科学. 第 16 版，北京：人民卫生出版社，2022：629-630.

[136]　中国免疫学会. CO 中毒迟发性脑病诊断与治疗中国专家共识. 中国神经免疫和神经病学杂志，2021，28（3）：173-179.

[137]　Stephen J. Clinical Policy Critical Issues in the Evaluation and Management of Adult Patients Presenting to the Emergency Department With Acute Carbon Monoxide Poisoning . Annals of Emergency Medicine，2017，69（1）：98-107.

[138]　中国医师协会. 急性有机磷农药中毒诊治临床专家共识. 中国急救医学，2016，36（12）：1057-1065.

[139]　急性酒精中毒诊治共识专家组. 急性中毒诊治共识. 中华急诊医学杂志，2014，23（2）：135-138.

[140]　田英平，张新超，张锡刚，等. 急性百草枯中毒诊治专家共识（2013）. 第七次全国中毒与危重症救治学术年会、第二届宝安急危重症高峰论坛、国家级继续项目"心肺复苏与急危重症学习班"资料汇编，2013.

[141]　百草枯中毒诊断与治疗"泰山共识"专家组. 百草枯中毒诊断与治疗"泰山共识"（2014）. 中国工业医学杂志，2014，27（2）：117-119.

[142]　急性敌草快中毒诊断与治疗专家共识组. 急性敌草快中毒诊断与治疗专家共识. 中华急诊医学杂志，2020，29（10）：1282-1289.

[143]　王威，赖荣德. 2018 年中国蛇伤救治专家共识. 中华急诊医学杂志，2018，27（12）：1315-1322.

[144]　中国医师协会急诊医师分会，中国急诊专科医联体，中国医师协会急救复苏和灾难医学专业委员会，等. 中国蘑菇中毒诊治临床专家共识. 中华急诊医学杂志，2019，28（8）：935-943.

[145]　陈孝平. 外科学（5 年制）. 第 9 版. 北京：人民卫生出版社，2018.

[146]　赵玉沛，陈孝平. 外科学（8 年制）. 第 3 版. 北京：人民卫生出版社，2016.

[147]　蔡春水. 急性化脓性骨髓炎的 X 线诊断 [J]. 航空航天医学杂志，2014，（6）：809-810. DOI：10. 3969/j. issn. 2095-1434. 2014. 06. 043.

[148]　化昊天，王新卫，张磊，等. 慢性骨髓炎的诊疗研究进展 [J]. 中国骨与关节杂志，2022，11（2）：132-136. DOI：10. 3969/j. issn. 2095-252X. 2022. 02. 011.

[149]　宫刚. 浅析化脓性关节炎的诊疗 [J]. 世界最新医学信息文摘：连续型电子期刊，2013，（36）：60-61. DOI：10. 3969/j. issn. 1671-3141. 2013. 36. 056.

[150]　严广斌. 冻结肩 [J]. 中华关节外科杂志：电子版，2017，11（3）：324. DOI：10. 3877/j. issn. 1674-134X. 2017. 03. 022.

[151]　Lo IK，Denkers MR，More KD，et al. Partial-thickness rotator cuff tears：clinical and imaging outcomes and prognostic factors of successful nonoperativetreatment. Open Access J Sports Med，2018，9：191-197.

[152]　Plancher KD，Shanmugam J，Briggs K，et al. Diagnosis and management of par-

tial thickness rotator cuff tears: A comprehensive review. J Am AcadOrthopSurg, 2021, 29 (24): 1031-1043

[153] Kim YS, Lee HJ, Kim JH, et al. When should we repair partial-thickness rotator cuff tears? Outcome comparison between immediate surgical repair versus delayed repair after 6-month period of nonsurgical treatment. Am J Sports Med, 2018, 46 (5): 1091-1096.

[154] Weber SC. Arthroscopic debridement and acromioplasty versus mini-open repair in the treatment of significant partial-thickness rotator cuff tears. Arthroscopy, 1999, 15 (2): 126-131.

[155] Altintas B, Anderson NL, Pitta R, et al. Repair of rotator cuff tears in the elderly: Does it make sense? A systematic review. Am J Sports Med, 2020, 48 (3): 744-753

[156] 刘爱鹏, 贾鹏. 关节外弹响髋临床诊断与治疗新进展 [J]. 武警医学, 2022, 33 (5): 447-450. DOI: 10. 3969/j. issn. 1004-3594. 2022. 05. 022.

[157] 王文格. 髌骨软骨软化症的首诊治疗 [J]. 中国全科医学, 2004, 7 (16): 1142-1143. DOI: 10. 3969/j. issn. 1007-9572. 2004. 16. 015.

[158] D Clark. Jules Tinel and Tinel's sign. Clinics in Plastic Surgery, 1983, 10 (4): 627-8.

[159] 袁宇, 彭志恒, 徐林. 肘管综合征的诊断及治疗进展 [J]. 实用手外科杂志, 2021, 35 (1): 91-96. DOI: 10. 3969/j. issn. 1671-2722. 2021. 01. 028.

[160] 郭瑞鹏, 常文凯. 肘管综合征诊治研究进展 [J]. 国际骨科学杂志, 2021, 42 (2): 71-75. DOI: 10. 3969/j. issn. 1673-7083. 2021. 02. 002.

[161] 鲍玉成. 脊柱结核治疗进展 [J]. 吉林医学, 2013, 34 (4): 714-716. DOI: 10. 3969/j. issn. 1004-0412. 2013. 04. 073.

[162] 孙西河, 王滨, 常光辉. 脊柱结核的 MRI 表现及早期诊断 [J]. 临床放射学杂志, 2000, 19 (5): 302-304. DOI: 10. 3969/j. issn. 1001-9324. 2000. 05. 012.

[163] 田晶, 谢林. 颈椎间盘突出症治疗现状及进展 [J]. 世界中西医结合杂志, 2013, 8 (4): 426-429. DOI: 10. 3969/j. issn. 1673-6613. 2013. 04. 034.

[164] 周谋望, 岳寿伟, 何成奇, 等. "腰椎间盘突出症的康复治疗"中国专家共识 [J]. 中国康复医学杂志, 2017, 32 (2): 129-135. DOI: 10. 3969/j. issn. 1001-1242. 2017. 02. 001.

[165] 中华中医药学会. 腰椎管狭窄症 ZYYXH/T410-2012 [J]. 风湿病与关节炎, 2013, 002 (002): 75-77.

[166] 中华医学会. 第三腰椎横突综合征 ZYYXH/T375-2012ZYYXH/T375-2012 [J]. 风湿病与关节炎, 2013, 002 (003): 2.

[167] 孙静涛. 腰椎滑脱治疗的研究进展. 中国误诊学杂志, 2019, (01): 42-44.

[168] 王志纯, 张德昌, 艾书跃, 等. 椎体假性滑脱的 X 线研究 [J]. 实用放射学杂志, 2007, 23 (10): 1359-1363. DOI: 10. 3969/j. issn. 1002-1671. 2007. 10. 020.

[169] 曹晓军. 不同骨质类型对中老年患者种植修复长期稳定性影响的回顾性研究 [J].

中国口腔种植学杂志，2021，26（6）：6.

[170] 乔春元，陶江丰. 低温等离子体在钛种植修复中的应用［J］. 中华老年口腔医学杂志，2022，1：61-64.

[171] 李红梅，李亚男，宫琪玮. 健康教育提高老年患者对牙周病认知与行为的影响［J］. 中华老年口腔医学杂志，2010，8（3）：3.

[172] 朱敏闻，徐东升. 浓替硝唑含漱液治疗牙龈炎和牙周炎疗效分析［J］. 临床和实验医学杂志，2012，11（18）：2.

[173] 黄选兆，汪吉宝，孔维佳. 实用耳鼻咽喉头颈外科学. 第2版. 北京：人民卫生出版社，2008.

[174] 孔维佳，周梁. 耳鼻咽喉头颈外科学. 第3版. 北京：人民卫生出版社，2015.

[175] 孙虹，张罗. 耳鼻咽喉头颈外科学. 第9版. 北京：人民卫生出版社，2018.

[176] 倪鑫，张天宇. 实用儿童耳鼻咽喉头颈科学. 第2版. 北京：人民卫生出版社，2021.

[177] 杨培增，范先群，王辰主编. 眼科学（供基础、临床、预防、口腔医学专业类用）. 第9版. 北京：人民卫生出版社，2018.

[178] 景在平. 中国外科年鉴：2017［M］. 上海：上海科学技术出版社，2021.

[179] 高振华，杨建勇. 普通外科放射解剖与诊断图谱：［M］. 广州：广东科技出版社，2013.

[180] 中华医学会外科学分会疝与腹壁外科学组，中国医师协会外科医师分会疝和腹壁外科医师委员会. 成人腹股沟疝诊断和治疗指南（2018年版）［J］. 中华疝和腹壁外科杂志：电子版，2018，04：244-246.

[181] 中华医学会外科学分会疝与腹壁外科学组，中国医师协会外科医师分会疝和腹壁外科医师委员会，等. 腹壁切口疝诊断和治疗指南（2018年版）［J］. 中华外科杂志，2018，56（7）：499-502.

[182] Vogel JD，Johnson EK，Morris AM，etal. Clinical Practice Guideline for the Management of Anorectal Abscess，Fistula-in-Ano，and Rectovaginal Fistula［J］. Dis Colon Rectum，2016，59（12）：1117-1133.

[183] 中华医学会外科学分会胰腺外科学组. 中国急性胰腺炎诊治指南（2021）［J］. 中华外科杂志，2021，59（7）：578-587.

[184] 中华医学会外科学分会胆道外科学组，中国医师协会外科医师分会胆道外科医师委员会. 胆囊良性疾病外科治疗的专家共识（2021版）［J］. 中华外科杂志，2022，60（1）：4-9.

[185] Leslie Kobayashi，RaulCoimbra，Adenauer M O Goes Jr，et al. American Association for the Surgery of Trauma-World Society of Emergency Surgery guidelines on diagnosis and management of abdominal vascular injuries［J］. J Trauma Acute Care Surg，2020，89（6）：1197-1211.

[186] Toshihiko Mayumi，MasahiroYoshida，SusumuTazuma，et al. Practice Guidelines for Primary Care of Acute Abdomen 2015［J］. J Hepatobiliary PancreatSci，2016，23（1）：3-36.